Hickmann

Das psorische Leiden der
Antonie Volkmann

Quellen und Studien zur Homöopathie,
herausgegeben vom Institut für Geschichte der Medizin der Robert Bosch Stiftung
Leiter: Prof. Dr. phil. Robert Jütte

Mit finanzieller Unterstützung der Robert Bosch Stiftung GmbH

Das psorische Leiden der Antonie Volkmann

Edition und Kommentar einer Krankengeschichte aus Hahnemanns Krankenjournalen von 1819-1831

Von Dr. med. Reinhard Hickmann

Mit 13 Abbildungen

Karl F. Haug Verlag · Heidelberg

Die Deutsche Bibliothek - CIP-Einheitsaufnahme

Das psorische Leiden der Antonie Volkmann : Edition und
Kommentar einer Krankengeschichte aus Hahnemanns
Krankenjournalen von 1819 - 1831 / von Reinhard Hickmann. -
Heidelberg : Haug, 1996
  (Quellen und Studien zur Homöopathiegeschichte : Bd. 2)
  Zugl. : Würzburg, Univ., Diss. R. Hickmann, 1994
  ISBN 3-7760-1465-2
NE: Hahnemann, Samuel; Hickmann, Reinhard [Hrsg.]; GT

Arbeit aus dem Institut für Geschichte der Medizin der Universität Würzburg.
Vorstand: Prof. Dr. med. Dr. phil. Gundolf Keil.

© 1996 Karl F. Haug Verlag GmbH & Co., Heidelberg

Alle Rechte, insbesondere die der Übersetzung in fremde Sprachen, vorbehalten.
Kein Teil dieses Buches darf ohne schriftliche Genehmigung des Verlages in irgendeiner Form - durch Photokopie, Mikrofilm oder irgendein anderes Verfahren - reproduziert oder in eine von Maschinen, insbesondere von Datenverarbeitungsmaschinen, verwendbare Sprache übertragen oder übersetzt werden.
All rights reserved (including those of translation into foreign languages). No part of this book may be reproduced in any form - by photoprint, microfilm, or any other means - nor transmitted or translated into a machine language without written permission from the publishers.

Titel-Nr. 2465 • ISBN 3-7760-1465-2

Druck und Verarbeitung: Druckhaus Darmstadt GmbH, 64295 Darmstadt
Konvertierung und Satz: Wolfgang Seidel, Kommunikationsservices,
76865 Insheim

Meinen Kindern gewidmet

Inhalt

Abbildungsverzeichnis 10

Vorwort 11

1   **Einleitung: Hahnemann und die Familie Volkmann** 17

2   **Zur Person Antonie Volkmanns** 24

2.1   Quellenlage 24
2.1.1   Familienchroniken 24
2.1.2   Persönliche Briefe an ihren Mann von 1818 - 1819 28
2.1.3   Einträge in die Krankenjournale von
        D18 - D36 und Originalbriefe 28

3   **Zur Situation Hahnemanns in den Jahren 1819 - 1831** ... 31

3.1   Die Leipziger Zeit 31
3.2   Die Köthener Zeit 32

4   **Edition der Krankengeschichte** 36

4.1   Die Krankenjournale 36

Editionsrichtlinien 39

4.1.1   D18 46
4.1.2   D19 62
4.1.3   D20 84
4.1.4   D21 106
4.1.5   D22 126
4.1.6   D23 149
4.1.7   D24 168
4.1.8   D25 198
4.1.9   D26 221
4.1.10   D27 240
4.1.11   D28 281
4.1.12   D29 322
4.1.13   D34 338
4.1.14   D35 345
4.1.15   D36 351
4.2   Briefe von Antonie Volkmann an Samuel Hahnemann 352
4.2.1   Brief I vom 13. März 1831 353
4.2.2   Brief II vom 9. April 1831 359

Inhalt

4.2.3	Brief III vom 7. Juni 1831	365
4.2.4	Brief IV vom 26. Juni 1831	369
4.2.5	Brief V vom 24. Juli 1831	372
4.2.6	Brief VI vom 23. August 1831	377
4.2.7	Brief VII vom 2. September 1831	382
4.2.8	Brief VIII vom 20. September 1831	384
4.2.9	Brief IX vom 27. Oktober 1831	388
5	**Welche Therapieformen kamen bei Antonie Volkmann zur Anwendung?**	**392**
5.1	Homöopathie im engeren Sinne	392
5.1.1	Höhe der verordneten Potenzen	392
5.1.2	Hahnemanns Arzneiherstellung	393
5.1.2.1	Verreibungen	394
5.1.2.2	Dilutionen	394
5.1.2.3	Globuli	395
5.1.3	Unterteilung nach Verabreichungsmethoden	396
5.1.3.1	Flüssige Einnahme	396
5.1.3.2	Trockene Einnahme	396
5.1.3.3	Riecharzneien	396
5.1.4	Unterteilung nach Indikation	397
5.1.4.1	Antisykotika	398
5.1.4.2	Antisyphilitika	398
5.1.4.3	Antipsorika	399
5.1.4.4	Spezifika bei feststehenden Krankheiten	400
5.1.4.5	Akutmittel	400
5.2	Placebogaben bzw. Nullpulver	400
5.2.1	Nullpulver ohne Globuli	402
5.2.2	Nullpulver mit unarzneilichen Globuli	402
5.3	Diät und Lebensordnung	403
5.3.1	Kaffeeverbot	405
5.3.2	Verdünnter Wein statt Zitronenwasser	405
5.3.3	Aufsuchung und Entfernung der Hindernisse in der Lebensordnung	406
5.4	Mesmerismus	406
5.5	Magnetismus	406
5.6	Elektrizität	407
5.7	Hydrotherapie	409
5.7.1	Eintauchungen	410
5.7.2	Kalte Waschungen	410

5.8	Bewegungstherapie	411
5.9	Gesprächstherapie	411
5.10	Pflaster	412
5.11	Tolerierte äußere Anwendungen	415
5.11.1	Klystire lauen Wassers	415
5.11.2	Quittenschleim bei Hämorrhoidalschmerzen	415
5.11.3	Kühlende Auflagen auf die Brust	415
6	**Problemstellung**	**417**
6.1	In welcher Weise entwickelte sich die Homöopathie im beschriebenen Zeitraum?	417
6.2	Entspricht Hahnemanns Handlungsweise seinen Veröffentlichungen?	418
6.3	Inwieweit könnten die Erfahrungen mit Antonie Volkmann die Entwicklung von der Theorie der chronischen Krankheiten mitbeeinflußt haben?	419
6.4	Wie kann der therapeutische Erfolg beurteilt werden?	419
7	**Zusammenfassung**	**421**

Anhang ... 423

Anhang I: Abkürzungen ... 423

Anhang II: Chronologische Liste der Verordnungen ... 426

Anhang III: Alphabetische Liste der Arzneien, die in der Krankengeschichte der Volkmannin erwähnt werden ... 438

Anhang IV: Statistik der in die Arzneimittellehre aufgenommenen Symptome der Volkmannin ... 440

Literatur ... 442

Personen- und Sachregister ... 453

Danksagung ... 457

Abbildungsverzeichnis

Abb. 1:   Titelblatt der Velinausgabe des ORG[II] mit Stempel: „Professor Dr. Volkmann" 19

Abb. 2:   Johann Wilhelm Volkmann nach einem Gemälde von Gerhard von Kügelgen (aus Volkmann [1924]) 22

Abb. 3:   Seite aus dem Tagebuch Johann Wilhelm Volkmanns mit der Notiz zu Hahnemanns Todestag 23

Abb. 4:   Antonie Volkmann nach einem Gemälde von Schnorr v. Carolsfeld 25

Abb. 5:   „Die mitgetheilten Fälle" im hinteren Buchdeckel des D22 38

Abb. 6:   HAL I, S. 55 41

Abb. 7:   HAL I, S. 56 42

Abb. 8:   HAL I, S. 57 43

Abb. 9:   Die Erstanamnese Antonie Volkmanns in Hahnemanns Krankenjournal D18 46

Abb. 10: Innenseite des vorderen Buchdeckels des D20 mit eingeklebter Notiz Hahnemanns über die verabreichten Potenzen 84

Abb. 11: Ausschnitt der Seite 226 aus Hahnemanns handschriftlichem Symptomenregister (Teil I, A - J) mit den Symptomen der Brustdrüsenentzündung 213

Abb. 12: Brief V, Seite ((1)), mit Hahnemanns Kommentar in der Kopfzeile 372

Abb. 13: Notizen zu „Electricitas" in „Hahnemanns Arzneiprüfungen an Gesunden", G2., S. 57 und eingeklebte Blätter 408

Vorwort

Bis zu einer ernsthaften offiziellen Auseinandersetzung mit der Hahnemannschen Heilmethode im Medizin-Studium[1] wird es noch ein weiter Weg sein. Dabei erscheint die Aufnahme der Homöopathie in den Gegenstandskatalog[2] wie ein Meilenstein im Kampf um die Anerkennung durch die Hochschulmedizin[3]. Man sollte jedoch auch bedenken, daß die Homöopathie 200 Jahre gewaltiger Fortschritte und Entwicklungen überlebt hat, obwohl (oder vielleicht auch weil?) ihr diese Anerkennung versagt geblieben ist.

Kommen die prominenten Kritiker durchwegs aus nichtklinischen Fachbereichen[4], so ist doch auch gerade in den Universitäts-Kliniken nach wie vor eine ablehnende Atmosphäre vorherrschend, die geprägt ist von vermeintlich naturwissenschaftlichen Argumenten und einer mangelhaften Kenntnis der Sache.

Diese Haltung wird von manchen Medizinhistorikern[5], in offensichtlicher Unkenntnis der Primärliteratur als auch der neueren Ergebnisse der Forschung,[6] un-

---

[1] Auf inoffizieller Ebene gibt es mittlerweile an 30 medizinischen Fakultäten der Bundesrepublik homöopathische Studenten-Arbeitskreise, die ihre Ausbildung in klassischer Homöopathie in die eigenen Hände genommen haben. (Martin Stahl: Bericht über das erste Treffen der studentischen Arbeitskreise für Homöopathie in Wilsede vom 27. - 29. März 1992. ZKH 36 (1992), S. 211f.

[2] Vgl. Entwurf des Gegenstandskatalogs „Naturheilkunde und Homöopathie" des IMPP [Institut für medizinische und pharmazeutische Prüfungsfragen, Mainz], in: Homöopathische Flugblätter, Mitteilungsblatt der studentischen Homöopathie-Arbeitskreise, Nr.1 (1992), S. 48 - S. 51 [eigene Paginierung].

[3] Fachbereichsrat Humanmedizin der Philipps-Universität Marburg: Marburger Erklärung zur Homöopathie (2.12.1992). Vgl. Hickmann (1993b).

[4] Otto Prokop und Ludwig Prokop: Homöopathie und Wissenschaft. Stuttgart 1957.
Irmgard Oepen (Hrsg.): An den Grenzen der Schulmedizin. Eine Analyse umstrittener Methoden. Köln 1985. Prokop, Otto, Hopff, Wolfgang: Erklärung zur Homöopathie. Deutsche Apotheker Zeitung 132 (1992), S. 1630f. Bei den genannten Autoren handelt es sich um Physiologen, Gerichtsmediziner und Pharmakologen. Kennzeichnend für diese Publikationen ist das Einräumen einer „ökologischen Nische" für die „besonderen Therapieverfahren" bei Bagatellerkrankungen und in Fällen, wo Plazebotherapie die Methode der Wahl sei. Daß Hahnemann selbst regelmäßig seine Therapieergebnisse mit Plazebogaben kontrollierte, wird in dieser Argumentation nicht berücksichtigt.

[5] Erwin H. Ackerknecht: Geschichte der Medizin. 5. Aufl. Stuttgart 1986, S. 125: „Ein Produkt des 18. Jahrhunderts ist auch das homöopathische System Samuel Hahnemanns ... Das System ist zusammengefaßt in dem Satz: ‚Similia similibus **curantur**' (**Gleiches** wird durch **Gleiches** geheilt). Diese Theorie ist durch **die** wissenschaftliche Erfahrung **nicht** bestätigt worden" (Hervorhebungen vom Verfasser). Dieser kurze Abschnitt enthält gleich mehrere Fehler:
1.) Auf den Unterschied zwischen „idem" und „similis" legte Hahnemann größten Wert und er wies seine Widersacher immer wieder darauf hin, daß die Homöopathie keinesfalls Gleiches mit Gleichem zu therapieren gedenke (vgl. RA III, 1. Aufl. S. IV). (Zum Unterschied zwischen Homöopathie, Allopathie, Enantiopathie und Isopathie, siehe: Karl-Friedrich Scheible: Hahnemann und die Cholera. Geschichtliche Betrachtung und

Vorwort

reflektiert übernommen. Es werden Urteile gefällt, die die Aussagefähigkeit dieser Disziplin übersteigen. Eine endgültige Beurteilung eines therapeutischen „Systems" kann eben nicht durch die Medizingeschichte erfolgen, genauso wenig wie hierfür Tierexperimente und In-vitro-Versuche tauglich sind.[7] Hierüber entscheidet letztendlich die Erfahrung am Krankenbett durch Therapeuten, die diese Heilkunst beherrschen.

Um ein differenzierteres Bild dagegen hat sich Heinz Goerke[8] bemüht. Bei ihm findet der Leser sogar eine Faksimile-Seite aus Hahnemanns Krankenjournal D7. Allgemein ist ein zunehmendes Interesse an der Entstehungsgeschichte dieses Systems festzustellen, und es ist ein unübersehbares Zeichen, daß sich der Karl F. Haug Verlag, mit Unterstützung durch die Robert Bosch Stiftung, dazu entschließen konnte, eine kritische Gesamtedition der Hahnemannschen Krankenjournale[9] in Angriff zu nehmen.

Die Frühzeit der Homöopathie ist bereits durch die von Heinz Henne transkribierten, inzwischen vergriffenen Krankenjournale D2, D3 und D4[10] erschlossen worden. In neuerer Zeit kam insbesondere durch den akribischen Kommentar zur

---

kritische Wertung der homöopathischen Therapie im Vergleich zur konventionellen Behandlung. Med. Diss. Würzburg 1993, S. 15 - S. 18).

2.) Hahnemann verwendete für sein Heilprinzip stets den Konjunktiv: „Similia similibus curentur" (Ähnliches möge durch Ähnliches geheilt werden). Eine gewisse Nachlässigkeit im Zitieren bemerkte Keil in seiner Rezension des Werkes in ZP (1990) S. 268f.

3.) Welche Erfahrungen Wissenschaftler sammeln, die diese Unterschiede nicht begreifen können oder wollen, sei dahingestellt. In dieser Angelegenheit dürfte, so oder so, das letzte Wort noch nicht gesprochen sein (vgl.: Karl Heinz Gebhard [Hrsg.]: Beweisbare Homöopathie. 2. Aufl., [1980] Heidelberg 1986; Marco Righetti: Forschung in der Homöopathie. Grundlagen, Problematik, Ergebnisse. Göttingen 1988; u.v.a.).

[6] Vgl. Gundolf Keil: Rezension der 6. durchgesehenen und ergänzten Aufl. von E. Ackerknecht: Geschichte der Medizin. Zahnärztliche Praxis 7 (1990), S. 269: „Büchlein und Inhalt erweisen sich als Fossil; von einer Ausnahme abgesehen sind die Literaturhinweise nicht übers Jahr 1975 hinausgekommen, und der Inhalt ist auf dem Stand der 50er Jahre erstarrt".

[7] Günther Harisch, Michael Kretschmer: Jenseits vom Milligramm. Die Biochemie auf den Spuren der Homöopathie. Berlin und Heidelberg 1990. Die Autoren sind sich dieser Problematik bewußt.

[8] Heinz Goerke: Arzt und Heilkunde. Vom Asklepiospriester zum Klinikarzt; 3000 Jahre Medizin. München 1984.

[9] Samuel Hahnemann: Die Krankenjournale. Kritische Gesamtedition. Hrsg. Robert Jütte. Bisher erschienen:
Bd.5, Krankenjournal D5 (1803 - 1805). Arnold Michalowski / Helene Varady. Heidelberg 1991.
Bd.43, Krankenjournal DF5 (1837 - 1842). Arnold Michalowski. Heidelberg 1992.
Bd.2, Krankenjournal D2 (1801 - 1802). Arnold Michalowski / Heinz Henne. Heidelberg 1993.

[10] Heinz Henne: Hahnemanns Krankenjournale Nr.2 und 3. Stuttgart 1963; Krankenjournal Nr.4. Stuttgart 1968.

Edition des D5[11] von Helene Varady mehr Licht in die Hahnemannsche Praxis. Transkription und Kommentar von D34[12] geben Einblicke in die Praxis der späten Köthener Zeit, in die auch der zweite Abschnitt der Behandlung der Antonie Volkmann fällt.

Aus der Zeit nach Veröffentlichung des ersten Organon, 1810, liegt die Edition[13] einer längeren Krankengeschichte, aus den Journalen D12, D13 und D14 (1815 - 1816) vor.

Auch über die Pariser Spätzeit[14] ist mittlerweile publiziert worden: das schon erwähnte DF5[15] sowie ein Artikel von Sauerbeck[16], der umfangreiche Vorarbeiten für die Edition des DF5 geleistet hat[17]. Für das Verständnis dieses letzten Lebensabschnittes Hahnemanns ist vor allem die textkritische Organonausgabe[18] von Josef Schmidt unentbehrlich. Peter Barthel[19] liefert eine Zusammenfassung der Hahnemannschen Dynamisationspraxis auf der Basis seiner Veröffentlichungen bis

---

[11] Helene Varady: Die Pharmakotherapie Samuel Hahnemanns in der Frühzeit der Homöopathie. Edition und Kommentar des Krankenjournals Nr. 5 (1803 -1806). Med. Diss. München 1987.

[12] Ute Fischbach-Sabel: Transkription und Kommentar des Krankenjournals D34. Mikrofiche. Med. Diss. Mainz 1991.

[13] Thomas Genneper: Als Patient bei Samuel Hahnemann. Die Behandlung Friedrich Wiecks in den Jahren 1815/1816. Heidelberg 1991.

[14] Diese Epoche dürfte für die Homöopathen der interessanteste Teil der Krankenjournale darstellen, weil Hahnemann hier sein Potenzierungssystem konsequent weiterentwickelte, was zu den „Médicaments au globule" führte. Diese neuen Dynamisierungen werden heute, analog zu C- und D-Potenzen, Q-Potenz genannt, von „quinquagiesmillesimalis" oder unrichtig „quinquagintamillesimalis" abgeleitet (vgl. Will Klunker: Anmahnung des HAB I, ZKH, Bd.36, 1992, S. 22f). Sie sind mitunter noch als LM-Potenzen im Handel.

[15] Samuel Hahnemann: Die Krankenjournale. Bd.43, Krankenjournal DF5 (1837 - 1842). Arnold Michalowski. Heidelberg 1992.
Leider ist in diesem Journal über das Problem der Entwicklung und Verschreibungsart der „Médicaments au globule" wenig Material enthalten, da Hahnemann in Paris dazu überging, Einträge derselben Patienten direkt aneinander zu hängen, so daß in diesem Journal vor allem die Jahre 1837-39 dokumentiert sind, für die neue Potenzierungsmethode aber die Zeit ab 1840 relevant ist.

[16] Karl-Otto Sauerbeck: Wie gelangte Hahnemann zu den hohen Potenzen? AHZ 235 (1990), S. 223 - S. 234. Ausgehend vom Material im DF5 stellt Sauerbeck seine Überlegungen an. Die Krankengeschichte der Volkmann zeigt jedoch, daß Hahnemann bereits 1820 bis zur C90 vorgestoßen war, etwa 18 Jahre vor dem Datum, welches Sauerbeck als „kopernikanische Wende" bezeichnet.

[17] Arnold Michalowski, Sabine Sander, Karl-Otto Sauerbeck: Therapiegeschichtliche Materialien zu Samuel Hahnemanns Pariser Praxis. MedGG 8 (1989), S. 171 - S. 196. Da sich die Daten auf DF5 beziehen, findet man auch hier keine Antworten zu der Frage der „Médicaments au globule".

[18] Samuel Hahnemann: Organon der Heilkunst. Textkritische Ausgabe der von Samuel Hahnemann für die 6. Auflage vorgesehenen Fassung, bearb., hrsg. und mit einem Vorw. vers. von Josef M. Schmidt, Heidelberg 1992.

[19] Peter Barthel: Das Vermächtnis Hahnemanns - die Fünfzigtausender-Potenzen. AHZ 235 (1990), S. 47.

zur Entwicklung der Q-Potenzen. Erstmals näher auf die Geschichte der zweiten Frau Hahnemanns wird in Rima Handleys[20] Biographie eingegangen. Die Mitwirkung Mélanie d`Hervilly am sechsten Organon und damit ihre Bedeutung für die heutige Homöopathie dürfte bisher unterschätzt worden sein.[21]

Die Übersichtsarbeit von Hanspeter Seiler[22] verdient besondere Beachtung, da hier fast alle Abschnitte der Entwicklung der Homöopathie Hahnemanns schlaglichtartig mit Fallbeispielen beleuchtet werden und eine Vorstellung über dessen praktisches Vorgehen gegeben wird.

Trotzdem bleiben viele Fragen offen und die Journale, die sich bereits in Bearbeitung befinden (D6, D7, D8, D9, D10 und D22), werden mit Sicherheit manche Überraschung ans Tageslicht bringen, alte Fragen klären, aber auch neue aufwerfen. Die immense Menge an Quellen, die im Homöopathie-Archiv[23] des Stuttgarter medizinhistorischen Instituts lagert, wird auf jeden Fall noch Generationen von Forschern beschäftigen. Hierbei kann derjenige, der seine Einsichten in dieses bemerkenswerte Therapieverfahren der Homöopathie vertiefen will, auch großen Nutzen für die eigene Praxis ziehen.

Neuere theoretische Arbeiten zu den chronischen Miasmen mußten zum Teil ohne die historische Grundlagenforschung auskommen, wodurch die Begriffe Hahnemanns (Psora, Sycosis und Syphilis) aus dem medizinhistorischen Kontext herausgelöst und neu besetzt wurden. Da bislang noch wenig Kasuistik aus Hahnemanns Praxis vorliegt, beziehen sich die Autoren auf Hahnemanns theoretische Veröffentlichungen, ohne daß diese an seinem praktischen Vorgehen kontrolliert werden konnten. Grundsätzlich stellt sich also die Frage, ob diese Interpretationen[24] tatsächlich, wie behauptet wird, Hahnemanns Intention treffen. Dieses im einzelnen zu untersuchen, kann hier nicht der Ort sein. Genausowenig kann es in diesem Rahmen um die Anwendbarkeit der neuen Miasma-Theorien in der täglichen Praxis gehen.

Eine nüchterne medizinhistorische, dabei trotzdem „homöopathische" Betrachtungsweise, die die Neubesetzung des Miasmabegriffs hinterfragt, findet sich in

---

[20] Rima Handley: A Homeopathic Love Story. The Story of Samuel and Melanie Hahnemann. Berkeley 1990. Aus dem Engl. übertr. von Corinna Fiedler im C.H.Beck-Verlag, München 1993.

[21] Vgl. Kap. 4.1.

[22] Hanspeter Seiler: Die Entwicklung von Samuel Hahnemanns ärztlicher Praxis, anhand ausgewählter Krankengeschichten. Heidelberg 1988.

[23] Die Krankenjournale Hahnemanns, 37 Bände in deutsch, 17 auf französisch, über 5000 Patientenbriefe an Hahnemann, 200 Briefe von Hahnemann, 149 Krankenjournale von Clemens v. Boenninghausen und eine Vielzahl homöopathischer Periodika aus aller Welt. Vgl. Renate Günther, Renate Wittern (Hrsg.): Katalog der Bibliothek des Homöopathie-Archivs. Stuttgart 1988.

[24] Proceso Sanchez Ortega: Notes on the Miasm or Hahnemann's Chronic Diseases. Übersetzt ins Englische von Harris Coulter. 2.Neudruck Delhi 1986. John Henry Allen: The Chronic Miasms. Psora and Pseudo-Psora. Vol. I and II. O.J. Neudruck Delhi, 1987. Alfonso Masi-Elizalde: Überarbeitung der Lehre, Materia medica und Technik der Homöopathie. Hrsg. von Jürgen Faust. Höhr - Grenzhausen 1993.

den Arbeiten von Will Klunker[25]. Das hier vorgelegte Material kann indessen für die weitere Beurteilung einen wertvollen Mosaikstein darstellen.

Ich habe mich zu der Edition einer einzelnen Krankengeschichte aus der Zeit der Entwicklung des Werkes über die chronischen Krankheiten entschlossen, einer homöopathischen Pathographie von über 13 Jahren, weil ich hoffte, auf diese Weise Samuel Hahnemanns Vorgehensweise und die ihr zugrundeliegenden Gedankengänge am besten aufzeigen zu können. Ein apologetischer Ansatz sowie „hagiographische" Tendenzen wurden bewußt vermieden. Derartige Literatur ist bereits ausreichend vorhanden.

Um einen unkomplizierten Umgang mit der Edition zu ermöglichen, sind die Anmerkungen am jeweiligen Seitenende bereitgestellt. Sie sind ein wichtiger Teil des Kommentars, der Lesefluß und Verständnis der Krankengeschichte erleichtern soll, nicht zuletzt in Hinblick auf Begebenheiten, auf die im Kommentar nicht weiter eingegangen wird. Wiederholungen waren in diesem Zusammenhang teilweise unvermeidlich.

Kurz nach Beginn der Transkription der Journalauszüge kam ich durch einen glücklichen Zufall mit Nachfahren der Familie Volkmann in Berührung, was mir Zugang zu umfangreichen Quellen aus dem Familienarchiv ermöglichte. Neben dem schon vorhandenen Material zu den Volkmanns[26] finden sich hier viele interessante biographische Details zu Antonie Volkmann, die die Fakten aus den Journalen hin und wieder sinnvoll ergänzen. Dabei ergaben sich viele Fragen, an denen weiterzuforschen es sich lohnen würde, jedoch konnte ich diese Fährten z.T. nur in Fußnoten verfolgen, um den Rahmen dieser Edition nicht zu sprengen. Für weitere Untersuchungen können hiermit zumindest Hinweise gegeben werden. Vielleicht finden sich Forscher, die einzelne Spuren aufnehmen. So können an Hand dieser Krankengeschichte Vergleiche angestellt werden zwischen dem, was an Symptomen der Patientin vorliegt, und dem, was Hahnemann einerseits für die Therapie verwendet und andererseits an Symptomen nach therapeutischer Arzneigabe in die Materia medica aufnimmt[27]. Auch Studien über die „Familienähnlichkeit", wie sie Wegener[28] anregt, können an dem vorgelegten Text exemplarisch erfolgen.

---

[25] Will Klunker: Zur Einführung. In: Samuel Hahnemann: Die chronischen Krankheiten, ihre eigenthümliche Natur und homöopathische Heilung. Erster Theil, 2. Aufl., Dresden und Leipzig 1835, 4. Neudruck Heidelberg 1988.
Will Klunker: Hahnemanns historische Begründung der Psoratheorie. ZKH 34 (1990a) S. 3 - S. 13.
Will Klunker: Clemens von Bönninghausen und die Zukunft von Hahnemanns Miasmenlehre für die Behandlung chronischer Krankheiten. ZKH 34 (1990b) S. 229 - S. 236.

[26] Haehl I, S. 127.
Walter Nachtmann: „...Ach! wie viel verliere auch ich an ihm!!!" Die Behandlung des Fürsten Karl von Schwarzenberg durch Samuel Hahnemann und ihre Folgen. Jb. Inst. Gesch. Med. Robert Bosch Stiftung 6 (1987), S. 93 - S. 110.

[27] Vgl. ORG[VI], § 142: „Wie man aber selbst in Krankheiten, besonders in den chronischen, sich meist gleichbleibenden, unter den Beschwerden der ursprünglichen Krankheit einige Symptome1) der zum Heilen angewendeten, einfachen Arznei ausfinden könne, ist ein Gegenstand höherer Beurtheilungskunst und bloß Meistern in der Beobachtung zu überlassen."

Vorwort

In diesem Sinne möchte ich meine Arbeit als eine kritische Gegenüberstellung der Hahnemannschen Praxis zu seinen Veröffentlichungen verstanden wissen. Vielleicht kann diese Edition einen kleinen Beitrag dazu leisten, Hahnemanns Aufforderung „Macht's nach"[29] noch besser in die Tat umzusetzen.

Besonders freue ich mich, noch erwähnen zu dürfen, daß die vorliegende Dissertation am 11. Mai 1996 mit der Verleihung eines Preises des Kuratoriums der unterfränkischen Gedenkjahrsstiftung für Wissenschaft ausgezeichnet wurde.

Würzburg, im Sommer 1996   Reinhard Hickmann

---

1) Die in der ganzen Krankheit etwa vor langer Zeit, oder nie bemerkten, folglich neuen, der Arznei angehörigen Symptome." Vgl. Anhang IV.

[28] Andreas Wegener: „Familienähnlichkeit" zwischen Prüfungssymptomen in der Homöopathie. ZKH 36 (1992), S. 203 - S. 206.

[29] RA III, 2. Aufl. S. 5: „Diese Lehre beruft sich nämlich nicht nur hauptsächlich, sondern **einzig** auf den Ausspruch der Erfahrung - ‚macht's nach!' ruft sie laut, ‚aber macht's genau und sorgfältig nach, und ihr werdet sie auf jedem Schritte bestätigt finden.' - und (was keine Arzneilehre, kein medicinisches System, keine sogenannte Therapie bisher that oder thun konnte) **sie dringt darauf**, ‚nach dem Erfolge beurtheilt seyn zu wollen." (Hervorhebung im Original als Sperrsatz.)

1 Hahnemann und die Familie Volkmann

Es sollen hier kurz jene Ereignisse beleuchtet werden, die zu dieser Edition der Pathographie der Antonie Volkmann geführt haben. Die Volkmanns sind in der Medizingeschichte kein unbeschriebenes Blatt[1]. Und auch in der frühen Geschichte der Homöopathie taucht hin und wieder der Name Volkmann auf[2].

Als im März 1820 die Boten des Fürsten Schwarzenberg nach Leipzig kamen, um nähere Informationen über jenen heftig umstrittenen Heilkünstler einzuholen, legten die Volkmanns, nur acht Monate nach Beginn der Therapie der Antonie Volkmann, ein ausgesprochen positives Zeugnis für Hahnemann ab.

Durch den Wundarzt Johann August Ehrlich wurden die Boten Schwarzenbergs auf die Frau des Stadtraths und Stadtrichters Dr. Volkmann verwiesen,

> „die Hahnemann erfolgreich behandelt hatte. ... Sie erzählte voll Bewunderung von dem äußerst positiven Erfolg der Behandlung [am 10. März 1820], nachdem sie vorher schon von mehreren anderen Ärzten[3] behandelt worden war, ohne daß sie ihr hatten helfen können. Im Abschlußbericht wurde später ganz bewußt darauf hingewiesen, daß die 23jährige Frau angeblich unter ähnlichen Symptomen gelitten hatte, wie sie auch bei Schwarzenberg festzustellen waren:
>
> ‚[...] sie verlor alles Fleisch und ganz ihre Kräfte. Die Ärzte sandten sie in ein Eisenbad, das Übel verschlimmerte sich jedoch dergestalt, daß sie im Winter darauf nicht mehr allein vom Stuhle aufstehen, oder im Zimmer auch nur einen Schritt gehen konnte. Die Kranke hatte auch ungewöhnliche Neigung zum Essen und Schlafen, ohne die eine wie die andere befriedigen zu können. Ihre Sprache war leise und unverständlich, doch ohne Brustschmerzen'.
>
> Um die Ähnlichkeit mit dem Fall Schwarzenberg noch stärker hervorzuheben, berichteten die Abgesandten auch, daß der zur Behandlung der Kranken hinzugezogene Dresdner Leibarzt Kreysig[4] der Patientin ein derart verdorbenes Blut attestierte, daß es eine Heilung unmöglich mache."[5]

---

1 Vgl. Monika Altmeyer: Alfred Wilhelm Volkmann, (1801 - 1877) Leben und Werk. Med. Diss., Halle 1963. Außerdem: Toellner (1992), S. 3387 und Pschyrembel (1986), s.v., sowie ADB, Bd. 40 (1896), S. 236 - S. 237 und S. 238 - S. 240.
2 Vgl. Haehl I, S. 127.
3 Vgl. Antonie Volkmann: Briefe an J.W. Volkmann, 1818 und 1819. Vgl. auch Kap.2.
4 Kreysig behandelte sowohl den Fürsten Schwarzenberg als auch Antonie Volkmann.
5 Státní oblastní archiv v Treboni, Trebon, CSSR, Familienarchiv Schwarzenberg, Orlik, Signatur: Karl Schwarzenberg, I - 26/1, S. 4, zitiert nach Walter Nachtmann: „"...Ach! wie viel verliere auch ich an ihm!!!" Die Behandlung des Fürsten Karl von Schwarzenberg durch Samuel Hahnemann und ihre Folgen. In: Jahrbuch des IGM der Robert Bosch Stiftung, Bd. 6, Stuttgart 1987. Die dort angegebene Fundstelle der Erstanamnese der „Volkmannin" am 10. August 1819 ist allerdings nicht D19, S. 316, sondern D18, S. 361.

1 Hahnemann und die Familie Volkmann

Nachdem dieser Bericht Anlaß genug war, einmal einen Blick in die Journale zu werfen und das Material zu sichten, kamen immer mehr Zusammenhänge auf, die zum einen Teil zwar nur fragmentarisch oder unwichtig waren, zum anderen jedoch eine Vorstellung von den letzten 16, 17 „deutschen" Jahren Hahnemanns vermitteln.

Dr. Johann Wilhelm Volkmann war Ehrenmitglied der homöopathischen Gesellschaft[6], und als Ratsmitglied der Stadt Leipzig hatte Hahnemann in ihm bestimmt einen der prominentesten Fürsprecher. In der Auseinandersetzung mit den Apothekern unterstützte er Hahnemann in der juristischen Argumentation (vgl. Kapitel 3.1) und reichte eine „Protestation" beim Apellationsgericht in Dresden ein, von 41 weiteren Bürgern Leipzigs unterschrieben.[7]

Jedoch ging wohl dessen Parteinahme für Hahnemann nicht bis in spezifisch medizinische Details oder etwa homöopathischen Dogmatismus, was daraus ersichtlich wird, daß die Familie Volkmann wiederholt u.a. auch Dr. Moritz Müller[8] und Dr. Franz Hartmann konsultiert, zwei der von Hahnemann später (1832) erbittert bekämpften „Leipziger Halbhomöopathen".

Ein Exemplar einer auf fünf Stück limitierten Vorzugsausgabe des Organon (ORG[II]) auf Velinpapier, dediziert von Hahnemann, war im Besitz von Professor Dr. Alfred Wilhelm Volkmann[9] (jetzt im Medizinhistorischen Museum Ingolstadt), was einen weiteren Beweis für die besondere Beziehung zwischen Hahnemann und den Volkmanns darstellt. Ob diese direkt von Hahnemann an Alfred Wilhelm ging oder auf dem Umweg über den Vater, kann nicht mit letzter Sicherheit festgestellt werden. Die erste Version ist jedoch äußerst unwahrscheinlich. Schließlich war Alfred Wilhelm bei der Veröffentlichung des ORG[II] 1819 noch nicht einmal 18 Jahre alt. Dagegen ist ein engerer Kontakt Hahnemanns zu Dr. Johann Wilhelm Volkmann weiter oben schon beschrieben und durchaus Anlaß genug für ein solch nobles Geschenk.

Alfred Wilhelm Volkmann[10] (1801 - 1877), Sohn Johann Wilhelms aus erster Ehe mit Friederike Tugendreich, geb. Zink, war selbst langjähriger Patient Hahne-

---

6   Volkmann, A., 1986. S. 48.
7   Haehl I, S. 127.
8   Johann Wilhelm Volkmann: Persönliches Tagebuch. Leipzig und Stötteritz 1824 - 1855:
    „1824 ... August...
    Samstag 7 Ich bekomme die Todesnachricht der guten Jettchen Hübel.
    Sonntag 8 die ich Antonie früh beybringe, Diese legt sich am Scharlachfriesel. ...
    Dienstag 10 ... Ich consultire D. M. Müller, der auch deshalb nach Stötteritz
    Mittwoch 11 kam, nichtsdestoweniger ward nach Cöthen geschrieben ...
    Freitag 13 Es kam 1 Fußbote v. Cöthen Auch Artur legt sich am Sch.Friesel."
    Zu Dr. Moritz Wilhelm Müller vergleiche die Biographie in Wittern (1984), S. 183 - S. 187.
9   Vgl hierzu Schmeer, E.H.: Die „Vertreibung" Hahnemanns aus Leipzig, Eine Kolportage und ihre Berichtigung. In AHZ 234, S. 151ff, Heidelberg 1989.
10 Toellner (1992), S. 3387.

Organon

der

Heilkunst

von

Samuel Hahnemann.

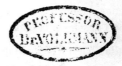

Aude sapere.

Zweite vermehrte Auflage.

Dresden, 1819.
in der Arnoldischen Buchhandlung.

Abb. 1: Titelblatt der Velinausgabe des ORG[II] mit Stempel: „Professor Dr. Volkmann"

manns und, wie Hahnemann, Absolvent[11] der Fürstenschule St. Afra in Meißen. Nach dem Studium der Medizin und der Naturwissenschaften in Leipzig, London und Paris promovierte er 1826 in Leipzig über den „thierischen Magnetismus".[12]

---

[11] 1821 (Ludwig Volkmann [1895], S. 88).
[12] Alfredus Guiliemus [Alfred Wilhelm] Volkmann: Observationes biologicae de magnetismo animali et de ovorum animaliumque caloris quadam constantia ejusque explicatione. Dissertatio inauguralis medica. Leipzig, Breitkopf und Härtel 1826.

1 Hahnemann und die Familie Volkmann

Anregungen und Hilfestellungen könnten durchaus von Hahnemann gekommen sein, obwohl man den Namen Hahnemann in dieser Arbeit vergeblich sucht.[13] Es ist anzunehmen, daß er der Sohn war, der seine Stiefmutter Antonie Volkmann auf Hahnemanns Geheiß wiederholt mesmerisiert hat[14]. Diese Aufgabe übernahm jedoch oft auch ihr Mann Johann Wilhelm.

Als eine nützliche Quelle zu dem berühmten Naturwissenschaftler und Physiologen[15] Alfred Wilhelm Volkmann erweist sich die Dissertation[16] von Monika Altmeyer. Für eine eingehendere Beschäftigung Alfred Wilhelms mit der Hahnemannschen Methode gibt es bei Altmeyer jedoch keine Hinweise. Die Begegnung mit Hahnemann scheint sich bei ihm allenfalls in einer Begeisterung für naturwissenschaftliche Grundlagenforschung niedergeschlagen zu haben, während einige seiner Kommilitonen zu den ersten Schülern Hahnemanns zählten und zu berühmten Homöopathen wurden[17]. Die damalige Schultherapie selbst praktisch anzuwenden, schien er allerdings ebenfalls keine besondere Neigung zu verspüren. Immerhin kann man aus der Abhandlung[18] über Alfred Wilhelm Volkmanns philosophische Einstellung ersehen, daß er den Materialismus ablehnte, ohne allerdings einem bedingungslosen Vitalismus das Wort zu reden.

Daß die Hahnemannsche Homöopathie jedoch für den Physiologen später weder im theoretischen noch im praktischen eine besondere Rolle gespielt haben kann, läßt sich schon aus einem kurzen Auszug aus seinem Brief[19] aus Dorpat vom 17./25. Jan. 1843 unschwer erkennen:

„Namentlich hat mich der Magenkrampf geplagt und fast eben so sehr eine große Schwäche, die mich besonders Abends befällt, und oft für geselli-

---

[13] Dies ist jedoch nicht weiter verwunderlich. In Leipzig hatten Medizinstudenten, die sich offen zu Hahnemann bekannten, mit allerlei Schwierigkeiten, vor allem bei den Examina zu rechnen. Christian Gottlob Karl Hornburg soll Haehl (I, S. 418) zufolge, nach zwei mißglückten Anläufen, das Staatsexamen in Leipzig abzulegen, sogar „eine Art Steckbrief" von Universität zu Universität nachgeschickt worden sein. Auch Constantin Hering, „der Vater der Homöopathie in Amerika" (Haehl I, S. V), zog es vor, Leipzig für neun Monate zu verlassen, um seine Dissertation „de medicina futura" (Haehl I, S. 466) in Würzburg einzureichen und das Staatsexamen dort (22. März 1826) u.a. bei Schönlein abzulegen (Gypser [1988] S. XIVf. und Haehl I, S. 466). Der eigentliche Titel der Dissertation dürfte allerdings (nach NUC zitiert) folgendermaßen lauten: Constantin Hering, Disputation [!] pro summis in Medicina, Chirurgia et Arte obstetricie [!] honoribus rite obstinendis. Die 22 Martii, 1826. Guilelmi Becker, 1826.

[14] Vgl. D27, Originalseite 497, Z.27.

[15] So sind die Volkmann-Kanäle, die den Knochen durchsetzenden Gefäßkanälchen, nach ihm benannt, während das Volkmann-Dreieck und der Volkmann-Löffel auf seinen Sohn, den Chirurgen Richard von Volkmann (* 1830) zurückgehen. (Vgl. Pschyrembel, das Geburtsjahr Alfred Volkmanns ist dort jedoch fälschlich statt 1801 mit 1800 angegeben).

[16] Altmeyer (1963).

[17] Vgl. Kap.1, Anm. 12.

[18] Altmeyer (1963), S. 104 - 115.

[19] Altmeyer (1963), S. 160.

ge Freuden ganz unfähig macht. Mein Arzt hat endlich für angemessen erachtet, große Fontanelle[20] anzulegen, ich bin gebrannt worden und wirklich ist für diese Zeit das Magenleiden fast ganz vergangen. Nur die Schwäche will mich noch nicht verlassen."

Aufgrund dieser Behandlung muß angenommen werden, daß Alfred Wilhelm Volkmann besagtes Organon nicht gelesen hat, oder falls er sich damit beschäftigt hat, er wohl in grundlegenden Dingen anderer Meinung war.[21]

Das bereits erwähnte Tagebuch Johann Wilhelm Volkmanns dokumentiert in vielen Einzelheiten zur weiteren Geschichte der Familie Volkmann die enge Beziehung zu Dr. Moritz Müller. Als Gegenspieler Hahnemanns zu Köthener Zeiten, von ihm als Afterhomöopath beschimpft, weil er der Allopathie nicht abschwor und mit der Homöopathie vermischte, ist er dennoch bei der Familie Volkmann ein gern gesehener Gast gewesen. So wird vom 24. Dezember 1843 berichtet, daß Clara Volkmann[22] sich Blutegel setzen ließ und am 25. Dezember M. Müller mittags zu Besuch war. Ob er selbst die Blutegel angesetzt hat, geht nicht aus der Notiz hervor, man kann dies nur vermuten. Einwände gegen dieses Vorgehen hatte er bekanntermaßen keine gehabt. Schließlich waren es diese „allopathische Curen", die Hahnemann zu seinem „Angriffsartikel"[23] bewogen.

Dann und wann fallen in dem Tagebuch bekannte Namen aus der Frühzeit der Homöopathie. Neben Müller, Hartlaub, Hartmann, Caspari, auch Hornburg, dessen Krankheit (Freitag, 9.August1833: „Hornburg Blutsturz") und Todestag[24] (Diens-

---

[20] Nach dem Lexikon der Wissenschaften und Künste (Erste Section, A - G, 46. Teil, S. 173ff., Leipzig, F.A. Brockhaus 1847) stellt eine Fontanelle ein absichtlich hervorgerufenes und durch beständiges Einlegen eines fremden Körpers dauernd unterhaltenes künstliches Geschwür dar. Dies wurde u.a. auch durch Brennen mit glühenden Eisen erreicht. Die Wirkung wurde auf drei Punkte zurückgeführt. 1. Krankhafte Zustände und Vorgänge in anderen Organen werden gemindert durch die ableitende Wirkung. 2. Die Absonderung der Fontanellfläche „vicarirt" für eine krankhafte Sekretion. 3. Die „Resorptionsthätigkeit" der Lymphgefäße in der Umgebung der Fontanelle wird gefördert.

Das Haarseil (Setaceum) ist eigentlich auch eine Fontanelle, indem hier die Eiterung gleichfalls durch einen dauernd eingelegten fremden Körper, einen Leinwandstreifen, eine Schnur und dergl. unterhalten wird.

[21] Vgl. ORG[II], § 59: „Bei solchen falschen, materiellen Ansichten von der Entstehung und dem Wesen der Krankheiten war es freilich nicht zu verwundern, daß ... immer hauptsächlich nur auf Ausscheidung und Abführung einer eingebildeten krankmachenden Materie hingearbeitet und die häufigste Indikation gestellt ward auf Beweglichmachung des sogenannten Krankheitsstoffs, ... auf mechanische Abzapfung der erdichteten Krankheitsmaterie durch Haarseile und Fontanellen, ..." Vgl. Kap. 1. Anm. 20.

[22] Siehe Tab.1 in Kap.2.

[23] Haehl, 1921, S. L, siehe auch Kap.2, Anm. 24.

[24] Interessanterweise stimmt die Eintragung über desssen Tod nicht mit Haehl I (S. 419: 28.1.1834) überein. Volkmanns Datierung auf den 4. Februar 1834, bestätigt allerdings die angegebenen Quellen in Haehl II, S. 235.

tag, den 4.Februar 1834: „+[25] Hornburg") Erwähnung finden. Prof. Dr. phil. Gustav Theodor Fechner[26], den Clara Maria Volkmann[27] am 18. April 1833 heiratete[28], kommt häufig vor.

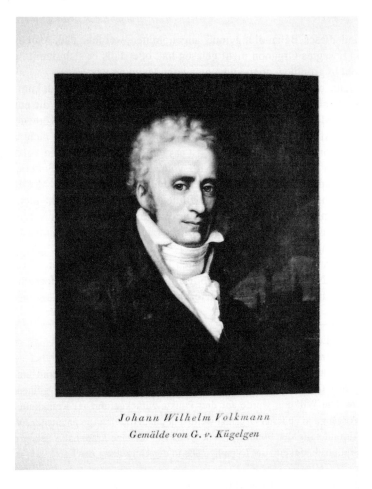

Abb. 2: Johann Wilhelm Volkmann (geb. 10. Februar 1772, gest. 1. März 1856) nach einem Gemälde von Gerhard von Kügelgen (aus Volkmann [1924])

Auch nach der Zeit, in der die Behandlung der Volkmanns bei Hahnemann belegt ist, finden sich Zeichen für das lebhafte Interesse Johann Wilhelm Volkmanns an der Homöopathie. Einträge wie die folgenden finden sich immer wieder: Tagebuch von Freitag, 10. August 1832:

---

[25] Ein Kreuzzeichen, hier mit „+" wiedergegeben.
[26] Dessen Verteidigung der Hahnemannschen Choleratherapie wird bei Tischner ([1939] S. 318) und Fischbach-Sabel ([1990], S. 7) erwähnt.
[27] Johann Wilhelm Volkmanns Tochter aus erster Ehe mit Friederike Tugendreich.
[28] Volkmann (1895), S. 85.

„Homöop. Fest, dem ich diesmal nicht beiwohne."

Tagebuch von Montag, 15 Oktober 1832:

„Wir ziehen v. Stötteritz in d. Stadt; ich besuche d. homöp. Clinic."

Die Liste von Berührungspunkten mit der damaligen „homöopathischen Szene" in Leipzig könnte noch ein gutes Stück fortgesetzt werden, doch würde das hier zu weit führen.

In seinem Tagebuch vermerkt Dr. Volkmann schließlich nachträglich den Todestag Hahnemanns: Auf einer mit „1843" überschriebenen Seite, am Ende der Zeile „2 Julius" (mit dem Planetarsymbol „Sonne" für Sonntag) findet sich die Notiz „Hahnemann" mit einem Kreuz versehen, von oben durch einen s-förmigen Bogen nachträglich eingefügt. Die Nachricht vom Tode Hahnemanns traf verspätet aus Paris ein[29], Dr. Volkmann dürfte allerdings erst noch viel später davon erfahren haben.

Sicher ist, daß die Familie Volkmann in der Frühzeit der Homöopathie eine nicht unbedeutende Rolle gespielt hat. Ein Aspekt dieser interessanten Geschichte, nämlich die Behandlung der Antonie Volkmann, soll in dieser Arbeit etwas näher beleuchtet werden.

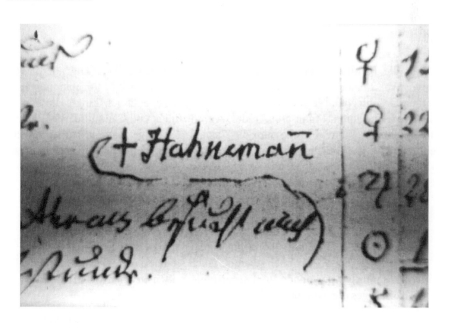

Abb. 3: Ausschnitt aus dem Tagebuch Johann Wilhelm Volkmanns mit der Notiz zu Hahnemanns Todestag

---

[29] Haehl I, S. 262 und Haehl II, S. 392: In einem Nachruf von Georg Heinrich Gottlieb Jahr in der AHZ 1843, 24. Band erschien durch einen Druckfehler das falsche Todesdatum (2. Juni anstatt 2. Juli), was darauf hindeutet, daß diese Ausgabe der AHZ nicht Volkmanns Informationsquelle für Hahnemanns Todesdatum war, sonst hätte im Tagebuch eine getilgte Notiz am 2. Juni zu finden sein müssen.

2 Zur Person Antonie Volkmanns

Antonie Volkmann war die zweite Frau des Senators und Stadtrichters zu Leipzig, Dr. Johann Wilhelm Volkmann (in den Journalen „D." für Doktor, „Volkmann", „Er" genannt). „Sie", „Volkmannin", „Volckmannin", „Volkmanin" oder „V-nnin", wie Hahnemann sie in den Journalen titulierte, ist die geborene Antonie Hübel, Tochter des sächsischen Hofrathes und Finanzkonsulenten Dr. jur. Moritz Ludwig Hübel aus Dresden. Sie wurde am 28.08.1796 in Dresden geboren und starb am 9.4.1863 im Alter von 66 Jahren unter nicht näher benannten Umständen.[1]

2.1 Quellenlage

Aus verschiedenen Quellen fließen Informationen zusammen, die das Bild, welches aus den Krankenjournalen entsteht, zwar nicht vervollständigen können, es aber immerhin um einige Nuancen bereichern.

2.1.1 Familienchroniken

Über die Familie Volkmann gibt es zwei Familienchroniken. Die ältere, von Ludwig Volkmann, erschien 1895 und gibt recht anschauliche Informationen zum „achten Geschlecht". Nach der Ehe mit Friederike Tugendreich Zink[2], die bereits 1812 starb und ihrem Mann drei Kinder, Alfred, Julius und Clara hinterließ, heiratete Dr. Johann Wilhelm Volkmann die damals 17-jährige Antonie Hübel am 26. Februar 1814. Die Situation beschreibt die ältere Familienchronik folgendermaßen:

> „Er [Johann Wilhelm Volkmann] verkehrte in Dresden vielfach, ja fast täglich in der Familie des Dr. jur. Moritz Ludwig Hübel, sächsischer Hofrath und Finanzkonsulent, und dessen erst 17jährige Tochter Antonie (geb. 28. August 1796) machte durch ihr anmuthiges Wesen und ihre ernste religiöse Natur solchen Eindruck auf ihn, dass er seinen Kindern keine bessere neue Mutter geben zu können glaubte. Auch sie hatte den über 25 Jahre älteren Mann lieb gewonnen, und so erfolgte mitten in allen Schrecken des Völkerkrieges die Verlobung."[3]

Über die für uns interessanten Jahre dieser Ehe und über die Beziehung zu Hahnemann geht aus dieser Quelle nichts weiter hervor:

---

[1] Albrecht Volkmann (1986), S. 51.
[2] Nähere Informationen über diese Ehe und die Freundschaft mit dem Maler Kügelgen finden sich in „Die Jugendfreunde des ‚alten Mannes'" von Ludwig Volkmann (1924).
[3] Ludwig Volkmann (1895), S. 82.

„So ist von Johann Wilhelm's späteren Jahren an interessanten Ereignissen nicht mehr viel zu berichten; er selbst bricht sein Tagebuch 1818 ab. Um so intensiver war das geistige Leben, das in seinem Hause herrschte. Durch die Natur seiner zweiten Gattin, die zudem später durch andauernde Kränklichkeit fast ganz ans Haus gefesselt wurde, noch darin bestärkt, lebte er völlig seinen religiösen und gemeinnützigen Interessen, und ward inmitten der rationalistischen Richtung seiner Zeit der Mittelpunkt eines kleinen, frommen Bestrebungen hingegebenen Kreises, der besonders der Mission seine Aufmerksamkeit zuwandte."[4]

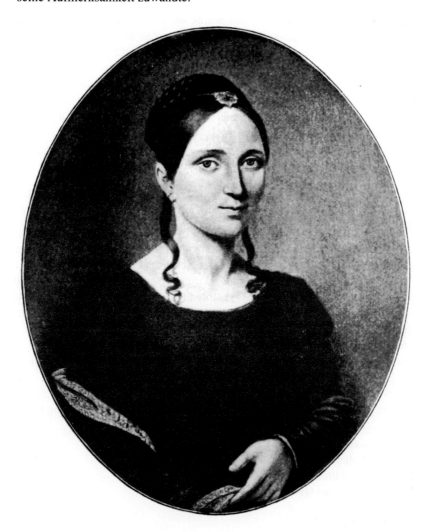

Abb. 4: Antonie Volkmann nach einem Gemälde von Schnorr v. Carolsfeld (aus Volkmann [1895])

---

[4] Dito S. 84.

2 Zur Person Antonie Volkmanns

Es scheint zwei Tagebücher von Johann Wilhelm Volkmann gegeben zu haben, wobei Ludwig Volkmann wohl nur Zugang zu dem älteren gewährt war. So ist auch verständlich, warum Hahnemann unerwähnt bleibt. Das zweite Tagebuch, das heute noch im Familienarchiv Volkmann erhalten ist, beginnt erst 1824. Auf diesem und den hinterlassenen Briefen[5] basieren die Informationen über Antonie aus der jüngeren Familienchronik[6]. Über dieses Werk, das erst 1986 in Wuppertal im Selbstverlag des Volkmannschen Familienbundes erschienen ist, wurde die Spur zu dem noch vorliegenden Material gelegt. Hier finden sich auch Hinweise, die Einzelheiten aus den Krankenjournalen bestätigen:

> „Anstelle des Zschortauer Gutes wurde im nahen Stötteritz bei Leipzig ein Gartengrundstück gekauft, in der Hoffnung, daß der Landaufenthalt für Antonies seit der Geburt des ersten Kindes stark angeschlagene Gesundheit[7] sich günstig auswirken sollte. ... Ein sehr kleines Häuschen mit niedrigen Stuben, ein sehr einfacher gradliniger Blumengarten mit einem Brunnen in der Mitte und einem Wasser vor dem Hause, was Teich genannt ward ... Fast 20 Jahre hat die Familie Volkmann in dem Grundstück in Stötteritz die Sommermonate verbracht."

Schließlich wird auch Hahnemann erwähnt, neben vielen Begebenheiten aus dem späteren Leben der Familie:

> „Kinder werden krank, abgesehen von seiner dauernd kränkelnden Antonie, Arztbesuche werden nötig, gelegentlich eine Fahrt zu S. Hahnemann, dem Begründer der Homöopathie, nach Cöthen."[8]

Daß die Familie Volkmann früher oder später auf Hahnemann und die neue Heilkunst stoßen mußte, geht aus den vielen gesellschaftlichen Verbindungen hervor, über die in den Chroniken berichtet wird. So waren die Volkmanns mit dem Zschortauer Pfarrerehepaar Caspari[9] befreundet, dessen Sohn Dr. Karl Gottlob Caspari[10] zu dem „Kreise der Leipziger unmittelbaren Schüler Hahnemanns"[11] gehörte. Constantin Hering, der „Vater der amerikanischen Homöopathie" war ein Kommilitone des Sohnes Alfred Wilhelm (vgl. Anm. 1).

Johann Wilhelm Volkmann stand aber auch im Kontakt zu Hahnemanns Gegnerschaft. So gehörte Prof. Heinroth, der „Verfasser des Antiorganon"[12], zum „geselligen Verkehr"[13] und taucht immer wieder im Tagebuch auf, auch noch zu Zeiten, da sich die gesamte Familie Volkmann schon in Hahnemanns Behandlung befand.

---

5 Hiervon konnte leider nur ein kleiner Teil ausgewertet werden.
6 Albrecht Volkmann (1986), S. 39.
7 Vergleiche die Erstanamnese in D18.
8 Albrecht Volkmann (1986), S. 49.
9 Dito S. 49.
10 Vgl. Kap.5.6 Elektrizität.
11 Haehl I, S. 436. Vgl. Wittern (1984) S. 196 - S. 200, die Unmittelbarkeit der Schülerschaft wird in dieser Kurzbiographie relativiert. Hahnemann scheint dem jungen Caspari anfänglich sehr skeptisch gegenüber gestanden zu haben.
12 Haehl I, S. 138.
13 Albrecht Volkmann (1986), S. 48.

Allerdings brauchte es auch eine gewisse Zeit, bis man sich entscheiden konnte, den Außenseiter und heftigen Kritiker fast aller damaligen schulmedizinischen Praktiken zu konsultieren. Immerhin war Hahnemann schon seit acht Jahren wieder in Leipzig[14] und mit seinen Vorlesungen an der Universität zumindest im Bildungsbürgertum ein sicherlich kontrovers diskutiertes Gesprächsthema, bis Antonie Volkmann im August 1819 endlich beschloß, sich von ihm behandeln zu lassen.

Die Familienchroniken bieten noch wertvolle Daten über die Kinder, die alle in etwa mit Hahnemanns Aufzeichnungen übereinstimmen. Antonie gebar 1815 ihren ersten Sohn Adelbert Wilhelm (bei Hahnemann „Adelbert", „gr.Sohn"), 1817 ihren zweiten Sohn Arthur Wilhelm (bei Hahnemann „Arthur", „kl. Sohn") und 1823 ihr drittes Kind Allwill Bernhard (bei Hahnemann „Allwill"). Ihren 4. Sohn Oscar Konstantin gebar sie (12. Mai 1826) noch unter Hahnemanns Behandlung, mußte aber bald darauf aufgrund „heftiger Zufälle, ... Stickfluß" (D29, Originalseite 346, 5. Juni 1826) zu einem „Homöopathiker" in Leipzig wechseln.

Namen bei Hahnemann	Geburtsdatum	Datum	1. Fundstelle
Volkmannin, Sie (24)	* 28.08.1796	10.08.1819	D 18, S. 361
Volkmann, Er, Dr., D.(47)	* 10.02.1772	16.08.1819	D 18, S. 384
Volkmann, Clara (10) (8?)	* 21.07.1809	02.09.1819	D 18, S. 463
Volkmann, Arthur (2,5)	* 13.05.1817	08.09.1819	D 18, S. 490
Volkmanns Magd (keine Angaben)		18.09.1819	D 18, S. 545
Volkmann, Adelbert (keine Ang.)	* 27.04.1815	18.12.1819	D 19, S. 384
Volkmann, Alfred (18)	* 01.07.1801	25.01.1820	D 19, S. 520
Volkmann, Magd (23)		14.04.1820	D 20, S. 208
Volkmann, Julius (keine Angaben)	* 11.08.1804	28.04.1820	D 20, S. 259
Volkmanns Amme (keine Angaben)		20.02.1823	D 25, S. 209
Volkmann, Allwill (keine Angaben)	* 18.01.1823	28.07.1824	D 27, S. 367
Volkmann, Oskar (keine Angaben)	* 12.05.1826	15.05.1826	D 29, S. 294
Volkmanns neue Amme (keine Ang.)		15.05.1826	D 29, S. 294

Tab. 1: Behandelte Personen, in der Reihenfolge ihres Auftauchens in Hahnemanns Notizen, persönliche Daten aus der Volkmannschen Familienchronik[15] zugeordnet.

---

[14] Haehl I, S. 105.
[15] Ludwig Volkmann (1895), S. 75, S. 82 und S. 85.

Antonie Volkmann, die in den Schriften über die Familie Volkmann selten in Erscheinung tritt[16] und gegenüber der ersten Frau Friederike Tugendreich, geb. Zink[17] in diesen nur ein Schattendasein führt, starb am 9. April 1863 in Leipzig unter nicht näher bezeichneten Umständen, sieben Jahre nach ihrem Mann Johann Wilhelm.[18]

2.1.2 Persönliche Briefe an ihren Mann von 1818 - 1819

Die Vorbehandlung der „Volkmannin" durch Kreysig, sowie mindestens drei weitere Ärzte (namentlich Dr. Kapp, Dr. Pinnitz und Dr. Sachst) ist durch mehrere Briefe[19] (1818 - 1819) der Antonie Volkmann an ihren Gatten Dr. Johann Wilhelm Volkmann belegt. Diese Behandlungen scheinen allesamt nicht zu einer Besserung ihres Gesundheitszustandes geführt zu haben, was auch durch den Bericht der Boten des Fürsten Schwarzenberg (vgl. Kapitel 1) bestätigt wird. So eindrucksvoll wie dort klingen die Heilungserfolge in den Krankenjournalen dann allerdings nicht; man muß jedoch in Rechnung stellen, daß die Notizen nur für Hahnemann selbst bestimmt waren, und er für sich selbst einen äußerst nüchternen, strengen Maßstab anlegte und die Erfolge nur mit knappen Kommentaren wie „recht hübsch" oder „leidlich" vermerkte, dagegen die übriggebliebene Symptomatik breitesten Raum einnehmen mußte.

2.1.3 Einträge in die Krankenjournale D18 - D36 und Originalbriefe

Nachdem Moritz Ludwig Hübel[20] schon wesentlich früher in Hahnemanns Behandlung war, kann man davon ausgehen, daß seine beiden Töchter Henriette Hübel und Antonie Volkmann durch ihn animiert wurden, es einmal mit der Homöopathie zu probieren. Viel hatte zumindest Antonie nicht zu verlieren, wie wir aus den Briefen (s. Kap. 2.1.2) bereits erfahren haben. Nachdem sie wohl von der Hahnemannschen Arbeitsweise überzeugt war, kamen nach und nach alle Familienmitglieder mitsamt dem Gesinde zu ihm. Insgesamt waren zehn Mitglieder der Familie Volkmann, zwei Mägde und mindestens zwei Ammen der Familie Volkmann, sowie Antonies Schwester, Henriette Hübel und Vater Moritz Ludwig Hübel in Hahnemanns Behandlung.[21]

---

[16] In der Dissertation über A.W. Volkmann (Altmeyer [1963], S. 8) wird nur der frühzeitige Tod der leiblichen Mutter am 10.12.1812 erwähnt, als Alfred gerade elf Jahre alt war. Die Stiefmutter Antonie Volkmann, mit ihrer liebevollen Fürsorge (Briefe an J.W. Volkmann) und ihrem religiösen Einfluß auf die Kinder, findet keine Erwähnung.

[17] Vgl. Ludwig Volkmann (1924).

[18] Albrecht Volkmann (1986), S. 51.

[19] Familienarchiv Volkmann, früher bei Frau Margot Volkmann, Pößneck, Thüringen, jetzt bei Herrn Pfarrer Andreas Volkmann, Magdeburg.

[20] Vgl. D18, schon im Mai, Juni und Juli 1819 finden sich mehrere Stellen eines gewissen „Hübel", der mit einiger Wahrscheinlichkeit mit Antonies Vater identisch sein dürfte.

[21] Siehe Tab. 1, Seite 27.

Henriette Hübel (bei Hahnemann: „Mlle Hübel") übernahm, wie aus Briefen Antonies aus den Jahren 1818 und 1819 zu ersehen ist, zu Zeiten von Antonies Kuren in Dresden und Radeberg die Versorgung der Familie Volkmann in Leipzig. Ihre und Antonies Eintragungen finden sich oft nebeneinander, häufig finden sich auch kurze Fremdanamnesen über das aktuelle Befinden Antonies, die anscheinend von Henriette mitgeteilt werden, aber auch von Johann Wilhelm und den älteren Stiefkindern.

Die Einträge in den Krankenjournalen weisen aus, daß in der Leipziger Zeit die Behandlungen anfangs in drei-tägigen Intervallen stattfanden, die später in etwa wöchentliche Konsultationen übergingen und ab der Köthener Zeit durch einen schriftlichen Bericht einmal im Monat ersetzt wurden. In der Leipziger Praxis bestanden die Konsultationen naturgemäß aus persönlichen Arztbesuchen. Hin und wieder finden sich Untersuchungsbefunde und gelegentlich auch fremdanamnestische Einschübe. Ab Köthen wurden dann die Berichte in minimal gekürzter Form aufgenommen. Für jeden einzelnen Tag notiert Hahnemann Bemerkungen zu Schlaf, Verdauung und Gemütszustand. Ein Vergleich zwischen den im Original erhaltenen Briefen zeigt, wie treu Hahnemann die Berichte aufzeichnete und sich sogar an die Diktion der Patienten gehalten hat. Der augenfälligste Unterschied zwischen persönlichen Beratungen und der Korrespondenzbehandlung besteht in dem ruhigen Schriftbild der letzteren. Häufige Einflickungen und Verbindungsstriche im Journaltext sind ein Zeichen für Nachfragen und Rückversicherungen, die natürlich bei der Korrespondenz-Konsultation in dieser Form nicht stattfanden. Dafür sind hier dann oft die Fragen der Patientin - gekennzeichnet durch ein Fragezeichen zu Beginn - am Rand vermerkt, oft auch mit der Antwort Hahnemanns.

Trotz zweier längerer Unterbrechungen der Therapie (Behandlung durch andere „Homöopathiker", z.B. Moritz Müller, auch Dr. Hartmann, Namen die häufig im Tagebuch J.W. Volkmanns auftauchen), kamen die Volkmanns immer wieder auf ihn zurück.

Der letzte vorliegende Nachweis der Behandlung der „Volkmannin" besteht aus einem Brief an Hahnemann vom Ende Oktober 1831. Es wäre theoretisch möglich - allerdings recht unwahrscheinlich - daß sich Frau Volkmann bis zu Hahnemanns Abreise nach Paris in dessen Behandlung befunden hat. Um hierzu Endgültiges sagen zu können, muß die Fertigstellung der systematischen Verzeichnung des Patientenbriefbestandes abgewartet werden, mit Tausenden von bisher ungeordneten Patientenbriefen[22] an Hahnemann, die dieser wohl auf Grund des Zeitmangels ab 1831[23] nicht mehr in die Krankenjournale übertragen hat.

Aber auch für den Abbruch der Behandlung bei Hahnemann noch vor dessen Abreise nach Paris wären viele Gründe denkbar. Die räumliche Entfernung vom

---

[22] Bei Stichproben im Archiv konnten nur die Briefe bis 1831 gefunden werden.

[23] Jörg Meyer: „„... als wollte mein alter Zufall mich jetzt wieder unterkriegen." Die Patientenbriefe an Samuel Hahnemann im Homöopathie-Archiv des Instituts für Geschichte der Medizin in Stuttgart. Jb. Inst. Gesch. Med. Robert Bosch Stiftung 3 (1986), S. 63 - S. 79.
Vgl. auch Kap. 4.2.

Therapeuten und daraus folgend, die mühselige Korrespondenz könnte man anführen. Ganz bedeutend dürfte jedoch mit Sicherheit der berüchtigte Artikel Hahnemanns im Leipziger Tagblatt[24] gewesen sein, in dem er einige ungenannte Leipziger Homöopathen[25] öffentlich und mit wenig diplomatischem Geschick wegen ihrer Mischpraxis[26] scharf angriff. Auslöser für diese Reaktion Hahnemanns war die Behandlung der todkranken Tochter des Verlegers Reclam durch Moritz Müller, der ihr Blutegel anlegte. Für Kenner der „Leipziger Homöopathie-Szene", die die Volkmanns sicherlich waren, war klar, wen Hahnemann hier als „Bastard-Homöopathen" bezeichnete.[27]

Nachdem sich der Leipziger Lokalverein homöopathischer Ärzte mit den Angegriffenen solidarisierte, dürfte die öffentliche Meinung nicht unbedingt für Hahnemann gesprochen haben. Unter diesen Umständen wäre es auch durchaus erklärlich, wenn an dieser Stelle das Arzt-Patienten-Verhältnis zwischen den Volkmanns und Hahnemann ein Ende gefunden hätte. Höchstwahrscheinlich jedoch war die Behandlung schon vorher aus unbekannten Gründen abgebrochen worden.

---

[24] Haehl I, S. 208: „Ein Wort an die Leipziger Halbhomöopathen" vom 3.11.1832.
[25] Der Angriff galt in der Hauptsache Müller, Hartmann und Haubold (Haehl I, Kap.16 und 17).
[26] Vgl. D26, Originalseite 555 und Originalseite 683. Hahnemann dürfte auch persönlich einigen Grund zum Ärger gehabt haben, weil diese Mischpraxis auch an seinen eigenen Patienten angewandt wurde. Durch die langen Postlaufzeiten bedingt, gingen wohl nicht wenige seiner alten Leipziger Patienten bei akuten Fällen zusätzlich zu Leipziger Ärzten.
[27] Haehl I, S. 208ff.

3 Hahnemann in den Jahren 1819 - 1831

3.1 Die Leipziger Zeit 1811 - 1821

Nach dem bewegten Leben, das Hahnemann bisher führte, sollte er im Anschluß an seinen dritten Umzug nach Leipzig, zum ersten mal seit seiner Kindheit, ein knappes Jahrzehnt an einem Ort verweilen. 1812 erlangte Hahnemann die Venia legendi und vertrat die Homöopathie vor dem akademischen Publikum. Dieser Versuch wird allgemein in der Literatur pessimistisch beurteilt[1]. Immerhin fand sich eine Gruppe begeisterter Anhänger, die Hahnemann tatkräftig bei den Arzneimittelprüfungen unterstützte. Mit deren Hilfe vollendete er in Leipzig seine erste große Arzneimittellehre in sechs Bänden[2], in die auch viele Symptome aus der zeitgenössischen Fachliteratur miteinflossen. Hier sind die Geistes- und Gemütssymptome noch den körperlichen nachgestellt, und es finden sich noch keine Listen geheilter Symptome in den Vorreden zu den einzelnen Arzneien.

In diese produktive Phase fällt auch die Erscheinung der zweiten Auflage des Organon[3], das nun nicht mehr den Titel „Organon der **rationellen** Heilkunde" trägt, sondern „Organon der **Heilkunst**"[4], mit dem Untertitel „Aude sapere" (Habe den Mut, zu wissen), sozusagen als Appell, sich der wissenschaftlichen Herausforderung der Homöopathie zu stellen. Dieses zweite Organon ist nun vom Paragraphenumfang erweitert, die Anmerkungen sind an den Seitenfuß gerückt worden und eine inhaltliche Übersicht zu den Paragraphen ist hinzu gekommen.

In der Zwischenzeit wuchs Hahnemanns Patientenstamm genauso wie die Anzahl seiner Gegner.[5] Die Leipziger Apotheker und einige Ärzte, die durch die Ausbreitung dieser neuen Methode eine Schmälerung ihrer Einkünfte und ihres Ansehens befürchteten, erwirkten schließlich 1820 gegen Hahnemann ein Dispensierverbot, welches durch die Behandlung des Fürsten Schwarzenberg[6] aufgeschoben wurde.[7] Es dürfte für Hahnemann mehr als eine persönliche Genugtuung bedeutet haben, daß sich der berühmte adelige Patient aus Österreich, wo die Ausübung und Verbreitung der Homöopathie verboten war, mit ausdrücklicher Sondergenehmigung des Kaisers Franz I. nach Leipzig bequemte. So war es keine Frage, daß nach

---

[1] Hans Ritter: Samuel Hahnemann, Begründer der Homöopathie. Sein Leben und Werk in neuer Sicht. ([1]1974) 2. Aufl., Heidelberg 1986, S. 58 - S. 60. Seiler (1988), S. 111. Haehl I, S. 131f.
[2] Samuel Hahnemann: Reine Arzneimittellehre. Erster bis sechster Theil. Erste Auflage. Dresden 1811 - 1821.
[3] Zum „Volkmann-Organon" siehe Kap.1.
[4] Vergleiche Will Klunker: Beitrag zur Titelfrage des „Organon". ZKH 36 (1992b), S. 91 - S. 93.
[5] Siehe Haehl I, Kap.11.
[6] Vgl. Seiler (1988), S. 106 - S. 111, Nachtmann (1987), S. 93 - S. 110.
[7] Vgl. Kap.1.

Schwarzenbergs Tod die Schonzeit abgelaufen war[8], und sich Hahnemann nach einem neuen Betätigungsfeld umsehen mußte, wo er in Ruhe und ungestört seiner Heilkunst nachgehen konnte.

3.2 Die Köthener Zeit

Wichtigster Grund für den Umzug nach Köthen war das Dispensierverbot in Leipzig, ein Punkt an dem Hahnemann Praxis am empfindlichsten zu treffen war, da ja für die Homöopathie alles von der Verfügbarkeit lege artis hergestellter Potenzen abhing. „Lege artis" konnte für Hahnemann nur bedeuten „aus seinen eignen Händen geben, auch sie selbst zubereiten"[9]. Diese Forderung galt auch noch 1842, als er schon mit einigen wenigen Apothekern zusammenarbeitete.[10] Nachdem Hahnemann nun die unumschränkte Dispensiererlaubnis gewährt wurde, stand der Fortsetzung seiner wissenschaftlichen Arbeit, wie der Ausweitung der Praxis nichts mehr im Wege. Auf Grund der örtlichen Verhältnisse liegt es nahe, daß ein großer Teil der Konsultationen nun als Korrespondenz ablaufen mußte. Dies wird besonders augenfällig, als Hahnemann 1831 vom Exzerpieren der Briefe abkommt, die Originalbriefe nur noch mit Unterstreichung wichtiger Symptome, Antwortvermerken und der Medikation[11] versieht und sie in spezielle Mappen einklebt[12]. Die Anzahl der Einträge pro Tag nimmt dadurch drastisch ab.

Bis auf einige Ausnahmen verabschiedet sich Hahnemann von der allgemeinen wissenschaftlichen Diskussion. Der Versuch, die Homöopathie an der Universität zu etablieren, ist gescheitert. Seine letzte Hoffnung setzt er auf die Einrichtung einer homöopathischen Klinik in Leipzig, derentwegen er sich auch hin und wieder zu Wort meldet.[13] Dennoch betreibt er weitere Forschungen, doch scheinen die Veröffentlichungen nun vom Charakter her mehr dem „Insiderkreis" zu gelten, denen also, die seine Lehre verstanden haben und anwenden.

Neben weiteren Auflagen[14] seines eigentlichen Hauptwerkes, des ‚Organon der Heilkunst', das bis heute unangefochten als das authentische Lehrbuch der Homöopathie gilt, arbeitet Hahnemann intensiv an den „Chronischen Krankheiten". 1828 erscheint die erste Auflage, in der er versucht die Natur der chronischen

---

8 Schmeer (1989), S. 151 - S. 153.
9 ORG[VI], §265.
10 Haehl I, S. 367: Apotheker Lappe in Neudietendorf u.a.
11 Vgl. Meyer (1986), S. 67. Meyer deutete die, in der „Kopfleistennotiz" angegebene Anzahl der Milchzuckerpäckchen als Potenzhöhe, da Hahnemann zu diesem Zeitpunkt die Angabe „§" wegließ. Vgl. Kap. 4.2.
12 Vgl. Kap. 4.2.
13 Vgl. den Angriffsartikel, Kap. 2.1.3, Anm. 24.
14 ORG[III] 1824, ORG[IV] 1829, Vgl. auch Josef M. Schmidt, Bibliographie der Schriften Samuel Hahnemanns. Rauenberg 1989.

Erkrankungen auf drei Miasmen[15] (Ansteckungsstoffe oder Infektionen) zurückzuführen: „Psora, Sycosis und Syphilis". Der einzige dieser drei Begriffe, der heute schulmedizinisch noch im selben Sinne Verwendung findet, ist die Syphilis. Die Sykosis, wie Hahnemann den Begriff verwendet, ist die Feigwarzenkrankheit (also Condyloma acuminata), von der man damals die Gonorrhoe noch nicht differenzierte. Die Psora hat ihren Ursprung in der Krätzkrankheit (Scabies) und ist für Hahnemann als solche seit Menschengedenken **die** Geißel der Menschheit.

Unterdrückung der Hautmanifestationen dieser drei Grundkrankheiten führt nach Hahnemann zur Erkrankung tieferliegender und lebenswichtigerer Organe und damit zum chronischen Siechtum oder zum Tod. Auf 26 Seiten beschreibt Hahnemann im ersten Band der ‚Chronischen Krankheiten' Fälle aus der Literatur, wo die Vertreibung eines Lokalübels zu folgenschweren tieferliegenden Erkrankungen führte[16], wobei er hier bewußt keine eigenen Beispiele anführt, sondern sich auf die verschiedenen Autoritäten der damaligen Medizin beruft. Auf einen der ersten Auflage folgenden Einwand konterte Hahnemann geschickt wie folgt:

> „Ein Gegner aus der alten Schule hat es mir zum Vorwurf gemacht, daß ich nicht meine eignen Erfahrungen zum Erweise, daß die chronischen Uebel, wenn sie nicht syphilitischen oder sykosischen Ursprungs waren, von Krätz-Miasm entsprossen, beigebracht habe, die dann schlagend gewesen wären. Ei! wenn die hier von mir angeführten Beispiele aus ältern und neuern unhomöopathischen Schriften noch nicht genug schlagende Beweiskraft haben, so möchte ich wissen, welche andre (selbst die meinigen nicht ausgenommen) schlagender beweisend gedacht werden könnten?"[17]

Interessanterweise finden sich die Literaturangaben im laufenden Text, die zugehörigen Beispiele werden nur in Fußnoten berichtet.

Hahnemanns Erkenntnis von den Folgen der Unterdrückung wird im allgemeinen heute unter klassischen Homöopathen nicht in Frage gestellt. Problematischer dagegen wurde seit jeher Hahnemanns Definition der Psora, als Ursprung sämtlicher unvenerischer chronischer Erkrankungen, gesehen. In der Tat enthält die Erstanamnese der Volkmannin bereits einen Hinweis darauf, daß Hahnemann schon 1819 direkt nach einer stattgehabten Krätze-Erkrankung fragt. Die Entwicklung dieser Idee vollzog sich aber über einen langen Zeitraum.

---

[15] Der Begriff Miasma, ursprünglich im Sinne von krankheitsverursachender Luftverschmutzung, ist seit dem 5. Jh. als epidemiologisches Paradigma eingeführt und in der Folgezeit als Deutungsmodell für die Entstehung von Seuchen in das System der Humoralpathologie integriert. Im Zusammenhang mit der Pest sei hier nur das Stichwort „Pesthauch" genannt. 1495 wurde das Konzept auf die Pandemie der Frambösie angewandt. Vgl. Gundolf Keil: Miasma. In: Lexikon des Mittelalters. Bd.6, Sp.593. München und Zürich (1992-)1994.

[16] CK I, 1. Aufl., S. 31 - S. 56, in der zweiten Auflage S. 20 - S. 40.

[17] Fußnote in CK I, 2. Aufl., S. 41.

Klunker weist in verschiedenen Arbeiten[18] auf die historischen Zusammenhänge der Psoratheorie hin und klärt deren Bedeutung für die homöopathische Praxis[19]. Die modernen Miasmatologien[20] berufen sich zwar auf Hahnemann, stellen jedoch die historischen Begriffe Psora, Sycosis und Syphilis in einen völlig neuen Zusammenhang[21]. Die zeitgenössische Diskussion innerhalb der Homöopathie ist schon fast unüberschaubar, da es in der Regel nicht einmal für notwendig gehalten wird zu erwähnen, in wessen Sinne die Begriffe verwendet werden.

Ein weiterer und nicht unwesentlicher Teil des Werkes über die Chronischen Krankheiten besteht in der Materia medica[22]. Ein augenfälliger Unterschied der Materia medica in RA und CK, der gleichzeitig Hahnemanns Entwicklung dokumentiert, besteht in der Gewichtung der Geistes- und Gemütssymptome. Waren diese in der ‚Reinen Arzneimittellehre' noch am Ende mit aufgenommen worden, so stehen sie nun in den ‚Chronischen Krankheiten' deutlich an erster Stelle.

Aufgrund der Erfahrungen mit den Krankenjournalen könnte man zu dem Schluß kommen, Hahnemann sei von der Vorschrift „Arzneimittelprüfung am Gesunden" abgerückt. Viele Symptome der Volkmannin, die unter der Therapie mit homöopathischen Einzelmitteln auftraten, fügte Hahnemann in die ‚Chronischen Krankheiten' ein (NB-Symptome[23]). Die Rechtfertigung für diese Vorgehensweise gibt sich Hahnemann in §142, ORG[IV]

> „Wie man aber selbst in Krankheiten, besonders in den chronischen, sich meist gleichbleibenden, unter den Beschwerden der ursprünglichen Krankheit einige Symptome der zum Heilen angewendeten, einfachen Arznei ausfinden könne, ist ein Gegenstand höherer Beurtheilungskunst und bloß Meistern in der Beobachtung zu überlassen."

---

[18] Will Klunker: Zur Einführung. In: Samuel Hahnemann: Die chronischen Krankheiten, ihre eigenthümliche Natur und homöopathische Heilung. Erster Theil, 2. Aufl., Dresden und Leipzig 1835, 4. Neudruck Heidelberg 1988.
Will Klunker: Hahnemanns historische Begründung der Psoratheorie. ZKH 34 (1990a) S. 3 - S. 13.

[19] Will Klunker: Clemens von Bönninghausen und die Zukunft von Hahnemanns Miasmenlehre für die Behandlung chronischer Krankheiten. ZKH 34 (1990b) S. 229 - S. 236. Bönninghausen, als der engste Schüler Hahnemanns, sah in der Miasmenlehre vor allem den Auftrag, die Anamnese auf zurückliegende Ereignisse auszudehnen. Die Möglichkeit der Entdeckung weiterer miasmatischer Ursachen hielt er durchaus für gegeben. Vgl. Kap. 5.1.4.3 und Kap. 6.1.

[20] Op.cit. S. 231.

[21] Proceso Sanchez Ortega: Notes on the Miasms or Hahnemann's Chronic Diseases. Übersetzt ins Englische von Harris Coulter. 2.Neudruck Delhi 1986.
John Henry Allen: The Chronic Miasms. Psora and Pseudo-Psora. Vol. I and II. O.J. Neudruck Delhi, 1987.
Masi-Elizalde, Alfonso: Überarbeitung der Lehre, Materia medica und Technik der Homöopathie. Hrsg. von Jürgen Faust. Höhr - Grenzhausen 1993.

[22] CK II - V.

[23] Vgl. Anhang IV.

Neu ist auch gegenüber der ‚Reinen Arzneimittellehre' die klinische Materia medica, die Hahnemann in den Vorreden zu den einzelnen Arzneien anführt. Hierbei handelt es sich um die sogenannten !-Symptome aus den Krankenjournalen. Auch hier lassen sich viele der Volkmannschen Stellen wiederfinden, allerdings sind die Symptome nicht mehr so prägnant, wegen der klinischen Formulierung und der damit einhergehenden Vereinfachung.

4 Edition der Krankengeschichte

Die Edition der Pathographie der Antonie Volkmann besteht aus Auszügen aus Hahnemanns Krankenjournalen D18 - D29 und D34 - D36, sowie neun vollständigen persönlichen Briefen an Samuel Hahnemann, samt dessen Kommentaren.

4.1 Die Krankenjournale

Es sind insgesamt 37 deutsche Krankenjournale erhalten geblieben. D1 gilt als verschollen. Die Krankenjournale sind mit schweinslederen Rücken, Stoßecken und marmorierten Pappdeckeln gebundene Kladden (Maße: ca. 17 cm x 21 cm, 5 - 7 cm dick). Die Lederrücken sind durch zum Teil stark verblaßter Tinte mit Journalnummer und Anfangsnummer und Jahrgang versehen. D34 - D38 tragen von Hahnemann beschriftete Etiketten. Alle Journale sind am unteren Buchrücken mit den Nummern des D-Bestandes (D18 etc.) des Stuttgarter Homöopathie-Archivs ausgezeichnet.

Das Papier ist von guter Qualität, je nach Band von unterschiedlicher Dicke und teilweise stark angegilbt. Es trägt Wasserzeichen (z.B.: D27: Leubenberg und Hekker; D35: Franke und das Emblem eines Hirschgeweihs) und ist in Heften zu 12 - 16 Blättern (24 - 32 Seiten) gebunden. Die Schnittränder der Journale D18 bis D32 sind grün, D33 bis D38 rot eingefärbt. Die Seitenstärken variieren beträchtlich (z.B.: D31: 744 Originalseiten, D36: 471 Originalseiten).

Auf der Umschlaginnenseite findet sich der Eigentümervermerk mit dünner Feder in Melanies Handschrift „Marie Melanie Hahnemann D'Hervilly", sowie (mit Ausnahme von D27) von unbekannter Hand, in Tinte mit breiter Feder, die Numerierung der Bände mit Anfangs- und End-Datum.[1] Darunter findet sich häufig noch eine Nummer in Bleistiftschrift (Haehl?).

Auf der Suche nach etwaigen Zusammenfassungen oder Kommentaren (vgl. D36) zur Behandlung der Volkmannin am Ende der Journale, stieß ich auf folgenden bemerkenswerten Sachverhalt: Bei einigen der Kladden (D17, D19, D22[2], D23, D25, D28, D30) ist die letzte, z.T. noch von Hahnemann beschriftete Seite absichtlich als Spiegel mit dem Buchdeckel verklebt. Man scheint hier versucht zu haben, Einträge auf dem rückwärtigen Einbanddeckel zu verbergen. Nach dem Eröffnen durch Wasserdampf kamen dort Seitenvermerke über „mitgetheilte Fälle"[3] zum Vorschein (sehr wahrscheinlich in derselben Handschrift wie die Journal-Numerierung und -Datierung auf dem Spiegel des vorderen Buchdeckels, die nicht mit Melanies Eigentümervermerk identisch ist).

---

[1] Vgl. Abb. 10 aus D20.
[2] In der Abbildung 5 (S. 38) aus D22 sind noch deutlich die Leimspuren zu erkennen, mit denen das letzte Blatt aufgeklebt war.
[3] Vgl. Abb. 5 (S. 38).

Unter der Überschrift „Die mitgetheilten Fälle:" finden sich dort unter römischer Zählung die Patientennamen und die zugehörigen Seitenzahlen. An einigen Journalen (D24, D26, D29) wurden diese Einträge sogar unwiederbringlich mechanisch durch Abreißen und -kratzen der obersten Papierschicht des hinteren Einbanddeckels entfernt. Bei D18 und D20 ist die letzte Seite und bei D21 die vorletzte Seite herausgeschnitten, was eine erhebliche Beschädigung dieser Journale darstellt. Bei D24 und D29 kann man noch Reste der römischen Numerierung der Fälle erkennen. Irgendjemand hat also lebhaftes Interesse daran gehabt, eine geplante, oder schon begonnene Veröffentlichung von einzelnen, ausgesuchten Fällen aus Hahnemanns Krankenjournalen zu vertuschen und ist dabei, wie man sieht, nicht gerade zimperlich vorgegangen. In der Tat wäre eine Veröffentlichung aller dieser Seiten, die hier „mitgetheilt" wurden, ein Projekt von beträchtlichem Umfang gewesen. Es hat also bereits noch vor Haehl und Henne einen Versuch gegeben, Krankengeschichten des Begründers der Homöopathie im größeren Ausmaß[4] herauszugeben. Haehl berichtet von der Auseinandersetzung zwischen Melanie Hahnemann und Clemens Freiherr v. Bönninghausen über die Frage der Veröffentlichung Hahnemannscher Dokumente.[5] Daraus geht hervor, daß Melanie Vorarbeiten und Abschriften hat vornehmen lassen und auch einige Auszüge aus den Journalen an Bönninghausen übersandte[6]. Nach der Verärgerung Melanies über eine (angebliche) vorschnelle Veröffentlichung in der „Leipz. hom. Zeitg." (28. Juli [1856])[7] wäre es durchaus denkbar, daß sie nun selbst jede Spur, die auf die Existenz von weiteren Abschriften hätte hinweisen können, verwischen wollte. Die Vorstellung, daß Hahnemanns Vermächtnis der Hochpotenzen von der deutschen Homöopathenschaft[8], die schon in so vielen anderen Fragen Hahnemann nicht zu

---

[4] Kurze Kasuistiken finden sich bereits in der Vorerinnerung zu RA II (S. 31 - 37) und zwei Fälle aus Hahnemanns Pariser Praxis in Boenninghausens Artikel in Stapfs Archiv: ‚Drei Cautelen Hahnemanns' (Bönninghausens Kleine medizinische Schriften. Hrsg. von Klaus-Henning Gypser. Heidelberg 1984, S. 322 - 326), in welchem sich Bönninghausen explizit für die Gabenlehre Hahnemanns einsetzt. Mit diesen Falldarstellungen, die er noch persönlich von Hahnemann, kurz vor dessen Tod, erhalten hatte, strafte er die Gerüchte Lügen, die die naturwissenschaftlich-kritischen Homöopathen um Griesselich verbreiteten: Hahnemann habe gegen Ende seines Lebens wieder niedrigere Potenzen verabreicht.

[5] Haehl II, S. 469.

[6] Soweit läßt sich der Sachverhalt nachvollziehen: AHZ 53 (1856), S. 21.

[7] Hiermit kann wohl nur obiger Artikel in der AHZ gemeint gewesen sein, tatsächlich fanden aber keine Veröffentlichungen von Hahnemannschen Fällen statt.

[8] Immerhin gingen die meisten Homöopathen in Deutschland tatsächlich mit der Entwicklung der D-Potenzen genau den umgekehrten Weg, als den von Hahnemann empfohlenen. Vgl. Hans Ritter: Samuel Hahnemann. Begründer der Homöopathie. Sein Leben und Werk in neuer Sicht. 2. Aufl., Heidelberg 1986. S. 90: „Er [Griesselich] wollte das Wort ‚Homöopathie' und den Ähnlichkeitssatz überhaupt abschaffen, womit er aber nicht durchdringen konnte. B.A. Vehsemeier waren die Potenzsprünge Hahnemanns zu groß. Deshalb schlug er 1836 die Dezimalpotenzierung vor, bei der man im Verhältnis 1:10 voranschreitet." In der Hygea (redigiert von Ludwig Griesselich) Band

folgen vermochte, belächelt oder gar verspottet würde, mußte für Melanie unerträglich gewesen sein.⁹ So mußte denn die homöopathische Fachwelt auf weitere Fallbeispiele aus Hahnemanns Praxis vorerst verzichten.

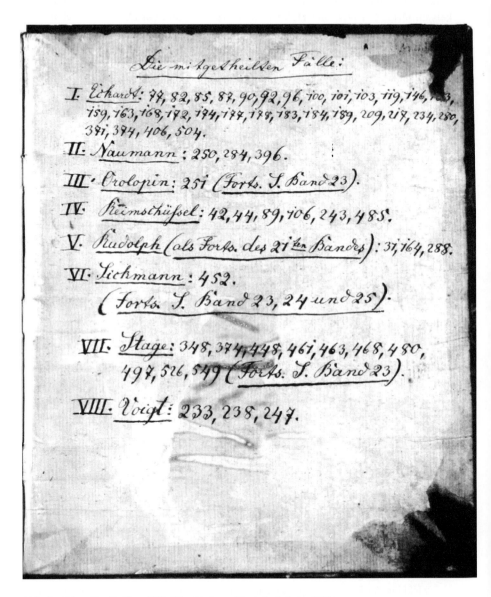

Abb. 5: „Die mitgetheilten Fälle" im hinteren Buchdeckel des D22

4 (1836), S. 550 zeichnet „Dr. Kehsemeyer in Berlin" (vermutlich ein Druckfehler) verantwortlich für die Einführung der D-Potenzen, bei welcher Gelegenheit er Hahnemanns „wesentliche Fehler" und „Irrthümer" hervorhebt.

9 Handley (1990), S. 194, vgl. auch Kap.4, Anm. 4.

Editionsrichtlinien

Die hier vorliegende Edition der Krankengeschichte der Antonie Volkmann basiert auf den Richtlinien[10], die am Institut für Geschichte der Medizin der Robert-Bosch-Stiftung erarbeitet wurden und für das Gesamteditionsprojekt der Krankenjournale Hahnemanns[11] verbindlich sind. Da es sich jedoch bei der Krankengeschichte der Antonie Volkmann um eine Teiledition, die sich über mehrere Journale erstreckt, handelt, ergeben sich einige geringfügige Änderungen. Im großen und ganzen soll es dem Leser ohne Umdenkprozesse möglich sein, sich sowohl in der Gesamtedition als auch in dieser Arbeit zurechtzufinden.

Eine Abweichung von der Gesamtedition stellt die Zeilenzählung dar, die in den Auszügen der Einfachheit halber immer beim Namen mit Z.1 beginnt. Das Datum wird daher ohne Zeilennumerierung linksbündig eingerückt, direkt eine Zeile unter der Originalpaginierung angegeben und bei Bedarf in doppelten runden Klammern ergänzt. Die „Original"-Paginierung erscheint, wie in der Gesamtedition, rechtsbündig im Fettdruck. Sie erscheint nachträglich angebracht worden zu sein: Erstens paßt sie sich vom Ort her dem schon Geschriebenen an, was beim Paginieren von leeren Seiten nicht erwartet werden kann. Zweitens verweist Hahnemann immer per Datum auf die letzten Konsultationen, was bei vorhandener Paginierung durchaus umständlich anmuten würde. Erst durch die Entdeckung der Verklebungen (s. oben) fiel dem Autor die Ähnlichkeit der dort eingetragenen Seitenzahlen mit der vermeintlichen Originalpaginierung auf. Vermutlich wurde also die Seitennumerierung der Journale erst viel später durchgeführt, in derselben Absicht wie die Datierung der Bände auf den vorderen Spiegeln, nämlich um die Mitteilung der Fälle zu erleichtern. Die Datierung der Journale auf der Rückseite des vorderen Buchdeckels scheint zeitlich der Eintragung „Marie Melanie Hahnemann D'Hervilly" nachgeordnet[12] zu sein, da sich dieselbe immer in etwa auf derselben Höhe befindet, die Datierung aber entweder über dieser oder darunter Platz findet. Die Paginierung im D27 von einer weiteren fremden Hand mit Bleistift wird durch fetten Kursivdruck gekennzeichnet. Da in diesem Journal der hintere Buchdeckel nicht verklebt oder abgerissen wurde, auch die Datierung auf dem vorderen Spiegel in anderer Weise als bei den übrigen Journalen vorliegt, scheint dem unbekannten „Mittheiler der Fälle" dieses Journal nicht vorgelegen zu haben.

Hahnemann verwendet an vielen Stellen Flüchtigkeitsendigungen in Form eines nach unten rechts eingezogenen Bogens. Dies kommt konstant bei Verben im Infinitiv vor und wird der Leserlichkeit wegen mit „en" ohne „[...]" aufgelöst, gleichermaßen beim Dativ, wie z.B. „beim Kopfe" oder „nach Tische" und wird hier als „e" aufgelöst. Endigungen wie bei „täglich", „ängstlich" etc. kommen sowohl ausgeschrieben als auch als Kürzel vor, oft noch mit einem zusätzlichen Abkür-

---

[10] Arnold Michalowski (1991b), S. 195 - 203.
[11] Bisher erschienen beim K.F. Haug Verlag: D5 (1803 - 1806), Heidelberg 1991; DF 5 (1837 - 1842), Heidelberg 1992, D2 (1801 - 1802) Heidelberg 1993.
[12] Die Frage nach dem Autor der Paginierung, der Datierung und der Vermerke über die „mitgetheilten Fälle", ist also ein wichtiger Punkt, um die Zerstörung bzw. Verklebung der Spiegel aufzuklären.

zungspunkt. Der Kürzelbogen wird dann sinnentsprechend mit eckigen Klammern aufgelöst („tägl[ich]"), der Abkürzungspunkt, wenn vorhanden, mit angegeben.

Das „und" besteht bei Hahnemann ausnahmslos aus einem rudimentären „n" und einem deutlichen „d". Es wird konsequent mit „und" wiedergegeben.

Doppelbuchstaben werden häufig durch einen Querstrich angezeigt. Sie werden entsprechend aufgelöst. Fehlt dieser Querstrich, so wird der Buchstabe einzeln angegeben, bzw. in eckigen Klammern ergänzt. Bsp.: „köm[m]t".

In den bereits vorliegenden Krankenjournalen D5 und DF5 der Gesamtedition ist es nicht möglich, zwischen ausgeschriebenen Angaben und den Auflösungen der Apothekerzeichen zu unterscheiden. Da man jedoch nicht a priori vom gleichen Informationsgehalt[13] zwischen Apothekerzeichen und Ausgeschriebenem ausgehen kann und die Apothekerzeichen ein charakteristisches Merkmal der Hahnemann-Handschriften darstellen, werden die Auflösungen mit dem Sonderzeichen „$" markiert.[14] Sie können anhand des Faksimile der Seiten 55 - 57 aus HAL I rekonstruiert werden.

Weiterhin können sich Zweideutigkeiten bei Hahnemanns Handhabung der Apothekerzeichen ergeben. So verwendet er die Zeichen für Pulvis, Pulver[15] anscheinend auch ohne zweiten Querstrich, was dann auch $Cupr. bzw. $Antionium heißen könnte, und nur durch den Kontext geklärt werden kann.

Da das Kentsche Repertorium[16] erst 1897[17] in der ersten Auflage erschien, also über ein halbes Jahrhundert nach Hahnemanns Tod, ist es erklärlich, daß dessen Medikamentenabkürzungen nicht immer ausreichen oder mit Hahnemanns Apothekerzeichen harmonieren. Aufgrund der allgemeinen Verbreitung dieser Abkürzungsliste, wurde sie dennoch, hin und wieder, verwendet.

Die Auflösung der Verdünnungsbrüche ist, bezüglich der Angaben im Zähler, problematisch. Es liegen viele Veröffentlichungen Hahnemanns vor, in denen eine „1", ein Punkt, ein Kreis oder eine Leerstelle im Zähler der Potenz-Brüche vorkommt. In CK I, 2. Aufl., S. 186, Fußnote***, wird die Nomenklatur in aller Ausführlichkeit erklärt, auch die Stufenzählung nach dem Exponenten, wie sie heute

---

[13] So verwendet Hahnemann zum Beispiel im Konsultationstext die Verschreibung „$^{Els}/_{\$Spiritus}$", die im Randeintrag häufig durch den „NB $Sulph." gekennzeichnete Symptome hervorbringt. Das Auffinden derselben in der Materia medica von Sulphur bestätigt die Vermutung, es handele sich um ein Sulphurpräparat. Dennoch muß es für ihn einen Grund gegeben haben, „Els" und nicht das Apothekerzeichen für Sulphur zu notieren. An anderen Stellen verwendet er wieder das Apothekerzeichen für die Verschreibung. Unser Unwissen über die Hintergründe gebietet daher, Vorsicht walten zu lassen.

[14] Vgl. Reinhard Hickmann: Zur Auflösung der Apothekerzeichen und des Potenzierungscodes bei Hahnemann und deren praktische Bedeutung. Würzburger medizinhistorische Mitteilungen, 11 (1993).

[15] Vgl. Helene Varady (1987), Kommentar, S. 46., auch D18, Originalseite 495, Z.5.

[16] James Tyler Kent.

[17] Pierre Schmitt, Diwan Harisch Chand: Kent's Final General Repertory, S. VI.

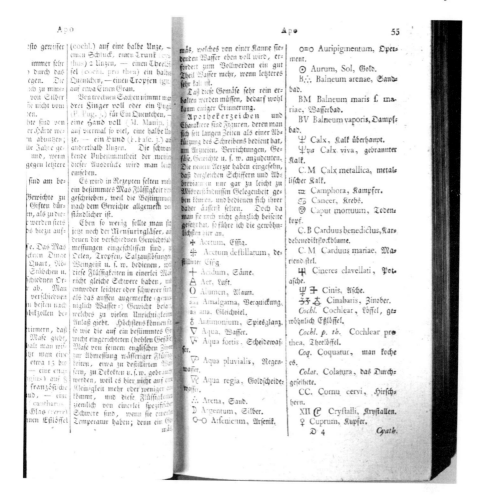

Abb. 6: HAL I, S. 55

durchwegs gehandhabt wird[18]. Die Benennung entsprechend dem „Exponent[en] nach der Vervielfachung der Hundertel"[19] mit arabischen Ziffern scheint Hahnemann zumindest in D20 und D21 ausführlich verwendet zu haben, nachdem die römische Nomenklatur für die Zwischenpotenzen (C13, C14, C16, C17 etc.) zu unübersichtlich ist. Über die Verwendung anderer Beträge als Zähler, außer da, wo

---

[18] Demnach stellt „$^1/_I$" einen Bruch mit sechs Nullen unter dem Bruchstrich dar („$^1/_{1\,000\,000}$"), ein Millionstel, also in unserer Nomenklatur eine „C3", eine „$^1/_{II}$" ein Billionstel, also eine „C6", eine „$^1/_{III}$" ein Trillionstel, also „C9" usw.
Eine „C30" bezeichnet Hahnemann als „$^1/_X$" oder „Decillionte Kraftentwicklung", eine „C29" wird analog (römisches und arabisches Zahlensystem gemischt) als „$^1/_{10000\,IX}$" notiert. Die „C60" heißt bei Hahnemann „vigesillionfache Verdünnung" und wird „$^1/_{XX}$" geschrieben (RA V, 2. Aufl., Thuya, S. 123).

[19] CK I, 2. Aufl., S. 186, Fußnote***.

es mathematisch aufgrund der noch wägbaren Substanzmengen[20] einen Sinn macht, läßt uns Hahnemann jedoch im Dunkeln. Die Auflösung "$1/x$" in der Edition des DF5 zu „1 globule C30" (in der deutschen Fassung „1 Streukügelchen C30") stellt also eine, wenn auch plausible, Interpretation dar, die nicht auf alle Krankenjournale übertragbar sein muß, und gehört als solche in den kommentierenden Apparat, nicht aber in die eigentliche Edition. So müßte die Auflösung von Z.13, D20, Originalseite 103 („$1/_0 \backslash 1/_{II}$"), nach den Editionsrichtlinien[21] strenggenommen folgendermaßen lauten: „Ein Streukügelchen 1 globuli/C6", was in zweierlei

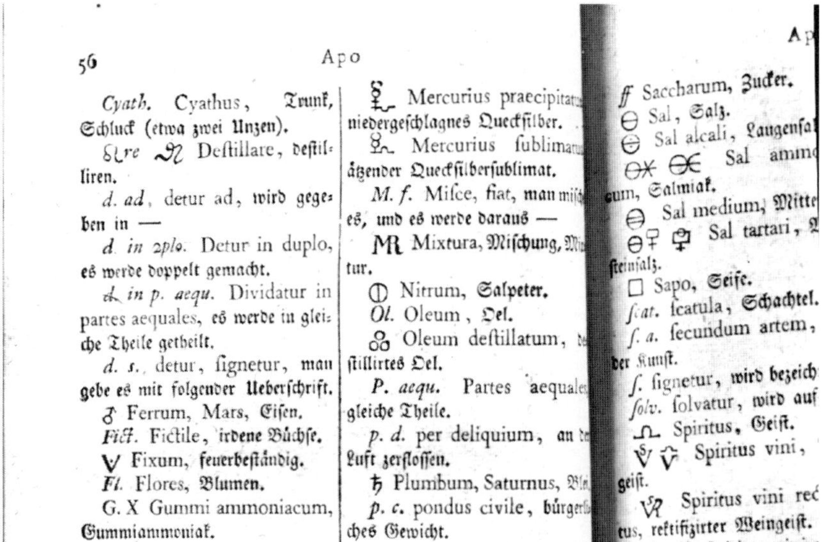

Abb. 7: HAL I, S. 56

---

[20] Vgl. CK II, 2. Aufl., Aurum, S. 218: „$3/100$ bis $9/100$ eines Grans Gold".
[21] Michalowski (1991b), MedGG 9, S. 198.

Hinsicht eine Wiederholung beinhalten würde. Hahnemann änderte mitunter über die Jahre hinweg die Bedeutung seiner Zeichen[22], die ja in den Krankenjournalen nicht für die Öffentlichkeit bestimmt waren[23], so daß bei Auflösungen äußerste Behutsamkeit angebracht ist.

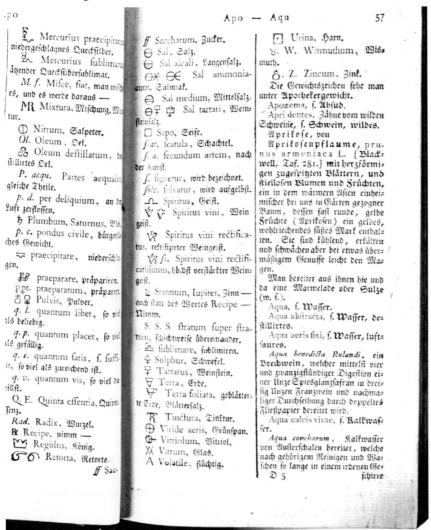

Abb. 8: HAL I, S. 57

---

[22] Vgl. auch die verschiedenen Interpretationsmöglichkeiten für das „!" bei Helene Varady (1987), D5, Kommentar, S. 292f) und Ute Fischbach Sabel (1990), D34, Kommentar, S. 27) aufgrund des vorliegenden Materials. In D5 kommt die Auflösung als Zeichen für geheilte Symptome noch nicht in Frage, in den späteren Journalen gibt es hierüber keinen Zweifel mehr.

[23] Vgl. Herings Artikel: Zeichen zur Bezeichnung der Arzneipotenzen. Gypser (1988) Bd.II, S. 580ff.

4 Edition der Krankengeschichte

Zeichenerklärung

(...)	Die einfachen runden Klammern sind Klammern des Schreibers, die so im Original vorkommen.
(...	Hahnemann verwendete die runde Klammer jedoch auch häufig im Sinne eines senkrechten Trennstrichs „│", also ohne schließende Klammer.
...)	Ebenso verwendete Hahnemann die runde Klammer hin und wieder ohne öffnende Klammer.
((...))	Die doppelten runden Klammern beinhalten Erläuterungen des Bearbeiters, mitunter Ergänzungen des Datums.
*	Der Stern rechts der Zeilenzahl kennzeichnet Randeintragungen und in Spalten verfaßte Texte des Schreibers, die links oder rechts des eigentlichen Textblocks stehen können.
/...\	Die nach **innen** geneigten Schrägstriche kennzeichnen den durch sie eingeschlossenen Text als Einfügung des Schreibers **unter** der Zeile.
/.../...\\	Mehrfach nach **innen** geneigte Schrägstriche kennzeichnen den durch sie eingeschlossenen Text als mehrfach **unter**einandergesetzte Einfügungen unter der Zeile, wenn es für den Zusammenhang von Bedeutung war und eine Darstellung als Randeintrag ungünstig erschien.
\.../	Die nach **außen** geneigten Schrägstriche kennzeichnen den durch sie eingeschlossenen Text als Einfügung des Schreibers **über** der Zeile.
\...\...//	Mehrfach nach **außen** geneigte Schrägstriche kennzeichnen den durch sie eingeschlossenen Text als mehrfach **über**einandergesetzte Einfügungen des Schreibers **über** der Zeile, wenn es für den Zusammenhang von Bedeutung war und eine Darstellung als Randeintrag ungünstig erschien.
/	Der Schrägstrich steht bei Zahlenbrüchen anstelle des Bruchstrichs. Die Differenzierung zu den Einschüben (s. oben) ergibt sich aus dem Zusammenhang. Der Schrägstrich kann auch zwischen zwei Zahlen vorkommen um die Nacht zwischen zwei Tagen zu beschreiben. Bsp.: „27/28 Mai".
...	Untergesetzte Striche kennzeichnen Unterstreichungen des Schreibers.
│	Der senkrechte Strich ist ein senkrechter Trennstrich des Schreibers.
" und =	Damals übliche Trennzeichen, entsprechend übernommen.
⌐...¬	Die Winkelklammern bedeuten eine vom Schreiber getilgte, aber noch leserliche Stelle.
⌐ ¬	Leere Winkelklammern kennzeichnen eine vom Schreiber getilgte und dadurch unleserlich gewordene Stelle.
†...†	Zwei Kreuze mit drei Punkten stehen für unleserliche Stellen. Die unleserliche Stelle kann ein oder mehrere Zeichen enthalten.
Kursiv	Kursivschrift indiziert einen anderen Schreiber als Samuel Hahnemann.

| .... Der Doppelstrich entspricht der einseitiggeschweiften Klammer in Bezug zur Zeilenhöhe im Original.

<...> .... Soweit nicht damals übliche Schreibweise, sind überschüssige Buchstaben in spitze Klammern gestellt.

[...] .... Die eckigen Klammern schließen Ergänzungen des Bearbeiters ein.

NB .... Mit der Randbemerkung „NB" für lat.: „nota bene" bezeichnet Hahnemann neuaufgetretene Symptome, die der zuletzt gegebenen Arznei zuzuordnen sind.[24]

⌐NB⌐ .... Die Tilgung des „NB" bedeutet die Übernahme des Symptoms in die Materia medica. Soweit auffindbar, wurde der entsprechende Wortlaut in der Fußnote wiedergegeben.

! .... Das Ausrufezeichen im Randvermerk steht als Hinweis für durch das Mittel geheilte oder gebesserte Symptome.

⌐!⌐ .... Die Tilgung des „!" steht für die Aufnahme des Symptoms in das Vorwort der Arzneimittellehre des betreffenden Medikamentes in die klinische Materia medica, die Hahnemann mit den CK I - V einführt. Soweit auffindbar, wurde der entsprechende Wortlaut in der Fußnote wiedergegeben.

§ .... Das Paragraphenzeichen wurde als Symbol wiedergegeben und dürfte von dem Apothekerzeichen für Zucker herrühren. In der Regel sind hiermit Päckchen oder Kapseln mit Milchzucker gemeint, die entweder trocken oder in Wasser aufgelöst einzunehmen waren.[25] In Verbindung mit einer Nummer „N°" und einem Medikament enthielten sie entweder ein Streukügelchen mit der bezeichneten Potenz oder möglicherweise auch, direkt aufgetropft, die alkoholische Potenz. Nur mit einer Zahl bezeichnet stellten sie durchnumerierte Placebos dar.

/o\ .... Das häufig verwendete kleine kreisrunde Zeichen, das unter der Zeile steht, bezeichnet Streukügelchen aus Rohrzucker und Stärke. Bei Verwendung ohne ein beistehendes Medikament, bzw. in Verbindung mit „§" steht es für unarzneiliche Globuli, d.h. nicht mit potenzierter Alkohollösung imprägnierte Globuli, also Placebo.

o .... Der Kleinbuchstabe „o" wurde für das mittlere Kreissymbol vergleichbar zur Originalgröße verwendet.

O .... Der Großbuchstabe „O" wurde für die großen Kreissymbole verwendet.

$ .... Aufgelöste Apothekerzeichen werden durch das Sonderzeichen „$" als solche erkennbar und können in den Faksimileseiten des HAL I, S. 55ff. (siehe Anhang) identifiziert werden. Die Apothekergewichte Unzen und Quentchen, halbe Quentchen etc. werden ohne Sonderzeichen „$" aufgelöst.

---

[24] ORG[VI], § 142.
[25] CK I, 2. Aufl., S. 188.

Krankenjournal D 18

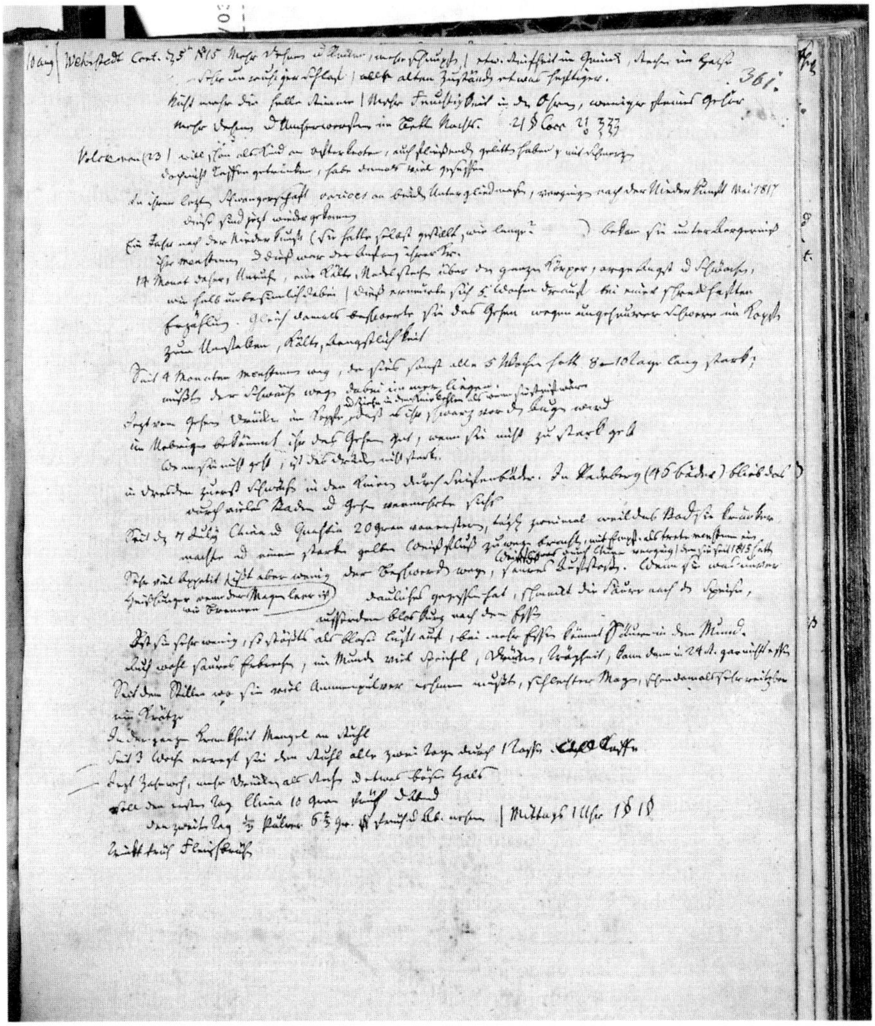

Abb. 9: Die Erstanamnese Antonie Volkmanns in Hahnemanns Krankenjournal D18

361.

10 Aug ((1819))

1	**Volckman** (23) will, schon als Kind an Afterknoten, auch fließenden gelitten haben, mit Schmerzen
2	doch nicht Kaffee getrunken, habe damals viel gesessen
3	In ihrer lezten Schwangerschaft varices an beiden Untergliedmaßen, vergingen nach der Niederkunft Mai 1817[1]
4	diese sind jezt wieder gekommen
5	Ein Jahr nach der Niederkunft (Sie hatte selbst gestillt, wie lange? .) bekam sie unter Aergerniß
6	ihr menstrum, und dieß war der Anfang ihrer Kr.
7	14 Monat daher, Unruhe, eine Kälte, Nadelstechen über den ganzen Körper, arge Angst und Schwäche
8	wie halb unbesinnlich dabei ǀ Dieß erneuerte sich 5 Wochen darauf bei einer schreckhaften
9	Erzählung. Gleich damals beschwerte sie das Gehen wegen ungeheurer Schwere im Kopf
10	zum Umfallen, Kälte, Aengstlichkeit
11	Seit 4 Monaten Menstrum weg, da sies sonst alle 5 Wochen hatte 8 - 10 Tage lang stark;
12	mußte der Schwäche wegen dabei immer liegen
13	und ziehen in den Kniekehlen als wenn sie steif wären
14	jezt vom Gehen Drücken im Kopf, daß es ihr schwarz vor den Augen wird.
15	im Uebrigen bekömmt ihr das Gehen gut, wenn sie nicht zu stark geht
16	Wenn sie nicht geht, ist das Drücken nicht stark.
17	in Dresden zuerst Schwäche in den Knien durch Seifenbäder. In Radeburg (46 bäder) blieb das
18	durch vieles Baden und Gehen vermehrte sichs
19	Seit dem 7 July China[2] und Quassia[3] 20 Gran[4] von ersterem, tägl[ich] zweimal weil das Bad sie kränker

---

[1] „**Arthur** Wilhelm, * in Leipzig 13. Mai 1817." Antonie Volkmanns zweiter Sohn (Volkmann, L. 1895).

[2] Vgl. HAL I, S. 296 - 299, Fieberchinabaum, Cinchona officinalis: „Ueberhaupt ist die Chinarinde beiderlei Art das erste Heilmittel, die sinkende Lebenskraft zu heben und die davon entstehenden Uebel zu tilgen, wohin auch ihre spezifische Kraft gegen periodisch zurückkehrende Krankheiten zu rechnen ist. Brand, Typhus, Wechselfieber, zögernde Eiterung, Keuchhusten und fast alle chronischen Krankheiten sind ihr Wirkungskreis."
Diese positive Beschreibung (immerhin fünf Jahre nach Hahnemanns Chinarindenversuch 1790) des damals üblichen Gebrauchs mußte einer wesentlich kritischeren Beurteilung in RA III (2. Aufl., 1825) S. 98 weichen: „Nächst dem Mohnsafte kenne ich keine Arznei, welche in Krankheiten mehr und häufiger gemißbraucht worden wäre, als die Chinarinde. Sie ward nicht nur als eine ganz unschädliche, sondern auch fast in al-

4 Edition der Krankengeschichte

20	machte und einen starken gelben Weißfluß zuwege brachte, mit Empf. als trete Menstrum ein /Weißfluß was durch China verging | den sie seit 1815 hatte\
21	Sehr viel Appetit, /Heißhunger wenn der Magen leer ist\ /wie Brennen\ ißt aber wenig der Beschwerden wegen, Saueres Aufstoßen. Wenn sie was unver
22	dauliches gegessen hat, schmeckt die Säure nach der Speise,
23	außerdem bloß kurz nach dem Essen
24	Ißt sie sehr wenig, so stößts als blose Luft auf, bei mehr Essen kömmt Säure in den Mund.
25	Auch wohl saures Erbrechen, im Mund viel Speichel, Drücken, Trägheit, kann dann 24 St. gar nicht essen
26	Seit dem Stillen wo sie viel Ammenpulver nehmen mußte, schlechter Magen, schon damals sehr reitzbar
27	nie Krätze[5]
28	In der ganzen Krankheit Mangel an Stuhl
29	Seit 3 Wochen erregt Sie den Stuhl alle 2 Tage durch 1 Tasse ⌐ ⌐ Kaffee
30	jezt Zahnweh, mehr Drücken als Stechen und etwas bößen Hals

---

len Krankheitszuständen, vorzüglich wo man Schwäche sah, als eine heilsame und allgemein heilsamste Arznei angesehen, und oft viele Wochen und Monate lang, täglich mehrmals in großen Gaben verordnet." Als einen solchen Mißbrauch mußte Hahnemann die hier beschriebene Gabe verstanden haben.

[3] Quassia amara, Bitterquassie oder Quassia simaruba, Simarubenquassie. Die Indikationen beschreibt Hahnemann folgendermaßen: Bitterquassie, HAL I, S. 125f: „Bei straffer Fiber mit übermäsiger Reizbarkeit verbunden, und bei Neigung zu Aufwallung des Blutes und der Galle giebt es, wenn man stärken will keine dienlichere Gewächssubstanz, als Quassie in irgendeiner Form." Simarubenquassie HAL IV, S. 220: „Sie hat einen großen Ruf erlangt, besonders in blutigen ruhrartigen Durchfällen, und in den blutigen und schleimartigen Abgängen nach der Ruhr, deren Ursache Schwäche der Eingeweide ist. Auch in andern langwierigen Durchfällen, und im übermäsigen und regellosen Abgange der Monatszeit hat sie sich hülfreich erwiesen." Vermutlich verabreichte man der Volkmannin Bitterquassie als Stärkungsmittel.

[4] Entspricht in etwa 1,2 Gramm. Zum Vergleich: Hahnemann nahm bei seinem Chinarindenversuch (Haehl I, S. 43) zweimal täglich umgerechnet (HAL I, S. 54) etwa 14,4 Gramm ein.

[5] Hahnemann scheint also schon 1819 explizit nach einer Krätze-Infektion gefragt zu haben, also 9 Jahre vor Veröffentlichung des ersten Bandes der „Chronischen Krankheiten". Es ist nicht anzunehmen, daß die Patientin von sich aus auf eine nicht an sich beobachtete Erkrankung zu sprechen kommt. Einer Zuordnung zur „Psora" tat diese negative Antwort indes keinen Abbruch, wie man auf Seite 10f CK I, 1. Aufl. erfahren kann: „Zudem hatte sich bei ähnlich chronischen Kranken, welche eine solche Ansteckung nicht gestanden, auch wohl, was noch häufiger war, aus Unachtsamkeit nicht bemerkt hatten, oder sich derselben wenigstens nicht erinnern konnten, nach meiner sorgfältigen Nachforschung dennoch gemeiniglich ausgewiesen, daß sich kleine Spuren davon (einzelne Krätzbläschen, Flechten u.s.w.) bei ihnen von Zeit zu Zeit, wenn auch selten, gezeigt hatten, als untrügliche Zeichen der ehemaligen Ansteckung dieser Art."

| 31 | Soll den ersten Tag China 10 Gran[6] früh und abend
| 32 | den zweiten Tag 1/3 Pulver 6 2/3 Gr. früh und Ab. nehmen | Mittags 1 Uhr 1 § 1 §[7]
| 33 | trinkt früh Fleischbrühe

378.

14 Aug

| 1 | | \Sie/ **Volckmann** /v. 10\ besser im Knie
| 2 | kann ½ St. gehen
| 3 | den Wein verdünnt
| 4 | hatte Magnesie +...+[8] gegen Säure
| 5 | die Cch.[9] gestern Ab. weggelassen
| 6 | jezt auf Kaffee Stuhl und Durchfall

388.

17 Aug

| 1 | | Sie
| 2 | | **Volckmannin** /v. 14[10]\ Schlaf besser
| 3 | Sonnabend starke Ausleerung, doch kein Durchfall nach 1 Tasse Kaffee
| 4 | Seitdem reichl[ich] gegessen | gestern und heute Henne | gestern auch Vesperbrod
| | /heute auch Milchbrei - - - - - - - - -\
| 3* | ‖ drauf freilich
| | ‖ saures Aufstoßen
| | ‖ und mehr Aufstoßen
| 5 | Rindfleisch stößt am meisten auf | trinkt keinen Wein mehr[11]
| 6 | Das frühe Aufstoßen blos Luft
| 7 | Ab. 6, 7 U. kömmt noch (wenn der Magen schlecht ist) viel Aufstoßen auch Saures vom Mittage her
| 8 | Vorgestern etwas zuviel gegangen
| 9 | daher gestern in beiden Kniekehlen beim Gehen ein Spannen und Steifheit | heute weniger heftig

---

[6] Also eine Reduktion um die Hälfte, siehe D18, Anm. 4.
[7] Da bei den „§" kein Medikament genannt ist, scheint es sich um leere Milchzuckerverordnungen zu handeln. Hahnemann schleicht also erst die allopathische Medikation aus, bevor er sich für eine homöopathische Arznei entscheidet. „§" verwendet Hahnemann generell für Milchzucker, vgl. HAL I, S. 57 das Zeichen für „Sacharum".
[8] Unlesbar, vielleicht „cc", was für „calcinata" stehen könnte. Magnesia calcinata wurde bei Säure des Magens angewendet (vgl. HAL I, S. 128).
[9] Wenn „Cch." eine Abkürzung für Cinchona = China (evtl. Cortex chinae) darstellt, dann wäre hiermit das Ausschleichen der Chinarinde beendet.
[10] „14" korrigiert aus „16".
[11] Auch bei dem Wein scheint Hahnemann eine langsame Reduktion angeordnet zu haben.

10	Jezt mehr früh etwas Kopfweh, nach Spazieren.
11	Jene Tage etw. Sch. im Kreutze gehabt (diese lezten nicht) bei und nach dem Gehen runterwärts
12	diese Nacht von 9 - 3 U. geschlafen und weniger geträumt
13	Urin war jene Tage sehr trübe jezt setzt er blos einen kleinen rothen Sand
14	So wie Sie hungrig wird, sehr ärgerlich, mehr den Tag über
15	Schokolade schmeckt ihr sehr gut	heute mesm.[12] 1 cositis und 2 schnell[13]. 6 Unzen roth[14]
16	drauf[15] unruhig geschlafen
16*		vorher Aergerniß
17*	und die Nacht bei
18*	offenem Fenster gefroren

394.

18 Aug

| 1 | | **Volckmanin** /v. 17\ konnte auf mesm. nicht einschlafen und wachte alle Augenblicke auf. |

399.

19 Aug

| 1 | | **Volckmann** /v. 18\ wie jenes 6 Unzen |

403.

20 Aug

| 1 | | **Volckman**[16] /Sie v. 19 /v. 18\\ schon gestern früh mit Ksch aufgewacht der gewöhnl[ich] ein Drücken in der Stirn |

---

[12] Der Mesmerismus oder auch „thierischer Magnetismus" fand in Hahnemanns Praxis breite Anwendung. Thomas Genneper, S. 92 - 95, postuliert die Ausübung des Mesmerismus durch andere Personen als Hahnemann selbst, was durch die weitere Krankengeschichte der Volkmannin bestätigt wird. Siehe D26, Originalseite 683, Z.23. Vgl. auch die in ORG[III] neu eingeführten §§ 319 und 320.

[13] Hiermit sind wohl zwei schnelle Striche gemeint (vgl. ORG[III], § 320: „Je schneller dieser Strich vollführt wird, eine desto stärkere Entladung bewirkt er.") Noch unklar ist die Bedeutung von „1 cositis".

[14] Die Verwendung gefärbter Pharmaka bei Hahnemann ist ebenfalls bereits beschrieben worden (vgl. Varady, Kommentar, S40 - 43). Da jedoch keine Arznei vermerkt ist, scheint es sich hier wieder um ein Placebo zu handeln. Über die Herkunft der verwendeten Farben ist nach Varady a.a.O. nichts bekannt. Da es sich bei den Unzen in der Regel um Flüssigkeitsmengen oder Milchzuckerpulver handelt und Hahnemann in seiner Schrift „Heilart des jetzt herrschenden Nerven= oder Spitalfiebers" (1814, KMS, S. 155ff) als Placebo, neben Milchzucker, auch Himbeersaft teelöffelweise empfiehlt, liegt es nahe, daß es sich bei „6 Unzen roth" um letzteren gehandelt haben könnte.

[15] Verbindungsstrich zu „mesm." Z.15

2　　　　　und oben auf dem Kopfe mit Betäubung
3　　　　　wie nach schlaflosen Nächten
4　　　　　nach dem zweitem Spaziergang ängstl[ich] (als wenn sie nicht die Treppe heraufkommen könnte
5　　　　　mußte sich legen - mit eiskalten Füßen. und Brennen in den Augen dabei
6　　　　　aufs Essen besser - legte sich dann wieder und ging Ab. wieder
7　　　　　diese Nacht schlief sie schlecht wegen Ksch in der Seite Drücken /und Zahnschmerz, möchte darauf beißen\
8*　　　　Drücken[17] kein Stich
9*　　　　zieht[18] herum
10*　　　Nux[19] Tox[20] Magnet[21]
8　　　　　durch Fahren mehrte sich das +...+ ((Drückende?))
9　　　　　am Tage weniger als die Nacht
10　　　　auch heute gleich nach dem Gehen ängstl[ich].
11　　　　diese Kopf und Zahnsch. sonst beim Eintritt des Menstrums gehabt
12　　　　Appetit gut, Aufstoßen weniger
13　　　　gestern ordentl[iche]. Oeffnung gehabt, ohne Sch. kein Leibweh dabei
14　　　　ehedem viel Schwindel, der diese Zeit daher wegfiel
15　　　　Zahnfleisch nicht geschwollen
16　　　　Zahn schlecht wackelt aber nicht
17　　　　kann nicht drauf kauen
17*　　　heute Nux auf die Zunge[22]
18*　　　davon[23] Zahn und Kopfweh weg, aber ein Geschwür am Zahnfleisch /(was so schon war)\
18　　　　das Aergerliche heute mehr als diesen Tag

16　Die unterschiedlichen Schreibweisen der Patientennamen bei Hahnemann sind bereits wiederholt erörtert worden (vgl. Varady [1987], Kommentar, S. 21f, Genneper [1991] S. 101, Anm. 17). Bezüglich der Volkmannin stellt sich eine einheitliche Schreibung erst bei Überwiegen der brieflichen Konsultationen ein, d.h. ab der Köthener Zeit.
17　Verbindungsstrich zu „Zahnschmerz" Z.7 von unten eingeschoben.
18　Verbindungsstrich zu „Drücken", Z.8, Randeintrag, rechts.
19　Verbindungsstrich zu „Drücken", Z.8, Randeintrag, rechts.
　　Hahnemann erwägt Nux vomica: „Zahnfleisch-Geschwulst mit Zahnweh, welches mit Drücken anfängt (n. 1 St.)" (RA I, 3. Aufl. Symptom N°193).
20　Wurzelsumach, Rhus toxicodendron, RA II, 3. Aufl., Symptom N°209: „Dumpfes Drücken in den untern Backenzähnen und an der Schulter links am Schlüsselbeine [Fz.]"
21　Evtl. auf Grund folgenden Symptoms in RA II, 3. Aufl., zieht Hahnemann den Magnet in betracht: „Zahnweh: ein puckendes oder zuckendes Drücken blos in den einzelnen Rucken." (Symptom N°75).
22　Hahnemann entscheidet sich für Nux vomica. Über die Potenzhöhe kann keine Aussage gemacht werden.
23　Verbindungsstrich zu „Nux" Z.17*.

4 Edition der Krankengeschichte

408.

21 Aug

1 | **Sie Volckmann** /v. 20\ Diese Nacht noch Zahnweh gehabt, aber Kopfweh weg
2   heute 6 Unzen roth[24]

411.

21 Aug

1 **Sie**
2 | **Volckmann** /v. 20[n]\ Zahnweh konnte kaum essen, thut sehr weh wenn etwas dran kömmt
3   jene Nacht nicht davor schlafen können und den ganzen Tag üb. Zahnweh gehabt
4   heute Cocc. extra[25]

417.

23 Aug[26]

1 | **Sie Volckmann** /v. 17 /⌐v. 22⌐ /v. 21\\\ ein fast beständiger nicht starker Sch. in scrob[iculo].[27] Drücken
2*   und tactu[28] weh thun Nux[29] $Ferr.[30] Hell.n.[31]

---

[24] Es ist fraglich ob bei jeder Erwähnung von „6 Unzen roth" eine neue Verschreibung erfolgt. Es handelt sich bei sechs Unzen ja immerhin um 180 g (Eine Unze = 30 g).

[25] Cocculus als Extrapulver, zu den „6 Unzen roth".

[26] Nach dieser Konsultation kommt noch vor D. Volkmann ein Eintrag über „Mlle Hübel", mit hoher Wahrscheinlichkeit Henriette Hübel, Antonies Schwester. Es handelt sich dabei nicht um eine Erstanamnese (vgl. auch Originalseite 389: „Mamsell Hübel"). Anscheinend ging Antonie häufig gemeinsam mit ihrer Schwester zu Hahnemanns Praxis. Schon viel früher finden sich Eintragungen zu „Hübel" (30. Mai, 29. Juli, 1. Aug.): Dabei dürfte es sich um ihren Vater gehandelt haben, der evtl. den Aufenthalt bei seinem Schwiegersohn in Leipzig mit einer „Cur" bei Hahnemann verbunden haben könnte. Er wäre es dann gewesen, der die Familie Volkmann zu Hahnemann gebracht hat.

[27] Lat. scrobiculum: Magengrube, Herzgrube.

[28] Lat. tactu: bei Berührung.

[29] Für die Notiz von Nux vomica bieten sich mehrere Symptome als Erklärung an.

[30] Vgl. Ferrum, Eisen, RA II, 3. Aufl. Das Symptom N°100: „Die Herzgrube schmerzt bei Berührung." paßt sehr genau zur Repertorisation.

[31] Hell.n.: Helleborus niger, Schwarz-Christwurzel (RA III, 2. Aufl. S. 203ff), Christrose. Jedoch dürfte das Symptom N°(81): „Ungeheurer Schmerz in der Herzgrube (*Gesner*, a.a.O.)." nicht die eigentliche Quelle für die Repertorisation von Helleborus sein. Es fehlen hier die Modalitäten (tactu), außerdem entspricht die Schmerzqualität nicht dem Symptom der Volkmannin.

3*	Zahnweh weg
2	Stuhl von selbst heute
3	diese Nacht recht leidl[ich] geschlafen
4	Aufstoßen leer, aber nicht sauer
5	⌐ ¬ Vorgestern der Kniesch. zieml[ich] stark, aber heute recht hübsch
6	gleich früh Milch und Semmel nicht recht wohl bekommen
7	Das Extrapulver (?) nicht genommen.[32]
8	6 § Unzen

428.

26 Aug

1	| **Volckmannin** /v. 25\ gestern sehr leidl. hatte kein Aufstoßen aufs Mittagsessen bekommen
2	aber durch das Fahren angegriffen, Zittern in den Knien
3*	Sah matt aus und Zittern blieb N.M.
4	die Nacht einen argen Heißhunger konnte nicht davon Schlafen, mußte essen
5*	und darauf spürte sie wieder Säure
6	jene Tage schweren Stuhl, heute aber noch keinen
7	Sie will fast nichts genießen um das Saure Aufstoßen nicht zu haben
8*	Soll aber fort mäßig[33]

432.

27 aug

1	| **Volckmann** /v. 26\ gestern den ganzen Tag kein Heißhunger gehabt
2	diese Nacht angenehmen Hunger
3	die Afterknoten seit einigen Tagen stärker, Schmerzen doch nicht beim Sitzen
4	von 9 - 1 U. geschlafen ohne aufzuwachen - dann sehr wenig
5	gestern kein (wohl aber vorgestern) offener Leib
6	noch nicht heute welche zu machen in scrob. kein Sch.
7	Zähne fast gar nicht mehr schmerzh. blos Kiefer unten bei stark Drücken etwas schmerzh.
8	wenn Sie sitzend fährt, schmerzt das l. Knie
8*	| Carlsbad[34] macht sie verstopft /und schwach im Kopfe, drehend\

---

[32] Cocculus wurde also nicht wie Nux (D18, Originalseite 403, Z.19) direkt auf die Zunge verabreicht, sondern wahrscheinlich als Bedarfsmedikation mitgegeben.

[33] Mehrere Interpretationen sind hier möglich:
1. Sie solle trotz Appetitmagel „mäßig" weiteressen.
2. Nux vomica vom 20. August solle „fort"-wirken, bei „mäßig[em]" Gebrauch von „6 Unzen roth".
3. Der Satz könnte unvollständig sein, was aber bei Hahnemann selten vorkommt.

4 Edition der Krankengeschichte

9	jezt unterwegs blos Spannen in der Kniekehle
10	gestern den ganzen Tag Sch. im Knie beim Sitzen
11	kein Drücken aufs Essen gestern und heute
12	nicht heftige Aergerlichkeit, mehr Niedergeschlagenheit gestern also Nux noch fort
11*	heute[35] noch 6 Unzen

444.

29 aug

1	| **Sie Volkmann** /v. 27\ vorgestern das Hereingehen sie angegriffen, sehr müde, erschöpft
2	daher gestern so reitzbar , daß sie sich über alles ärgerte, war sehr matt /und lag viel\
3	da war der Magen nicht gut
4	beim Hereingehen ward sie endlich so matt daß sie sich anhalten mußte
5	konnte gestern gar nicht gehen, daher diese Nacht gut geschlafen
6	und so immer wenn sie am Tage nicht geht, schläft sie die Nacht.
7	gestern unaufhörlich saures Aufstoßen und auch weniger Appetit
8	auch diesen Morgen kein Appetit und stieß ihr sauer auf
9	auch die Knie, vorzügl[ich] das linke sehr weh gethan | heute $Sulph. kl. Hirse minim 6 Unzen[36]
10	kein Heißhunger
11	Afterknoten schmerzen noch
12	noch kein Stuhl - der lezte Mittwoch
13	Drücken aufs Essen nicht gehabt
14	kein Zahnweh
15	fühlt Brennen im Magen gestern und heute, wie von Säure

---

34 Vgl. Carlsbad von Dr. Groß in Stapfs Archiv, hrsg. von Klaus Henning Gypser und Achim Waldecker, Bd. 1, S. 217ff. In diesem Aufsatz sind die Symptome, die nach dem Trinken von den Quellen, als auch nach den Bädern auftraten, gesammelt. Ob die Volkmannin persönlich zur Kur in Karlsbad war, geht aus den Quellen nicht hervor, es dürfte auf jeden Fall das Mineralwasser gemeint sein.

35 Mit einer s-förmigen Schleife zum Ende der Z.12.

36 Hahnemann gab also Sulphur wahrscheinlich in einem Streukügelchen von der Größe eines kleinen Hirsekornes. Die „6 Unzen" könnten als Placebo parallel weiterlaufen. Die Deutung von „minim" bereitet Schwierigkeiten. Es könnte „minimum" gemeint sein, dann gäbe es drei Möglichkeiten auf was sich dieses „minim" beziehen könnte.
1. den Verdünnungsgrad, bzw. die Potenzhöhe (dann wäre eine niedrige Potenz gemeint.)
2. die wägbare Substanzmenge (dann wäre hier wahrscheinlich die höchste Potenz gemeint, die Hahnemann von Sulphur verwendete.)
3. die Anzahl der Verschüttelungsschläge (in Organon ORG[III], §312 Anm. 1, werden nur noch zwei Schüttelschläge pro Potenzierungschritt empfohlen. Diese Interpretation würde jedoch besser auf den Zusatz „schwächste" passen, siehe D21, Anm. 20)

454

31 aug

1 | **Volckmannin** /v. 29\ Schmerzen und Spannen in den Knieen
2 arge Mattigkeit seit sie hierinnen gewesen war, so daß sie seitdem nicht Spazieren
3 gegangen ist.
4 Liegt meistens, und klagt wenn sie aufsteht über Schwindel daß sie sich
5 anhalten muß
6 Appetit weniger, auch kein Heißhunger
7 klagte auch gestern Säure, doch N.M. zwei Stunden kein Aufstoßen
8 Sonnabend auf laues Wasser..Klystir Stuhl - seitdem nicht wieder
9 schlimmer ärgerlich (wie auch sonst, wenn sie so schwach war)
10 diese Nacht leidlich geschlafen bis 3 ½ U.
11 große Muthlosigkeit.
12 kein Zahnweh
13 wenn sie zuviel geht, bekömmt sie so ein Drehen oben im Wirbel
14 und als ob der Kopf auseinander fiele
15 Sulph. wirken lassen 6 Unzen

463.

2 Sept ((1819))

1 | **Volckmann** /v. 31\ wachte nur gegen 1 U. auf und schlief dann wieder bis 4 U.
2 diesen Morgen die Füße besser
3 gestern mußte sie die Beine wie fortziehen, weil sie sie nicht heben konnte
4 die Empf. in den ⌐ ⌐ Knieen macht ihr Uebelseyn, muß reden um nicht dran /zu denken\
5 hat immer Saures Aufstoßen, Speisen kommen herauf
6*37 | in den Kniekehlen und Waden zentner schwer tox[38]
| ------------------[39] Spannung im Stehen und Gehen verat[40]

---

[37] Es folgt, durch einen langen Strich als Randeintrag abgetrennt, die Repertorisation der Beinsymptome inclusive Materia medica-Vergleich.
[38] Vgl. RA II, 3. Aufl. S. 357: „Wurzelsumach, (Rhus radicans oder auch toxicodendron genannt)." „Tox" steht für Wurzelsumach (Rhus radicans), den Hahnemann nicht vom Giftsumach (Rhus toxicodendron) differenziert, was nicht seinen eigenen strengen Vorgaben entspricht. (Zur Problematik der botanischen Klassifizierung siehe Susanne und Martin Furlenmaier, S. 251 - 254.) Das entsprechende Symptom findet sich als N°694: „In den Kniekehlen und Waden ist's ihm so zentnerschwer, daß er die Füße nicht fortbringen kann."
[39] Die Striche stehen für die Übernahme von „in den Kniekehlen".
[40] Vgl. RA III, 2. Aufl., Weißnießwurzel, Veratrum album, Symptom N°220: „Spannung in den Kniekehlen beim Stehen und Gehen, als wenn sie zu kurz wären."

| ------------------ Spannnung und Steifigkeit Nux⁴¹ tox⁴²
| ------------------ Ziehen tox⁴³ Süd⁴⁴
| ------------------ Schmerzh. Steifigkeit beim Gehen Puls⁴⁵
| ---------------------------- früh Ign⁴⁶

7	Sonntag war sie hier
9	alle 3 Tage Stuhl Sonntag⁴⁷ ((29. August 1819)) $Sulph. genommen
10	Drücken nicht mehr
12	von 12 U. mittags bis 7 U. muß sie warten ehe sie wieder ißt
13	Schmeckt immer die Speisen im Munde
14	heute 1 Tasse Brühe und ½ Franzbrod, heute nur 1 Mal sauer, übrigens Luft
15	Ab. fühlt sie das Ziehen immer am Knie, früh nicht sitzend
16	früh aber wird ihr das Stehen sauerer, auch Gehen früh beschwerlicher
17	Afterknoten nur klein
18	Könnte mehr essen.
19	jene Tage etwas Ksch. nach dem Essen.
20	nicht ganz so ärgerlich, daß sie es wie sonst im Magen fühlte
21	gestern V.M. wars schlimmer mit den Füßen als es je gewesen war, mußte
22	sich die Treppe herunterführen lassen | N.M. besser
23	sonst hat sie mehr Kräfte | nur die Füße sind matt, schwer auszudehnen und zu krümmen
24	sehr frostig mit kalten Füßen | das nächste Mal mesm.
25	den 4ⁿ N.M. Ign.⁴⁸ heute 6 Unzen
26	um nächstens Puls zu geben
27	**| Clara Volckmann** (10)⁴⁹

---

41 Vgl. RA I, 3. Aufl., Krähenaugen, Nux vomica, Symptom N°990: „Besondere Steifigkeit aller Glieder, vorzüglich der Kniee, mit Spannung [Veckoskrift, a.a.O.]"

42 Vgl. RA II, 3. Aufl., Wurzelsumach, Symptom N°675: „Steifigkeit, besonders in den Knieen und Füßen." und N°681: „Spannen im linken Kniegelenke beim Aufstehen vom Sitze [Fz.]"

43 Dito Symptom N°676: „Ziehender Schmerz im Kniee."

44 Vgl. RA II, 3. Aufl., Magnet, Süd, Symptom N°261: „Ein unerträglich schmerzhaftes Zucken in den Waden, dabei zugleich schmerzhaftes Ziehen in den Kniekehlflechsen."

45 Vgl. RA II, 3. Aufl., Pulsatille, Anemone pratensis, Symptom N°798: „(Eine schmerzhafte Steifigkeit im rechten Knie beim Gehen, wenn der Schenkel recht gerade gestreckt werden soll.)"

46 Vgl. RA II, 3. Aufl., Ignazbohne, der Samen von Ignatia amara, Symptom N°540: „Früh, beim Aufstehen aus dem Bette, Steifigkeit der Kniee und Gelenke des Fußes, des Oberschenkels und Kreuzes. (n. 38 St.)"

47 Verbindungsstrich zu Ende der Z.6.

48 Sulph. soll also noch zwei Tage lang wirken, so daß sie am 4. Sept. Nachmittags Ignatia nehmen soll.

49 Im Anschluß findet sich die Erstanamnese von „Clara Maria Volkmann, * in Zschortau 21. Juli 1809" (Ludwig Volkmann, S. 85), Stieftochter der Antonie Volkmann, die hier nicht weiter berücksichtigt werden kann.

...

479.

6 Sept

1 | **Volckmannin** /v. 2 Sept\ nach Ign. äusserst aufgeregt und ärgerl[ich]. weint öfters.
2 das Aufstoßen äußerst heftig | auch 2 Tage kein Stuhl
3 gestern 1 ½ Stuhl[50] Spazieren   extra Puls[51] | 6 Unzen
4 der gr. Sohn[52] Durchfall ⌐ ¬ \mehr/ Schleimauspressen Conche 4
5 der kl. Sohn Leibweh und wässerigen Durchfall [53]----- 4

495.

9 Sept

1 | **Volckmannin** /v. 6\ diese Nacht gut geschlafen und natürl[iche] Öffnung | Schlaf aber überhaupt besser
2 vorgestern viel gegangen, daher gestern mehr Steifheit in den Knien
3* wo[54] sie Puls /nahm\
3 gestern wieder viel Säure[55] | und schwermüthig Nord[56] tox[57] Puls.[58]
4 vorgestern wo der Magen gut war, ⌐ub¬ mehr übler Geruch aus dem Munde Puls[59] Nord[60] /gestern weniger.\
5 heute Conche $Pulvis[61] Extra ⌐P¬ mit tox[62] | dann Puls

---

[50] Ein Schreibfehler: müßte Stunde heißen.
[51] Also zur laufenden Placebomedikation extra Pulsatilla, wie am 2. Sept. D18, Originalseite 463, Z.26 geplant.
[52] Die beiden Söhne der Volkmannin (**Adalbert** Wilhelm, * in Leipzig 27. April 1815 ... **Arthur** Wilhelm, * in Leipzig 13. Mai 1817 ... [Ludwig Volkmann, S. 85]) werden hier erstmals von Hahnemann behandelt. Sie werden im weiteren nicht mit übertragen.
[53] Der durchgezogene Strich steht unter Conche 4, Z.4., so daß hier wohl auch Conche verschrieben wird.
[54] Direkt unter „v.6" Z.2.
[55] Waagerechte Verbindungslinie zwischen Säure und Nord.
[56] Vgl. RA II, 3. Aufl., Magnet, Nord: Symptom N°137: „Soodbrennen (n. ½ St.)" Es ist auffällig, daß bei dieser Repertorisation nur Mittel aus dem 2. Band der ‚Reinen Arzneimittellehre' angegeben werden, bei der Vielzahl von Mitteln, die Hyperazidität verursachen.
[57] Vgl. RA II, 3. Aufl., Wurzelsumach, Symptom N°307: „Es stößt ihm auf wie brennend."
[58] Vgl. RA II, 3. Aufl., Pulsatille, Symptom N°302: „Früh saures Aufstoßen."
[59] Dito Symptom N°253: „Es riecht ihm früh übel aus dem Munde."
[60] Vgl. RA II, 3. Aufl., Magnet, Nord: Symptom N°133: „Mundgeruch, der dem Kranken selbst sehr zuwider ist."
[61] Das eigentliche Apothekerzeichen für Antimonium, jedoch kommt hier sinngemäß nur Pulvis in Frage, vgl. Abb. 6 und 7.
[62] Hier stellt sich nun wieder die Frage nach dem Charakter der Conchenpulver (vgl. Thomas Genneper, S. 98ff.): Vorläufer von Calcarea ostrearum, Placebo, Antacidum

516.

13 sept ((Montag))

1	| **Sie** Freitag und Sonnabend ((10. und 11. Sept.)) mit dem Magen hübsch guten Appetit und weniger Aufstoßen
2	Saures Freitag früh und Sonnab.Ab.
3	hübsch geschlafen alle diese Nächte, gleich eingeschlafen, was sonst nicht war
4	Appetit geblieben | noch \aergeren/ Hunger gleich auf weniges Essen
5	geht zu Viertelstunden.
6	in den Knien keine Erleichterung, auch früh nach dem Aufstehen, Steif
7	die erste Zeit im Gehen bessert sichs
8	Gemüth eher etwas besser, ist ihr möglich etwas heiter zu seyn
9	aber noch eben so ärgerlich
10	Freitag durch Klystir Oeffnung. Heute[63] minim $Ferrum in N°1 6 § Unzen[64]
11	gestern saures Aufstoßen N.M. sehr stark
12	Augen so schwach, vom Arbeiten sehen sie matt \aus/ und schwären die Nacht
13	darf sie nicht anstrengen

528.

14 Sept.

1	| **Sie Volckmann** /v. 13\ heute 20 St. nach $Ferr.
2	früh[65] auf das wenige Frühstück kam ihr blos saures Wasser

---

oder als Vehikel für ein homöopathisches Medikament. Die beiden letzteren Möglichkeiten kommen in diesem Fall besonders in Frage. Es scheint hier eine gleichzeitige Einnahme („mit tox") vorzuliegen. Ob Hahnemann allerdings den säurepuffernden Effekt der Conche dabei therapeutisch nutzen will ist ungewiß, da dies auch seinem Grundsatz der Einzelmittel widersprechen würde. Bekannt war ihm der Effekt zu diesem Zeitpunkt durchaus (vgl. RA V, 1. Aufl. 1819, Vorwort zu „Essigsaure Kalkerde"). Auffällig ist, daß auch die Kinder der Volkmannin Conchenpulver bekamen, was wieder mehr an Calcarea denken läßt.

[63] Bogenförmiger Verbindungsstrich zum Ende der nächsten Zeile.

[64] Hier verwendet Hahnemann das erste Mal bei der Volkmannin ein Schema der Arzneigabe, bei dem er, vom Patienten unbemerkt, zwischen Placebo und Verum wechseln kann. Die Volkmannin erhält hier sechs Milchzuckerpäckchen oder -kapseln, von denen nur das erste ein homöopathisches Medikament enthält (vgl. CK I, 2. Aufl., S. 188), Ferrum, in unbekannter Potenzhöhe. Über die Bedeutung der „Unze" kann hier nur spekuliert werden. Möglicherweise soll jedes Pulver in einer Unze (= 30 g) Wasser oder verdünntem Alkohol aufgelöst eingenommen werden. Diese Angabe fällt in den späteren Jahren ganz weg.

[65] Verbindungslinie zu „heute" Z.1.

3		davon in den Mund.
4		Saures Aufstoßen Cycl.⁶⁶ $Sulph.⁶⁷ Zinc.⁶⁸ $Acidum ph.⁶⁹ Spig⁷⁰ Dig.⁷¹

530.

15 Sept

1 | **Volckmannin** /v. 14\ gestern Gemüth leidl[ich].
2   hatte mehr Knieschmerzen gestern, ist doch gegangen.
3   Gestern Mittag weniger Aufstoßen

534.

16 Sept

1 | **Volckmannin** /v. 15\ erst in Radeberg den spannenden Sch in Kniee bekommen
2   jezt drei Nächte nicht gut geschlafen /Munterkeit, wacht zeitig auf\ und viel Träume ängstlich
3   Die Sch im Knie etwas schlimmer
4   gestern nach Tische ausserordentl[ich] saures Aufstoßen bekommen
5   auch Ab. nach Suppe arg
6   Stuhl kam gar nicht mehr von selbst | also $Ferr. nicht wieder⁷²
7   kann nicht lange gehen
8   bei Anstrengung der Arme, auch in den
9   Armgelenken ein Schmerz, wie gestoßen
7*   Heute Puls diesen Ab. 6 Unzen⁷³

---

66 Vgl. RA V, 2. Aufl., Erdscheibe-Schweinsbrod (Cyclamen europaeum), Symptom N°(51): „Oefteres, bisweilen säuerliches Aufstoßen (*Herrmann*, a.a.O.)"
67 Vgl. RA IV, 2. Aufl., Schwefel, Symptom N°221: „**Saures Aufstoßen**, mehrmal des Tages, und Drücken in der Herzgrube." (Hervorhebung im Original als Sperrsatz.)
68 Vgl. CK V, 2. Aufl., Zincum, Symptom N°443: „Saures Aufstossen und Aufschwulken. (*Ng.*)"
69 Vgl. RA V, 2. Aufl., Phosphorsäure (Acidum phosphoricum) Symptome N°(171) und (172): „Säuerliches Aufstoßen, eine Stunde nach Tische (Ders. a.a.O.)" (Ders. = Franz) und „Brennendes, säuerliches Aufstoßen, ohne Geschmack, was nicht hörbar ist und nicht bis vor in den Mund gelangt (n.3 St.) (*Becher*, a.a.O.)." Vgl. auch CK V, 2. Aufl., Symptome N°336 und 337: „Säuerliches Aufstossen, eine Stunde nach Tische. (*Frz.*)" und „Brennendes, säuerliches Aufstossen, nicht hörbar und nich bis in den Mund kommend. (*Br.*)"
70 Vgl. RA V, 2. Aufl., Spigelie (Spigelia Anthelmia), Symptom N°(210): „Saures Aufstoßen bis zur zunge (*Meyer*, a.a.O.)"
71 RA IV, 2. Aufl., Fingerhut, Digitalis purpurea, Symptom N°(104): „Saures Aufstoßen nach dem Essen (*Teuthorn*, a.a.O.)"
72 Ferrum hat also die Erwartungen nicht erfüllt.
73 Nun also Pulsatilla.

4 Edition der Krankengeschichte

538.

17 Sept

1 | **Volckmann** soll[74] diese Nacht schlecht geschlafen haben und Saures Aufstoßen gehabt
2 und kein Stuhl

543.

18[75] ((Sept. 1819))

1 | **Sie D. Volckmann** /v. 16\ gestern noch Stuhl
2 viel Müdigkeit gestern nach dem Gehen ein Sch. mehr als Steifigkeit
3 während des Gehens besser
3* beim[76] ersten Gange
4 gestern wohl viel Aufstoßen, doch nicht stärkere Säure als sonst
5 Schlaf etwas besser diese Nacht, wird so leicht munter, schläft nicht leicht wieder ein
6 und träumt viel, doch nur gleichgültige Dinge
7 auch heute aufs Essen einmal Säure
8 gestern N.M. viel Hunger
9 nach angestrengtem Sehen werden die Augen roth und heiß
10 etwas weniger Ksch. jene Tage vorgestern N.M. und gestern etw.
11 heute noch fort doch N°1 /und 3\ Conche[77] 6 Unzen

554.

20
Sept

1 | **Volckmannin** /v. 18\ Sonnab. Vormittag Schwäche und Steifheit der Kniee ungewöhnlich gut
2 viel saures Aufstoßen.
3 Natürl. Oeffnung
4 Bei einer St. späterem Essen Mittags zeigte sich wieder bei starkem
5 Hunger ihre gr. Reizbarkeit und Aergerlichkeit, wonach sie
6 etwas Uebelkeit und Zittern bekam

---

74 Fremdanamnese durch Mlle Hübel, Antonies Schwester Henriette Hübel, von der der vorhergehende Eintrag handelt. Dies bestätigt auch „v. 16" auf Originalseite 543.
75 Am 18. Sept. 1819 begibt sich auch Volckmanns Magd in Hahnemanns Behandlung.
76 Verbindungslinie zu „Sch." Z.2.
77 Von den sechs Pulvern enthalten also Nummer 1 und Nummer 3 „Conche", was in anbetracht des hartnäckigen sauren Aufstoßens durchaus nicht mehr als Placebo eingestuft werden kann. Vor allem, da sich die letzten Mittelvergleiche mit dem sauren Aufstoßen beschäftigten. Die Nummern 2, 4, 5 und 6 sind ja definitiv als Milchzuckerplacebos zu bewerten, zudem noch die „Unzen", so daß Hahnemann eindeutig versucht die Wirkung der „Conche" festzuhalten.

7	Ab. viel Hunger und Saures Aufstoßen
8	Die Nacht wenig Schlaf.
9	Sonntag früh viel saures Aufstoßen
10	viel Steifheit in den Knieen - etwas angelaufene Adern
11	Fortwährend sehr geneigt zu Aerger und Uebelkeit
12	N.M. und Ab. viel Hunger und Säure
13	die Kniee N.M.besser.
14	die Nacht gut geschlafen.
15	Montag früh die Kniee gut
16	wenig Aufstoßen
17	sehr leichte Oeffnung
18	Laune zieml. gut die 16[78] Puls \heute/ 6 § Unzen und wenn Aergerlichkeit
19*	und Heißhunger kömmt
20*	extra Nux trocken

---

[78] Wahrscheinlich ist gemeint, daß N°1 und 6 Pulsatilla enthalten, als Bedarfsmittel zusätzlich ein Pulver mit Nux vomica, das trocken einzunehmen ist.

Krankenjournal D 19

((I))[1]

7	Quentchen j Weingeist enthält bei 60, 65 ǀ Fahr. 152 Tropfen
8	Quentchen j Wasser 54 Tropfen
7*	‖ 275 gutta
8*	‖
9	199 Tropfen Weingeist
10	100 Tropfen Wasser
9*	‖ (⌐230⌐ /277\) Tropfen
10*	‖

((II))

((vacat))[2]

7.

22 Sept ((1819))

1	ǀ **Volckmannin** Dienst. früh. Nacht leidl[ich]. Früh viel saures Aufstoßen
2	Mehr Schwäche als Steifheit und Schmerz im Knie, kein Stuhl
3	Sehr kalte Füße. N.M. mäßige Säure.
4	Mittwoch früh. Die Nacht gut geschlafen. Gleich früh saures Aufstoßen.
5	Die Kniee etwas weniger gut, doch leidl[ich], wieder kein Stuhl.
6	N°5 verloren ⌐heute⌐ ⌐ ⌐ 6 § Unzen N°1 Nux minim.[3]

18.

25 Sept

1	ǀ **Volckmannin** den 23. nahm sie (N.M.\?/) N°1 (Nux) genommen und drauf mehr Säure gespürt, wogegen sie den 24^n
2	früh abermals das noch vorhandene Extrapulver (Nux) nahm und drauf gestern
3	ungemeine Säure und durchfälliger Stuhl heute und gestern Ab. und vorgestern Ab. Leibweh.
4	⌐ihr⌐ heute noch keine Säure. gestern Ab. Säure wie brennendes Feuer ǀ noch etwas Anstand mit Puls. ((?))

---

1 Auf der ersten Seite (also römisch I) finden sich einige Notizen.
2 Hier ist eine an zwei Ecken eingeklebte Seite wieder herausgerissen worden.
3 Vgl. D18, Anm. 36.

22.

25 Sept

1 | **Volkman** /noch /nach Nux\\ ‖ befällt sie oft eine Aengstlichkeit
2 ‖ heute ein Druck oben auf dem Kopf, und fühlt jeden Tritt im Kopfe
3 heute trauriger Abschied

27.

27 Sept

1 | **Volkmann** gestern Stuhl sehr viel, und sehr durchfällig, heute nicht
2 diese Nacht sehr gut geschlafen
3 diesen Morgen viel Aufstoßen, ⌐der⌐ saure Geschmack dauert nicht lang /ist saures Wasser\
4 gestern N.M. nach Sattessen 1 St. drauf \Hunger/ nach und vor Hunger, viel saures Aufstoßen
5 gestern sehr aergerlich vorzüglich vor der Eßzeit.
6 vorgestern wars mit dem Aufstoßen etwas besser
7 wenig steif die Kniee, wenig Sch. blos Schwäche und auch nur zu Zeiten /vorgestern Ab. ging wieder\
8 doch auch gestern wieder kräftiger
9 hatte große Sch<u>wäche im Kopfe</u>, daß sie Angst hatte, allein zu seyn /zu gehen\
9* 6 Unzen und /extra Puls\ ⌐4⌐
13* diesen⁴ Mittag
10 Beklemmung nur nach den lezten Ausleerungen gehabt
11 kann bei der Kopfschwäche nicht reden vertragen
12 Freitag war die Säure am ärgsten nach dem
13 Extrapulver
12* nächstens Conche⁵

54.

3 oct ((1819))

1 | **Volckmann** die Aergerlichkeit noch bei Hunger heute N°1 und 4 Conche | 6 Unzen⁶

---

4 Verbindungsstrich zu „Puls" Z.10*.
5 Auch die Planung der Conchengabe spricht eindeutig gegen den Charakter einer Scheinarznei. Siehe D18, Anm. 77.
6 Obwohl bei dieser Verschreibung kein „§" notiert ist, werden die Conchenpulver als „N°1 und 4" angegeben. Möglicherweise sind die Zahlen bei „Unzen" nicht als Mengenangabe, im Sinne von „6 x 30 g = 180 g" zu verstehen, sondern lediglich als Anzahl

6 oct

69.

1 | **Volckmannin** gestern erträglicher als vorgestern, die Nacht gut geschlafen
2 heute kein Spann im Knie
3 ½ St. nach dem Essen kömmt noch etwas Heißhunger
4 weniger Kälte der Füße
5 diese Nacht ein drückender Ksch
6 gestern stechen auf der r. Seite des Kopfes
7 gestern weniger traurig.
8 viel Fragen kann sie nicht vertragen
9 ein Tag um den anderen regelmäßige Oeffnung mit wenig Leibweh
10 noch Kopfschwäche, vom Denken ein Drücken in der Stirn
11 Gesellschaft wieder angenehm   morgen

7 oct

73.

1 | **Volckmann** diese Nacht nicht gut geschlafen, (schläft besser wenn sie nicht spaziert)

8 oct

80.

1 | **Volckmann** Aergerlichkeit diese Tage gut, bloß gestern N.M. etwas
2 offener Leib hübsch,
3 diese beiden Nächte gut geschlafen, doch um 3, 4 U. auf /doch etwas Spannung\
4 kann kalte Luft vertragen
5 gestern früh einiges Leibweh was aber nicht Durchfall ward
6 die Säure kein Abnehmen gelitten mehr Säuregeschmack 6 Unzen[7]
7 Aufstoßen weniger

11 oct

89.

1 | **Volckmannin** die vorvorige Nacht von Verkältung, Angst auf der Brust, auch[8] der folgende Tag

---

       der flüssigen Arzneigaben überhaupt. Dann wäre es egal ob „Unzen", „§" oder beides vermerkt wäre. Nach Haehl I S. 345 handelt es sich bei „Unzen" um Alkohollösungen.

[7] Die Auflösung dieser Angabe könnte etwa folgendermaßen lauten: Sechs Milchzuckerpulver, 1 x täglich oder öfter jeweils in etwa 30 g Wasser oder Alkohollösung gelöst einzunehmen. Vgl. D19, Anm. 6. Außerdem käme die Interpretation in Frage, daß irgendeine andere Placebosubstanz in sechs Gaben genommen werden soll.

[8] Verbindungsstrich zu „Brust" selbe Zeile.

2*	Kälte und Hitze
3*	Kniee⁹ waren nicht zu erwärmen
3	gestern die Knie schwach und spannend
4	heute etwas besser
5	----- früh Laune schlecht
6	ward ihr jedes Wort schwer, \wegen/ Mislaune
7	Pflaumen und Feigen machten viel Säure /und arges Aufstoßen\
8	diese Nacht gut schlief auch bald ein,
8*	darf nicht nähen \davon/ Sp. in Armen
9*	und Stricken greift den Kopf an
9	Stuhl heute, die lezten zwei Tage nicht
10	heute noch, da sie hereinziehen¹⁰ soll, 6 Unzen

96.

13 oct.

1		**Volckmannin** r. Auge geschwollen kleiner, schmerzt etwas
2	Schnupfen
3	hat diese Nacht fast nicht geschlafen, da sie verstört worden war
4	deshalb heute Ksch.
5	Knie wieder so schmerzhaft beim Gehen ----- im Sitzen	beim Aufstehen am schlimmsten	
6*	beim Gehen weniger	
6	viel Säure und beständiger Appetit.
7	zwei Tage kein Stuhl
8	Urin setzt sich gelb an.
9	Gemüth zieml[ich] ruhig, eben nicht aergerl[ich]. 6 N°1 minim minim Sulph.¹¹ Unzen

119.

19 oct

1		**Volckmannin** sehr guter Appetit, weit weniger saures Aufstoßen als sonst, doch gestern
2	wieder etwas mehr, und daher ärgerlicher
3	tägl. zweimal spaziert ½ St., heute 3/2 st.
4	hatte 3 Tage kein Stuhl, aber gestern, heute noch nicht
5	diese Nacht recht gut, doch nur bis 2, 3 U.

---

9 Verbindungsstrich zu „Verkältung" Z.1.
10 Mit „Hereinziehen" dürfte der Umzug vom Sommerwohnsitz in Stötteritz, einem Vorort von Leipzig, gemeint sein. In diesem Zusammenhang wird der Begriff im Tagebuch des Johann Wilhelm Volkmann später oft gebraucht.
11 Hier wieder als erste von sechs Gaben Sulph. Vgl. D18, Anm. 36, evtl. ein Hinweis auf eine noch kleinere („minimum minimum") Gabe von Sulphur.

6	hatte Sonnab. und Sonntag Drücken in der Stirn mit Trübheit vor den Augen
7	Sonntag Gefühl äußerlicher Kälte dabei /auch gestern N.M.\ mit Aengstlichkeit umzufallen
8	hat Sulph. den 13.[12]
8*	heute Unzen mit minim Sulph.[13] 6 §

124.

20 oct

1	∣ **Volckmannin** läuft viel den ganzen Tag aber viel Kniesch. - aber Ab. kann sie dann nicht recht fort
2	Schlaf von 2 U. an diese Nacht schon nicht mehr
3	jene Nacht von 3 U. an erst
2*	‖ dann schläft sie früh noch etwas ‖
4	noch saures Aufstoßen nach allen Mahlzeiten, diese 2 Tage
5	doch noch immer besser als in Stötteritz
4*	∣ unlängst \auch/ bei Sulph.
5*	war es ein paar Tage /noch besser als jezt\
6	kein Kopfweh, ist beide Tage alleine gegangen, was sie sonst vor Schwindel /nicht konnte\
7	gestern wegen Druck im Mastdarm und mangelndem Stuhl, ein Klystir - kam wenig
8	heute Stuhl von selbst
9	hatte diesen Morgen große Mastdarmknoten, die jezt kleiner, welche auch noch jezt
10	beim Stuhl schmerzen
11	3/4 Jahr lang (vor 2 Jahren) hatte sie fast stets Blutgang durch den After.
12	Appetit gut nicht zu arg ∣ länger als 6 St. kann sie nicht warten ∣ heute 6 Unzen und wieder mit /minus Sulph.\[14]

134.

23 oct

1	∣ **Volckmannin** jene Nacht bis 12 U. nur geschlafen und dann gegen Morgen wieder, doch mit Träumen

---

[12] Da nun sechs Tage nach der Verschreibung der „6 N°1 minim minim Sulph." vergangen sind, scheint es sich um tägliche Einnahmen zu handeln.

[13] Möglicherweise bekam sie ein aufgelöstes Sulphurpräparat „minim $Sulph." in der Praxis und die „6 §" mit nach Hause.

[14] Wenn mit „minim minim", „minim" und „minus" die Substanzmenge des Schwefels gemeint ist (siehe D18, Anm. 36), dann ergibt sich eine absteigende Potenzenreihe, in Richtung materieller Gabe.

2	diese Nacht oft aufgewacht und sehr lebhaft, doch nicht ängstlich geträumt
3	nicht Ksch.
4	gestern kein Stuhl, heute sehr wenig
5	Appetit gut | vorgestern weniger saures Aufstoßen
6	gestern mehr und dann viel Aer[ger]lichkeit
7*	auch[15] nach dem Frühstück
7	Gehen geht sehr gut
8	Etwas Sch. am After und Kitzel dran
9	vor einigen Tagen beim Gehen Wundheitssch. zwischen \und innerhalb/ der Schamlefzen
9*	NB $Sulph.[16]
10	diese Nacht im halben Schlafe ein Stechen wie in der Gebärmutter
10*	NB $Sulph.[17]
11	die Mastdarmknoten werden immer kleiner
12	der Kniesch. kömmt zuweilen ins Schienbein
12*	heute Unzen 6
13*	mit[18] minim. $Sulph.
13	wie Ziehen und wie Zerbrochen
14	auch[19] früh beim bewegen des Fußes (neu)

141.

25 oct

1	| **Volckman** hat diese Nacht ein Fieber wachte um 10 U. auf mit Angst in der l. Brustseite
2	als wenn sie den Verstand verlieren sollte
3	Drückender KSch theils in dem ganzen Kopfe, in der Stirn und im Hinterkopf wie eine Schwere
4	jezt zieht sie die Schwere im Hinterkopfe den Kopf immer hinter
5	drauf kam ein Schauder über den ganzen Körper und bald drauf trockene
6	Hitze im Gesichte, Augen und Hände, ohne Durst
7	mußte dann zu Stuhle aufstehen (Uebelkeit vorher) - Stuhl
8	war beim Aufstehen so schwach, daß sie nicht stehen konnte und fast umfiel
9	von 12 U. bis 4 U. geschlafen
10	jezt nur noch die Kopfschwere, matt, Kniee etwas schlimmer und saures Aufstoßen /diesen Morgen\

---

[15] Verbindungslinie zu „mehr" Z.6.
[16] Das „NB" ist nicht getilgt, entsprechend ist das Symptom nicht in der Arzneimittellehre zu finden.
[17] Idem.
[18] Verbindungsstrich zu „Unze" Z.12*. Möglicherweise enthält"Unze" das Sulphurpräparat.
[19] Verbindungstrich zu „Ziehen" Z.13.

4 Edition der Krankengeschichte

11	Mittag vorgestern sich sehr geärgert und bitteres Aufstoßen bekommen
12	gestern und heute Schwindel, glaubt sich anhalten zu müßen, wurde wie Flor /vor den Augen\
13	der Schwindel bessert sich wenn sie ißt
14	heute kein bitterer Geschmack sehr ärgerlich wenn sie hungert
15	gestern schleimig im Munde hat oder wird eben das lezte einnehmen[20]
16*	6 Unzen ohne[21]

153.

28 oct

1	| **Volckmann** Leibweh wie Bewegung im Unterleib Schneiden
2	hat dreimal heute ⌐Durch⌐ Stuhl, die ersten beiden Male ordentl[ich] /das lezte nur wie Muß\
3	diese Nacht gut geschlafen
4	viel gegangen gestern
5	Aufstoßen gestern arg | Säure gestern eher schlimmer
6	diesen Morgen bitterer Geschmack
7	Kopf und Knie hübsch
8	hat diesen Morgen um 7 U. das vorlezte ($Sulph. enthaltend)[22] noch eingenommen
9	| hatte vorher wenig Leibweh - erst aufs Einnehmen kams
10	diese lezten Tage ärgerlich | heute doch wieder minus[23] Unzen 6 §

162.

30 oct.

1	| **Volckmannin** diese Nacht \12 U./ wachte sie mit drehendem Schwindel auf, mit Hitze im Gesicht /und Hunger\
2	gestern N.M. nicht sauer aufgestoßen, aber Abends nach Fleischbrühe[24]

---

20 Am 23. Okt. bekam die Volkmannin „Unzen mit minim $Sulph. 6". Dies spricht für eine Einnahme 2 x täglich, wobei nicht daraus hervorgeht, ob jede Einnahme Sulph. enthielt. Es könnte eine Einnahme in der Praxis erfolgt sein, mit sechs Placebos zum Mitnehmen.

21 Hier nun wieder eine Placeboverordnung.

22 Also tägliche Einnahme von „minus $Sulph." über drei Tage? Auf was bezieht sich dann „6 Unzen ohne" von Originalseite 141, Z.16*?

23 Obwohl nicht ausdrücklich erwähnt, muß es sich wieder um eine Verordnung von „minus $Sulph." handeln, also die bisher niedrigste von der Volkmannin eingenommenen Sulphurpotenz.

24 Der Schriftzug von „Fleischbrühe" weicht hier bei „und Hunger" nach unten aus, weswegen „und Hunger" Z.1 zuzuordnen ist.

3	N.M. 4, 5 U. ärgerlich
4	Donnerst. zuviel Oeffnung seitdem nicht wieder Stuhl
5	Gehen gut
6	bitterer Geschmack nicht wieder früh
7	diese Nacht auf Franzbrod saures Aufstoßen, heute wieder Unzen mit minus Sulph. /6 §\[25]

182.

3 Nov. ((1819))

1	| **Volckman** /v. 30\ sonst gut, ausser der Magen
2	heute und gestern kein Hunger, und arge Säure, Brennen im Halse
3	bitterer Geschmack aber nicht
4	vorgestern Stuhl
5	die beiden lezten Tage Leibweh Kneipen, ohne Stuhl
6*	heute[26] nicht
6	sehr gut geschlafen diese Nacht
7	jene 2 Stunden gewacht
8	gestern ging das Gehen nicht gut, weil sie vorgestern zuviel gegangen war
9	li Knie etwas noch steif, doch besser als gestern
10	heute noch nicht saures Aufstoßen, blos 1 Tasse Fleischbrühe
11	mitunter ärgerlich heute ohne Sulph. Unzen und 6[27]
12	half[28] Riechen
13	an Cham?[29]

194.

6 Nov

1	| **Volckmann** sei so matt gewesen vorgestern N.M. und gestern früh noch
2*	seit[30] dem besser
2	etwas mehr Knieschmerz
3	Schlaf viel, auch am Tage
4	wenn sie sehr wenig ißt, so gehts, wenn sie aber sich satt aß, \saures/ Aufstoßen
5*	gestern daß die Zähne stumpf wurden

---

[25] Vgl. D19, Anm. 13 und 14.
[26] Verbindungslinie zu „Leibweh" Z.5.
[27] Also „Unze und 6" als zwei verschiedene Placebos?
[28] Verbindungsstrich zu „ärgerlich" Z.11.
[29] Chamomilla als Riecharznei gegen Ärger hatte die Volkmannin bisher noch nicht bekommen. Diese Notiz könnte eine Erinnerung sein, diese Indikation an eventuellen früheren Fällen noch einmal zu überprüfen.
[30] Verbindungsstrich zu „gestern" Z.1.

4 Edition der Krankengeschichte

    5   Laune war ärgerlich
    6   gestern Stuhl mit etwas wenig Leibweh, vorher mehrere Tage kein Stuhl
    7   kein bitterer Geschmack
    8   Luft bekömmt ihr gut / heute wieder, da weder Nux noch Puls dienl[ich] scheint[31]
    9   Unzen mit minus 6 § doch mit Cham $/_0\backslash$[32] zum Riechen[33] /bei /Aergerlichkeit\\

210.

9 Nov.

    1 | **Volckmann** hübsch, vorgestern noch arg mit dem saurem Aufstoßen
    2   seit Preußel[34] besser
    3   doch mehr Appetit
    4   diesen Morgen wieder saures Aufstoßen
    5   wenn es nicht nach Tisch kömmt, köm[m]ts doch Ab. 6 U. ordentl[ich].
    6   diese Nacht so unruhig, kratzig im Halse, und ängstlich
    7   und Furcht, sie möchte \sehr/ krank werden.
    8   die anderen Nächte wohl geschwollen
    9   blos Ab. spannts am Fuße herauf, wegen Müdigkeit
    10   sonst am Tage gut gehend
    11   gestern Stuhl (nach 3 Tagen) wußte nicht, daß es abgegangen war
    12   aber kein Knoten (nicht gefüllt) am After
    13   kein bitterer Geschmack mehr
    14   kann sich doch Mittags satt essen, drauf wohl viel Aufstoßen, aber eben /nicht sauer\
    15   nur Franzbrod junge Hü[h]ner (Tauben) (kein Rindfleisch, und scharfes)
    16   Wildbret, Sago und Grütze (Graupenschleim)
    17   Eidotter (Weißes nicht) Semmel
    16*   Unzen mit kl. Hirse[35] 9[36] §

---

[31] Vgl. D20, Originalseite 36, Z.7. Hahnemann entschließt sich hiermit für langfristige Sulphurgaben in den unterschiedlichsten Potenzen.

[32] Das kleine kreisrunde Symbol „$_0$" für Streukügelchen steht direkt unter „Cham".

[33] „Unzen mit minus" scheint also wieder das aufgelöste (?) Schwefelpräparat zu meinen, ob als Einzelgabe oder mehrere Gaben verteilt, war nicht zu eruieren. Zusätzlich noch sechs Milchzuckerplacebos und die Riecharznei „Cham $/_0\backslash$" bei Bedarf.

[34] Vermutlich seit dem Genuß von Preiselbeeren. Vgl. HAL III, S. 242: „Preisselbeer; s. Preuselbeerheidel."

[35] Hierbei scheint es sich um eine Sulphurstreukügelchen von der Größe eines kleinen Hirsekorns zu handeln. Vgl. „NB $Sulph." Z.8* der nächsten Konsultation. Auch auf Originalseite 194 kann es sich ohne ausdrückliche Erwähnung nur um Sulphur gehandelt haben.

[36] „9" korrigiert aus „6".

218.

11 Nov

| 1 | | **Volckmann** arge Leibschmerzen gestern schon, doch weniger, Schneiden bis in die Herzgrube
| 2 | in die Seiten, auch diese Nacht (obgleich leidl[ich])
| 3 | gestern viel Neigung ⌜und⌝ ⌜ ⌝ und Drücken zum Stuhle, konnte erst die Nacht zu
| 4 | Stuhle gehen, doch nicht hinreichend, da noch Drücken im Mastdarm blieb
| 5 | auch auf den Stuhl erfolgte keine Erleichterung im Schneiden
| 6 | Ksch. ein Drücken im Vordern und Hinterkopf schon seit vorgestern
| 7 | seit[37] dem Leibweh besser
| 8 | gestern Ab. schwindlicht, übel, und Herzklopfen auf einige Augenblicke
| 8* | NB $Sulph.
| 9 | heute doch auch etwas übelig
| 9* | von 9 - 12 und von 2 - 4 ½ U. /geschlafen\
| 10 | viel weniger Aufstoßen, wenig Appetit
| 11 | der Sch. im Knie in das Fußgelenk Spannen
| 12* | nicht schlimmer im Gehen

229.

12 Nov

| 1 | | **Volckmann** /v. 9\ ⌜nach⌝ \jezt/ Ab. Frost über und über mit eiskalten Füßen, schlief drüber ein und
| 1* | NB $Sulph. ‖[38]
| 2 | erwachte um 4 U. mit trockener Hitze
| 3 | diesen Morgen drückender Ksch in der Stirne bis Mittag
| 4 | Magen besser
| 5* | gestern hatte sie Leibschneiden heute zieml[ich] weg
| 6 | heute Stuhl

232.

13 Nov

| 1 | | **Volckmann** diese Nacht unruhig oft aufgewacht mit Ksch mit dem sie sich niederlegte
| 2 | gestern den ganzen Tag Ksch nun Drücken und Schwere

---

[37] Verbindungsstrich zu „Ksch." Z.6.
[38] Vor dem „| **Volckmann**" findet sich eine geschweifte Klammer mit „NB" und einem Sulphur-Symbol, dem aber der untere Querstrich fehlt.

4 Edition der Krankengeschichte

3	Hinterkopf thut bei Bewegung weh
4	durch gehen wurde sie etwas besser
5	vorgestern wie die Leibsch so arg wurden, hatte sie am Tage weniger Ksch.
6	diesen Morgen noch Ksch - jezt scheint es etwas besser
7	das Fieberhafte von vorgestern nicht wieder
8	gestern früh, sehr hart
9	Blos gestern Ab. saures Aufstoßen. N.M. wenig
10	nach[39] Heißhunger
11	Heute Unzen mit ⌐minus¬ /minim\[40] 6 ⌐quater¬ ter[41] früh und Ab. mit Pulver

246.

16 Nov

1	| **Volckmannin** nur gestern und vorgestern Morgen ein Laxierstuhl, gestern vorher Leibweh
2	heute nur Stuhl
3	diese Nacht sehr gut, jene Nacht sehr unruhig
4	gestern überhaupt wohl
5	heute etwas saures Aufstoßen
6	gestern und heute so mismüthig und verdrießl[ich].
7	Sonnabend und Sonntag zu sehr angestrengt /dabei Rückensch.\ im Hause
8	gestern und vorgestern schmerzhafter Afterblutknoten
9	heute nicht
10*	heute noch etwas matt in den Füßen /und etwas steif\
10	6 Unzen mit 1 gutta[42] nur früh und Ab.

262.

19 Nov.

1	| **Volckman** abwechselnd Magen vorgestern gut

---

[39] Verbindungsstrich zu „gestern" Z.9.
[40] Hahnemann korrigiert also seine Absicht eine „minus"-Potenz zu verabreichen, er verschreibt statt dessen eine „minim"-Potenz, das hieße nun eine aufsteigende Reihenfolge, nachdem Sulphur vorher absteigend gegeben wurde.
[41] Statt viermal nur dreimal, wahrscheinlich ist aber nicht dreimal täglich gemeint, sondern dreimal „früh und ab.", es sind ja auch sechs Pulver, die Medikation für drei Tage also.
[42] Möglicherweise bedeutet „6 Unzen" - auch ohne „§" - sechs Milchzuckerpäckchen zu je 30 g, fraglich ist dann immer noch, ob der eine Tropfen (gutta) sich nur in einem oder in allen sechs Päckchen befindet (an anderer Stelle auf Originalseite 282 schreibt er „in jedes 1 gutta"), und was der Tropfen enthält. Als Placebo macht ein Tropfen Alkohollösung wegen der schnellen Verdunstung wenig Sinn. Es könnte sich also weiterhin um Schwefel handeln.

2	aber gestern N.M. von 5 bis 8 U. \saures Aufstoßen und/ arges Brennen
3*	diesen Morgen wieder /arges\ saures Aufstoßen
3	beide Nächte recht oft Aufwachen
4	Kniee steif
5	Stuhl gut gestern
6	ohne Leibweh
7	gestern früh und mittags Hunger, aber Abend nicht
4*	Unzen 6 mit Quentchen + 1 gutta tägl[ich] 4 mal 1 Tropfen auf Zukker[43]

273.

21 ((Nov. 1819))

1	| **Volckmann** gestern Ab. etl. St. in Gesellschaft gesessen, drauf beim Treppenabsteigen
2	Kniee sehr schwach, als wollten sie abfallen
3	drauf diese Nacht gut geschlafen von 11 - 5 U.
4	jene Nacht öfters aufgewacht, und Müdigkeit dabei, doch nicht ruhig
5	vorgestern Magen besser, gestern schlecht - saures Aufstoßen /Brennen wie Feuer /im Rachen\\ 1 St. nach Tisch und fuhr ⌐ ⌐ fort
6	das Warme verträgt sie weniger, kaltes verträgt sie gut
7	heute wieder sehr saures Aufstoßen | das vorige vielleicht zu stark[44]
8	gestern und vorvorgestern Stuhl kein Leibweh

282.

23 nov

1	| **Volckmann** seit Sonntag Magendrücken nach dem Essen fast wie Schneiden
2	noch saures Aufstoßen doch ohne Brennen
2*	| diese Nacht gut
3*	jene sehr unruhig im Blute
4*	wegen Druck im Magen
3*	‖ nicht
	‖ geschlafen

---

[43] Bei dieser komplexen Verschreibung kommen wieder viele Erklärungsmöglichkeiten in Betracht. Das „Quentchen" (3,75 g) dürfte wohl eine Flüßigkeit (Alkohol?) sein, die einen Tropfen (gutta) homöopathische Medizin (Sulphur?) enthält, von der dann täglich viermal ein Tropfen auf Zucker eingenommen wird. Mit „Zucker" könnten die Milchzuckerpäckchen von „Unzen 6" gemeint sein, die Verschreibung liefe dann über eineinhalb Tage. Es könnte jedoch auch Haushaltszucker gemeint sein. Fraglich bliebe dann der Sinn der „Unzen 6". Die Patientin hätte dann über drei Tage insgesamt täglich etwa sechs Einnahmen zu erledigen, was vielleicht etwas unwahrscheinlich klingt.

[44] Es folgt keine neue Verschreibung.

| 3 | gestern Stuhl Unzen 6 § N°1 Cch.[45] |
| 4 | beim Hunger <u>sehr verdrießl[ich]</u> |

287.

24 Nov

| 1 | | **Volckmann** glaubt der gute Magen zu Anfangs scheint vom mesmeriren hergerührt zu haben |
| 2 | Sei wenigstens in diese Zeit gefallen |

294.

26 Nov

1		**Volckmann** Magendrücken weg, auch sonst recht leidl[ich]
2	hat etliche Bissen Weißbrod essen können, und Schok[ol]ade trinken
3	gestern zu weit gegangen, daher unruhig diese Nacht
4	im ganzen weniger Aufstoßen, und auch saures weniger
5	gestern früh ärgerlich dagegen Cham gerochen[46]	hatte nicht viel saures Aufstoßen
6	Stuhl einen Morgen um den anderen
7	Füße sind nach gutem Schlafen gut, nach schlechtem schlecht
8*	ein mesm. Strich Unzen 6 Quentchen j $Spiritus vini + 1/10000
9*	⌐ ¬ quater 1 gutta[47]

307.

29 Nov

1		**Volckmannin** auf mesm. N.M. geschlafen, auch die Nacht ruhig geschlafen, ob sie gleich oft aufwachte
2	im ganzen recht gut, Füße recht hübsch
3	wenig Aufstoßen doch Säure, Sonnab. am meisten Ab.
4	Nacht drauf blos früh geschlafen und am Tage drauf schläfrig
5	diese Nacht won 10 -2 U. wachte bis 3 U, dann bis früh wieder
6	nun 4 gutta tägl[ich] darauf wieder mesm.[48] heute Unzen 6[49]
7	quater 1 gutta

---

[45] Sechs Milchzuckerpulver (à 30 g ?) deren erstes „Cch." enthält. Für „Cch." käme „Cortex chinae" bzw. „Cinchona" in Frage. Möglich wäre auch „Conchae", was bei Hahnemann jedoch in der Regel ausgeschrieben wird.

[46] Vgl. Anm. 33.

[47] Ein Quentchen Weingeist, welcher eine C2, wahrscheinlich Sulphur, enthält und wovon viermal täglich ein Tropfen (wieder auf Milchzucker?) einzunehmen ist.

[48] Nach dem guten Erfolg wird das Mesmerieren also wiederholt.

[49] Die Verschreibung bleibt also bestehen, die Volkmannin erhält lediglich sechs neue „Unzen". Der Einnahmezeitraum stimmt also mit vier „Unzen" täglich in etwa überein.

323.

2
⌐No⌐
Dec ((1819))

| 1 | | **Volckmann** hübsch diese Nacht geschlafen
| 2 | | jene Nächte von \11/ bis 3 U. wachend die übrigen St. geschlafen
| 3 | | doch auch diese Nacht um 3 U. gegessen
| 4 | | tägl[ich] Stuhl seit 5 Tagen
| 5 | | gestern N.M. 6 U. Hunger und da stieß es einmal Sauer auf
| 6 | | die anderen Tage fast nicht.
| 7 | | auch übrigens viel weniger Aufstoßen
| 8 | | Knie hübsch, bloß etwas Schwäche drin
| 9 | | heute saures Aufstoßen und sehr ärgerlich und fast zuviel Hunger
| 10 | | heute Puls gerochen und dießmal keine Tropfen zu nehmen 6 Unzen[50]

336.

8 ((Dez. 1919))

| 1 | | **Volckmannin** /v. 2ⁿ\ die lezten Tage arger Hunger, doch nicht mehr als zulezt saures Aufstoßen
| 2 | | das ist nach jedem Mahl
| 3 | | gestern und heute früh stark
| 2* | | | vorgestern beim spazieren arge Beängstigung
| | | | auf der Brust die doch schnell wich.
| 4 | | auf[51] zwei Eidotter und davon heftige Uebelkeit --- auf Spaziergang Schneiden /ohne Durchfall und drauf Magen gut /ohne Säure\\
| 6 | | Unzen 6 Quentchen halbe + 1 $^{gutta}/_{X}$[52] ter die an quater?
| 7 | | früh[53], um 11 U. und Ab.

346.

10 Dez.

| 1 | | **Volckmanin** Hunger nicht mehr so arg, weniger saures Aufstoßen, doch nach jeder Mahlzeit noch etwas

---

[50] Die „6 Unzen" scheinen nun als Placebo einmal täglich gedacht zu sein, um das gerochene Pulsatilla nachwirken zu lassen.
[51] Verbindungsstrich zu „gestern" Z. 3.
[52] „6 Unzen" wie gehabt, wahrscheinlich mit je einem Tropfen des halben Quentchens mit einem Tropfen einer nicht genannten C30. Es dürfte sich am ehesten um Sulphur handeln.
[53] Verbindungsstrich zu „ter" Z.6, damit scheint der ersteren Möglichkeit der Vorzug gegeben zu sein.

4 Edition der Krankengeschichte

2	guter Schlaf | früh und Ab. nach dem Essen Schneiden im Leibe ⌐und⌐ ohne Stuhl drauf
3	Stuhl tägl[ich] ohne Leibweh
3*	wurde[54] weiß etliche Minuten
4	lezthin im Dickbein[55] Sch. verging | Knie hindert sie nicht, geht bis ((lat.: zweimal)) tägl[ich].
5	wenig Uebelkeit soll nun quater[56] nehmen 1 gutta 6 Unzen
6	diesen Morgen Aerger gehabt, daher heute viel saures Aufstoßen

357.

14 Dec.[57]

1	/ *Volkmannin gut gehen* km ((?))
2	*keinen Leibschmerz*
3	*keine Uebelkeit*
4	*Schlaf gut*
5	*Doch nach jeder Mahlzeit drei-viermal saures Aufstoßen*
6	*Unzen 6 § quater fort 1 gutta*

378.

17 Dec.

1	**Volkmanin** /v. 14.\
2	*Schlaf gut*
3	*Saures Aufstoßen etwas weniger, heute unbedeutend.*
4	<u>*Afterknoten gestern stärker mit Kitzeln,*</u> *heute besser*
4*	NB $Sulph.[58]
5*	*Unzen 6 § kl. Tr. quater fort*[59]

391.

20 Dec.[60]

1	**Volkmannin** /v. 17\ *die zwei lezten Tage weniger wohl*
2	*Knie sehr schwach, besonders gestern*

---

54 Verbindungsstrich zu „Schneiden" Z.3.
55 Beim „Dickbein" handelt es sich um den neuhochdeutschen Nachfahren von mittelhochdeutsch „diechbein", ‚Femur' bzw. Oberschenkel, vgl. Lexer I, S. 424.
56 Jetzt also die Steigerung auf viermal täglich.
57 Eintragung von fremder Hand kursiv wiedergegeben.
58 Unterstreichung und „NB $Sulph." von Hahnemanns Feder. Damit sind die letzten ungenannten Potenzen als Schwefelpräparate definiert. Die nächste Konsultation von D. Volkmann ist wieder in Hahnemanns Handschrift. Er könnte also bei der Konsultation der Volkmannin anwesend gewesen sein, so daß er selbst die nötigen nonverbalen Informationen zum Unterstreichen dieses Symptoms bekam.
59 Wohl weiterhin Sulphur.
60 Eintragung von fremder Hand.

3	*Gestern eine an Uebelkeit gränzende Schwäche mit etwas /Schwindel.*
4	*Beim zu Bett gehen viel Unruhe und Herzklopfen*
5	*doch schlief sie die Nacht gut, die vorige weniger, wo sie auch mehr /träumte*
6	*gleichgültig, doch sehr lebhaft.*
7	*Stuhl einen Tag um den anderen und wenig*
8	*Magen seit Vorgestern sehr schlecht, ohne bekannte Ursachen*
9	*Sehr viel Aufstoßen und mehr Hunger Unzen 6 § Puls.*[61]

403.

23 Dez[62]

1	**Volkmannin** /v. 20.\ nicht viel besser
2	Die Kräfte reichen bei der größten Schonung, nicht weiter als wie zum Spaziergang
3	D. Magen war in den letzten Tagen etwas besser, doch heute viel saures /Aufstoßen\
4	Stuhl hinreichend, Schlaf leidl[ich]. Unzen 6 § Quentchen halbe + 1 gutta /$_X$ ter 1 gutta tägl[ich] /nicht quater wie sonst\[63]

414.

26 Dez

1	| **Volckmannin** weniger Aufstoßen gehabt
2	hat gut geschlafen und nur einige Mal aufgewacht
3	wohl nur einen Tag um den anderen Stuhl doch ohne Beschwerden
4	nicht Aerg[er]lichkeit, nicht Heißhunger,
5	auch Kräfte besser
5*	soll noch tägl[ich] ter 1 gutta nehmen Unzen 6 §
6	bis den 25ⁿ bezahlt zulezt 65 +...+ ((Gulden?))[64] Anfangs 40 +...+

427.

30 Dez

1	| **Volkmannin** seit dem Montag Ab. - dann im l. Ohr Sausen

---

[61] Nun also wieder Pulsatilla ohne jeden Hinweis auf Form und Potenzierung.

[62] Datum und die oberen zwei Eintragungen in Hahnemanns Handschrift, der Rest der Seite inklusive „Volkmannin" von fremder Hand.

[63] Nun also wieder ein halbes Quentchen mit einem Tropfen C30, davon dreimal täglich ein Tropfen. Nach dem Zwischenmittel Pulsatilla scheint es sich nun wieder um Sulphur zu handeln, was auch durch „nicht quater wie sonst" angedeutet wird.

[64] Die Honorarangaben beziehen sich vermutlich auf die Behandlung der ganzen Familie (einschließlich des Gesindes).

	2	und wird ihr Angst und Unruhe, und dann übel \gestern Ab./, hält aber nur 3 Minuten
	3	dann ist ihr trübe vor den Augen, so schwach und ohnmächtig
	4	gestern waren die Knie schlimmer als sonst
	5	glaubt von Blute - wie eine Leere im Unterleib, wie sie sonst vor dem
	6*	Menstrum hätte
	6	vorgestern Stuhl
	7	gestern nach dem ersten Stuhl Leibschm. V.M.und drauf ein Durchfallstuhl
	8	heute noch nicht	Drücken gestern Ab. in den Schläfen
	9	Aufstoßen war noch, am wenigsten nach Weißbiersuppe-
	10	gestern N.M. viel saures
	11	diese Nacht vor Zahnweh nicht gut geschlafen, ist eine innere Zahnfleischgeschwulst
	12	Unzen 6 nur 1 gutta heute gar keine[65]

437.

2 Jan ((1820))

1		**Volckmannin** (Clara besser)[66]
2	Schwindel nicht wieder
3	auch kein Leibsch.
4	Appetit gut
5	gestern gar kein saures Aufstoßen
6	aber heute früh etwas
7	gestern zweimal zu 1 St. gr. Aergerlichkeit Cham half[67]
8*	wegen[68] Empf. im Magen
8	gestern wieder Stuhl
9	jene Nächte leidl[ich]
10	diese recht gut von 10 - 4 U.
10*	Unzen 6 und jeden Morgen 1 gutta fort
11	angelaufene Unterkieferdrüsen

449.

3 Jan

1		**Volckmannin** hatte sich wohl befunden, aber seit gestern \früh/ seit dem verfälschten Biere
2	aber schlecht	gestern früh so schwer und ärgerlich und sehr viel saures

---

[65] Die Schwefelanwendungen werden nun reduziert.
[66] Clara Volkmann befand sich am 31. Dezember in Behandlung.
[67] Vgl. D19, Anm. 33.
[68] Verbindungsstrich zu „Aergerlichkeit" Z.7.

3	Aufstoßen mehr als seit langer Zeit, selbst in der Nacht
4	Stuhl ein Tag um den anderen
4*	Unzen 6 und jeden Morgen 1 gutta[69]
5	nicht viel

457.

7 Jan

1	**Volckmann**[70] hat immer Leibsch. ⌜und⌝ wie Schneiden gestern Ab.
2	gestern weicher Stuhl
2*	heute Kneipen, als wollte Durchfall kommen und doch kein Stuhl
3*	viel Uebelkeit Ab. und heute früh
3	Schlaf öfterer aufgewacht
4	hatte saures Aufstoßen und heute viel leeres
5	viel Anstrengung beim Gehen Unzen 6 Quentchen halbe XX bis[71]

469.

11 Jan

1	| **Volckmann** hübsch und gut gegangen
2	----[72] geschlafen
3	von ⌜vorgestern⌝ Sonnab. N.M. bis gestern Magen sehr hübsch, blos leeres Aufstoßen
4	gestern Ab. wieder saures und diesen Morgen auch schon
5	diesen Morgen noch nicht Tropfen | soll
6	beide lezten Tage um 11 U. V.M. bis N.M. /Hitze im Kopf gehabt, Knie gut
7	Kräfte
8	arge Eßbegierde
9	Stuhl ein Tag um den anderen hart wenig
10*	an Puls[73]

---

[69] Diese Formulierung läßt wieder zweifeln, ob die „gutta" tatsächlich zusammen mit den „6 Unzen" eingenommen werden. Vgl. D19, Anm. 6 und Anm. 7 .

[70] „V" korrigiert aus „|D".

[71] Hahnemann scheint hier nun zweimal täglich eine C60 Sulphur in einem halben Quentchen Alkohollösung zu verschreiben, wahrscheinlich jeweils ein Tropfen auf 30 g Milchzucker. In diesem Zeitraum findet sich bei fast allen Patienten das Zeichen „XX" in der Verschreibung ohne Bezeichnung der potenzierten Arznei. Wenn Sulphur das erste Mittel war, das Hahnemann zu dieser Zeit (Januar 1820!) in entsprechend hohen Potenzen anwandte, dann erübrigt sich für ihn natürlich die Bezeichnung. Das hieße aber auch, daß fast alle Patienten im Januar 1820 Sulphur C60 bekamen.

[72] Verbindungsstrich zu „hübsch" Z.1.

[73] Er denkt also auch über Pulsatilla nach.

10	heute schwerer der Kopf als gestern. Heute und die folgenden 2 Tage blos N.M.
11*	1 gutta Unzen 6[74]

478.

14 Jan

1	| **Volckman** im ganzen recht gut
2	weniger guter Schlaf, hatte Ab. viel Drängen zu Stuhl
3	jeden Tag Stuhl, doch wenig
4	ein paar Tage keine Säure, aber \von/ gestern N.M. an und heute früh auch schon
5	Mittwoch sehr ärgerlich, gestern gar nicht, und heute nicht
6	Hitze im Kopf nicht wieder
7	diese Tage gehöriger Hunger, heute aber zuviel
8	nicht mehr Schwere im Kopfe Unze
9	die Müdigkeit in allen Gelenken
10	bei ihrer Bewegung
9*	‖ gestern etwas stärker
	‖ bes. in den Armen
	bes. Nähen wird ihr schwer
11	gestern das Gehen schwer, vorgestern
12	und heute nicht
12*	Unzen 6 und N.M. 1 gutta[75]

487.

17 Jan

1	| **Sie** recht gut | Stuhl /gut\ tägl[ich], gut geschlafen
2	sauer Aufstoßen mehr früh, und wenn sie die Tropfen genommen hat, hörts auf
3	kräftiger, | gestern gar nicht ärgerlich
4	nicht mehr Hitze im Kopfe (zuweilen etwas KSch)
5	nicht zuviel Hunger Unzen 6 und N.M. 1 gutta fort[76]

---

[74] Hahnemann reduziert nun auf täglich einmal einen Tropfen Sulphur C60. Das Procedere läßt schließen, daß Hahnemann in erster Linie beabsichtigt immer weniger von der Materie zu verabreichen. Inwieweit er dabei auf die stärkere „Kraftentwicklung" der höher potenzierten Arzneien abzielt, kann noch nicht entschieden werden, immerhin gibt er die Potenzen mehrmals täglich. Sicherlich versuchte er durch ausgedehnte Anwendung der C60 an verschiedenen Patienten verwertbare Erfahrungen zu sammeln. Auf Originalseite 457 finden sich sechs Konsultation, die alle „XX", ohne Nennung der Ursubstanz (also Sulphur? vgl. D19, Anm. 23) enthalten.

[75] Keine Änderung.

[76] Weiterhin keine Veränderung der Dosierung bzw. Verordnung.

499.

20
Jan

| 1 | | Arthur[77] wieder gut
| 2 | | **Volckmannin** hübsch
| 3 | gestern N.M. ⌐Ab.¬ saures Aufstoßen
| 4 | und alle Morgen, heute auch viel leeres
| 4 | Schlaf Nachts gut | Stuhl tägl[ich] und Laune gut, kann lachen | vorgestern ärgerlich V.M.
| 5 | gestern sehr müde und übel vor ⌐ ¬ Müdigkeit
| 6 | und schwach im Knie
| 5* | | in den Hühneraugen vorgestern auch
| | | im Sitzen Sch. Stiche | gestern /blos im Gehen\
| 7 | 6 /Unzen\ § (N°1, 3, 5 1 /$_0$\[78] XX nächstens) heute noch N.M. 1 gutta[79]
| 8 | hatte[80] einige Tage Leibschmerzen, gestern N.M. ein Durchfallstuhl
| 9 | gestern[81] /den 20ᵐ\ nach Möhren den Geschmack im Mund /behalten\
| 9* | diese Nacht 3 U. ordentl[ich] Stuhl
| 10* | diesen Morgen nach stärkerem Leibweh wieder ein /Durchfallstuhl.\
| 11 | hat den 21 heute früh sauer Aufstoßen gehabt soll heute N.M. kein gutta nehmen /aber Morgen wohl\

511.

23 ((Jan. 1820))

| 1 | | **Sie** Magen nicht gut
| 2 | arge Säure früh \und/ Ab. arges saures Aufstoßen
| 3 | Leibsch. fast und <weg> der Durchfall weg
| 4 | gestern und vorgestern kein gutta
| 5 | keine Hitze im Kopfe Schlaf \zieml[ich]/ gut
| 6 | wenig ärgerlich
| 7 | Stuhl heute Diese 3 Tage wieder V.M. 1 gutta 6 Unzen[82]

---

[77] Verbindungsstrich zu „Volckmannin" Z.2, vgl. Tab.1 in Kap.2.
[78] „1 /$_0$\" steht für einen kurzen Längsstrich, unter dem ein „$_0$" steht, einem Ausrufezeichen ähnelnd.
[79] Vorerst doch noch einmal die gleiche Einnahmeart. Die später hauptsächlich geübte Art der Verschreibung mittels Globuli in Milchzuckerpäckchen (allerdings später wesentlich kleinere Mengen) wird noch verschoben und eingeklammert.
[80] Verbindungsstrich zu „Schlaf" Z.4.
[81] Längsstrich am linken Zeilenrand als Hinweis auf ein bedeutendes Symptom, aufgrund dessen (?) die Verschreibung wohl noch einmal modifiziert wird.
[82] Zwei Tage lang wurde die C60-Potenz ausgesetzt und nun für drei Tage wieder angesetzt.

4 Edition der Krankengeschichte

523.

26
Jan

1   **Sie** im ganzen gut
2   noch saures Aufstoßen diesen Mittag nicht - gestern Ab. aber | Diesen Morgen auch
3   die Nacht um 2 U. wacht sie zum Hunger auf | auch ein paar St. nach dem Essen Hunger
4   6 Unzen und kl. Glas XXX[83] früh 1 gutta

535.

29
Jan.

1   **Sie** gestern kein saures Aufstoßen | aber Ab. nach Suppe
2   heute früh viel Saures und auch viel leeres
3   ----- N.M. zur St. nach dem Essen auch saures A[ufstoßen].
4   <u>Brennen beim Stuhlgang</u>
4*   ? NB $Sulph.[84]
5   Gestern kein Stuhl
6   nicht die Nacht (nur höchstens ⌐ ¬ 1 Mal) aufgewacht ohne Hunger
7   auch am Tag nach dem Essen bald kein Hunger
8   Seit gestern Knie steif
9   hat nun 3 mal 1 gutta genommen 6 Unzen soll nur einen Morgen um den anderen /einen nehmen\[85]

---

[83] Ohne weitere Einnahmepause geht es nun weiter mit einem Tropfen aus einem Gläschen „XXX", wobei es sich nur um die C90 handeln kann. Hahnemann verwendete also schon 1820 eine C90! Viele andere Patienten bekommen die gleiche Potenz. Da Hahnemann öffentlich immer die C30 als die Ultima ratio propagierte (vgl. Haehl I, S. 352), nahm man bislang an, der Schritt zu den noch höheren Potenzen sei bei ihm erst in der Pariser Zeit erfolgt. Vgl. Sauerbeck (1990), Barthel (1990) und Ritter (1986) S. 97. Es handelt sich also bei der Entwicklung der Hochpotenzen um einen langsamen Prozeß der Erfahrung, bei dessen Bekanntmachung sich Hahnemann aus naheliegenden Gründen größte Zurückhaltung auferlegte. Diese Vorsicht könnte mit ein Grund sein, warum Hahnemann in seinen Arzneimittellehren zwar mitunter die Wirkzeiten angibt, jedoch nie dagegen die verabreichten Potenzstufen.

[84] Bei der C90 handelt es sich also definitiv um Sulphur. Das Symptom ist nicht getilgt und findet sich nicht in der RA wieder. Ein ähnliches Symptom (RA IV, Symptom N°315: „Harter Stuhl mit Brennschmerze im Mastdarme und am After (n. 24 St.)." kommt v.a. wegen des Zeitabstandes nicht in Frage.

[85] Die genaue Beobachtung der Anzahl der Einnahmen, läßt Hahnemanns Repekt vor der C90 erahnen. Weiterhin stellt sich die Frage nach der Rolle der „6 Unzen".

545.

1 Febr ((1820))

		Sie gut, diese Tage mehr Steifheit in den Knien, gestern den Tropfen genommen
2		Stuhl ohne Brennen
3		saures Aufstoßen vorzügl[ich] früh
4		Heute Mittag saure Brühe und noch (um 5 U.) nicht sauer aufgestoßen
5*		auch gestern N.M. nur ein Paar Mal
6*		Ab. nicht
5		schlief die erste Nacht mit ängstlichen Träumen
6		die beiden lezten besser
7		früh am verdrießlichsten 6 und in N°1 gutta X Unzen
8*		mit[86] 2 gutta Wasser[87]

546.

1 Febr

1	2		**Volckmannin** gestern Ab. nach gutta X düselig und benommen im Kopfe und ein starker Durchfallstuhl mit Leibweh
2			die Nacht geschlafen

554.

4 Febr

1		**Volckmannin** den ersten Ab. sehr drehend wie sie zu Hause ging und starke Beängstigung auf der Brust
2		auch Ab. Leibweh und 1 Durchfallstuhl
2*		noch vor X
3		nicht bes.\vorgestern/ drauf gut geschlafen
4		gestern Beängstigung auf der Brust und Sch. auf dem Kopfe wie ein äußeres Drücken stark
5		------- früh auf Kernbrod saures Aufstoßen, die übrige Zeit wenig
6*		Mittags wieder schlief aber gut
6		diesen Morgen weniger saures Aufstoßen
7		da sie den Hunger überging, wurde sie ärgerlich. - vergeht nicht schnell
8		Stuhl heute ohne Brennen	heute fortwirken X	also 6 Unzen[88]

---

[86] Verbindungsstrich zu „N°1" Z.7.
[87] Offensichtlich geht es nun mit der C30 weiter, nicht wie auf Originalseite 499 geplant mit der C60. Mit „6" scheinen Milchzuckerpulver gemeint zu sein, deren erstes einen Tropfen C30 enthält, mit zusätzlich zwei Tropfen Wasser (?).
[88] Hier werden „6 Unzen" wieder ganz klar als Placebo eingesetzt, um die C30 auswirken zu lassen.

Krankenjournal D 20

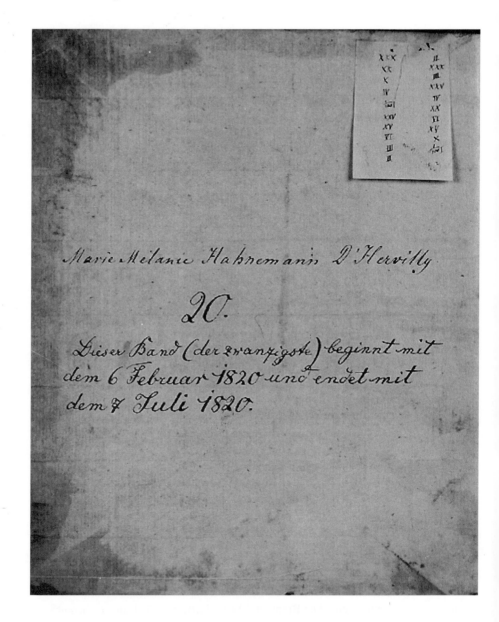

Abb. 10: Innenseite des vorderen Buchdeckels des D20 mit eingeklebter Notiz Hahnemanns über die verabreichten Potenzen

((Innenseite des vorderen Buchdeckels))

1[1]	XXX	1*[2]	II
2	XX	2*	XXX
3	X	3*	III
4	IV	4*	XXV
5	1/100I	5*	IV
6	XXV	6*	XX
7	XV	7*	VI
8	VI	8*	XV
9	III	9*	X
10	II	10*	1/100I

8.

7
Febr ((1820))

1		**Volkmannin** arge Hitze diese Tage - gestern \N.M./ von 2 bis 6 U. Hitze und Mattigkeit mußte sich legen
2		von Sonnab bis Sonntag Nacht arge Hitze (mit etwas Durst) | Sonnab. N.M. wie Schwindel und Betäubung /mit Übelkeit | gehen half\
3*		mit[3] heißen Backen und brennen in den Augen
4*		mit[4] Hunger - mußte die Nacht essen
3		Diese Nacht gut geschlafen, heute noch keine Hitze
4		Uebelkeit vor und nach dem ⌐ ¬ Essen jene Tage | gestern und heute nicht
5		eben nicht viel Säure
6		zuweilen viel Aufstoßen und dann kein Leibweh bei Leibweh kein Aufstoßen
7		Gemüth weniger verdrießl[ich] | selbst den\<n\> Sonnabend bei \der/ Mattigkeit nicht ärgerl[ich]
8		Stuhl gestern unbedeutend gestern etwas ärgerl[ich]
9		------ heute gar nicht | heute arges \leeres/ Aufstoßen, und kein Leibweh

---

[1] Auf der Innenseite der Einbanddecke, rechts oberhalb des Eigentümervermerks der Marie Mélanie Hahnemann D'Hervilly, befindet sich eine eingeklebte Notiz. Hier stehen in zwei Spalten römische Ziffern als Potenzierungskürzel untereinander, was sich durch die Kürzel in Z.5 und Z.10* gut nachvollziehen läßt. Vgl. Abb.10 und Anm. 5 in D20.

[2] Rechte Spalte durch „*" gekennzeichnet

[3] Verbindungsstrich zu „Hitze" Z.2.

[4] Verbindungsstrich zu „Hitze" Z.2.

10		⌈heute also wieder ohne $Sulph.⌉ seit 1 Febr. X fortwirken lassen um dann IV zu geben
11*		6 Unzen[5]

16.

10 Febr

1	**Sie** recht gut, erträgl[iche] Aergerlichkeit, heute etwas
2	Schlaf zieml[ich]
3	viel Hitze in der Nacht nicht wieder, diese Nacht etwas
1*	| Stuhl alle Tage, ohne Beschwerden
2*	|
3*	| gestern Ab. auf Essen sehr übel
4	blos gestern Ab. viel Hunger | aber kein Heißhunger
5	Montag und Dienst. viel Säure | gestern etwas erträgl[ich], heute früh viel Säure
6*	nach 10 Tagen XXX [!] | heute IV 1 /$_0$\ 6 Unzen[6]

26.

13 Febr

1	| **Volkmannin** recht gut, blos der Magen schlief 6,7 St.
2	wohl hungrig gestern Ab. aber auch in 6 St. nicht gegessen
3	diesen Morgen arges saures Aufstoßen
4	gestern Morgen noch mehr
5	gestern N.M. weniger als die Tage vorher saures Aufstoßen
6	nicht ärgerl[ich]
7	Füße gut - nur heute etwas steif | heute noch IV 1 /$_0$\ fort vom 10^n her[7]

36.

16 Febr.

1	| **Volkmannin** sam<m>t der Kinder Schnupfen gestern früh keine saures Aufstoßen
2	schlief beide lezte Nächte heute sehr sauer
3	unruhig auch vorgestern früh und N.M. saures Aufstoßen

---

[5] Sulph. C30 soll also nachwirken, als nächste Arznei wird Sulph. C12 in Aussicht gestellt. Dieses Schema entspricht einer eingeklebten Notiz (siehe D20, Anm. 1) auf der Rückseite der Einbanddecke, rechts oberhalb des Eigentümervermerks der Marie Mélanie Hahnemann D'Hervilly (Abb.10).

[6] Wie geplant also nun die C12. Gleichzeitig sieht er vor, nach zehn Tagen eine C90, evtl. auch eine C60 zu verabreichen (das dritte „X" ist sehr klein und undeutlich). „1 /$_0$\" könnte stehen für: „in N°1 ein Streukügelchen" sowie überhaupt „1 Streukügelchen", vgl. D19, Anm. 78.

[7] Keine neue Verordnung.

4	diese Nacht Heißhunger der sie von 3 U. an hindert zu schlafen
1*	| gestern N.M. auf Rindfleisch
2*	wieder Säure, sehr Sauer
3*	mit etwas bitteren auch
4*	die vorigen Tage
5	Stuhl tägl[ich] doch gestern und heute wenig
6	gestern etwas ärgerl[ich] - gestern und heute eine Abspannung und Gleichgültigkeit
7	soll weder Nux noch Puls dienl[ich] scheinen v. 6 Nov.[8] heute X 1 /$_0$\ 6 Unzen dann XX, dan[n] XXX[9]

45.

19
Febr

1	| **Volkmannin** am schlechtesten war der Schlaf, ängstl[ich]es Träumen, diese Nacht oft aufgewacht, 3 Mal
2	schläfrig nicht Ab., ob sie gleich einschläft
2*	doch unruhiger Schlaf
3	gestern am Tag ⌐und⌐ N.M. saures Aufstoßen | vorgestern früh keins, aber N.M.
4	Füße recht gut
5	heute noch kein saures Aufstoßen
6	Oeffnung beide lezte Tage gut
4*	sehr wenig leeres Aufstoßen
5*	nach jedem Abendessen etwas Uebelkeit
6*	heute fort das X vom 16^n 6 Unzen
5**	NB $Sulph.[10]
7	blos Henne Tauben, Rindfleischbrühe Ab.
8	Warmbier mit Ei Franzbrod
8*	vorlezte Nacht Heißhunger
9	nichts bitteres
10	doch etwas ärgerl[ich] die Tage
11	verdrießt sie zu antworten

---

8   Hahnemann ruft eine Notiz vom 6. November 1819 in Erinnerung, vgl. D19, Originalseite 194, Z.8, bei der er sich eindeutig individuell bei Antonie Volkmann für Sulphur entscheidet. Umsomehr fragt man sich, warum in den letzten Monaten soviele andere Patienten dieselben Potenzen erhalten, was doch vordergründig als ein Widerspruch zur Individualisierungslehre der Homöopathie erscheinen muß (ORG[II], §12). Aufschluß hierüber wird man erst erhalten können, wenn diese Journale auch als Edition vorliegen.

9   Hier findet nun also ganz deutlich wieder die aufsteigende Reihenfolge Anwendung, vgl. D19, Anm. 40.

10 Ein weiterer Beweis: Bei den unbenannten Potenzen handelt es sich um Sulphur. Bei den „NB" der übrigen handelt es sich auch durchwegs um Schwefel. Bei „Franzbrod" in Z.8 handelt es sich um ein kleines rundes Gebäck aus Weizenmehl, vgl. DWB IV/I/, Sp. 60.

4 Edition der Krankengeschichte

56.

22
Febr

| 1 | | **Arthur**[11] - gleich gebessert v. 20.
| 2 | | **Volkmannin** recht gut (war doch gut X 6 Tage fortnehm[en] zu lassen)[12]
| 3 | die beiden ersten Nächte nicht gut, die ersten wegen Arthur nicht gut
| 4 | aber diese recht gut
| 5 | Saures Aufstoßen blos N.M. gleich nach Tisch | Ab. nicht
| 6 | auch früh nicht, blos diesen Morgen einmal
| 7 | mit den Füßen im ganzen gut (nur gestern nicht ganz gut, weil sie die Nacht nicht geschlafen hatte)
| 8 | keine Uebelkeit mehr nach dem Abendessen
| 9 | Aergerlich nicht ⌐ ⌐ \blos/ gestern nach Tisch
| 10 | Stuhl gut
| 11 | Spazieren ging besser
| 11* | heute extra XX 1 /₀\ im Fall es weniger gut ginge[13]
| 12* | 6 Unzen

60.

24
Febr

| 1 | | **Volkmannin** Schlaf noch zu wenig, hat früh nicht ausgeschlafen <ist>[14]

66.

25
Febr

| 1 | | **Volkmannin** gestern auf Aerger gewaltiger Frost, drauf Ign.[15] und besser drauf, nach 4 St.

---

[11] Verbindungsstrich zu „Volkmannin" Z.2.
[12] Gemeint ist aber nicht eine weitere Einnahme von „X" sondern, das Auswirken-lassen. Die Volkmannin bekam am 19. Februar nur „6 Unzen", und am 16. eben keine Tropfen (gutta), die sie nun mit den „6 Unzen" weiternehmen könnte, sondern Streukügelchen („1 /₀\").
[13] Diese Bedarfsverschreibung ist ein Hinweis, daß die sonstigen „6 Unzen" in der Tat einen Bezug zur Verschreibung haben (nämlich sechs Milchzuckerpäckchen, deren erstes die jeweilige Potenz, als gutta oder Streukügelchen, enthält. Hier laufen nun die „6 Unzen" als Placebo, das „XX 1 /₀\" jedoch als „extra".
[14] Hierbei könnte es sich um eine fragmentarische Fremdanamnese handeln, durch D. Volkmann, dessen Konsultation anschließend vermerkt ist.
[15] Von einer Bedarfsmedikation Ignatia war bisher noch keine Rede, auch erhielt die Volkmannin noch keine Riecharzneien, wie sie in den späteren Jahren häufig vorkom-

2	bis gestern | ⌐ kam vorvorgestern Heißhunger um 5 U. drauf N°1[16] und er ging weg[17]
3	gestern V.M. kein saures Aufstoßen blos N.M. etwas
4	heute freilich ⌐etwas⌐ ⌐ ⌐ einmal saures Aufstoßen mit Hunger |
5	schlief die Nacht nicht ganz gut bis 3 U. wohl, aber dann nur stündl[ich] höchstens wach
6	Stuhl gut | Sprechen gut
7	heute ⌐ ⌐ kl. Hirse $^{1}/_{1}$ N°1[18]
8	6 Unzen
6*	schläft dann nicht fest bis früh
7*	träumt dann sehr lebhaft
8*	(hatte den 16^n X)

76.

28 Febr

1	| **Volkmannin** zu der Stunde wo sie sich geärgert hatte, fror sie jeden Tag, nach 12 U. - bis 1 U.
2	gestern am wenigsten
3	Kopf war so angegriffen, daß sie nicht stricken konnte
4	und nicht gehen
3*	‖ sonst bekam sie Ksch
4*	‖
5	mußte liegen - und immer drehend im Kopf, konnte blos gestern
6*	mit großer Behutsamkeit gehen
6	heute besser
7	arges saures Aufstoßen auch diesen Morgen
8	und übeln Geruch aus dem Munde
9	außer der ersten Nacht, wo sie von dem Mann nicht schlafen konnte
10*	diese lezten Nächte viel besser geschlafen
10	Stuhl gut, Appetit heute

---

men. Es ist also völlig ungeklärt, wie die Patientin an Ignatia kommt. Hahnemann verschrieb es ihr allerdings schon einmal am 2. Sept. 1819 (D18, Originalseite 463).

[16] Es könnte sich dabei um das „extra" handeln., vgl. Originalseite 56, Z.11*: „XX 1 $/_0$". Da jedoch im weiteren nur die „X" erwähnt wird (vgl. Z.8*), nicht aber eine Einnahme von „XX", muß es sich um das erste der „6 Unzen" handeln, das sie am 22. Februar, also noch am Tag der Konsultation, um 17 Uhr einnahm. Die „6 Unzen" waren demnach (immer?) numeriert. Hahnemann vermerkt dann auch folgerichtig Besserungen durch Placebo, was ihn bald in die Lage versetzt haben dürfte, zwischen Mittelwirkung und Placebo zu unterscheiden.

[17] Wenn pro Päckchen jedoch 30 g Milchzucker enthalten waren, könnte es sich auch um einen ganz natürlichen Effekt gehandelt haben.

[18] Statt des Planes vom 16. Febr. („heute X 1 $/_0$\ 6 Unzen dann XX, dan[n] XXX", vgl. Anm. 9) gibt Hahnemann nun ein Streukügelchen einer C3 von der Größe eines kleinen Hirskornes (?), als N°1 von „6 Unzen".

	11	kann durchaus die Milch nicht
	12	vertragen, daher ihr auch
	13	Zwieback wie Käse aufstößt
	11*	heute müßen wir noch die kl. Hirse $^1/_I$ fortwirken lassen
	12*	dann aber c.s.
	13*	6 Unzen[19]

85.

2
März ((1820))

1	| **Volkmannin** den ersten Tag Leibweh und starke Oeffnung, seitdem nicht wieder
2	sauer Aufstoßen ging alle Tage fort | glaubt des Vollmondes wegen mehr eine Unruhe im Kopf zu haben, nebelig betäubt
3	und ängstl[ich] auf der Brust
4	schlief leidl[ich] - wacht um 3 ½ , 4 U. auf, wacht auch wohl ½ St.
5	gestern Stuhl
5*	| dann[20] wohl Hunger wie heute
6	sehr ärgerlich alle 3 Tage
7	gehen leidl[ich]. doch nach Gehen im Hause bald
8	Sch. in den Füßen
6*	heute zentominis causa 1 $/_o$\ IV minim c.s. 6 Unzen[21]
7*	künftig ⌐ ¬ tägl. $^1/_{II}$ 1 $/_o$\

94.

3 März

1	| **Volckmanin** nach C.S.[22] gestern den ganzen Tag nicht sauer aufgestoßen | aber heute, und Hunger
2	-------[23] auch nicht ärgerlich, aber die Tage vorher, auch heute etwas

---

19   Keine weitere Verschreibung außer Placebo, unklar ist, was „c.s." bedeuten soll, eine Verschreibung die auf diesen Seiten auch bei anderen Patienten vorkommt. Eine Möglichkeit für „c.s." könnte Cannabis sativa, RA I, 3. Aufl. S. 138 sein. Hahnemann erwähnt die Verwendung in „persischen Wirthshäusern auf dem Lande, um die Ermüdung der zu Fuße reisenden zu heben ... rein homöopathisch, wie folgende Hanf-Symptome (269. bis 275.) zeigen." Genaueres über die Identität von „c.s." wird man erst sagen können, wenn die übrigen Stellen transkribiert sind.

20   Verbindungsstrich zu „3 ½ „ Z.4.

21   Ein unbekanntes Zwischenmittel („c.s.", vgl. D20, Anm. 20) als C12, bevor es mit einem Streukügelchen Sulph. C6 täglich weiter gehen soll. Was den Genitiv „zentominis" betrifft, so ließe er sich zu mittellateinisch „cento" ‚Flickwerk' stellen; vgl. Du Cange II, S. 460^b. „Zentominis causa" könnte dann mit ‚zur Überbrückung' wiedergegeben werden.

22   Vgl. D20, Anm. 19.

3	alle dies Nächte öfters aufgewacht, diese Nacht mehr
4	Stuhl doch | sehr wenig leeres Aufstoßen
5	Müdigkeit nicht ärger
6	etwas Leibweh von Blähungen
7	keine Unruhe im Kopfe
6*	heute wieder \$Sulph. $1/_{II}$ 1 $/_o$\ N°1 6 Unzen[24]

103.

8 März

1	| **Volkmannin** /v. 5\ den Sonntag noch Ab. \saures/ Aufstoßen hatte Wildpret gegessen
2	Montag früh und N.M. viel saures Aufstoßen bis 7 U.Ab.
3	Dienst. recht gut, blos N.M. zwei drei Mal
4	heute noch gar nicht
5	leidl[ich] geschlafen, hat alle die Tage um 4 ½ U. Stuhl und drauf immer so leer im Leibe
6	auch N.M. geschlafen
6*	drauf[25] nicht viel mehr Schlaf
7	Nicht eben müde gewesen, aber heute nun mehr als gewöhnl[ich] Schwäche in den Knien
8	kein Leibweh, obgleich Blähungen
9	ärgerlich bes. vor und nach dem Essen. Sonntag und Montag am meisten | gestern und heute eben nicht
10	Kopf gut, blos früh \heute/ wars ihr drehend
11	wollen sehen ob es zu zeitig ist heute wieder 1 $/_o$\ $1/_{II}$ zugeben
12	also 6[26] § N°1 1 $/_o$\ $1/_{II}$ Unzen[27]

115.

11 März

| 1 | \| **Volkmannin** /v. 8\ nur den ersten Tag nach den ersten zwei Pulvern $1/_{II}$[28] arger Heißhunger Mittags und 1 ½ St. nach Tisch auch sauer /Aufstoßen\ |

---

[23] Übernahme von „gestern" aus Z.1.
[24] Hier nun schwarz auf weiß: Das erste der „6 Unzen" enthält ein Streukügelchen C6 Sulphur
[25] Verbindungsstrich zu „4 ½ U." Z.5.
[26] Verbindungsstrich zu „$1/_{II}$" Z.11.
[27] Obwohl Hahnemann am 2. März auf Originalseite 85 die tägliche Gabe plant, gibt er nur in das erste Päckchen ein Verum und überlegt, ob er es schon wiederholen kann.
[28] Obwohl es so klingt, als enthielten beide Pulver die C6, muß man dennoch davon ausgehen, daß nur die N°1 die Arznei enthielt. Es werden aber die Vermutungen bestä-

4 Edition der Krankengeschichte

2	die Nacht drauf gestört, und früh 4 U
3	wieder Hunger
2*	| nach dem Essen hörte das saure Aufstoßen auf
4	seitdem keiner mehr
5	nach Milch jezt kein saures Aufstoßen, aber nach Fleischbrühe
6	die zweite Nacht sehr gut geschlafen, diese nur bis 4 U. dann wieder Hunger
7	gestern blos nach dem Mittagessen saures Aufstoßen
8	Stuhl | nur heute nicht
9	um^{29} 6 U. früh
10	⌐ ¬ nicht sehr stark
11	ärgerlich blos den ersten Tag heute ohne II, um zu sehen ob es 6 Tage reicht. 6 Unzen^{30}

121.

14

1	| **Volkmannin** recht hübsch den 11^n auf die Nacht einmal saures Aufstoßen | nach Milch stößts ihr
2*	| Ab. auf.
2	den 12^n ärgerl. V.M. und drauf saures Aufstoßen | N.M. wenig
3	den 13^n N.M. keins Ab. nichts aber viel Hunger | nicht eben ärgerl.
4	früh nach dem Warmbier welches^{31}
5	heute saures Aufstoßen | nach der Milch aber nicht mehr
6	diese Tage etwas hartleibiger
7	bei den zweiten 3 Tagen^{32} nach $^1/_{II}$
6*	heute 6 Unzen 1 $/_o$\ $^1/_{IV}$ und das künftige Mal wieder \$Sulph.^{33}
7*	doch eine andre Größe

134.

⌐24¬
23 März

1	| **Volkmannin** /v. 14\ ganz leidl[ich]
2	mit dem Kopfe wills nur nicht fort, konnte es keine St. im Examen aushalten
3*	vermutl[ich] der Menschendunst wegen

---

tigt, daß erstens „$^1/_{II}$" mit „II" identisch ist, und zweitens pro Tag zwei Päckchen eingenommen werden sollen, „6 Unzen" also in der Regel für drei Tage langen.

29 Verbindungsstrich zu „Stuhl" Z.8.
30 Vgl. Z.1 und D20, Anm. 28.
31 S-förmiger Bogen zu „N.M." Z.3.
32 Vgl. D20, Anm. 28.
33 N°1 enthält also Sulphur C12.

4*	schon seit 2 Jahren
3	nur immer einmal saures Aufstoßen nach der Mahlzeit
4	Ab. eben nicht.
5	gestern am wenigsten, wo sie doch vielerlei gegessen hatte.
6	fast immer sehr gut geschlafen
7	vor 3 Nächten öfters aufgewacht
8	Stuhl leidl. zuweilen wenig	gestern sehr viel, heute noch keinen
9	Fuß gut	6 V 1 /$_0$\ Unzen[34]

144.

26 März

1		**Volkmann** viel sich bewegt	Kinder verunruhigten sie jene und diese Nacht
2	recht leidl.
3	vorgestern ein starkes Brausen im [Kopfe] r. mehr, mit Schwindel
3*	NB V[35]
4	gegessen auch Mehlspeisen und bekam ihr	im ganzen nur zweimal saures Aufstoßen /diesen Morgen ganz wenig\
5	Spazieren	Freitag[36]
6	Stuhl
7	alle 3 Tage ärgerlich von allem
7*	NB V[37]
6*	heute ⌐VI⌐
7*	II[38] N°1 6 § Unzen[39]

162.

1 Apr ((1820))

1		-------[40] **Sie** gestern $^7/_4$ St. spaziert, gestern nur 1 st.	den ersten Ab. große Uebelkeit
2	wegen einer traurigen Nachricht sich nicht wohl befunden
3	heute blos unsaures Aufstoßen
4	im ganzen gut	gestern früh Heißhunger um 10 U. VII N°1. 6 Unzen[41]

---

34 Wie angekündigt nun eine andere Sulphurpotenz: eine C15.
35 Eine Seltenheit: Hahnemann vermerkt die Potenzhöhe (C15) statt des Medikamentennamens (Sulphur).
36 Bogenförmiger Verbindungsstrich zu „Brausen" Z.3.
37 Vgl. D20, Anm. 35.
38 Verbindungsstrich zu „heute" Z.6*.
39 N°1 Sulphur C6.
40 Übernahme von „Volkmann" von der Konsultation Alfred Volkmanns.
41 Hahnemann setzt nun auch Potenzgrößen ein, die sich nicht auf der Liste der Rückseite der Einbanddecke befinden (siehe D20, Anm. 5). Im ersten der sechs Milchzuckerpulver befindet sich eine C21, eins zu einer „Septillion".

4 Edition der Krankengeschichte

170.

    4 Apr

1	| **Volkmannin** recht gut, zweimal in der Kirche und bei der Kirchenmusik
2	vorgestern und vorvorgestern saures Aufstoßen bekam etwas Drükken auf dem Kopfe
3	und gestern früh auch, aber nach dem Mittagessen und dem künstl[ichen] Abendessen (Kuchen)
4*	kein saures Aufstoßen
4	schlief erst um 12 ½ U. ein weil sie spät zu Hause kam
5	heute früh viel Hunger
6	nur große Heftigkeit, ein rasches auffahrendes Wesen (ihr nicht natürlich)
6*	NB ? $Sulph.[42]
7	Stuhl tägl[ich] heute VIII 6 Unzen[43]
7*	keine Uebelkeit

175.

    6 Apr

1	| **Volkmannin** C.S. vom 2 - 5 März gut gethan 16 $/_o$\[44] Unzen Unzen

179.

    7 Apr

1	**Volkmannin** saures Aufstoßen nicht aufgehört
2	Schlaf gut | früh sehr zeitig wach \um/ 4 ½ U.
3	mit den Füßen nicht besser, manchmal im Dickbeine Spannsch. beim Gehen

---

[42] Bisher fanden die Notabene-Symptome der Volkmannin keine Aufnahme in die Materia medica, die „NB"-Zeichen waren nicht getilgt. Das Fragezeichen dokumentiert Hahnemanns Unschlüssigkeit.

[43] Eine aufsteigende Potenzreihe in „Milliontelschritten", ein Verfahren, das Hahnemann gleichzeitig noch bei einigen anderen Patienten in diesem Zeitraum anwendet. In Reihen von bis zu 21 Päckchen enthält jedes zweite eine Potenz, jeweils um eine römische Ziffer höher (die römischen Ziffern stehen jeweils direkt unter der N°; Patient Gerber am 6. April 1820: N°1 /III\ N°3 /IV\ N°5 /V\ ... N°21 /XIII\) . Hier nun Sulphur C24, als eins zu einer Oktillion.

[44] Soll evtl. „1 $/_o$\ 6" heißen, fraglich wäre dann der Inhalt des Streukügelchens und warum zweimal „Unzen" angegeben sind. Wahrscheinlich war die Volkmannin am 6. April gar nicht in Hahnemanns Praxis, und die Notiz stellt nur eine Überlegung Hahnemanns dar (vgl. D20, Anm. 45 und Anm. 19). Dann könnte die Verschreibung noch zum vorhergehenden Patienten gehören.

4*	zuweilen im Fußgelenk nur beim Gehen fast wie ein Stechen
5*	fast wie vertreten
4	nach dem Frühstück
5	noch Hunger
6	nicht die Heftigkeit mehr, nur heute etwas ärgerl[ich]
7	Stuhl nicht hinreichend ---- und doch hinterdrein so leer
8	Möhren stoßen ihr sehr auf
9	und Milch stößt ihr mehr auf heute C.S. (v. 4^n) minim. 6 Unzen[45]
10	noch arge⌐s⌐ Reitzbarkeit des Gemüths, bei schlimmen Erzählen ziehts ihr die Haut zusammen
11*	wie diese Tage | auch gestern Ab. wards ihr
12*	so schwach, rechts in scrob.
13*	und am Herzen

188.

10 Apr[46]

1	| **Volkmannin** etwas ärgerlicher diese Tage
2	die ersten Tage kein saures Aufstoßen, gestern aber früh und N.M. auch heute
3	heute etwas Leibweh, und etwas dünnen Stuhl
4	etwas Ksch diese Tage (selten) und eine Art Betäubung. | heute I N°1 N°3 $1/_{100I/o\backslash}$ N°5 $1/_{10000I/o\backslash}$ 6 Unzen[47]

202.

13 apr

1	| -------[48] **Sie** gut
2	nur die Füße wollen nicht recht fort, hat viel im Hause zu thun
3	Schlaf gut

---

45 Noch immer ist „c.s." unbekannt. „v. 4^n" bezieht sich nicht auf die Konsultation, bei der „c.s." verabreicht wurde, das war der 2. März; der 4. April war wohl dagegen der letzte Termin der Volkmannin bei Hahnemann. „c.s." scheint hier in der höchsten vorliegenden Potenz, bzw. in der kleinst möglichen Gabe verabreicht zu werden (siehe D18, Anm. 36, 13 und 14). Wahrscheinlich nur im ersten der „6 Unzen" eine Gabe.

46 Hahnemanns 65. Geburtstag. Damals anscheinend noch kein großartiges gesellschaftliches Ereignis, zumindest hat Hahnemann die diesbezüglichen Wünsche der Volkmannin nicht vermerkt, was später durchaus der Fall war (siehe Brief II, Anm. 6 und D24, Anm. 38).

47 Von diesen „6 Unzen" enthielt also die erste eine C3, die dritte eine C4 (wohl ein Streukügelchen, was direkt unter der römischen Eins vermerkt ist), die fünfte eine C5 (ebenfalls ein Streukügelchen).

48 Übernahme von „Volkmann" von „Volkmann Adelbert".

4 Edition der Krankengeschichte

4		Aufstoßen viel besser, nur 3 Mal, einmal nach Schokol[a]de, ohne Gewürz
5*		------- ----[49] Milch
6*		und heute früh
5		Heute Ksch im Hinterkopfe fühlt jeden Tritt
6		Stuhl die beiden lezten Tage gut
7		ärgerl[ich]
7*		Heute N°10000 N°3 I[50] 5[51] /II /$_o$\\

216.

16
Apr

1	-------[52] **Sie** /v. 13\ seit 2 Tagen Stuhl \doch vorgestern/, und heute auch nicht, aber beim Pressen dazu, blos Blähungen mit Brennen
2*	am After, in den Knoten
2	war sehr ärgerl. | nach dem Essen Uebelkeit
3	gestern N.M. wie Sodbrennen, Brennen und Kratzen
4	im ganzen sehr wenig ⌐ ¬ saures und andres Aufstoßen
5	Schlaf sehr gut
5*	diesen[53] Morgen ein Druck im Hals. | verkältet sich den Hals so leicht
6	ein Brennen diese Nacht im Halse, wobei sie schlucken mußte,
7	schwitzte sehr viel und leicht am Tage N°1 Nux 6 Unzen[54]

225.

19
Apr

1	| **Volkmannin Sie** /v. 16\ im ganzen gut

---

49 Übernahme von „einmal nach".
50 Die römische „II" ist nachträglich mit einem Graphitstift aufgefüllt worden, also zu römisch „I" korrigiert. In N°1 befindet sich wohl eine C2 (eins durch 10000, hier fehlt allerdings der Bruchstrich und eine 1) und N°3 eine C6, bzw. mit Bleistift zu C3 korrigiert. Bezüglich der Bleistiftstiftkorrekturen ist Vorsicht geboten. Zwar ist an einigen Stellen in den Krankenjournalen eindeutig Hahnemanns Handschrift mit Bleistift zu finden (evtl. wegen mangelnder Tinte?), jedoch kommen an anderen Stellen Bleistiftschriften von fremder Hand vor. Vgl. die Paginierung des D27 sowie „*"-Paginierung der Schwarzenberg-Krankengeschichte im D20 (die Aufzeichnungen beginnen auf der letzten Seite des umgedrehten D20), die ebenfalls in Bleistift am Seitenfuß wohl nachträglich (von Haehl?) notiert ist (siehe Nachtmann, [1989] und Haehl I, S. 120 -124 und Seiler [1988], S. 106 - 111).
51 Unter die „5" ist ebenfalls mit Graphitstift „II /$_o$\" vermerkt (Fettdruck).
52 Übernahme von „Volkmann" von „Volkmann Clara".
53 Verbindungsstrich zu „Halse" Z.6.
54 Hier ist nun der Inhalt (Nux vomica) des ersten Päckchens beschrieben, nicht aber die Potenzstufe.

2	Stuhl den ersten Tag ohne Brennen
3	den zweiten mit etwas -------
4	heute mit etwas mehr ------- und härter
5	nicht so ärgerl[ich] - blos gestern etwas - wenn sie so müde ist
6	keine Uebelkeit nach dem Essen
7	nicht viel saures Aufstoßen zieml[ich] nach jedem Essen, auf die Nacht
8	viel andres nicht - Ab. nach der Suppe mehr
9	Schlaf an sich gut
10	Brennen im Halse nicht
11	⌐aber ein kratzen¬ auch heute nicht kratzig
12	diese Nacht im Schlafen in der Herzgrube eine Uebelkeit und Druck
13	wieder[55] die ersten beiden N°1 und 5 Unzen[56] (vielleicht besser alle 3 Tage?)

237.

22 Apr

1	**Volkmannin** sehr wenig saures Aufstoßen
2	lezten beiden Nächte viel Träume
3	Appetit, Stuhl nicht viel
4	Füße schmerzen mehr beim Spazieren als zu Hause, mehr die Kniee | Schwächeschmerz
5	N°3 6 Unzen[57]

247.

25 Apr

1	**Sie** gut
2	wacht die Nacht mit Unruhe auf mit den Händen über dem Kopf, diese Nacht mehr
3	den vorigen Tag nach +...+ saures Aufstoßen
4	die lezten Tage fast keines
5	im Knie wie Zerschlagenheit gleich beim Aufstehen, Spazieren wird ihr schwer
6	sehr ärgerlich N°1 Nux 6 Unzen[58]

---

[55] Möglicherweise weiterhin Nux vomica.
[56] Diese Verschreibung bleibt unklar. Wenn er in N°5 etwas verabreicht hat, wäre es doch am dritten Tag einzunehmen. Vielleicht drei Einnahmen täglich?
[57] Hier stellen N°1 und N°2 also Placebos dar, erst N°3 enthält eine Arznei, aber welche? Möglicherweise weiterhin Nux (siehe D20, Anm. 54).
[58] Siehe D20, Anm. 54.

4 Edition der Krankengeschichte

257.

28
((April 1820))

1		**Sie** doch gut, nur will das l. Bein nicht fort - meist im Knie
2*	und nach dem Gehen und Schlafen schmerzen die Fußgelenke
2	ein Paar mal saures Aufstoßen
3*	eben[59] jezt wieder
4*	mit Hunger vorher
3	etwas unruhiger Schlaf
5*	6 § 1 /4\ , 5 /5\ Unzen[60]

267.

1
Mai ((1820))

1		**Volkmannin** das Bein schmerzte nur im Anfange des Gehens
2	saures Aufstoßen noch nicht weg
3	soll langsam essen
3*	im Fußgelenk nur nach dem \Nachmittages/Schlafe, früh nicht nach dem Gehen auch weg
4	diese Nacht besser geschlafen
5	Stuhl schwierig, muß sehr drücken. Afterknoten wieder da
6	gestern sehr hart, unbedeutend wenig
6*	6 N°3 /9\ Unzen

277.

4
Mai

1		**Volkmannin** /v. 1\ mit unter (gestern) Ziehen in beiden Dickbeinen, auch heute früh beim Aufstehen, wo sie im Gange war, weg
2	Aufstoßen mitunter, gestern früh und heute früh sauer
3	zu starker Appetit, etwas ärgerlicher gewesen
4	Stuhl etwas hart und schwere Oeffnung
5	Goldaderknoten schmerzhaft, mehrere kleine

---

[59] Verbindungsstrich zu „Aufstoßen" Z.2.
[60] Diese Verschreibung stellt wieder ein neues System Hahnemanns dar. Analog D20, Anm. 43 könnten die obere Zahlenreihe die N° der Päckchen darstellen, die unteren Zahlen jeweils den Inhalt. Verwirrend ist nur, daß Hahnemann normalerweise die Potenzen in römischen Ziffern vermerkt. Möglicherweise verwendet er nun arabische Ziffern, um die entsprechenden Potenzen einer anderern Ursubstanz zu kennzeichnen. Ähnliche Verschreibungen kommen ab Ende April gehäuft vor. Vielleicht läßt sich dieser Code erst dechiffrieren, wenn alle Daten dieses Zeitraums transkribiert sind.

| 6 | Widerwillen gegen saures |
| 5* | 6 N°1 /10\ , 5 /11\ Unzen an $Ferr.[61] |

289.

8 Mai

1		**Volkmannin** /v. 4\ gereizt des Arthurs wegen
2	wacht über seinen Husten bis 11 U. auf
3	und schläft dann nur mit Täumen
2*		ehedem mehrere Wochen tägl[ich] 3 gehäufte
3*		Theelöffel $Sulph.pulver genommen
4	diese Nacht Arthur am besten geschlafen, noch roth
5	mit unter etwas Ksch. gegen Ab.
6	schwach im Kopfe, kann keinen Lärm ertragen
7	gestern kein saures Aufstoßen, blos vorgestern nach Obst	auch andres Aufstoßen wenig
8	Stuhl gut, vorgestern Afterknoten blos den N.M.
8*	gestern \N.M./ etwas Beängstigung auf der Brust
9	eben nicht ärgerl[ich] nicht zu stark der Appetit
10	mehr Schwäche in den Füßen, als Sch. im Knie
11	wie[62] zusammensinken - heute besser
10*	6 N°1 $Ferr. und dann $Sulph. von vorne[63]

301.

11 Mai

1		**Volkmann** Magen nicht gut \auf $Ferr./ - immer sehr viel leeres und saures Aufstoßen
2	auch der Rest der Speisen der nach Essen im Munde bleibt, wird sauer
3	gestern kein Appetit
4	Stuhl, nicht ärgerlich
5	alles was sie angreift, nachdenkt oder liest, Ksch	beim Auflegen der Hand besser
6	6 1 /1\, 5 /2\ Unzen[64]

---

[61] Hahnemann denkt also auch über Ferrum nach, leider nennt er jedoch das verabreichte Medikament nicht beim Namen.
[62] Verbindungsstrich zu „Füße" Z.10.
[63] Ferrum wird verabreicht und soll drei Tage lang wirken, dann stehen wieder die Sulphurreihen an.
[64] Es ist ungewiß ob es sich hier tatsächlich, wie geplant, um Sulph. handelt.

4 Edition der Krankengeschichte

309.

15 Mai

| 1 | | **Volkmann Sie** /v. 11\ Hals besser, sonst gings gut, trotz der Anstrengung, doch tägl[ich] etwas saures Aufstoßen
| 1* | 6 N°1 /2\ , 5 /4\ Unzen[65]

320.

18 Mai

| 1 | | **Volkmannin** vorgestern und heute von Kernbrode saures Aufstoßen, sonst wohl
| 2 | wohl geschlafen, Stuhl
| 2* | 6 § N°3 /5\ Unzen[66]

337.

24 Mai

| 1 | **Sie** die erste Zeit sehr gut, Stimmung und Kräfte
| 2 | die lezten Abende vor 11 U. nicht eingeschlafen und um 5 U. 4 U. wieder wach
| 3 | Stuhl
| 4 | die lezten Tage arges saures Aufstoßen
| 5 | kann nichts gebratenes vertragen
| 6 | alle 3 vorlezten Morgen von 5 - 7 Heißhunger seit gestern ärgerl[ich]
| 7 | 6 Unzen 1 /6\, 5 /7\[67]

352.

27 Mai

| 1 | | **Volkmannin** Kräfte sehr gut |die eine 'Nacht wegen Zahnsch. erst gegen Morgen +...+

---

[65] Für diese neuen Notierungen kämen eventuell die Exponenten in Frage, wie Hahnemann sie in CK I, 2. Aufl., S. 186, Anm. *** aufführt. Die Bezeichnungen würden dann den heutigen C-Potenzen entsprechen. Die Verschreibung müßte dann folgendermaßen aufgelöst werden: Die erste von sechs Milchzuckergaben enthielte dann C2, die fünfte C4, laut D20, Originalseite 289, Z.10*, Sulphur.

[66] Nach der Annahme aus D20, Anm. 65, müßte es sich hier nun um Sulph. C5 im dritten der „6 §" à 30 g handeln.

[67] C6 in „N°1" und C7 in „N°5"?

2	zuweilen etwas Ksch.	Stuhl
3	Aufstoßen wenig Adelbert hustete die Nacht sie erschrak sich
4	davon den Morgen saures und bittres Aufstoßen
5	kein Heißhunger aber etwas ärgerlich gewesen
6	N°3 /8\ 6 Unzen[68]
5*	(Adelbert hustet im Schlaf)
6*	Conche 4

361.

30
Mai

1		Volkmannin alle diese 3 Tage nach Gehen Hitze im Kopfe, Augen empfindlich, konnte niemand ansehen.
2	Ksch. Drücken im Kopfe - Hut aufsetzen mehrte es	vorzügl[ich]. N.M.
3	jede kleine Arbeit machte dieß Gefühl im Kopfe, gestern weniger, heute nicht.
4	schlief sehr unruhig, konnte nicht einschlafen und gleich aufwachen - diese Nacht doch besser
5	Appetit, mismüthig und ärgerl[ich]. heute weniger
6	war Weißfluß dabei, auch heute noch
7	blos gestern N.M. Ab. und heute früh saures Aufstoßen N°1 /9\ , 5 /10\ Unzen
8	und Caps extra wenn Hitze im Kopfe

371.

2
Jun ((1820))

1		Volkmannin gegen Ab. Hitze und Ksch. vergingen durch Caps.
2	die übrigen Tage, lezte Nacht gut
3	wenig saures Aufstoßen gestern Ab. und gestern früh
4	Füße gut
5	Appetit	noch etw. ärgerl[ich] vor dem Essen N°3 /11\ 6 Unzen[69]
6	zuweilen harter Stuhl
7	treten noch Knoten heraus, doch nicht schmerzh.

---

[68] C8 in „N°3"?
[69] Das dritte der „6 Unzen" enthält entsprechend die Potenz C11 (?). Ein Argument für die Umstellung der Schreibweise wäre die komplizierte Notation der Zwischenpotenzen, die Hahnemann hier nun anscheinend laufend verwendet. Eine C11 wäre nach der üblichen Schreibweise eine „$^1/_{10000}$ III", was einen erheblichen Zeitaufwand darstellen würde.

383.

| | 6
| | Jun

| 1 | \| **Volkmannin** /v. 2\ im ganzen wohl
| 2 | Schlaf 6 St. \| Stuhl nicht viel, und einen Tag nicht
| 3 | die ersten Tage gut mit dem Aufstoßen, gestern etwas saures Aufstoßen, hatte sich geärgert.
| 4 | nur nach Schwäche im Kopf, wenn sie etwas arbeitet, wird sie unruhig, ängstl[ich] und ärgerlich
| 5* | ein[70] unange‥
| | nehmes Gefühl
| | im Magen
| 5 | auf Gehen im Freien wirds gut
| 6 | Füße waren gut
| 7 | /blos wieder\ N°3 /12\ 6 Unzen[71]

391.

| | 8
| | Jun

| 1 | \| **Volkmann**[72] menstrum gestern früh, heute noch etwas - jezt Markt Kleeberger
| 2 | diese 3 ⌐…⌐ /Tage\ wenig Oeffnung gehabt

395.

| | 9
| | Jun

| 1 | \| **Volkmannin** im ganzen wohl, gestern blos röthlicher Schleim \| vorgestern blaßrother Schleim
| 2 | Schlaf die Nacht gut
| 3 | Appetit \| Stuhl gestern nicht
| 4 | aber hunger
| 2* | \| Montag und Dienst gleich beim Niederlegen Frost, schlief dann, und beim
| 3* | \| Erwachen etw. Hitze im Kopfe, seit menstrum nicht wieder
| 5 | heute früh starker Hunger - mitunter saures Aufstoßen gehabt, nicht nach jeder Mahlzeit

---

70 Verbindungsstrich zu „ärgerlich" Z.4.
71 Nun die C12.
72 „V" korrigiert aus „D". Es könnte sich hier gut um eine Fremdanamnese durch Dr. Volkmann handeln, der anschließend zur Sprache kommt.

6	lezten beiden Tage, doch vorgestern mehr, matt die Füße, heute in den Knien Mattigkeit
7	Gemüth Mittwoch sehr heiter - die andren Tage etwas ärgerl[ich]
8	Kopf heute in der Kirche schwer | die Tage beim Nähen Drücken oben auf dem Kopfe N°2 /13\ Unze[73]

403.

12
Jun

1	| **Volkmannin** /v. 9\ Freitag N.M. und Ab. saures Aufstoßen | N.M. sehr kalte Füße | auf Spazieren viel Schwindel
2*	auch im Liegen Schwindel
2	Sonnabend den ganzen Tag Frost
3	viel leeres Mittags | Ab. saures
4	Mittags[74] Durchfallstuhl
5	Sonntag ⌐...⌐ gleichgültig und ärgerl[ich] zugleich | beim Abendessen Aerger drauf Leibweh und Durchfall /auch vorher früh dün[ner] Stuhl\
6	N.M. saures Aufstoßen
4*	dabei[75] Hitze im Kopfe
7	Schlaf gut, blos diese etwas
8	heute Puls. 6 Unzen[76]
9	Caps.[77]

418.

15
Jun

1	| **Volkmannin** Kräfte hübsch, kein Frost, kein Schwindel
2	Montag N.M. saures - wenig leeres Aufstoßen, Nacht drauf gut
3	Dienst V.M. gar kein Hunger | Mittag Hunger ohne Appetit und ward ärgerl[ich]
4	Nach Tisch saures Aufstoßen und gegen Ab. und von 4 U. an Heißhunger 1 St.
5*	auch nach dem Abendessen saures Aufstoßen
5	Nacht gut - doch von Hunger geweckt
6	N.M. nur 1 Mal saures Aufstoßen

---

[73] C13 (müßte nach altbekannter Schreibweise „$1/100$ IV" heißen), diesmal im zweiten Päckchen, deren Anzahl nicht angegeben ist. Wahrschenlich handelt es sich wie immer um „6 Unzen".
[74] Verbindungsstrich zu „Sonnabend" Z.2.
[75] Verbindungsstrich zu „Leibweh" Z.5.
[76] In welcher Form nun Pulsatilla gereicht wird, ist unbekannt.
[77] Mit dünner Feder unter „Puls." Z.8.

7	⌈heute⌉ \Mittwoch kein Stuhl/ Hunger und Appetit
8	Diese Nacht unruhig, wenig Schlaf, heute Stuhl
8*	N°1 /14\ Unze[78]

439.

19 Jun

1	| **Volkmannin** sehr gut
2	die ersten Tage Nach Tische blos ein Paar Mal
3	Sonnab. früh, auch N.M. und Ab. vielmal saures Aufstoßen
4	gestern blos Ab. einmal
5	und heute auch gar nicht
6	Schlaf die ((!)) Sonnab. noch nicht, hatte Hitze in den Backen, die andern Nächte gut.
7	Stuhl den Donnerst. zweimal, Freitag nicht, aber die andern Tage
8	heiter gewesen - blos nach langem Hunger etwas wenig ärgerl[ich].
8*	6 N°1 /15\ Unzen ½

448.

22 Jun

1	| **Volkmann** /19\ recht gut, alle N.M. saures Aufstoßen, bald nach Tisch - gestern stärker
2	Stuhl, Schlaf
3	noch das linke Knie nach vielem Gehen schmerzt
4	blos Dienst. ärgerl.
5	hohler Zahn schmerzt beim Essen und dran ist ein Eiterbläschen - auch auf der andren Seite eins
7	Arthur ist besser
7*	gestern N.M. Heißhunger heute N°1 /20\ und 4
8*	6 § ⌈früh⌉ \Ab./ N°1 /20\ und 4 /21\
9*	6 § ⌈Ab.⌉ /früh\ Unzen ½ [79]

494.

4 Juli ((1820))

1	| **Volkmannin** alles gut, nur nicht der Magen immer saures Aufstoßen

---

[78] Nach der Unterbrechung durch das Zwischenmittel Pulsatilla geht es nun wohl mit der nächsthöheren C-Potenz von Sulph. (?) weiter.

[79] Wahrscheinlich korrigiert Hahnemann die Verschreibung aus Z.7* und führt sie noch einmal ausführlich in Morgen- und Abendmedikation auf, um sie anschließend mit Graphitstift nochmals umzustellen.

2	frisch Katarrh
3	Stuhl | kein Zsch.
4	Zahnfleischgeschwür schon einige Jahre
4*	6 § N°1 /21\, 4 /22\ Unzen[80]
6*	⌐6¬[81]
5	Schlaf - wenig ärgerl[ich].
6	Arthur noch nicht gut 1 Conche

---

[80] Hier nun ein Abweichen von der geübten Reihenfolge.
[81] Die anscheinend für die Abendmedikation (vgl. D20, Anm. 79) geplanten „6 Unzen" sind gestrichen.

Krankenjournal D 21

10.

10
Jul ((1820))

| 1 | | **Volkmann** /v. 4\ geht gut, saures Aufstoßen alle Tage nach Tisch, auch Ab. zuweilen | selten früh
| 2 | Schlaf, Stuhl doch[1] weniger diese 6 Tage
| 2* | N°3 /23\, 6 /24\ 6 § Unzen
| 3 | den Tag wo die 4 Wochen um waren hatte sie Schwindel, die 5
| 4 | Knoten herausgetreten mit Brennen

30.

14 ((Juli))

| 1 | | **Volckmannin** /v. 10\ 6 § N°3 /25\ und 6 /26\[2] Gasthof zur Stadt London in Magdeburg

68.

24[3] ((Juli 1820))

| 1 | | **Volkmannin** /v. 14\ im ganzen wohl - doch in Magdeburg ihre Anfälle von Schwindel, Beängstigung
| 2* | Zsch. auch auf der Reise
| 2 | seit Donnerstag (wieder hier) gut - Schlaf -
| 3* | blos[4] Freitag früh etw. Beängstigung
| 3 | gestern Ab. ein wenig Zsch.
| 4 | Sonnab. auf Heidelbeeren viel aufgestoßen
| 5 | gestern N.M. einige Säure, heute noch nicht
| 6 | Kräfte nehmen zu
| 7 | noch nichts wieder von menstrum -
| 8 | heute etwas ärgerlich
| 9 | l. Knie etw.
| 10 | Stuhl war sehr unordentl. zwei Tage kein Stuhl, gestern auf Klystir
| 11* | heute ohne dergl. Stuhl
| 12 | 6 N°4 /26 /$_0$\\ Unzen[5]

---

[1] Verbindungsstrich zu „Aufstoßen" Z.1.
[2] In N°3 also die C25, in N°6 die C26.
[3] Datum mit Bleistift in Hahnemanns Handschrift.
[4] Verbindungsstrich zu „Schlaf" Z.2.
[5] Hier ist das vorläufige Ende der Verschreibung der täglich um eine C-Stufe (= ein Hundertstel) gesteigerter Potenzen (= verkleinerte Gabe). Ein Hinweis, daß Hahnemann derartige Versuche unternahm, findet sich in ORG[III] (1824) § 271: „Fände

89.

29
Jul

| 1 | | **Volkmannin** /v. 24\ viel Schwindel beim Gehen und Beängstigung als sollte sie krank werden
| 2 | sehr ärgerlich und drauf Uebelkeit
| 2* | Drücken⁶ im Kopfe dabei und Schwäche in den Füßen bes. der Oberschenkel \beim Gehen/
| 3 | so heftig
| 4 | blos die lezte Nacht unruhig und die Nacht zum Donnerst. | die übrigen Nächte gut geschlafen
| 5 | wenig Aufstoßen aber sehr sauer
| 6 | tägl etw. Stuhl, aber wenig, heute gar nicht heute früh N°5
| 7 | N°1 /₀\ 4 /₀₀\ Unze ½ ⁷

103.

1 aug ((1820))

| 1 | | **Volkmannin** /v. 29\ seit gestern Schwere im Kopf, kann ihn nicht gut aufrecht tragen
| 2 | Schwindel ganz weg seit Samstag
| 3 | auch die Aergerlichkeit und Heftigkeit weg
| 3 | Stuhl Sonntag und heute | Schlaf gut
| 4 | gestern Ab. beim Spazieren so starke Beängstigung, hauptsächlich mit der Idee wahnsinnig /zu werden\
| 5* | wovor sie sich sehr fürchtet seit ihrer Krankheit

---

sich's aber, daß die als die bestgewählte homöopathische Hauptarznei in ununterbrochner Folgereihe einzig und allein fortzugeben, das hülfreichste Verfahren wäre, (in welchem seltenen Falle sie dem chronischen Uebel sehr ähnlich entsprechen müßte), so wird doch die Erfahrung lehren, daß auch dann nur jedesmal eine noch kleinere Gabe - nach dem jedesmaligen Verfluß der Wirkungsdauer der vorherigen gereicht werden dürfe, um die Besserung, da des Mittels nur immer weniger und weniger nöthig wird, nicht zu stören, sondern die Heilung auf dem geradesten und naturgemäßesten Wege zum erwünschten Ziele zu führen." Wenn die Theorie (D20, Anm. 65) stimmt, dann wäre hier ein Streukügelchen der C26 zum Einsatz gekommen, und zwar in Päckchen N°4.

6 Verbindungsstrich zu „Schwindel" Z.1.
7 Wieder eine neue Serie von Dosierungen, zumindest eine neue Kodierung. In Frage käme hier die unterschiedliche Anzahl von Streukügelchen einer gegebenen Potenz, von der weder der Inhalt (Sulphur?) noch die Potenzstufe bekannt ist. Die Vorstellung, die Arzneigabe müsse bei jeder Verabreichung zumindest geringfügig modifiziert werden, liegt wohl schon allen diesen Versuchsreihen zu Grunde (D21, Anm. 5). Das Ziel einer geringfügig veränderten Arzneigabe könnte durch Veränderung der Anzahl der Globuli auch erreicht werden. Außerdem scheint Hahnemann bei den folgenden Verschreibungen auch die Größe der Milchzuckerpäckchen auf 15 g zu reduzieren.

5	dabei eine Weile wie ein Schleier vor den Augen
6	die Knie wurden so schwach und zitterten, daß sie sich schnell setzen mußte
7	war Anstrengung bei Feuerhitze vorhergegangen
8	diesen V.M. wieder so ängstl[ich], muß sich zerstreuen	Lesen muß sie meiden
9	heute Mittag kein Appetit heute nur § extra[8]
10	an $Aur.? an 3 CC

116.

5
aug

1		**Volkmannin** /v. 1\ die ersten Tage die Ängstlichkeit um vieles weniger fast weg
2	noch nicht wieder so kräftig wie vor 4 Wochen
3	Appetit eben nicht, obwohl Hunger
4	seit den lezten vier Wochen etw. Schleimabgang
5	gestern Ab. ein kl. wenig Schwindel
6	Schlaf nicht so ruhig, wacht auf, und träumt lebhaft
7	Stuhl nur einen Tag um den anderen
7*	N° 1 /3\ 3 /4\ 5 /5\[9] Unze ½
8	Augen reizbarer als sonst	Sonne blendet
9	nach dem Mittagsschlaf
10	soll sitzend schlafen
11	doch nach jeder Mahlzeit saures Aufstoßen ein, zweimal
12	Rindfleisch stößt ihr sehr auf

137.

10
aug

1	11	**Volkmann** /v. 5\ die lezten beiden Tage vorzügl[ich] gut
2	alle Nächte so unruhig, Ab. nicht gut einschlafen können, und dann viel träumen
3	Stuhl tägl[ich] nur Dienst nicht
4	ängstl[ich] die beiden lezten Tage nicht
5	Schwindel nur bei Anstrengung und bei Hunger

---

[8] Was dieses Extrazucker enthält ist unbekannt - vielleicht Placebo: Hahnemann überlegt ja, noch Aurum oder ein weiteres unbekanntes Medikament („3 CC") zu verabreichen.

[9] Die jeweils unter den Nummern (à 15 g Milchzucker) stehenden Zahlen „/3\ /4\ /5\" sind von einem Kringel umgeben. Diese Art der Notation kommt auch bei vielen anderen Patienten vor. Möglicherweise bedeutet es die gleiche Potenzreihe wie unter D20, Anm. 65, nun aber eine andere Arznei, oder es handelt sich um eine veränderte Potenzierungsmethode.

6	die Gereiztheit der Augen nicht mehr
7	die ersten Tage sehr ärgerl[ich]	die lezten weniger
8	die lezten Tage nur zwei Mal nach jeder Mahlzeit saures Aufstoßen
9	Kniee noch etwas schwach
8*	6 § 2 /6\ 5 /7\ Unzen ½[10]

160.

17 aug

1		**Volkmannin** /v. 11\ arge Schwere im ganzen Körper
2	die übrigen Nächte recht gut geschlafen, die lezten beiden etwas geträumt
3	den ersten Tag Brennen im Magen und Aufstoßen arg, den zweiten besser doch Brennen
4	die übrigen noch besser
5	nicht ängstl[ich]
6	vorgestern beim Gehen gleich Uebelkeit, gestern sich nicht angestrengt
7	heute gefahren
8	die ersten Tage Heißhunger und Leere
9	⌜…⌝ ärgerlich wohl jene Tage, aber gestern gar nicht und heute noch nicht
10	Stuhl tägl[ich].
11	nicht besser in den Knieen, nur so steif und schwer
12	bekömmt jezt leicht Ksch.
12*	6 § 3 /8\, 6 /9\, Unzen ½ [11]

185.

24 aug

1		**Volkmannin** /v. 17\ diese Tage sich wohl befunden
2	immer saures Aufstoßen	durfte nicht weniger essen, sonst wars schlimmer, mit Heißhunger gemischt /und sehr matt\
3	Schlaf gut, doch sehr lebhafte Träume
4	gestern 9[12] genommen	auf geistiges Afterknoten, jezt weg
5	kann keine Milch vertragen
5*	6 N° 5 /10[13]\ Unzen ½
6	Kniee blos früh nicht wohl

---

10 Wie D21, Anm. 9.
11 Wie D21, Anm. 9.
12 Wie D21, Anm. 9.
13 Wie D21, Anm. 9.

4 Edition der Krankengeschichte

7		Dienst N.M. Ksch. und \vor/gestern früh Schwere
8		heiterer
9		Stuhl tägl[ich]

209.

31 aug

1	| **Volkmannin** /v. 24\ wohl und munter
2	wenig Aufstoßen, doch sehr sauer
3	die ersten Tage Sodbrennen bis herauf
4	gestern Ab. Schwere im Kopfe und in den Knieen
5	war jezt zum Menstrum Zeit - kam nichts.
6	zuweilen nach Kopfschwere Hitze im Kopfe
7	Leere im Unterleib N.M. um 5 U. mehrere Tage heute Nord 1 Minute[14]
8	und 6 Unzen

228.

5 Sept ((1820))

1	| **Volkmannin** /v. 31\ ging gut, ⌜...⌝ hatte zwar bisher geschlafen, war aber nicht schläfrig gewesen
2	am Sonntag N.M. zuerst schläfrig | auch die Nächte 7 St. geschlafen
3	wenig Aufstoßen, doch spürt sie daß Säure da ist
4	kommt auch Hunger zur ungelegnen Zeit
5	geht wohl 1 ½ | blos wenn sie in der Stadt ist wie seit dem Montage
6	heute sehr reitzbar, wie zum Weinen Hitze im Gesichte, Kopf V.M. in der Stirn | N.M. oben im Kopfe \mit Schwindel/
7	den ganzen Tag mehr in den Knieen gestern früh nach vielem Gehen hier, Steifigkeit der Knie
8	heute 6 Unzen N° 1 $/_0$\[15]

247.

12 Sept

1	| **Volkmannin** /v. 6\ im ganzen gut -
2	nur Blut beunruhigt sie mehr

---

[14] Hier läßt Hahnemann, wie in RA II, 3. Aufl. S. 191 - 272 beschrieben, den Nordpol einwirken. Zusätzlich „6 Unzen" als Placebo.

[15] Die „Unze" wird seit Anfang August wohl täglich nur noch einmal eingenommen. Die Behandlungsintervalle haben sich auf durchschnittlich fünf bis sechs Tage ausgedehnt. Leider erfahren wir nicht, was für ein Streukügelchen N°1 enthält.

3	Sonntag von Stötteritz rein in die Kirche
4	wie sie herauskam, bekam sie Herzklopfen
5	öfterer Blutpulsieren im ganzen Körper, daß sie Ab. nicht einschlafen konnte
6	schläft weniger gut, zu weilen aufgewacht
7	Aufstoßen viel, Freitag arg mit Brennen aus dem Magen rauf bis in den Schlund
8	Freit. ein Paar Mal saures Aufstoßen
9	saures Aufstoßen tägl[ich], doch nicht so heftig als Freit.
10	Stuhl gut
11	bei vielen Menschen oder viel Geräuschen Aengstlichkeit und Unruhe 6 § N°1 $Aur. Unzen[16]
12	Kniee nicht übel	nach Anstrengung Schwindel
13	zuweilen heiter zuweilen verdrießl[ich]

266.

18 Sept

1		**Volkmannin** /v. 12\ Mittwoch und Donnerst. Ab. beim Schlafengehen Frost	da war das saure Aufstoßen schlimmer
2	und früh um 2 U. Hitze dabei das Pochen in den Adern	kein Herzklopfen
3	Donnerst. sehr matt
4	und Freitag Schwere im Unterleib und Drücken drin
5	dann gab sich allmälig die Müdigkeit
6	Laune gut	Aergerlichkeit nur zu ½ St. vor ⌐··⌐ und nach dem Essen
7	lezte Tage früh und nach Tisch sauer Aufstoßen, andres Aufstoßen nicht viel
8	das Brennen herauf blos den Donnerst.
9	Träumt so lebhaft, daß sie nicht weiß, ob sie geschlafen hat
10	wacht so früh um 4 U. auf - und wacht die Nacht ⌐··⌐ ein Paar Mal auf
11	Stuhl gut
12	die Aengstlichkeit und Unruhe weg - jezt kein Jücken N°1 /$_o$ schw.\[17] 6 Unzen

---

[16] Im ersten der „6 Unzen" Aurum unbekannter Potenzierung.

[17] „Schw." scheint für „schwächste" oder „schwächstes" zu stehen (siehe D21, Anm. 20), womit für diese Verordnung, trotz fehlenden Medikamentennamens (siehe D21, Anm. 27), Placebo nicht in Frage kommt. Seiler (1988) interpretiert „schwächstes" als Umschreibung für „C30" (S. 107), was aus heutiger Sicht nicht ganz schlüssig erscheint. Erstens ist die Abkürzung „X" als Kurzform für „$1/_X$" = C30 seit Anfang 1820 (D19, Originalseite 545) belegt und die höchste (= schwächste?) Verdünnung, die Hahnemann bis zu diesem Zeitpunkt nach heutigem Wissenstand anwandte, ist die C90

4 Edition der Krankengeschichte

276.

22
Sept

| 1 | | **Volkmannin** /v. 18\ hatte kein Appetit, fast stets Uebelkeit
| 2 | die lezten Tage bitterer Geschmack im Munde
| 3 | seit gestern N.M. Trockenheit ohne Durst im Gaumen heute auch auf der Zunge
| 4 | die Nacht von Mittwoch Hitze nach dem Frost, alle Abende nach dem Niederlegen Frost
| 5 | diese Nacht wachte sie um 2 U. unbesinnlich auf
| 6 | etwas Katarrh | Friert den ganzen Tag mit kalten Händen und Füßen
| 7 | arge Beklemmung auf der Brust, die sich durch Sprechen sehr vermehrt
| 8 | diesen N.M. eine Wärme über Brust und Magen im Reden ((?))
| 9 | ---------- mehr Drang zum Harn und Stuhl, obgleich Stuhl diesen Morgen
| 10 | ---------- Schwindel beim Gehen | ist in Angst Blutsturz zu bekom[men] (wie sonst)
| 11 | Frost nur in der Haut am Unterkörper von den Hüften an N°1 Cina 4 Caps ⌐6⌐ 7¹⁸ §
| 12 | wenn sie dran denkt befällt sie Angst und Hitze

283.

24
Sept

| 1 | | **Volkmannin** /v. 22\ glaubt der Periode wegen in Lebensgefahr zu seyn und traurig drüber, wie fixe Idee
| 2 | zuweilen schnelle Beängstigung fängt in der Brust an und geht bis in den Unterleib

---

(XXX); zweitens scheint sich Hahnemann der Bedeutung des Potenzierens als Kraftentwicklung zu diesem Zeitpunkt durchaus bewußt zu sein (vgl. auch D21, Anm. 26). Dagegen gibt es verschiedene Parameter, die nach Hahnemann die Stärke einer Potenz mitbeeinflussen (die Anzahl der Schüttelschläge und deren Stärke, das Verdünnungsverhältnis, das Gesamtvolumen der verschüttelten Lösung sowie der verbliebene freie Raum in dem Verschüttelungsgefäß, die Verreibungsdauer u.a.), so daß nicht mit Sicherheit gesagt werden kann, um welchen Parameter für „schwächste" es sich hier handeln mag. Hahnemann empfiehlt ab ORG[IV], §278, Anm. 2 und in RA VI, 2. Aufl., S. XI, nur noch zwei Schüttelschläge bei jedem Potenzierungsschritt anzuwenden. Dieser Ratschlag findet sich zwar in ORG[III] (1824) noch nicht, das bedeutet jedoch nicht, daß Hahnemann nicht schon 1820 entsprechende Erfahrungen gemacht haben konnte.

18 „6" korrigiert aus „7". Die N°1 enthält Cinasamen, Semen Cinae, die N°4 enthält Capsicum annuum, Spanischen Pfeffer, in jeweils unbekannter Potenz. Bemerkenswerter Weise erhält D. Volkmann am 23. Sept. eine identische Verordnung.

3	diese Nacht Blutwallung und doch Kälte
3*	viel Bewegung im Unterleib
4	jezt weniger Kräftig
4*	und heute erst Stuhl, dann Durchfall
5	von N.M. 2 U. an bis Nachts 2 U. jezt alle Tage arge Angst
6	bei der Angst großer Frost, und Kälte an Händen und Füßen mit rothen Back[en] die nicht heiß sind
7	auch[19] übel dabei
8	bitterer Geschmack nicht, aber sonst übler Geschmack ∣ gestern Ab. Trockenheit im Munde
9	diesen Morgen noch nicht N°4 genommen
10	Schwindel beim Gehen ∣ die arge Beklem[m]ung der Brust nicht mehr
11	Drang zum Harnen nicht mehr so stark
12	heute Leibweh vor dem Stuhle
13	Diese Nacht nach 12 U. aufgewacht. Dann von 2 bis 4 Uhr geschlafen

287.

26 Sept

1	∣ **Volkmann** /v. 24\ nach Caps die Angst gar nicht wieder
2	schlief hübsch beide Nächte, doch diese Nacht lebhaft geträumt
3	⌐...⌐ wachte mit Eingenommenheit auf, und die ist noch mit <u>Schwäche</u> da
4	fast kein übler Geschmack mehr
5	vorgestern Mittag N°4
6	kein Frost mehr
7	sehr wenig Schneiden vor dem Stuhl ∣ Knie matt
8*	sehr viel saures Aufstoßen ∣ diesen Morgen ärgerlich
9*	heute ein <u>Klopfen</u> im Herze <u>fühlt</u> jeden <u>Puls</u>
9**	┼...┼
8	6 § N°1 /$_0$\ schwächste[20] Unzen

298.

29 ((Sept.))

1	∣ **Volkmannin** /v. 26\ kann vor Schwindel nicht fort
2	arger Frostschauder
3	diese Nacht als sollte sie die Besinnung verlieren so ein Fieber

---

[19] Verbindungsstrich zu „Angst" Z.6.
[20] „schwächste" kommt sonst auch abgekürzt als „schw." vor (D21, Anm. 17). Die Identität des Medikamentes ist auch hier unbekannt (siehe D21, Anm. 27).

4 Edition der Krankengeschichte

4*		Hitze im Gesichte und Frost über und über gestern 9 ½ - 11
5*		dann geschlafen
6*		dabei[21] Herzklopfen
5		am Tage schwindlicht im Freien
6		Appetit mäßig
7		Stuhl gestern früh vorher Leibweh
8		gestern mehr saures Aufstoßen - gestern N.M. bis Ab. Brennen im Halse
9		darf an nichts denken, bringt Ihr Angst und Unruhe ⌐6 N°1⌐ /§[22]\ Cin.
10		bei Unruhe kömmt Uebelkeit
10*		heute Cin[23]

310.

4
oct.((1820))

1 | **Volkmann** oft Schwindel heute stark | Fußbad 10, 15 Min dagegen

318.

6
oct.

1	| **Sie** keine Hitze die Nacht
2	den ersten N.M. im Schlafen Schauder, seitdem nicht wieder
3	Aergerlichkeit seit gestern besser
4	Kopf \Zunge/ gut | diese Nacht Schlaf vorher Zittern und Unruhe
5	diese Tage wenig saures Aufstoßen | die Nacht eine St. mit Hunger gewacht
6	Aufstoßen gestern weniger
7	Knie heute schwach
8	Schwindel nur vorgestern dabei Uebelkeit und Drang des Blutes nach der Brust 6 §

327.

10
oct.

1	| **Volkmannin** /v. 6\ im Ganzen gut | keine Hitze
2	Freitag Mittag und Sonntag früh etw. Frost, ohne Hitze drauf
3	Unterleib[24], Rücken, Oberarm und Fuß

---

[21] Verbindungsstrich zu „Frost" Z.4.
[22] Direkt unter „⌐6 N°1⌐" Z.9.
[23] Dem Anschein nach wird Cina wiederholt.
[24] Verbindungsstrich zu „Frost" Z.2.

4	diese Nacht im Bette nach 11 U.aufgewacht mit Kälte des Körpers, dann gegen Morgen /etw. warm\
5	kein Ksch. Sonnab. etw. Schwindel
6	wie von Fußschwäche
7	sehr wenig Aufstoßen doch sehr sauer
8	Gemüth gut | kein Zittern, keine Unruhe
9	Stuhl seit den lezten 3 Tagen heute noch 6 § $_{o\text{-}o\text{-}o}$ schwächstes[25] dann wo nöthig Cin.

336

13 oct

1	| **Volkmannin** /v. 10\ Aengstlichkeit hat sie wieder geplagt - Furcht die Besinnung zu verlieren
2*	bes. diese Nacht, konnte davor nicht zur
3*	Ruhe kommen
4*	die erste Nacht schlief sie sehr gut
5*	die zweite viel aufgewacht
2	kein Frost, keine Hitze
3	wenig Aufstoßen, doch immer sauer
4	starkes Herzklopfen alle Tage
5	Ksch fast nicht
6	beim Spazieren am meisten gemüthskrank
7	Stuhl, Appetit, ißt nicht viel
7*	bei einem Gegenstande fällt ihr da ein, da könntest
8*	du wohl falsche Gedanken bekommen
8	heute Thuj V 6 ⌐Unzen¬ §[26] dann an Cina an $Sulph. $_o$ schw.[27]

---

[25] Wieder ist unklar, was mit den drei kreisrunden Symbolen gemeint ist. Placebo ergibt mit dem Vermerk „schwächstes" keinen Sinn, auch der Hinweis „dann wo nöthig Cin." zeigt, daß Hahnemann eine Wirkung erwartet (siehe D21, Anm. 27).

[26] Thuya occidentalis, der Lebensbaum (bei Hahnemann sonst auch „Thuy" abgekürzt) - neben Nitricum acidum, eine der wichtigsten antisykotischen Arzneien - wird hier in C15 verabreicht. In RA V, 2. Aufl., 1826, S. 122ff., erwähnt Hahnemann die Anwendung in der C60 („die vigesillionfache Verdünnung [$1/_{XX}$, wozu 60 Verdünnungsgläschen, jedes zu 100 Tropfen, gehören]") und deren Nutzen bei der Sykosis (Feigwarzenkrankheit) und dem Tripper (Gonorrhoe), schon zwei Jahre vor Veröffentlichung des ersten Bandes der CK, wo Thuya dann nicht noch einmal mit der Arzneimittellehre aufgeführt wird. Seine Hauptwerke sind also nicht so scharf von einander zu trennen.

[27] Als nächste Verschreibung kommt also entweder wieder Cina oder Sulphur in Frage. An dieser Stelle lüftet sich auch das Geheimnis der „$_o$ schwächste" (siehe D21, Anm. 7 und 20). Wäre mit „$_o$ schw." etwas anderes als Sulph. gemeint, dann hätte ein weiteres „an" (lat.: oder) eingefügt werden müssen. Da der Schwefel bei Hahnemann auch in puncto Dynamisierung eine Vorreiterrolle gespielt hat, ist die Annahme, mit „$_o$

4 Edition der Krankengeschichte

341.

16 ((Okt.))

1	| **Volkmannin** den Freitag ward die Schwermuth viel schlimmer, Ab. Appetit | Nacht eine unruhige Stunde
2*	schwer einschlafen,
3*	und wachte voll Unruhe auf
2	Sonnabend besser mit Traurigkeit, blos Ab. etw. Unruhe und Schwindel /Nacht leidl[ich]. doch auch einmal unruhig aufgewacht\
3	Sonntag gut, nur um 5 U. N.M. nach Lesen - Schwindel Uebelkeit Ängstlichkeit, Drücken auf der Stirn
4	nach ½ St. liegen besser doch blieb der Schwindel | Nacht gut
5	heute früh nach Lesen wieder die Unruhe, Brennen in den Augen und etw. Ksch.
6	in sterno ein kl. Sch.
7	nach Erschrecken Uebelkeit und Vollheit
8	gr. Gleichgültigkeit | jezt eben Kopf so schwer, wie Schwindel | Appetit leidl[ich]. und etw. saures /Aufstoßen\
9	beim[28] Gehen am meisten und Knie steif
10	diesen Morgen etw. Frost an den Oberschenkeln
10*	heute heute[29] mehr, auch heute mehr Schwindel beim Stehen
11*	und beim Aufrichten vom liegen
11	Herzklopfen nicht so arg - nicht die Furcht die
12	Besinnung zu verlieren
13	Stuhl heute Cina § 3 dan[n] Sulph.[30]
14	fror in kaltem Bette, konnte
15	sich nicht erwärmen

350.

20
oct

1	| **Volkmannin** /v. 16\ auf Cina viel besser
2	sehr reitzbar - kann fremde Gesichter nicht leiden
3	Gespräche nicht vertragen, konnte die Nacht nicht ruhig schlafen
4*	möchte fortlaufen
4	die erste Nacht
5	die zweite sehr gut
6	die dritte wars wie etw. Fieber, aber diese nicht

---

schwächste" handele es sich um Globuli eines Schwefelpräparates, mit jeweils nur zwei Schüttelschlägen potenziert, durchaus berechtigt (vgl. D21, Anm. 17).
28 Verbindungsstrich zu „Kopf" Z.8.
29 Verbindungsstrich zu „schwer" Z.8.
30 Verordnung wie am 13. Okt. geplant.

7	Mittwoch bis Mittag gut - dann Schwere im Kopf, gehen half nicht, hatte Drücken in d. Schläfen /dabei\
8	kein[31] Stuhl
9	Donnerstag und heute Stuhl
10	saures Aufstoßen noch so heute 6 § N°1
11	₀ schwächste[32]

362.

24
oct

1	den 3 Jun **Sie** Anschein zu Menstrum

364.

24
((Okt.))

1	| (**Volkmannin** nach Aussagen seiner[33] | den 3 Jun war sie am besten
2	seit dem 7ⁿ Juli wieder rückwärts, sie bekam da Schwindel
3	Sie verliert immer mehr Kraft zu gehen
4	Gedächtnis schwach | kann ihrer Wirtschaft nicht mehr vorstehen
5	wieder Sch. beim coitus
6	beim Lesen Nervenreitz und Schwäche der Augen daß sie, wenn sie ermüdet ist die Augen von selbst nicht
7	öffnen kann - sind krampfhaft geschlossen
8	Verdauung?
9	Am Leben kein Geschmack, kein Hang vergnügt zu seyn
10	Nicht magerer | heute Afterknoten | klagte Steifheit in den Knieen

367.

25 ((Okt.))

1	| **Volkmannin** /v. 24 und 20\ glaubt etwas besser | schon das Anordnen griff ⌐S¬ ihren Kopf an
2	Sonnab. Ab. starker Schwindel der fast den ganzen Sonntag anhielt | Sonntag sehr ärgerlich
3	nicht schlecht geschlafen
4	nichts fieberhaftes - friert aber doch, ein Ziehen in der Hand

---

[31] Verbindungsstrich zu „Mittw" Z.7.
[32] Im ersten der sechs Milchzuckerpäckchen, wie geplant, ein Kügelchen Sulphur, möglicherweise mit jeweil nur zwei Schüttelschlägen potenziert (siehe D21, Anm. 27).
[33] Es handelt sich wohl um eine Fremdanamnese durch Dr. Johann Wilhelm Volkmann, die auf dem Ende der Originalseite 362 schon begonnen wurde. Hier betraf die vorige Eintragung D. Volkmann.

4 Edition der Krankengeschichte

5	Ksch. nur bei Anstrengung Drücken in der Stirn
6	Stuhl | nur 3 Mahlzeiten
7	saures Aufstoßen fast nach jedem Essen
8	wenn sie angegriffen ist, drückts in den Augen | Ab. im Bett wenn sie nicht einschlafen kann
8*	kann sie die Augen nicht öffnen
9	heute V.M. ärgerl[ich]. 3 § N°1 /$_o$\ $Ferr. nächstens allerschwächste[34]

377.

29 oct.

1	| **Volkmannin** /v. 25\ die erste Nacht auf $Ferr. fror sie und hatte große Unruhe in den Händen und Vorderarmen.
2	wußte nicht, wo sie sie hinlegen sollte 1 St /dann geschlafen\
3	Donnerst. hübsch, konnte N.M. etw. schlafen
4	doch das saure Aufstoßen nicht besser
5	Freitag auch gut geschlafen, doch aufgewacht mit Hitze im Gesichte und so den ganzen Tag
6	nach Spazieren so schwindlich und schwach, daß sie sich mußte führen lassen
7	seit Freitag Mittag <u>Ekel vor dem Fleisch</u>, ißt etwas, denkt aber nicht gerne dran weder
7*	NB $Ferr.[35]
8	vorher noch nachher | nachher noch ekeliger | überhaupt jezt nach dem Abendessen etwas übelig
9	auf Cacao und Milch keine Übelkeit
10	obgleich auf Milch mehr Aufstoßen
11	Freitag gar kein Aufstoßen | erst N.M. 5 U. etwas \saures/ Aufstoßen | N.M. Schwäche in Hinterkopf
12*	und in den Beinen
12	Sonnabend gut geschlafen, wachte doch nach 4 U. mit Uebelkeit auf, hatte früh wenig gegessen
13*	ohne saures Aufstoßen
13	nach[36] Tisch etwas saures Aufstoßen, kurz | ging mit den Kräften
14	nach dem Abendessen Uebelkeit und um 10 U. saures Aufstoßen
15	schlief von 9 - 4 U. fühlte im Schlafe saures Aufstoßen

---

34 Das erste von drei Päckchen enthält Ferrum, um anschließend eine noch schwächere Sulphurpotenz zu verabreichen. Der Vorgang erinnert an „minim", auch ein Superlativ, der dann noch einmal mit „minim minim" gesteigert wurde (D18, Anm. 36).

35 Hahnemann hat dieses Symptom nicht übernommen; es ist nicht getilgt worden. Ein ganz ähnliches findet sich jedoch für Ferrum in der RA II, 3. Aufl., Symptom N°74: „Wenig Appetit, am wenigsten zu Fleisch; es war ihm so voll."

36 Verbindungsstrich zu „Sonnabend" Z.12.

16	heute früh Schwindel, mußte sich legen - so eine Schwäche über dem Magen und Brust hing
17	Stuhl heute nach Bücken Sch. im Kreutze wie Stechen oder Zerbrochen
18	ärgerl[ich] und verdrießl[ich] gewesen
19	das nicht Oeffnenkönnen der Augen nicht wieder heute V in N°1 4 §[37]
19*	!³⁸

393.

2
Nov ((1820))

1	| **Volkmannin** /v. 29\ ging hübsch
2	der Ekel vor Fleisch verloren | wieder Appetit
3	früh fast gar kein saures Aufstoßen | gestern N.M. wars nicht stark
4	gut geschlafen
5	gar kein Jücken
6	empfindlicher gegen die Luft, ⌐...⌐ in dumpfer Luft nicht wohl
7	eben nicht ärgerl[ich] gewesen
8	Stuhl
9	gestern nach Spaziergang sehr ermüdet 4 § N°2
10	$\mathrm{ooV}/_{10,000}$ [39]

402.

6 nov

1	| **Volkmannin** /v. 2\ ziemlich gleich | kein Ekel mehr vor Fleisch
2	Milch bekömmt besser, hat immer Appetit dazu, heute noch kein saures Aufstoßen drauf
3	gestern N.M. aber, und Mittag nach etwas Suppe saures A.

---

[37] Ob mit „V" (= C15) nun „allerschwächstes" gemeint ist, läßt sich nicht ohne weiteres bestimmen. Wenn dem so wäre, würde es auch gegen die Deutung von „schwächstes" als C30 sprechen (vgl. D21, Anm. 17).

[38] Das Ausrufezeichen am Seitenrand stellt einen Vermerk für ein geheiltes oder gebessertes Symptom dar (Vgl. Fischbach-Sabel [1990], S. 27). Auch das Ausrufezeichen ist nicht getilgt, weswegen man von Nichtaufnahme ausgehen muß.

[39] Wieder eine neue Art der Notierung: Römische Zahlen befanden sich sonst immer unter dem Bruchstrich oder wurden unter gänzlichem Weglassen des Bruchstrichs verwendet. Es könnte sich hier mit Vorbehalt um ein (oder zwei?) weiterpotenziertes Streukügelchen C15 handeln (dieser Vorgang würde an die „Médicaments aux globule" des ORG[VI] erinnern), entweder in zwei Centesimalschritten oder einem Schritt mit zehntausend Tropfen zum „Zehntausendstel" verdünnt, evtl. aber auch eine „ganz normale" C17 (= $^1/_{10000}$ V).

4	Sonnab. früh nur auf ein Paar Zwiebäcke übel zu Muthe, saures Aufstoßen und N.M. a[e][rgerlich
5	gestern sehr schwermüthig hätte immer weinen mögen
6	heute ärgerlich
7	Schlaf gut | nur Nacht von Donnerst[ag] zu Freitag (vor dieser Arznei) Unruhe im Kopfe /mußte ihn immer auf was kaltes legen\
8	Freitag gr. Abneigung vor Menschen und Gesellschaft
9	es machte ihr im voraus Angst dran zu denken
10	Kräfte | Luft konnte sie vertragen
11	Stuhl die beiden lezten Tage sehr hart, lorbeerartig
12	kein Schwindel
13	gestern und vorgestern Sterbegedanken
12*	| den 13ⁿ Thuy. gehabt
13*	heute Bell. 4 § dann von vorn $Sulph.[40]

414.

10 Nov.

1	| ⌐D⌐Volkmannin /v. 6\ Montag zieml[ich]
2	Dienst. Kopf etwas schwer | in der Brust fast ohnmächtig schwach und schwindlicht)
3	früh[41] nach Milch sauer Aufstoßen und sehr ärgerlich
4	Mittwo. gut geschlafen etw. Ksch. auch die vorigen Tag schweres Ziehen bis auf die Nase
5	heute[42] nur wenig Stechen in der Stirn, gestern gar nicht
6	bei[43] Abendmahl Herzklopfen, und Schwindel und Schwäche | dies beides den ganzen Tag
7	bei Aengstlichkeit gleich zu Stuhl schon sonst - Mittwoch dreimal | und Brustbeklemmung /Uebelkeit öfters /bes.[44] wenn sie hungrig /ward\\\
8	Donnerst Schlaf gut - die Knie sehr schwach, sonst gestern recht wohl
9	doch ärgerl. nicht schwermüthig, auch heute nicht
10	Freitag Schlaf wachte mit etwas Jucken auf
11	Schwäche im Kopf beim Sprechen 4 § N°1 $Stann.[45]
11*	diesen Morgen nach Frühstück ärgerl[ich]
12*	und schwer und müde

---

40 Bevor Hahnemann wieder mit dem Schwefelzyklus beginnt, gibt er einmal Belladonna.
41 Verbindungsstrich zu „Dienstag" Z.2.
42 Verbindungsstrich zu „Ksch" Z.4.
43 Verbindungsstrich zu „Mittwo" Z.4.
44 Verbindungsstrich zu „Uebelkeit" Randeintrag Z.7*.
45 Das erste der „4 §" enthält Stannum, Zinn (vgl. RA VI, 2. Aufl., S. 280, und CK V, 2. Aufl., S. 292).

428.

14 Nov.

1 | **Volkmannin** /v. 10\ im ganzen ganz leidl[ich] Kräfte | hübsch Stuhl seit einiger Zeit sehr schleimig, doch tägl[ich]
2 gestern Ab. viel Aufstoßen und Schleimaufschwulken ohne Uebelkeit
3 Freitag viel Säure und sehr ärgerlich
4 alle Nächte gut geschlafen
5 Sonnab früh wieder ärgerlich
6 Sonntag sehr heiter bes. V.M.
7 gestern mehr gleichgültig
3* ||
4* ||
5* || saures Aufstoßen immer
6* ||
7* ||
8 gestern die Augen so gereizt, als hätte sie viel geweint, und würde sie beim arbeiten anstrengen
9 mit Neigung sie zuzumachen
10 Schwäche im Kopfe beim Sprechen eben nicht
11 vom Fahren gestern so ängstl[ich] und drauf so schwindlicht - sonst kein Schwindel
12 Appetit sehr wenig Ksch | Brüste eher magerer /als sonst\ | Schmerzhaftigkeit des coitus
13* Haare seit 14
14* Tagen mehr ausgef[allen]
13 auf den Schultern, Brust und Rücken etwas Jücken Ab. beim ausziehen 4 § N°1 A $_{oo}$ [46]

439.

18 Nov.

1 | **Volkmannin** /14\ Kinder gut
2   ihr[47] gings gut diesmal, tägl[ich] bis ((lat.: zweimal)) gegangen, auch weit

---

[46] Wieder ein neuer Code, der sich bei vielen Patienten gleichzeitig in der gleichen Reihenfolge findet: Auf den nächsten Seiten tauchen vermehrt die Großbuchstaben A, B und C auf, gefolgt von mehreren kleinen kreisrunden Symbolen, die wohl für die bestimmte Anzahl Globuli stehen. Sie ähneln dem Apothekerzeichen (vgl. HAL I, S. 55ff.) für Arsenicum sehr stark; aus dem Kontext heraus, vor allem durch die Zeichen „A $_{oooo}$", kommt diese Deutung indessen nicht in Frage. Kaum einen Anhalt dagegen gibt es für die Interpretation der Großbuchstaben. Es könnte sich auch hier wiederum um Sulphur handeln.
[47] Verbindungsstrich zu „Volkmannin" Z.1.

	3	Laune zieml[ich] gleich und hübsch
	4	die erste Nacht noch sehr guten Schlaf
	5	die ersten \3\ N.M. etwa 4 Mal Schauder blos am Rumpfe, keine Hitze drauf
	6	gestern nicht
	7	die beiden lezten Tage mäßiges saures Aufstoßen
	8	wenig leeres Aufstoßen
	9	Stuhl die ersten Tage noch schleimig (gewöhnl[ich]. dunkel) schien grünl[ich] die beiden lezten Tage ohne Schleim
	10	kein Schwindel | nicht Kopfschwäche
	11	in den Augen wenig
	12	Rücken und Brust Jücken, gestern Ab. stärker 5
	13	diese Nacht kein Frost und keine Unruhe in den Händen
	14	die zweite Nacht hatte sie Frost und Unruhe heute $_o$ um zu sehen wie lange A $_{oo}$ wirkte 4 §[48]

449.

22
Nov

	1	**Ihr** /v. 18\ recht gut, Schlaf
	2	etwas Aengstlichkeit mehr die ersten Tage, gestern und heute eben nicht
	3	Saures Aufstoßen mehr N.M. | jücken eher mehr als weniger doch nicht bedeutend kömmt Ab.
	4	Stuhl
	5	Zahngeschwüre immer nach Tische Sch. dran um 4 U. etwa
	6	Spazieren und hatte Kräfte, nur vorgestern nicht
	7	beide lezte Tage etwas Schwindel, beim Aufrichten nach Bücken
	8	friert blos äußerl[ich] heute /N°**B oo**\ (A $_{oooo}$ /**überschlagen**\) 4 §[49]

460.

26 ((Nov.))

	1	| **Volkmannin** /22\ Blut kömmt ihr N.M. in den Kopf - Röthe im Gesichte und Kopf schwer. | gestern recht arg
	2	in warmer Stube und nach Tisch und bei Bewegung
	2*	übrigens[50] kalt

---

[48] „$_o$" explizit als Placebo, so wie „4 §". Hahnemann scheint also von „A $_{oo}$" eine längere Wirkungsdauer zu erwarten.

[49] Die fettgedruckten Stellen rühren von einem weichen Graphitstift und dürften Hahnemanns Handschrift entsprechen. „A $_{oooo}$ überschlagen" heißt wohl, daß vor „B $_{oo}$" „A $_{oooo}$" an der Reihe wäre.

[50] Verbindungsstrich zu „Röthe" Z.1.

3	beim Schnellsteigen voll auf der Brust, Athem verging, übel mußte stehen bleiben
4	den einen Tag Jucken am Fuß - sonst doch an der Brust und Rücken, eben soviel als jene Tage
5	wachte leichter auf diese Nächte
6	Freitag Ab. und Sonnab. V.M. sehr ärgerlich worauf ihr übel wird
7	kann nichts jezt auf dem Kopfe haben
8	saures Aufstoßen recht mäßig meist nur N.M. und \nach/Abendessen
9	noch kl. Geschwürchen am Zahnfleische - am hinter Zahn Sch
10	Schwindel | nicht so viel Frieren | heute fort B_{00} 4 §[51]

⌐2⌐475.

3 Dec ((1820))

1	| **Volkmann** /v. 26\ Nächte gut | die ersten Tage Laune abwechselnd | Montag V.M. heiter | N.M. schwermüthig und ärgerlich /und übel\
2	Dienst. allzu weit gegangen
2*	Dienst. früh übel und ärgerl[ich] | N.M. heiter
3	Blutdrang nach dem Kopfe eben nicht mehr
3*	Mittwoch den ganzen Tag gut, auch die übrigen Tage
4	Zahnsch. die Mittwoch und Sonnabend am meisten, kommen nur N.M. 3 U. bis Schlafen gehen
4	nicht eben Jücken den[52] 29.
5	im ganzen wenig Aufstoßen | Mittwoch Donnerst und Freit. heftiges Aufstoßen bis zum Erbrechen
6	wenig Schwindel gestern gestern sauer Aufstoßen aber nicht Erbrechen
7	gestern Ab. Aergerlichkeit und Schwäche der Füße | auch diesen Morgen die Aengstlichkeit
8	nach Kopfschwa[e]che und Gedächtnißschwa[e]che 6 § C_{00}[53]

489.

9 Dec.

1	| **Volkmannin** /v. 3\ den 3^n N.M. Schwindel Zahn und Ksch. Ab. wieder Schwindel und Stiche im l. Kopfe
2	4^n Nacht mehrmal aufgewacht, noch dumpfer Ksch. und Stechen - auch Schwindel noch
3	diesen Tag sehr gereitzt, von wenigem Lesen und Schreiben arge Unruhe

---

[51] Auch „B_{00}" soll insgesamt acht Tage nachwirken.
[52] Zwischen den Zeilen, direkt unter „Mittwoch" Z.4, interlinear eingerückt.
[53] Schließlich nun „C_{00}". Hahnemann hat bei der Volkmannin die bei den anderen Patienten noch folgenden „A_{0000}", „B_{0000}" und „C_{0000}" weggelassen.

4	N.M. etwas Hitze im Kopfe - aber kein Zahn und kein Ksch
5	5 Nacht leidl[ich]. wachte früh auf | früh verdrießl[ich] ärgerl[ich] ½ St. vor und ½ St. nach dem Frühstück
6	viel saures Aufsoßen, bis zum Erbrechen, hatte immer den Mund voll Schleim, den sie aus /spucken mußte\
7	6 Nacht gut, früh viel Säure | N.M. etwas Frost im Rücken und Brust, drauf in die Füße /etwa 6 Mal den N.M.\
8	7^n Nacht gut, früh saures Aufstoßen | von einem übeln Gesichte Schwindel und ängstl[ich]. und da.
9	schwach wie zu leicht in den Füßen und im Oberkörper schwer
10	immer N.M. starker Hunger
11	8 Nacht gut - bei allen Arbeiten Schwindel und Schwere im Vorderkopfe
12	gestern Mittag und heute einmal im r. Ohre Sau ßen
13	etwas Leibsch und Stuhl zum zweiten Mal
14	9 heute wieder saures Aufstoßen und ärgerl[ich] bis ½ St. nach dem Essen
15	Nacht um 10 U. mit Angst und Unruhe aufgewacht, glaubte sehr krank zu seyn
16	schlief bald wieder ein, wachte noch einmal, da in den Händen so unruhig
17	und voll <und voll> und Pochen im Kopfe | zum dritten Mal eben so auf der Brust
18	und wie sie früh erwachte wars im ganzen Körper pulsieren
16*	blos in Hals, Rücken
17*	und Armen Jücken gehabt
18*	tägl[ich] spaziert
19	gestern Ab. etwas Erbrechen, auch sauer
19*	heute 6 § ohne etwas[54]

500.

15
Dez

1	| **Volkmannin** /v. 9\ die Nacht vom 12^n zum 13^n arges Jücken, den Ab. vorher
2*	beim Stehen am Ko[e]rper
2	an der l. Lende
3	viel Säure, doch sehr wenig leeres Aufstoßen
4	kann[55] weniger Braten vertragen
5	die erste Nacht gut ⌐...⌐
6	den 10 Steifheit und Müdigkeit der Füße arg - die übrigen Tage auch doch weniger

---

[54] Zwölf Tage etwa soll „C_{00}" wirken.
[55] Verbindungsstrich zu „Säure" Z.3.

7	Ab.[56] viel Schwindel und Ksch von 9 -10 U.
8	11 Nacht gut
9	12 die erste Hälfte der Nacht gut - und ängstlich träumen
10	Kopf sehr schwer diesn Tag mehr als andre Tage
11*	früh etw. Schleimabgang
11	13 die ersten Paar St. blos geschlafen dann Jücken die ganze Nacht
12	14 gut geschlafen
13	15 etwas unruhig wieder 6 § leere und extra C $_{oo}$
14*	zu[57] sehen wie lange C $_{oo}$ nach dem 3^n in der Wirkung anhält[58]

510.

21
Dec

1	| **Volkmannin** /v. 15\ seit vorgestern wieder schlechter (seit dem 3^n Coo, also 15 Tage /gut\) kann nicht allein auf der Straße seyn, jeder Mensch
2*	beängstigt sie, er laufe nur, oder sehe bes. aus
3*	auch wenn man auf sie redet - glaubt sie verliere Ihre Besinnung
2	--------------[59] sehr ärgerlich, dabei wird ihr
3	übel, wie Würgen im Halse
4	schon den 16^n etwas Schwindel Uebel und ängstlich, Ab. etwas Jücken und Rückensch. und im Kreutze beim Bücken, etwas Hitze im Kopfe dabei
5	17^n die Nacht drauf unruhig, etwas Jücken an der R. Brust, arge Säure auf Obst
6	18 Nacht nicht gut, war am Tage müde, Säure mäßiger, kein Jücken
7	19 Nacht gut - früh Schleimabgang stärker
8	Nach Essen sehr ärgerlich und reitzbar
9	20 Nacht gut
10	bei kalten Füßen gleich schwindlicht
11	21 diesen Morgen nach gutem Schlaf Ksch auch jezt Drücken in der Stirne, bei Bewegung schlimmer
12	ist nicht heiter sondern weinerlich
12*	behält ihr extra C $_{oo}$ an Bell.
13	Appetit, Stuhl | eben nicht Träume | heute wieder C $_{oo}$ zu sehen obs auch zum zweiten Male gut thut 6 § N°1 C $_{oo}$

---

56 Verbindungsstrich zu „10" Z.6.
57 Verbindungsstrich zu „leere" Z.13.
58 Am 3. Dez. bekam die Volkmannin das letzte Verum. Das „extra C $_{oo}$" ist also bei Bedarf einzunehmen. So möchte Hahnemann die Wirkungsdauer feststellen.
59 Übernahme von „seit vorgestern" aus Z.1.

Krankenjournal   D 22

49.

11
((März 1821))

1	| V_nnin /v. 21 Dez.\ blaß den 30^n Jan bis 2 Febr. arges Fieber mismüthig, unruhigen Schlaf
2	den 27^n menstrum 7 Tage, sodaß es erst den 6^n (2 Tage nach ⌐Neumond¬[1] /⌐dem lezten Viertel¬\) weg war
3	war[2] dabei und \ist/ seit dem viel heiterer den[3] 6^n März
4	Schlaf will nicht in
5	zuweilen[4] kann sie nicht einschlafen und wenn sie einschläft, wacht sie vor Unruhe im Blut
6	wieder auf - Bewegung wie Pochen
7	vorlezte Nacht die Unruhe im Hinterkopfe und den ⌐Arm¬\Hand/gelenken, muß immer anders /lag[ern]
8	diese Nacht ⌐...¬ Unruhe an der Brust und Unterleib.
9	von[5] 10 - 11 ½ und von 3 ½ - 4 ½ U.
10	Kniee sehr schwach | mager seit 4 Woch[en]
11	Säure gleich vor Eintritt des menstr. arg - nach menstrum mäßig nur saures Aufstoßen
12	Appetit leidl[ich]
13	Stuhl - die 7 Tage des menstrums \1/ durchfälliger Stuhl tägl[ich]
14	vor menstrum arger Weißfluß 3 Wochen - nach demselben nur den Tag drauf
15	seitdem wenig
16	nur ein Paar Mal Jücken einmal während menstrum
17	und einmal vorher
16*	‖
17*	‖ Oberschenkel und Rücken
18	vor menstr. arger Schwindel
19	nach ------ blos beim Bücken, jezt wenig heute § 5 min.[6]

---

1 Das getilgte Wort „Neumond" ist gepunktet unterstrichen.
2 Verbindungsstrich zu „menstrum" Z.2.
3 Verbindungsstrich zu „2 Tage „ Z.2.
4 Verbindungsstrich zu „Schlaf" Z.4.
5 Verbindungsstrich zu „diese Nacht" Z.8.
6 Diese Verschreibung ist unklar. Es könnte sich um die Anwendung von Elektrizität handeln, möglich wäre jedoch auch fünfminütiges Riechen an einer homöopathischen Arznei. Vgl. D22, Anm. 9 sowie Anm. 27.

57.

18
((März))

1 | **Volkmannin** /v. 11\ Gemüth ward gut | Sonntag Drücken auf dem Kopfe und N.M. etw. Hitze im Gesichte und den Augen | Ab. etw. ärgerlich
2 die Nacht nur von 11 ½ bis 4 ½ geschlafen
3 Montag früh noch etw. ärgerlich
4 die übrigen Tage Hunger, aber kein Appetit | die ersten Tage sehr gereitzt gleich Hitze im Kopfe und Stiche durch /den Leib\
5 die ersten Tage etw. ängstlich, bes. nach Spazieren | Kopf vertrug nicht viel Anstrengung, am meisten Montag
6 ward ihr schwer und Drücken auf dem Kopfe
7 von Montag zu Dienst schlief sie nur bis 3 U. die beiden lezten besser - oft Aufwachen, und sehr früh
8 Dienst früh schwach in den Füßen und Zittern in Arm und Händen blos V.M. | N.M und Ab. besser | Nacht zum Mittwoch wenig Schlaf
9 ⌐dann⌐ Mittw. früh etwas Schwindel und mehr saures Aufstoßen als gewöhnlich.
10 Donnerst. V.M. etw. ärgerl[ich]. Freitag viel Weißfluß, gestern nicht | der wenige Schlaf war nicht mehr /von Unruhe im Blute\
12 Stuhl tägl[ich] | kein Jücken heute § $Stann. davon von 12 U. Mittag an \Schwindel und Kopfschwere/ ungeh. Hitze /mit Durst\ im ganzen Körper bes. Brust Arme bis 3 U
13 noch viel saures Aufstoßen Ausgehn griff sie an ward ängstlich und traurig - blaß - als wären die Augen eingefallen, Gefühl
14 mußte die Augen immer zu machen | kein Jücken | noch schwach die Knie | eine Nacht Unruhe | Appetit etwas

61.

21
((März))

1 | **Volkmann** die Nächte noch nicht ruhig, konnte gestern Ab. nicht einschlafen /und wachte 3 ½ U. auf\
2 magert ab seit 4 Wochen
3 noch Mattigkeit
4 Tageweise leidli[ches]. Gemüth heute \den 22/ 2 Mesmer. Striche

63.

22
Ma[e]rz

1 | **Volkmann** /V. 18\ im ganzen Körper Blut so unruhig mit gr. Mattigkeit - nächstens $Aur. einmal mesmer. gestrichen

                                                                68.
         25
         Ma[e]rz

1 | **Volkmann** /V. 22\ schon die erste Nacht Schlaf besser - schlief bis um 3 U. und konnte dann wieder einschlafen
2   die folgende Nacht sehr gut von 9 - 5 U.
3   die lezte ein Paar Mal aufgewacht - weil sie Weinsuppe \mit Zitrone und Zimmet/ gerochen hatte
4   den Freitag war ihr auch beim Spazieren der Kopf so schwer, gestern nicht.
5   -------- früh in der Kirche konnte sie das Geräusch nicht aushalten den 27^n künftigen Dienst ((Dienstag)) sinds 4 Wochen /nach menstrum\
6   Gemüth war gut
7   Freitag war das Aufstoßen bitter und sauer
8   überhaupt wenig Aufstoßen gehabt.
6*   heute also § menstrum erst abzuwarten
7*   dann $Aur.

                                                                83.
         1
         Apr ((1821))

1 | **Volkmann** /V. 22 /⌐...⌐ 25\\ Menstrum nicht erschienen
2   im allgemeinen hübsch
3   Nächte ziemlich gut geschlafen mit wenigen Ausnahmen
4   Montag (Sonntag) ärgerlich und viel Säure dabei
5   Dienst. früh Schwindel im Sitzen
6   kann Fahren nicht vertragen beköm[m]t Drücken im Kopfe und Hitze im Gesichte
7   nach zuweitem Gehn auch arges Drücken im Hinterkopfe
8   alle V.M. sehr frostig und nach Tische sehr heiß blos Freitag und Sonnab. blos angenehm warm
9   Mittw. ⌐Fr⌐ einmal Stechen zwischen den Schulterblättern
10   Kopf zieml[ich] schwach, bes. Freitag | ein gewöhnl[icher] Gedanke kann sie dann so bange machen
11   daß sie ihre Gedanken nicht wieder findt
12   Freitag ‖
13   auch Dienstag ‖
12*   Ausschwulken 4 mal von Säure, das lezte Mal bitter sauer
14   wenig Aufstoßen aber sehr sauer hatte \den 11   5 min[7]/ den 18 Stann. den 22 mesm.

---

[7]   Vgl. D22, Anm. 9 sowie Anm. 27.

| 15 | diese Nacht nicht kon ((können)) einschlafen - um 10, 11 U. Uebelkeit und Unruhe, in der Mitte des Kopfs Sch. als
| 16 | wenn er auseinander getrieben /würde\
| 17 | wachte dann noch oft auf
| 18 | heute \etwas bittrern Geschmack/ noch Schwere im Kopfe und als ob sie nicht gut aus den Augen sehn könnte
| 19 | wenig Weißfluß die lezten 4 Tage
| 20 | Clem?[8] früh viel müder als N.M.
| 21* | heute 5 min E.[9] dann $Aur.

92.

8 April

| 1 | \| **Volkman** /V. 1\ den ersten Tag auf 5 min E sich schlecht befunden[10] sehr heftigen Schwindel zum Anhalten und Herzklopfen
| 2 | auch Uebelkeit \| nach Tische nicht besser und gr. Schwäche, auch schwacher Kopf
| 3 | und sehr ärgerl[ich]. \| N.M. etw. besser \| Ab. wieder schlim[m]er
| 4 | und Klopfen des Bluts im ganzen Körper \| nicht ausgegangen
| 3* | Montag wohl etw. besser
| 4* | aber gr. Schwäche in den Knien
| 5 | N.M. auf Fahren, Fußsohlen wie taub und tod
| 6 | dabei Sch. im Kreutze und Hüften und Ksch. (immer vom Fahren) Ab. Schwindel und Uebelkeit
| 7 | konnte Ab. nicht einschlafen vor heft. Bewegung des Bluts
| 8 | und Unruhe in ganzen Körper bis 11 U. Angst
| 9 | dann bis 2 U. blos geschlafen, mit viel Aufstoßen
| 10* | Dienst früh viel Schwindel beim Gehn \|
| 11 | und Kreutzsch den ganzen Tag \| Drücken und Schwere im Kopf und Sch. drin bei Bewegung
| 12 | als obs drin schüttelte
| 13 | bei kalten Füßen stieg das Blut bis ans
| 14 | Herz, als sollte sie Blutsturz bekommen, zum Umfallen
| 15 | N.M. viel Hitze im Kopfe und Sch. in den Schienbeinröhren hatte viel Husten und
| 16 | Katarrh auch die Nacht (seit Jahren nicht)
| 17 | Mittwoch im ganzen wohler, doch kein Appetit und kein Hunger die ganze Zeit

---

[8] Auf Grund folgender Symptomatik mag Hahnemann die Brenn-Waldrebe in Erwägung gezogen haben (CK II, 2. Aufl., Clematis erecta, Symptom N°142): „Früh, beim Erwachen, Schlaftrunkenheit und Müdigkeit, er möchte gern aufstehen, fühlt sich aber allzu ermattet. (Fr.)"

[9] Hiermit dürfte die Anwendung der Elektrizität über fünf Minuten gemeint sein. Vgl. Kap. 5.6.

[10] Die elektrische Anwendung bekam der Volkmannin also nicht gut.

4 Edition der Krankengeschichte

18	Donnerst. Nacht wachte sie von unruhiger Bewegung des Blutes im Herzen zweimal auf
19	früh[11] viel Durst
20	Viel Säure allgemein und schleimiges Aufstoßn
21	die Nächte nicht gut
22	etwas Weißfluß seit einigen Tagen
23	menstrum glaubt sie werde den Dienst kommen, habe es auch ehedem nur aller 6. Woche gehabt
24	diese ⌐Na⌐ beiden lezten Nächte ohne Beschwerden doch nicht viel geschlafen.
25*	Gemüth ging
26	hatte blos inzwischen $Stann. | heute $Aur. §
27	noch nicht $Acidum[12] ph.

102

17
Apr

1	| **Volkmann** /V. 8\ kann kein Fleisch, und keine Brühe essen, seit Freitag keins von beiden
2	wird ihr übel drauf
3	sehr müde, besonders oben an den Oberschenkeln oben
4	am Dienst. Leibsch als sollte menstr. kommen
4*	Zieht an den Schamtheilen wie Sch. beim Gehn
5	und ein Pressen nach der Geburt
5*	wie im Psoasmuskel
6	und eine Zusammengezogenheitsempf. an den Lefzen bis an den After, als könnt nichts raus
7	die[13] Nacht drauf \Schlaf/ sehr unruhig und Dienst und Mittw. viel Durst
8	Mittw. Schwindel und nach Tische Frost
9	sehr ⌐...⌐ mismüthig bis Freitag auch ärgerlich mit unter
10	Mittw. und Donnerst. Afterknoten schmerzh. | daher schwieriger Stuhl
11	Sonnab. Stuhl | Ab. viel Drang zu Stuhl
12	Sonnt. ein Durchfallstuhl früh - seitdem kein Stuhl
13	blos 1 sechser franzbrod
14	viel Säure aber wenig Aufstoßn | nicht nach jedem Essen saures Aufstoßn, nur nach Trinken
15*	schwulkte Säure rauf und kratzt im Halse

---

11 Verbindungsstrich zu „Donnerst." Z.18.
12 Hahnemann verwendet hier das Apothekerzeichen für Säure (ein „+") und kürzt „phosphori" mit „ph." ab (also „+ ph."). Gemeint ist demnach Ph-ac. Vgl. HAL I, S. 55.
13 Verbindungsstrich zu „Dienst." Z.4.

16	kommt mehr in den Unterleib wie Blähungsbeschwerden
17	oft Heißhunger Son[n]tag auch Sodbrennen
18	kein Klopfn des Bluts
19	Träumt alle Nächte, ängstl[ich] die sie wecken
20	recht frostig gestern Ab. und heute
22	eben keine Aengstlichkeit heute $Ars. ein §

108.

21
Apr

1	22 | **Volkmann** /V. 17\ in zwei Tagen sinds 8 Wochen daß sie menstrum hatte
2	diese Nacht erschiens wieder
3*	wo sie $Ars. hatte[14]
3	Fleischappetit ⌜muß⌝ sich wieder \ge/funden
4	der Sch. oben an den Oberschenkeln an den Schamtheilen hörte gleich auf
5	die Zusammengezogenheitsempf. in der Aftergegend weg
6	die ersten beiden Tage hörte das Frostige auf, den Donnerst. kams wieder \und Freitag/ bes. an den
7*	Waden und schauderte dran gestern und heute weg
7	die lezten beiden Tage Säure weniger
8	Mittw. und Donnerst. nach Tische Magenbrennen
9	Schwindel blos Freitag
10	Stuhl | blos Donnerst keiner
11	Dienst wegen Kaffeegeruch Nacht unruhig
12	Gemüth ziemlich ruhig, obgleich nicht heiter
13	Freitag ein betäubend drückender Ksch in der Stirne
14	etwas mehr Appetit, und kein Heißhunger
15	gestern früh auf dem Markte vom Lärme sehr angegriffen der schwache Kopf
16	und von der Sonnenhitze, und Sonnenlichte
17	N.M. ein Drücken im Genicke dicht am Kopfe und Ab. 6 U. Angst, als wollte
18	sie den Verstand verlieren, mußte sich mit Leuten beschäftigen
19	damit es nicht wieder kam
20	diese Nacht bis 2 U. geschlaf[en]
21*	heute §[15] v. 8ⁿ

---

[14] Direkt unter „/V. 17\" Z.1.
[15] Leerer Milchzucker, wohl zum Auswirken von Arsenicum album.

4 Edition der Krankengeschichte

112.

30
Apr

1	| **Volkmannin** /V. 22\ Sonnab. sehr hinfällig blieb in Stötteritz | menstrum ging gut \konnte aber nur wenig geh[en]/, Freitag weg
1*	wo¹⁶ sie die üble Nachricht /erhielt\
2	bekam Sonntag drauf wieder Blutabgang
3	und sehr matt, und niedergeschlagen mehr als ärgerl[ich]
4	hatte zulezt ⌐... $Aur.⌐ den 17ⁿ $Ars. | vorher den 8 $Aur. | heute Nux §

118.

2 Mai ((1821))

1	| **Volkmann** /V. 30\ auf Nux blieb das Blut weg | Ab. Leibkrampfsch. im Unterleibe, nach Niederliegen weg
2	diese Nacht auf dem Kopfe Kälteempf. und drauf ein Drücken da
3	(zuweilen hie und da ein Streif am Körper von Kälte) sonst schon
4	etwas kräftiger
5	diesen Morgen heftiges Magendrücken und arges Aufstoßen, doch nun weg
6	Stuhl | gestern saures Aufstoßen
7	zuwenig Schlaf die Nacht, kaum 4, 5 St. abgebrochen
8	in den ⌐Gel⌐ Handgelenken Sch. und im Schlafe zucken die Hände
9	Gemüth seit Nux besser
10	Geht 8, 10 Minuten lang nur
11	konnte gestern Ab. nicht gut einschlafen | hat gegessen | hatte noch nicht $Acidum¹⁷ ph. \auch nicht $Antimonium/ | 5 min E hatte sie sehr angegriffen¹⁸
12	konnte den ersten N.M. besser gehen | vorgestern noch Sch. oben in den Hüften und nach den Schamtheilen zu
13	dabei¹⁹ muß sie im Gehn die Füße einwärts setzen
14	nächstens $Antimonium | dann $Sulph. riechen dann $Acidum ph. heute §

---

16 Verbindungsstrich zu „Freitag" Z.11.
17 Vgl. D22, Anm. 12.
18 Die Anwendung der Elektrizität hat der Volkmannin anscheinend nicht bekommen (vgl. D22, Anm. 9 und 10). Es finden sich auch keine weiteren Notizen, die auf Anwendung von Elektrizität schließen lassen.
19 Verbindungsstrich zu „vorgestern" Z.12.

122.

4
Mai

| 1 | | **Volkman** /V. 2\ Mittwoch schon vor dem $Pulvis heftig Leib" und Magensch. - nahm Mittag §
| 2 | N.M. ein Ksch. ein Punkt auf dem Kopfe und einer auf der Stirn drückend
| 3 | nach dem Essen Zahnsch. 1 St. | hatte den Tag viel Aufstoßen, Nacht sehr unruhig
| 4 | schlief sehr wenig mit Uebelkeit und Ksch. auch schon vor 4 U. wach
| 5 | gestern viel leeres und saures Aufstoßn und N.M. Brennen dabei im Halse
| 6 | diese Nacht von 10 - 3 ½ \U./ gut geschlafen
| 7 | wenig Hunger | gestern Mittags viel Aergerlichkeit und Unempfänglichkeit
| 8 | doch Kräfte besser und sich weniger beim Gehn ermattet gefühlt
| 9 | heute bessern Gemüths
| 10 | gestern V.M. etwas geschlafen   heute noch 2 § um dann $Antimonium oder $Acidum ph zu geben

130.

7
Mai

| 1 | | **Volckmannin** /V. 4.\ Freitag V.M. viel Frost, dann Aerger, dann arge Säure und Aufstoßen, Brennen /und viel Schwindel\
| 2 | die Nacht unruhig, oft aufgewacht und konnte nicht einschlafen wieder
| 3 | Sonnab. den ganzen Tag a[e]ngstl[ich] und unruhig im Gemüthe bes. N.M. die Angst als wolle sie
| 4 | die Besinnung verlieren und Kopf und Gedächtniß so schwach und heftig[e]r Schwinde[l]
| 5 | die Nacht erst um 12 U. eingeschlafen | und momentane Ksch.
| 6 | ⌐s¬20 oft aufgewacht mit Kälte auf dem Kopfe, beim Frühaufwachen Ksch. Schwere
| 7* | im Hinterhaupte wie eingedrückt
| 7 | nach 3, 4 U. ganz wach
| 8 | Sonntag /etwas übel\ V.M. drücken auf der Stirne, das Pochen des Bluts
| 9 | fühlt sie im ganzen Korper, was ihr

---

20 Verbindungsstrich zu „Nacht" Z.5.

4 Edition der Krankengeschichte

10		Gefühl von Unruhe macht
9*		sehr wenig essen N.M.²¹ besser
10*		Appetit vor Essen Schwindel
11*		fühlt aber im Magen das Bedürfniß nicht dazu
11		und Gefühl als wenn alles von unten rauf stiege ½ St. | durch Essen verging
12		bei wenigem Spazieren Schwere im Hinterkopfe, nimmt den Kopf ein, muß sich setzen
13		Füße sehr schwach
14		diese Nacht besser von 9 - 3 U. geschlafen \Stuhl, heute hart/ heute $Acidum ph. §

135.

9 Mai

1	| **Volkmannin** besser, diese Nacht besser geschlafen
2	nur so schwach, gestern Füße so schwach daß sie nur bis zum Grim. Thore kommen konnte, heute fast noch schwächer
3	vorgestern N.M. kein Ksch beim Gehn, ⌐...¬ auch gestern nicht
4	Gemüth gut
5	Appetit von gestern Ab. an besser
6	saures Aufstoßen noch so, auf Cacao heute, aber nach Thee nicht
7*	⌐NB Acidum ph.¬²²
7	den ersten Ab. etwas Frost beim Niederlegen und nach dem ersten Aufwachen nach 1 St. Hitze über und über ohne Durst
8	Stuhl gestern ordentlich - heute hart und schleimbezogen
9	Fast kein Schwindel §

142.

11 Mai

1	| **Volkmannin** hat aufs Mesmeri[sieren] gut - jene Nacht bis 3 - diese bis 4 U. fest geschlafen
2	das²³ erste Mal wie Kaltüberlaufen, gestern aber gar nichts gefühlt
3	etwas Spaziert, doch schwere Füße | gestern schwerer Kopf und steif der Nacken

---

21 Verbindungsstrich zu „Sonntag" Z.8.
22 Vgl. CK V, Phosphoricum acidum, Phosphor-Säure, Symptom N°784: „Frost, Abends, beim Niederlegen, und nach dem ersten Erwachen, Hitze über und über, ohne Durst. (n. 12 St.)". Auch auf Grund der Zeitangaben: „der erste Abend etwas Frost" (Z.7) und „(n. 12 St.)" ist die Identität mit dem Symptom der Volkmannin gesichert.
23 Verbindungsstrich zu „**Volkmannin**" Z.1.

4	gestern V.M. schwindlich da sie aber die Füße wärmte durch warme Schuhe, hörte es auf
5	mehr Appetit, darf sich nicht zu satt essen, das saure Aufstoßen ist nicht mehr /so sauer\
6	Stuhl etw. hart, täglich
7	doch ists mit dem Gehen heute besser gegangen | Gemüth besser
8	kann Milch besser vertragen
7*	den 7^n \$Acidum ph. heute fort §

150.

13 Mai

1	| **Volkmann** den ersten Tag Frost an den Füßen Schienbeinen | Ab. 11 U. etwas Hitze im Bette, schlief von 11 - 4 U.
2	gestern früh mesm. eine Weile drauf Drückn im Kopfe bis N.M. 2 U. dann 1 St. Spazieren
3	drauf nicht sehr erschöpft
4	die Nacht drauf nicht fest geschlafen und nicht früh erquickt - jezt 10 U. aber ziemlich kräftig
5	heute kein Stuhl Mitternacht[24] Leere im Unterleibe
6	und Unruhe in den Handgelenken
7	jezt leicht Erbrechen die lezten 2 Tage, ganz Saures, Eier kommen wieder raus, auch Semmel und Fleisch
8	war die lezten 2 Tage mehr saures Aufstoßen
9	Appetit weniger als jene zwei Tage
10	gestern Mittag beim Einschlafen aufgeschreckt
11	Schwindel ganz wenig den 7^n \$Acidum ph. heute noch fort §[25]

156.

15 Mai

1	| **Volkmannin** /v. 13\ bis gestern Mittag recht gut
2	seit dem gestern Nach Tische etw. Frost - beim Zeichnen ward Ksch. | beim Spazieren ganz müde, vorzüglich /im Schooßgelenke\
3	-------[26] Ab. arger Schwindel, auch im Niederliegen drehte sich die Stube - schlief fürchterlich (nicht mesmerirt)
4	------- N.M. aufstoßen stärker und sauer, auch heute
5	harter Stuhl mit Schleim bezogen, wenig | Appetit nicht gebrochen

---

[24] Verbindungsstrich zu „fest" Z.4.
[25] Hahnemann geht davon aus, daß Ph-ac. weiterwirkt, und gibt demnach Milchzucker.
[26] Übernahme von „gestern" aus Z.2.

| 6 | Aengstlichkeit unter vielen Menschen noch nicht $Antimonium gehabt heute 5 Min riechen[27] und § |
| 7 | hatte den 22 \Apr/ menstrum und 29ⁿ wied[e]r |

160.

17
Mai

1	| **Volkmann** /v. 15\ schon vor dem lezten Mittags nach dem Essen und Ab. etw. Ksch.
2	auch nach dem lezten, Dienstags, nach dem Essen Ksch. gestern nicht |
3*	N.M. \wieder/ etwas Frost, und Ab. im Bette
4*	war sie ganz kalt, fror und hatte Angst
5*	Unruhe als sollte sie sehr krank
6*	werden, was vom Magen ausging
7*	schlief spät ein und doch nach Aufwachen
8*	früh noch unruhig, fühlte das Pochen
9*	vom Blute
3	Ab.[28] weniger
4	Mittw. gestern früh nicht ärgerlich, aber sehr reitzbar
5	brachte sie alles in solche Unruhe, daß sie am ganzen
6	Körper zitterte bis Mittag, da war sie ganz kalt
7	im Freien im Pelze | Drücken auf dem Kopfe | nach Gesellschaft
8	wohl |
9	diese Nacht gut geschlafen bis 4 U.
10	heute wohl, nur nach Bücken Schwindel und viel leeres Aufstoßen
11	nach Frühstück etwas Magendruck
12	Gemüth heute besser
13	Stuhl

164.

19
Mai

| 1 | | **Volckmann** recht gut ((evtl: nicht gut)), etwas mehr gegangen, doch will sich die Müdigkeit noch nicht verlieren |
| 2 | den 15 $Sulph. den 17ⁿ Ab. etw. Hitze im Kopfe, konnte nicht gut einschlafen, doch um 10 U. von da bis 4 U. |

---

27 Aufgrund der Angabe auf Originalseite 164 Z.2: „den 15 $Sulph." könnte es sich hierbei um fünfminütiges Riechen an einer Schwefelaufbereitung handeln, wobei Potenzhöhe und Arzneiträger - Globuli oder Dilution - fraglich bleiben müssen. Vgl. D22, Anm. 35.
28 Verbindungsstrich zu „nach dem Essen Ksch." Z.37.

3	diese Nacht nicht gut geschlafen, hatte sich erhitzt
4	gestern N.M. das ärgerliche im Magen bis Ab. doch weniger heftig | gegen Ab. etw. schwindlicht
5	------- Angst auf der Brust, vorzüglich wenn sie an Wasser gehn soll | die Bewegung des Wassers /und die Furcht hinein zu fallen ists\
6	Stuhl stückig und hart, wird ihr schwer, muß so drücken
7	nichts Frostiges mehr.
8	Leeres und saures Aufstoßen weniger als jene beiden Tage
9	nach Milch das wenigste saure Aufstoßen
10	heute etwas Ksch. gehabt, schon weg. §.

171.

21 Mai

1	| **Volkman** hatte den 15 (5 min) gerochen[29]
2	den ersten N.M. wieder Kälte auf dem Kopfe - konnte Ab. bis 11 U. nicht vor Unruhe einschlafen /und dann bis 4. U.\
3	Aufstoßen war weniger, auch saures
4	gestern früh bittres Aufstoßen nach Milch kömmt dann am Tage Brennen in den Augen
5	wird[30] oft ärgerl[ich] nach Milch
6	Mittags nach \Kalbfleisch/ Suppe und Eier, nicht viel, aber ⌐N.M.⌐ sehr saures Aufstoßen
7	N.M. wieder so kalt, bes. die Knie bis auf die Füße - obenherum auch etwas Frost
8	Wenn sie Ab. Fleischbrühe genießt bekömmt sie Magendrückn
9	gestern 3 Mal Stuhl immer hart, nach der Fleischbrühe \Ab/ Magendruck, Leibweh und Durchfall
10	schlief schnell ein, wachte aber um 10 U. auf und hatte Unruhe bis 12 U. ehe sie
11	einschlief
12	die Unruhe in den Handgelenken und Fußgelenken
13	mit[31] fortwährendem Leibweh | und Hitze in den Backen mit argem sauren Aufstoßen
14	dann geschlafen bis 5 U.
15	doch dabei nicht übel befunden - viel Spazieren gegangen $5/4$ St. heute mesm. §
16	dann $Ars.

---

29 Auch hier fehlen genauere Angaben (Vgl. D22, Anm. 27). Man könnte also vermuten, daß Hahnemann zu diesem Zeitpunkt Experimente mit dem Riechenlassen nur in einer bestimmten Form durchführte, wodurch sich für ihn eine weitere Beschreibung erübrigt (vgl. Kap.5.1.3.3). Vgl. D22, Anm. 35.
30 Verbindungsstrich zu „Milch" Z.4.
31 Verbindungsstrich zu „Unruhe" Z.12.

4 Edition der Krankengeschichte

180.

25
Mai

1 | **Volkmann** /v. 21.\ gestern und die Nacht Ksch. und Katarrh | den 21 und 22^n mesmerirt
2 sonst 8 Tage vor menstrum trüber Urin[32], jezt noch nicht, sie glaubt also, menstrum
3 sei nicht nächstens zu erwarten | hatte den 22 Apr. menstrum | den 29^n wieder
4 gestern sich über sich selbst geärgert und drauf an acon (?)[33] gerochen und drauf noch ärgerlicher
5 Schlaf war recht gut
6 die Unruhe im Hand und Fußgelenke nicht wieder
7 viel gefahren zwei Tage, zu einer Stunde
8 es[34] machte ihr Schwindel, selbst sitzend
9 die ersten Tage bei mesmeriren Aufstossen sehr wenig, die andern mehr \N.M. am meisten/ gestern N.M. sehr viel saures /Aufstoßen\
10 blos wenn sie auch geht, Füße etwas kalt. | Fleischbrühe schmeckt ihr nicht und bekömmt ihr nicht
11 Montag und Dienst kein Stuhl | Mittwoche Stuhl zweimal ordentl[ich]
12 aber gestern gar nicht und heute sehr wenig und hart
13 blos den 15^n zulezt Els.[35] heute noch nichts | soll mesmerirt werden
14 heute und einen Tag um den andern
15* §

186.

28
Mai

1 29 | **Volkmann** /v. 25\ Freitag etw. Unruhe, daß sie nicht einschlafen konnte und so auch die übrigen Abende
2 blos[36] den Freitag mesmerirt

---

32 Vgl. RGE, S. 587: „Urine, milky, before menses: *Ph-ac.*", als einziges Mittel und zweiwertig.
33 Hahnemann scheint nicht ganz sicher zu sein, um welches Mittel in dem Riechfläschchen es sich handelt. Die Indikation für Aconitum ist ja „Schreck" und nicht „Ärger". Möglicherweise hat die Volkmannin die Fläschchen verwechselt.
34 Verbindungsstrich zu „gefahren" Z.20.
35 Am 15. Mai ist nur „5 min Riechen" notiert. Der weitere Verlauf wird zeigen, daß es sich bei „Els" um ein Schwefelpräparat handeln muß. Damit kann man annehmen, daß mit „5 min Riechen" Schwefel gemeint ist. Vgl. D22, Anm. 27.
36 Verbindungsstrich zu „Freitag" Z.1.

| 3 | hatte Sonnab. N.M. gr. Kälte in den Füßen bis zur Hälfte der Oberschenkel, ging dann
| 4 | schnell weg um 3 ½ U.
| 5 | Sonntag einen Gang in die Stadt, wo sie saß und ⌐nach⌐ \beim/ Aufstehen so matt, daß sie fast
| 6 | umgefallen wäre - da auch etwas Schwindel und Ksch.
| 7 | ⌐Jezt⌐ Sonntag konnte sie, ohne auf die Steine niederzusehn, die Straßen aufgerichtet gehn
| 8 | gestern Ab. etw. Ksch. und etw. Unruhe im Kopfe, fühlt Pochen drin, was sie am Einschlafen 1 ½ St /hinderte\
| 9 | diesen Morgen etwas Nasenbluten
| 10 | Freitag arges vergebli[ches] Drücken zum Stuhle, ein Wasserklystir brachte Stuhl
| 11 | ⌐Sonnab⌐ und Sonnt. \und Mont/ harter Stuhl, heute weniger hart
| 12 | Spazieren Montag
| 13 | Appetit leidl[ich] auch auf Milch
| 14 | die lezten 3 Morgen auch früh saures Aufstoßen selbst auf Milch (auf Cacao noch mehr)
| 15 | kann Mittags Fleischbrühe vertragen, aber nicht früh und Ab. wird ihr übel drauf
| 16 | Schlief, ob sie gleich mitunter aufwachte
| 17 | Nicht heiter | Sonnab. ärgerlich und verdrießl[ich]
| 18 | Füße heute etwas schwach, bes. in den Knieen
| 17* | heute[37] $Ars. riechen und §

195.

2
⌐...⌐

Juny ((1821))

| 1 | | **Volkmannin** /v. 29\ Monatl[iches]. nicht gekommen |
| 2 | tägl[ich]. spaziert
| 3 | diese Nacht recht gut von 10 - 4 ½
| 4 | jene Näch't nur bis 3 U. und nicht so ruhig eingeschlafen
| 5 | Stuhl gestern gar nicht, und heute nur kleine Stücke
| 6 | kein übler Zufall | kein Nasenbluten
| 7 | manchmal | die lezten Tage nach Essen Gesichtshitze und im Kopfe eingenommen
| 8 | Aufstoßen mäßig, doch merkt sie Säure
| 9 | Appetit leidl[ich]. | nicht Sch
| 10 | Gemüth zieml[ich] verträgl[ich].
| 11 | heute in der Sonne Stiche im Kopfe

---

[37] Je ein Verbindungsstrich zu „Fleischbrühe" Z.15, „nicht früh" Z.15 und „verdrießlich" Z.17.

4 Edition der Krankengeschichte

10*   6 § ein Tag um den andern[38] /und heute §\
11*   N°2 $^{Els}/_{100}$ [39] Hirse[40]

197.

4
((Juni))

1 | **Volkmann** /v. 2ⁿ\ heute früh N°1. bekam diesen Morgen Ksch. im Scheitel und jezt weiter vor[n]
2   die Nacht unruhig geschlafen von Brennen auf der Brust aufgewacht
3   gestern früh auch Ksch. gehabt | heute Staph gerochen und fortzunehmen ihres [41]

216.

20
Jun. ((1821))[42]

1 | **Volkmannin** /v.2, 4 Juny\ seit Staph recht leidl[ich] befunden
2   nur manchmal große Reitzbarkeit bei Nachdenken, lebhafter Empfindung, Religion | Nachdenken macht ihr Schwäche
3   im Vorderkopfe, daß sie keines Denkens mehr fähig ist - drauf Schlaflosigkeit
4   Der Magen war in den lezten Tagen auch etwas besser | sehr wenig Aufstoßen, doch nach jeder Mahlzeit wenigstens
5   1 Mal sauer Aufstoßen, nach gutem Appetit - bei etwas viel Essen aber, saueres Aufstoßen stärker | heute den 18ⁿ sehr stark
6   Stuhl tägl[ich] und leicht, nur zum Theil hart, bröcklig und schleimig | noch in den Füßen, kann jedoch weit besser Spazieren gehen
7   bei pünktlicher Einförmigkeit und Ruhe am Tage, ist der Schlaf recht gut, doch die kleinste Veränderung im Haushalt macht unruhigen Schlaf
8   Hatte jezt mehrmals Kälte an Knie und Oberarm , auch kalte Füße, worauf gewöhnlich etwas Hitze im Gesichte folgt
9   Manchmal etwas leichte Ksch. heute schnell durch fahrende Steife ((?)), | auch waren ein Paar Tage sehr gereizt | Menstrum nicht

---

[38] D.h. eine Placebogabe jeden zweiten Tag.
[39] Das zweite der Päckchen scheint eine C1 des Schwefelpräparates „Els" zu enthalten.
[40] Im folgenden scheint Hahnemann vermehrt Experimente mit der Globuligröße durchzuführen. „Hirse" dürfte ein Hinweis sein, daß das verwendete Streukügelchen von der Größe eines Hirsekörnchens war (vgl. D24, Anm. 6).
[41] Hier müßte „§" ergänzt werden.
[42] Nachdem Hahnemann nun nach Köthen gezogen ist, ändert sich die Konsultationsfrequenz von ca. zweimal die Woche auf einmal im Monat mittels Korrespondenz.

10	heute den 19ⁿ harter und weniger Stuhl	kein Schwindel	Gemüth gleich gut 24 § soll sich die ersten 2 Tage mit 2 Strichen streichen lassen
11	N°4[43] Els/$_{100}$ Hirse und bei N°19 wieder zweimal
12	an $Wismuthum[44] ?

264.

18
Jul ((1821))

1		**Volkmannin** /v. 10 Jun\ (den 4 Juny Staph gerochen, 2 Tage vorher $Sulph.[45]) drauf \noch/ den 19 Nacht gut Schlaf, harter Stuhl, viel Säure, Ab. Ksch.
2	den 20 Nachts Schlaf schlecht, kein Stuhl
3	21 ---- Schlaf etw. besser, Stuhl Das Befinden im ganzen gut, auch die Füße recht leidl[ich]
4	N°1 und mesmerirt	Stuhl
5	den 24 Nacht gut, sehr harter Stuhl N°2, mesmerirt	Gemüth früh sehr reitzbar, Füße schwach	Ab. stehend Schwindel
6	bis Nachts 11 U. gr. Unruhe im ganzen Körper (glaubt von <u>grünem Thee, der ihr innere Unruhe,</u>
7	<u>Angst vor neuem Krankwerden und Hitze in den Augen macht</u>)
6*	? NB Thea virid.[46]

265.

18
Jul

1		**Volkmann** cont. von 11 U. an Schlaf gut
2	den 25ⁿ früh wieder viel Unruhe (N°3) bes. im Unterleibe	Stuhl hart und sehr schleimig
3	schlief ruhig ein wachte aber mit Beängstigung und Unruhe Mitternacht auf und konnte vor 1½ St nicht wieder schlafen
4	dabei etw. Hitze bes. in Augen
5	⌐Ab.¬ Diese Abende viel Frost am Oberarm
6	den 26 N°4 $Sulph. kein Stuhl, <u>beim Bücken Schwindel</u>
6*	⌐NB $Sulph.¬[47]

---

[43] Verbindungsstrich zu „§" Z.10.
[44] Vgl. RA VI, 2. Aufl. S. 251: Wismuth, Bismuthum.
[45] Ein weiterer, direkter Hinweis, daß es sich bei $^{Els}/_{100}$ um ein Schwefelpräparat handelt (vgl. D22, 27).
[46] Diese (hinterfragten) Beobachtungen über die reinen Wirkungen des grünen Tees wurden nicht veröffentlicht (nicht getilgt!); es liegt von Hahnemann keine Symptomenreihe des grünen Tees vor.
[47] Vgl. CK V, 2. Aufl., Sulphur, Schwefel, Symptom N°98: „**Bücken beim Schwindel.**" (Hervorhebung im Original als Sperrsatz.)

4 Edition der Krankengeschichte

7		27 N°5 Stuhl sehr hart und schleimig, <u>früh sehr verdrießl[ich]</u> | Ab. Beängstigung auf der Brust[48]
8		28 N°6 Nacht leidl[ich] <u>früh</u> wieder sehr <u>mismüthig</u> und <u>weinerlich</u>, kein Stuhl
7*		‖ Magen war schlecht und
		‖ so heftiges Aufstoßen
		‖ und Erbrechen früh und N.M.
7*		‖ ⌐NB $Sulph.¬[49]
8*		‖
9		29 ,[50] ((N°))7 Nacht gut, schwerer und harter Stuhl, sehr müde | Gemüth sehr gleichgültig. Magen schlecht;
10		sie mußte die Milch wieder aussetzen, weil sie ihr <u>heftiges Aufstoßen macht bis zum Schleim Erbrechen</u>
10*		⌐NB $Sulph.¬[51]
11		((N°))8 welcher weniger sauer als sonst war, aber sehr salzig
12		seitdem keine Milch genossen, und da ist das Aufstoßen sehr mäßig gewesen
13		1 Jul N°9 Nacht gut | Stuhl hart, früh sehr schwindlich mehr im Hinterkopfe, als sollte sie rückwärts fallen
14		Tags über im allgemeinen gut
15		2 , ((N°))10 Nacht gut, kein Stuhl
16		, ((N°))11 Stuhl sehr wenig, hart, schleimig
17		4 , ((N°))12 Nacht unruhig, durch 1 Tasse Thea, Stuhl | Füße schwach, Ab. unruhig, Kopf schwer nach Spazieren
18		sie konnte heute die Milch recht gut vertragen, machte fast kein Aufstoßen
19		5 , ((N°))13 Schlief nur bis 2½ U. wegen Gefühl von Leerheit des Magens, kein Stuhl, sehr verdrießl[ich] | Tags nicht wohl
20		6 , ((N°))14 Schlief recht gut | Stuhl, doch nicht so wohl als sonst
21		7 , ((N°))15 Nacht gut, Stuhl | Gemüth immer sehr gleichgültig | Noch muß sie den Magen schonen, nicht Gemüse
22		essen, und N.M. nicht trinken; dies treibt ihr den Leib auf und macht viel Aufstoßen.
23		Ißt sie etwas mehr, doch nicht über Appetit (der sehr gut ist), so beköm[m]t sie saures Aufstoßen
24		und den Geschmack im Munde wie von verdorbenem Magen

---

[48] A.a.O. nicht aufzufinden.
[49] Dito Symptom N°36: „Sehr missmuthig, verdriesslich und **weinerlich**, besonders früh und Abends." (Hervorhebung im Original als Sperrsatz.) Die Abstammung des Symptoms von A. Volkmann ist wegen der abendlichen Modalität fraglich. Interessanterweise findet sich das Symptom ohne die morgendliche Modalität in RA IV unter N°740: „Sehr mißmuthig, verdrießlich und **weinerlich**, besonders Abends."
[50] Übernahme von „N°" aus Z.8.
[51] Dito Symptom N°397: „Milch macht heftiges Aufstossen, bis zum Schleim-Erbrechen."

25	Kopf ist sehr schwach | hat sie etw. ungewöhnl[iches] zu besorgen, so macht das Nachdenken einen drückenden
26	Sch. im Kopfe - kann dann die Gedanken nicht festhalten, nicht sammeln
27	8 , ((N°))16 Nacht sehr gut, Stuhl | gestern und heute drücken abwechselnd in der Stirne und Hinterkopfe
28	Ab. sehr reitzbar | erst gegen 12 U. eingeschlafen - bis 4 U, früh
29	9 , ((N°))17 Magen jezt etw. besser | Obst bes. Joh.beeren schien ihr gut zu seyn | sehr wenig Aufstoßen
30	und fast zuviel Appetit
31	Milch kann sie jezt nicht genießen | seitdem weniger verschleimt
32	11 , ((N°))19 mesmerirt | kein Menstrum
33	16 , ((N°))24
34	Ihr Schlaf recht gut, Magen auch besser, sieht wohler aus, Schwäche in den Füßen weit besser

291.

27
Jul

1	**Sie** geschlafen zu Stunden, gestört
2	diesen Morgen nur einmal saures Aufstoßen
3	kann gar keine Butter vertragen
4	Magen wird schlecht und sie verdaut nicht, so bald sie angestrengt geht davon auch Schwere im Kopfe
5	Gemüth heute gut
6	heute Franzbrod und Thea
7	Stuhl mit viel Schleim überzogen 3 §

293.

28
Jul.

1	**Sie** gestern Ab. nach Wassersuppe viel saures Aufstoßen
2	schlief unruhig, glaubt wegen verkälteten Füßen | fror die Nacht.
3	wegen Schne<l>llaufen gestern Ab. über dem r. Schoße Sch. im Liegen die Nacht
4*	auch[52] heute beim Gehen
4	diesen Morgen schwächer beim Aufstehen mußte sich wieder legen
5	------------[53] nur etwas a[e]rgerlich, gestern Mittag beim Essen ein Paar Mal ärgerl[ich], kurz
6	Stuhl gestern nur etwas wenig, hart schleimig

---

52 Verbindungsstrich zu „Sch." Z.3.
53 Übernahme aus Z.4.

7	heute gar nicht
8	diesen Morgen ein Paar Mal sauer Aufstoßen wenig
9	Kopf schwer und Brennen in den Augen diesen Morgen, jezt nicht
10	Weißfluß seit 8 Tagen mehr.
10*	den 22 april zulezt menstrum
11	Im Allgemeinen nicht heiter 3 §

297.

29
Jul

1	| **Volkmannin** schlief nur ein Paar St. ruhig - heute etwas muthiger, der Schoßschmerz wie gestern früh, im Sitzen fast nicht
2	nicht ärgerl[ich]
3	heute früh sehr wenig saures Aufstoßen | Stuhl weniger schleimig
4*	gestern Ab. über eine verrwirrte Frau ängstl[ich]
5*	im Kopfe.
4	10 N°3 $Nit-ac.

370.

18
aug ((1821))

1	| **Volkmannin** /v. ⌐4¬ 5\ Adelbert ...
...	
5	**Er** ... ⁵⁴
...	
12	**Sie** den 6 aug während des Fahrens (nach einer etw. unruhigen Nacht) den ganzen Tag Ksch und Ab. Schwindel
13	7, die Nacht drauf schlief sie nur bis 4 U. hatte den Tag über noch Schwindel
14	und N.M. beim Gehen viel Schwere im Kopf
15	8 diese Nacht schlief sie sehr gut und fühlte sich recht wohl
16	doch hatte sie immer viel saures Aufstoßen
17	9 <u>diese Nacht von heftigem Schwindel oft geweckt, arg war er, wenn sie auf dem Rücken</u> und Hinterkopfe lag
17*	? NB $Sulph.⁵⁵
18	dauerte bis zum Frühstück dann weg
19	10 diese Nacht gut

---

54 Bemerkenswerterweise hatten Adelbert, Er und Sie im August allesamt Nitri Acidum - Salpetersäure (CK Bd.IV, S. 406) - erhalten.

55 Dito Symptom N°90: „Schwindel, wenn sie Nachts auf dem Rücken liegt." Obwohl das NB nicht getilgt wurde, findet sich dieses Symptom in der CK, allerdings entgegen Hahnemanns sonstigen Gepflogenheiten stark gekürzt.

20	bis heute ⌐(den 17^n)¬ hatte sie guten Stuhl - nicht mehr schleimig - heute aber ganz hart
21	Nach dem Essen war sie sehr kalt und hatte nachher viel Unruhe im ganzen Körper
22	beim Spazieren waren die Füße sehr schwach, auch fand sich die Schwere im Hinterkopf wieder ein
23	11^n diese Nacht Schlaf sehr gut und doch sind die Füße sehr schwach
24	Ab. Ksch und hatte
25	12^n Nachts Hitze und Pochen des Bluts im Kopf und auch früh noch Ksch
26	seit dem 11^n zeigen sich auch wieder Hämorrhoiden
27	13 Nacht Schlaf sehr gut, doch heute kein Stuhl, Wasserklystir weil sie mehrere Tage zu wenig Stuhl
28	und[56] gespannten Leib hatte - er half aber nicht | Ksch verließ sie den Tag nicht ganz
29	14 Nacht gut, etwas Stuhl ganz hart
30	doch heute kein Ksch. und Füße besser
31	15 Nacht gut - auf Wasserklystir Stuhl, doch Leib noch sehr aufgetrieben
32	16 Nacht etwas unruhig, etwas Stuhl, doch so hart, daß etwas Blut mit \ab/ging
33	hatte[57] bisher Mittags immer gekocht, saure Kirschen gegessen - vielleicht davon die Hartleibigkeit
34	17 Nacht wieder unruhig durch lebhafte Träume
35	früh etw. Stuhl ganz hart und etw. schleimig
36	Ihr Blut scheint jezt unruhiger als gewöhnlich - bes. Ab. Schlagen des Pulses in der Brust, dieß hindert
37	sie seit einigen Abenden am Einschlafen
38	das saure Aufstoßen bleibt sich gleich
39	Soll[58] sie reisen? fühlt sich im ganzen nicht unwohl
40	Klagt nicht übers Gemüth - Glaubt die lange Unthätigkeit habe eine Trägheit in ihrem Gemüth erzeugt
41	die sie oft unterlassen läßt, was sie wohl thun könnte, weil ihr Kopf zu schwach
42	ist alles zu thun, womit sie sich gern beschäftigt
43	Dieß macht daß \sie/ in ihrer Einsamkeit und der inneren Lebhaftigkeit oft Langeweile fühlt, die alle Heiterkeit und Zufriedenheit hindert
44	16 § N°1 $Nit-ac. 7 Els/$_{200}$ [59]

---

[56] Ein leicht nach oben geneigter 1 cm langer Strich am linken Rand.
[57] Ein leicht nach oben geneigter 1 cm langer Strich am linken Rand.
[58] Ein leicht nach oben geneigter 1 cm langer Strich am linken Rand.
[59] 16 Milchzuckerpäckchen, deren erstes Nit-ac. und deren siebtes Els C2 enthält.

416.

5
Sept ((1821))

1	| **Volkmannin** /v. 18 aug\ nimmt den 7^n Sept N°16 - also den 23^n aug \Donnerst./ hat sie N°1 genommen
2	vor lezter Arznei (hatte etwa den 5 aug $^{Els}/_{200}$ genommen) also noch nach dieser Arznei
3	die Nacht zu Sonntag den 19^n (? 17 Tage nach $^{Els}/_{200}$) fast ganz schlaflos und so die folgenden, doch Stuhl und heiter
4	Nacht zu Dienst. (21^n) Schlaf gut, Stuhl schleimig und die Folgezeit noch schleimiger
5	Dienst. Magendrücken und 3 Stühle, etwa von verdorbenem Magen
6	Nächte zu Donnerstag (23^n) und Freitag schlief sie aus Unruhe über des Mannes Reise wenig
7	Nahm da den Donnerst. wohl N°1 \$Nit-ac./ - Reise in der Wärme nach Dresden; wegen Arthurs Krankh. /ängstl[ich]\
8	Schlief wenig
9	den 25^n Sonnab. sehr gereizt und nach dem Essen sehr ärgerl[ich] | Stuhl tägl[ich] | Arthur besser konnte fortreisen
10	N°3 denn 26 Nachts unruhig - doch wohl bis Mittag - wo sie heftigen Schwindel bekam (Tag vor Neumond)
11	und viel innere Unruhe bis den 28^n besonders in Armen und Handgelenken den 27^n | Magen schlecht
12	((N°))5 28 die Nacht Unruhe bes. im Hinterkopfe ein schmerzh. Schwirren, so daß sie die Besinnung zu verlieren /befürchten mußte\
13	am^{60} Tage viel Schwindel und Schweiß in den Füßen | bes. Schwäche arg in den Augen - konnte sie N.M.
14	nur mit Mühe offen erhalten, sie waren sehr gereizt und etwas roth - Ab. 7 war alle Unruhe weg /und keine wieder\
15	seit dem 24 (seit $Nit-ac.) <u>Urin ganz dunkel</u> (was sonst nicht ist) und seit Donnerst. den 30^n bis Sonnab. den 1 Sept ward er sehr trübe
15*	? ⌐NB $Nit-ac.¬^{61}
16	((N°))6 den 29 die Nacht Schlaf besser, doch \war sie/ noch recht schwach, 2 Durchfallstühle, und drauf etw. Leibschneiden und Gefühl von Leere
17	etw. After⌐knoten¬sch. und Jücken am After | Magen schlecht, kein Appetit viel saures Aufstoßen
18	((N°))7 $^{Els}/_{200}$ den 30^n Nacht schlaf gut, ordentl[ich] Stuhl, ⌐auch die¬
19	auch folgende 3 Nächte (nach §Sulph.) Schlaf gut
20	((N°))9 den 1 Sept innerlich viel Ha[e]morrh. Knoten, die den Stuhl der sehr schleimig war, sehr erschwerten |

---

60 Verbindungsstrich zu „28" Z.12.
61 Vgl. CK IV, 2. Aufl., Nitri acidum, Symptom N°684: „Ganz dunkler Harn."

| 21 | Magen war schlecht, Laune ärgerl[ich].
| 22 | ((N°))10 den 2 Sept N.M. sehr schwermüthig | Afterknoten treten heraus
| 23 | ((N°))11 den 3 ̈ Nacht guter Schlaf, früh gesunder Stuhl | Nimmt den 7ⁿ Freit. N°16
| 24 | 24 N°6 ⌐$Nit-ac.⌐ /$Ars.\ 12 $^{Els}/_{400}$ [62]
| 25 | nächstens ⌐wieder was ihr wohl that⌐
| 26 | Thuy +...+ auch wohl wieder einmal $Nit-ac.

488.

30 ((Sept.1821))

| 1 | | Volkmanns /Sie v. 5 Sept - hübsch\ **Adelbert** ...

523.

11
oct ((1821))

| 1 | | **Volkmannin** /v. 5 Sept\ den 12 Sept nach Ankunft aus Dresden N°1 (noch \auch/ von $^{Els}/_{200}$ seit dem 30ⁿ aug) | schleimiger Stuhlviel saures
| 2 | N°1[63] Aufstoßen - doch im allgemeinen wohl
| 3 | N°2 Schlaf gut | Stuhl schleimig, wieder viel Säure
| 4 | ((N°))3 Nacht gut | kein Stuhl | viel Säure
| 5 | ((N°))4 Nacht Schlaf nur bis 2 U. erwachte mit Drücken auf dem Kopfe, so auch noch früh | wenig Stuhl viel Säure
| 6 | 16ⁿ ((N°))5 Schlaf gut, guter Stuhl, ward wieder sehr ärgerlich, wenn sie hungert | nach Tische Frost
| 7 | $Ars. ((N°))6 -------- wenig Stuhl, von früh an ärgerlich
| 8 | ((N°))7 die Nacht gar nicht geschlafen, weil Ab. vorher grünen Thea getrunken hatte | Stuhl | sehr argerl[ich] | nach Tische Frost
| 9 | ((N°))8 gut geschlafen | kein Stuhl | viel Säure
| 10 | ((N°))9 Nacht nicht gut Schlaf, konnte sich nicht erwärmen | nur wenig harter Stuhl
| 11 | 21 ((N°))10 Schlaf gut | kein Stuhl | Tags sehr müde | legte sich um 9 U. zu Bette, wachte aber um 10 U. auf
| 12 | mit Schauder, bes. stark am Kopfe, doch ohne zu frieren | schlief dann leidl[ich]
| 13 | 22 ((Sept.)) Stuhl, weniger ärgerl[ich], etwas heiterer
| 14 | 23 ((Sept.)) Nachts erwachte sie mit unangenehmem Gefühl im Magen und Oberleib, Unruhe, Schwere und Uebelkeit

---

[62] Hahnemann verschreibt also 24 durchnumerierte Arzneipäckchen, von denen N°6 Arsenicum album (nachdem er wohl erst an Nitricum acidum gedacht hatte) und N°12 ein Schwefelpräparat enthält.
[63] Verbindungsstrich zu „nach" Z.1.

15	nachher schlief sie gut, wenig harter Stuhl
16	24 ((Sept.)) Nacht schlief sie gar nicht - wegen Ankunft des Mannes | kein stuhl
17	25 ((Sept.)) schlief leidl[ich] wenig und harter Stuhl, sehr ärgerlich heute \$Aur. hier[64] und 4 §
...[65]	
26	| **Volkmann[in]** cont. hatte immer wenig Stuhl, oft keinen
27	oft sehr hart und daher immer einen starken Leib
28	die Nächte waren fast immer gut, bes. wenn sie vorher nicht viel gegangen war | dieß macht sie unruhig
29	öfters etwas Ksch. | Stimmung nicht eben gut, sehr trübe, oft verdrießl[ich] und ärgerl[ich] | leicht unzufrieden
30	mit ihren Umgebungen | Unangenehm ist ihr alles Sprechen | allzu starker Appetit verleitet sie oft, mehr
31	zu essen als sie vertragen kan[n]
32*	N°11 vom 29sten an, 12 den 30
32	und sofort | nimmt also den 19^n oct. das lezte.[66]
31*	dann etwa 24 § $^{Els/}_{\$Spiritus}$ N°4 | ⌐12 Cocc 14 $^{Els/}_{\$Spiritus}$⌐
32*	N°1 Cocc[67] an Calx mur.[68]
33	den 8 oct. 8 Tage nach $^{Els/}_{\$Spiritus}$3 bitter saures ⌐Aufstoßen⌐ und schleimiges Erbrechen | Aufstoßen weniger
34	den 9^n beim Stuhle Blut | lebhafte Träume | ärgerlich

---

[64] Die Volkmannin scheint nach Köthen gekommen zu sein.
[65] Die Abschrift des Briefes wurde durch eine Konsultation unterbrochen.
[66] Verbindungsstrich zu „dann" Z.31*.
[67] Menispermum cocculus, Kockelsamen, RA I, 2. Aufl., S. 160ff.
[68] Hahnemann hat keine Arzneimittellehre zu diesem Medikament veröffentlicht. Jedoch finden sich in seinen Aufzeichnungen ([Hahnemanns erste Arzneiprüfungen an Gesunden], handschriftlich, Jahreshinweis 1803) Fragmente einer Materia medica von „Calx muriata" auf S. 35.

Krankenjournal D 23

1 Nov ((1821))

1 | **Volkmann** noch nach N°12 $^{Els}/_{400}$ den 10 Oct. bei N°22¹
2 unruhige Nacht verdrießl[ich] kein Stuhl | saures Aufstoßen
3 nach Aerger und acon. viel Unruhe in Arm- und Handgelenken die Nacht
4 den 11 oct (23) sehr ärgerl[ich] | Stuhl, Magen besser
5 12 Schlaf gut, Stuhl, Gemüth gut
6 13 Nacht gut kein Stuhl, wieder Aerger konnte lange nicht einschlafen
7 14 Drücken und Schwäche im Kopfe | Stuhl | wegen Müdigkeit der Füße nicht ausgegangen
8 und Ab. wegen Unruhe im Blute nicht einschlafen
9 15 Stuhl schleimig | Nach Tische sehr ärgerl[ich] | Hitze und Drücken im Kopfe und Durst
10 Füße schwer bes. Knie | Angst auf der Brust | ärgerl[ich] den ganzen Tag
11 16 1N°/Cocc\ | oft erwacht, geträumt | Kopf schwer und schmerzend bei Erschütterung
12 ärgerl[ich] mismüthig | Kopf immer sehr schwach jezt, Gedächtniß schlecht, Schwindel
13 Schmerz in Füßen, Brustbeängstigung
14 17 Nacht gut | Ksch bei Bewegung stets | Beine kraftlos | gleichgültig | oft heftig und ungeduldig
15 18, 3 ⌐$^{Els}/_{\$spiritus}$⌐ früh Drücken auf der Stirne | Stuhl
16 19 4 $^{Els}/_{\$Spiritus}$ Nacht gut | früh beim Aufstoßen Erbrechen | sehr ärgerl[ich] | Übelkeit
17 N.M. viel Durst | nach Trinken bei Aufstoßen Erbrechen ohne Uebelkeit
18 20, 5, oft erwacht und Träume | Stuhl schleimig | müde | Leeregefühl im Magen ohne Appetit
19 bitterer Geschmack - sehr zum Zank geneigt | nach Essen üb[e]l
20 Durst nach Kaltem | Ab. Frost dan[n] Hitze | Schwindel Unruhe und Angst auf der Brust
21 und kalte Füße, oft erwacht
22 21, 6 Stuhl - etw. besser | matte Füße | ärgerl[ich]
23 22, 7, Nacht gut | müde ärgerlich heftig | Stuhl, Schwindel

---

1 Mit dieser Notiz stellt Hahnemann fest, daß sich die Patientin noch unter der Wirkung des Sulphurpräparates befindet und bis zum 10. Oktober die numerierten Nullpulver bis N°22 eingenommen hat.

4 Edition der Krankengeschichte

24	Krankheit der Kinder macht ihr Unruhe, Kraft und Muthlosigkeit | Schwindel Magendruck
25	23, 8, Nacht gut | Stuhl | sehr schwach | Unruhe im Blut | traurig, muthlos
26	gleichgültig gegen Liebkosungen
27	24, 9, Nacht gut | traurig | saures Aufstoßen tägl[ich] | Appetit nicht groß
28	25, 10, -------- | früh ärgerl[ich] | gleichgültig
29	26, 11, -------- früh erwacht, Rücken und Kreutzsch (Schwere im Kopfe und Sch. bei Bewegung
30	sieht wohl aus und wird an der Brust stärker
31	27, ⌈12⌉ den ganzn Tag Ksch. | gr. Schwere im Körper | kein Appetit viel Hunger | wenig Aufstoßen
32	Ab. Frost und viel Angst auch Furcht vor Krankwerden | dann Hitze im
33	Kopfe am stärksten | Unruhe und Angst
34	⌈28⌉ Unruhe in den Handgelenken und etwas Uebl
35	ab. 6 U. Hitze | in Bette 8 U. Frost, war ganz kalt bis 10 U. | wenig Aufstoßen, bitterer Geschmack
36	28 schlief wenig | früh gleich Ksch | V.M. etw. Frost und Schauder | nach Essen Hitze im Kopf
37	den ganzen Tag kein Aufstoßen | kein Appetit | Ksch den ganzen Tag durch
38	Erschütterung erholt[2] | Füße sehr schwach | Knie wie steif
39	29 Ab. nicht einschlafen vor Unruhe | gegen 2 U. Frost dann Hitze | gr. Unruhe 2 St. lang
40	mit gr. Ksch | Uebelkeit | früh etwas Schweiß
41	Nach Tische Hitze im Kopf und Frost am Körper | Harn dunkel | viel leeres | Ab. sauer Aufstoßen
42	Rücken wie zerschlagen Ksch hörte nicht auf
43	30 kein Fieber die Nacht | früh leeres dan[n] saures Aufstoßen | Stuhl schleimig
44	11[3] Tage nach $^{Els}/_{\$Spiritus}$ heute 12 § N°1 \3/ Nux[4] wenn Menstrum bei N°1 und 2 nicht kömmt, sonst fort
45	mur.[5] Calc. 2 /₀\

73.

14
Nov

1	| **Volkmannin** /v. 1 Nov.\ | von dieser Arznei - alle Nächte Schweiß und Hitze | Hunger ohne Appetit, Füße schwach, Herzklopfen

---

2   „erholt" im Sinne von „sich geholt". Vgl. auch Z.11.
3   Verbindungsstrich zu „30" Z.43.
4   D.h. Nux vomica als N°3.
5   Verbindungsstrich zu „N°1" Z.44.

2	verstopft | Schweiß bei Bewegung am Tage, Aufstoßen mit Erbrechen, Leibsch.
3	N°1 Calc. mur. hat sehr wenig Kräfte - schwitzt am Tage bei jeder Bewegung | wenn sie \dünnes/ ißt, kömmt
4	Aufstoßen mit Erbrechen | Stimmung gleichgültig - auch ärgerl[ich] | Urin ganz dunkel mit /viel Satz\
5	den 4^n N°2 schlief gut | nach jeder Mahlzeit verdrießl[ich] - und Sprechen sehr zuwider | wenig Aufstoßen | Stuhl seit 4 Tagen
5*	kein menstrum
6	Nux 3 heute sehr müde | noch etwas bitterer Geschmack | viel Säure | Stuhl
7	((N°))4 Schlief einige St. gut - aber durch Feuerlärm geweckt Uebelkeit und Angst auf der Brust | Tags schwermüthig | Stuhl
8	((N°))5 Schlaf leidl[ich] | Schwindel nach Bücken beim Aufrichten früh | wenig Aufstoßen | kein Tagschweiß mehr
9	die drei lezten Tage und heute Kopf ganz bes. schwach, wenn sie ein Paar Seiten las, wars als drehten sich
10	die Gedanken im Kopf herum - davon Angst irre zu werden
11	((N°))6 Schlaf gut, Stuhl | von heute an Kopf und Gemüth besser | kann lesen und ist nicht mehr so gleichgültig
12	wenig Aufstoßen | nach dem Essen Hitze im Gesichte
13	((N°))7 Schlaf gut, wachte aber sehr früh auf | war zum ersten Male heute wieder in der Kirche und es ging gut.
14	Kräfte sind seit gestern viel besser | N.M. wieder Hitze im Kopfe
15	((N°))8 Stuhl | Stuhl schlief nur ein Paar St. gut dann erwachte sie mit trockner Hitze am ganzen Körper bes. Hals und Kopf
16	war zieml[ich] unruhig, und konnte erst früh wieder etwas schlafen (Glaubt von Verkältung)
17	((N°))9 Schlaf sehr gut, früh Stuhl | Magen seit diesen Pulvern weit besser | wenig Aufstoßen | Appetit und Hunger
18	doch tägl[ich] 1, 2 Mal saurs Aufstoßen
19	((N°))10 diese Nacht wieder Hitze im Kopfe | Stuhl | Füße weit besser, doch sehr schwach und schwer wenn sie über 1 St. geht
20	((N°))11 Schlaf gut bis 5 U. | Stuhl | Gemüth fortwährend weit besser, doch wieder etwas gleichgültiger | Kopf auch
21	nicht so schwach. 16 N°1 Nux | N°3 $^{Els}/_{SSpiritus}$ | nichtsachtendes Gemüth bei Schreckhaftigkeit (und Gesichtshitze) Verat[6]

---

[6] Vgl. RA III, S. 325, Veratrum album, Weißnießwurzel, Symptom N°295: „**Hitze und Röthe im Gesichte** und Hitze der Hände, mit sorglosem, nur die nächsten Dinge um ihn herum achtenden Gemüthe, bei Schreckhaftigkeit (n. 1 St.)" (Hervorhebung im Original als Sperrsatz.) Anscheinend hat Hahnemann sich hier die Kürzung eines Symptoms von Veratrum als Erinnerung vermerkt.

92.

21
Nov

1	| **Volkmannin** hatte den 3 Calc. mur. den 5 Nux - ⌐nun wieder¬
2	den 13ⁿ nach Tische Unruhe im Blut und Aengstlichkeit im ganzen Körper
3	14 diese Nacht (9 Tage nach Nux) starkes Fieber | Ab. 8½ U. Frost wie sie ins Bett ging, bis ⌐9½¬ 10 U.
4	N°1 wo die Hitze eintrat, mit Brennen der Sohlen anfing und so nach und nach zum Kopfe stieg,
5	der dießmal nicht sehr heiß ward, aber Brennen in den Augen bekam sie. Schlief wenig, Ksch
6	Drücken hatte sie bis früh
7	am Tage wieder Aengstlichkeit
8	15ⁿ Schlief die Nacht wenig, war aufgeregt von Kinder[n,] Musik und Tanz | Musik macht sie unruhig
9	und traurig
10	Stuhl | Sehr schwermüthig | auf ein Stückchen Kuchen Mittags wieder Erbrechen
11	16 Schlief sehr unruhig | war heute sehr müde | Stuhl | V.M. viel Uebelkeit | Nahm N.M. N°1 Nux
12	Ab. wieder Uebelkeit, sehr mismüthig
13	17 Nacht wieder so unruhig | kein Stuhl N°2 | Magendrücken nach jeder Mahlzeit | Ueberhaupt ists ihr
14	immer beim Essen sehr unangenehm - schwer im ganzen Körper bes. N.M. und Ab. heute vorzügl[ich]
15	wobei ihr das Sprechen sehr lästig ist | heute ganz unwohl | Gemüth schwer und trübe
16	18 Nacht ebenso | Stuhl N°3 $Sulph.| Füße noch sehr kraftlos | Nach Tische immer unwohl | aß ein Paar
17	gekochte Aepfel, davon Ab. recht heftiges Erbrechen, ohne Uebelkeit, Geschmack sehr scharf
18	und wie lauter Wasser und die Aepfel, doch behält sie ein sauren Geschmack im Munde
19	kann jezt wenig Abwechslung von Speisen ertragen bes. kein Obst | Früh 3 Tassen Cacao in Wasser
20	und für 3 Pf[en]nig Franzbrod Mittags 1 Teller Suppe und 1 Hühnchen | kein Gemüse, wenn sie nicht erbrechen will
21	Ab. einige Tassen Warmbier und für 3 Pf. Franzbrod | Jede Aenderung schadet ihr
22	19 diese Nacht Unruhe im Unterleibe | Stuhl N°4 | heute höchst verdrießl[ich]. | Kann nicht Sticken oder Nähen ohne

23	daß ihr Arm Hand und Fingerspitzen[7] dabei auch ein Gefühl in der Brust, Angst und Uebelkeit machen
24	hat wenig Aufstoßen, doch ists sehr sauer	Angst vor Irrewerden beunruhigt sie oft
25	Etwas Rindfleisch gegessen und davon den Magen wohl verdorben	Nach Abendessen ward ihr übel
26	heute früh Leere im Leib, das sie sich dann zusamgekrümmt legen muß, um den Leib zusam
27	zudrücken.

128.

5
Dez. ((1821))

1		**Volkmannin** /v. 21\ den 20^n wo die Regel eintrat, war sie recht mäßig - Gemüth weit freier, Magen besser
2	den 21 Nachts Regel \sehr/ stark, doch schlief sie leidl[ich]	Stuhl	etw. ärgerl[ich]	Magen recht leidl[ich]	Blut ging auch am Tage stark
3	22 Schlaf bis 4 U. gut, Regel mäßig	Stuhl	nach Frühstück ärgerl[ich]. Füße sehr schwach	Magen schlecht
4	hatte schleimiges und saures Erbrechen
5	23 Schlaf gut, Nacht und Tag recht wenig Blut	üble Nachricht die sie sehr angriff - davon Hitze im Kopf und viel Unruhe und Angst
6	24 gestern Ab. viel Unruhe um 11 U. und konnte 2 St. nicht schlafen, auch die ganze Nacht wenig	nahm N°6.
7	da das Blut Ab. ganz weg war, doch kams um 10 U. wieder - setzte wieder aus
8	hatte öfters Unruhe und Hitze im Gesicht
7*	⌐25⌐
9	25 Schlief bis 3 U.	Stuhl	Regel heute sehr wenig	Magen leidl[ich]	tägl[ich] spaziert
10	26 ------ --- 4 U. auch heute Regel noch gezeigt	oft fliegende Hitze im Gesicht und Ksch.
11	Sie kann noch nicht arbeiten	das Bewegen des r. Arms im Ellbogengelenk macht ihr ein
12	beängstigendes Gefühl und Uebelkeit	hat oft innere Angst bes. heute Ab. wo sie
13	auch[8] gar nicht gern allein seyn kann, dieß vermehrt sie
14	27[9] Schlief unruhig, heute Regel weg	oft <u>Schwindel</u>, bes. beim Aufstehen nach Liegen	n Tische Hitze im Gesichte

---

[7] Der Satz endet nur scheinbar ohne Verb, vgl. zwei Zeilen weiter unten „machen".
[8] 2 cm langer Strich am linken Rand.
[9] 1 cm langer Strich am linken Rand.

15		28 Schlief gut, Schwindel wie gestern | Füße sehr schwach | nach Tische Hitze im Gesichte und Brennen im Auge
16		aufgetriebener Leib | Stuhl tägl[ich]
17		29 Nacht gut N°7 | früh beim Anziehen der Kinder sehr ungeduldig | das Bewegen der Arme war ihr
18		sehr beschwerlich | immer sehr matt | Kopf von heftigem Schnupfen eingenommen.
19		30 gestern Ab. ein Paar Mal starkes Herzklopfen und dann Andrang des Blutes nach der Brust
20		gegen Mitternacht Hitze im Gesicht - drauf schlief sie gut N°8 | n. Tische Ksch und Drücken auf der Stirne
21		1 Dez. gestern Ab. wieder Herzklopfen und Beängstigung auf der Brust | Stuhl tägl[ich] N°9
22		schon früh gr. Unruhe und Angst bes. vor Krankwerden und Sterben in diesem Winter | um 11 U. Herzklopfen ½ St
23		vorher Unruhe im Ellbogengelenk und sehr frostig | Nachher fühlte sie sich unbeschreibl[ich] schwach
24		und hatte gr. Angst | konnte nicht allein üb[er] die Stube | Nach Tische nicht besser, hatte Ksch in Stirn und Schläfn
25		Fühlte sich bis Ab. sehr unwohl und schwach | die innere Angst war so gr. daß sie mehrmals Stuhl
26		hatte - Folge von Angst bei ihr immer
27		2 Schlaf leidl[ich] | doch früh noch Unruhe und viel Hitze im Gesicht | fühlt sich außerordentl[ich] krank
28		beim Herausgehen ward ihr zum umfallen schwach. | Angst abwechselnd in Leib, Brust und Kopf
29		Fuhr Spazieren, bekam aber viel Uebelkeit | weder Appetit noch Hunger | V.M. wieder Herzklopfen
30		N. Tische viel mehr Hitze im Gesichte und im Leib bes. um den Magen rum | auch heute stete Neigung
31		zu Stuhle | Muß immer Zerstreung ihrer Gedanken suchen, denn das Denken an ihr Uebel..
32		befinden verschlimmert | Ging N.M. spazieren - drauf Ab. weit ruhiger
33		3 Schlief leidl[ich] bis 4 U. wo sie durch Leibsch. geweckt wurde | Angst und Hitze war ganz vorbei
34		bekam aber heftigen Durchfall bis 9 U, acht mal ganz dünn, mit Leibschneiden bis in die Herzgrube
35		auch unter den Ribben und um den Magen rum, dabei viel Uebelkeit | um 12 U. †...†brühe mit Eiern
36		welches in ¼ St. unverdaut fortging | dann Mittag und Ab. noch einmal laxiren | Leibsch den ganzen
37		Tag | Ab. viel Rückensch | kein Appetit, aber viel Durst nach Bier | spazierte

38	4 gestern Ab. höchst ermüdet	schlief recht leidl[ich] bis 6 U.	noch matt	doch kein Sch. auch
39	keine Hitze noch Unruhe	aber noch kein Appetit, etw. bitterer Geschmack	ofteres saures
40	Aufstoßen	Stuhl noch nicht
41	das Frühstück macht ihr Magendrücken und jezt wieder etwas Leibschneiden.
42	den 16 Nux den 18 $Sulph. gehabt heute § Cinch[10] und fortnehmen an Verat[11] $Ars.

169.
19 Dec.

1		**Volkmannin** /v. 5 Dez\ den 4^n faulichter Geruch aus dem Munde	Ab. 1 Laxierstuhl, vorher Aengstlichkeit
2	5 Schlaf unruhig	bis ordentl[icher] Stuhl	sehr schwach, bes. auf der Brust, weder Appetit noch Hunger	Span[n]en über dem Magen
3	wenn sie gerade steht	wenn sie nicht ißt, zum Umfallen kraftlos und doch macht ihr alles Magendrücken
4	Stimmung sehr trübe, möchte weinen, denkt nur an Sterben
5	6 Schlief wenig	1 - 3½ U. früh Leibweh um den Magen, dann Stuhl	den ganzen Morgen Weinen	noch Magendrücken, viel
6	saurs Aufstoßen	Ab. wiederum 5 U. Leibweh, Uebelkeit, Aufstoßen
7	7 Nacht bis Leibweh	Stuhl	ruhig
8	8 Schlaf gut| nahm Cinch[12]
9	9 Schlief bis 3 U.	V.M. sehr matt
10	10 wachte mehrmal und konnte vor 4 U. nicht wieder schlafen - drauf Ksch und Hitze im Gesichte	den ganzen Morgen
11	wieder sehr schwach und verdrießl[ich]. Abgespannt an Geist und Körper.
12	Nach Tische wars besser - doch gegen Ab. Schwere im Kopfe, dann Hitze auf der Stirn und Angst vor Krankheit
13	11 Schlief gut	täglich Stuhl	früh nüchtern Magendrücken, und Mittag vor Essen auch	sonst recht leidl[ich]

---

[10] Cinchona officinalis, die Chinarinde, vgl. RA III, 2. Aufl., S. 98ff. Dem „§" ist keine Zahl hinzugefügt, es handelt sich demnach um eine Einzeldosis.
[11] Vgl. D23, Anm. 6.
[12] Auch die fehlenden Hinweise auf eingenommene „N°" lassen auf eine Einzelgabe schließen (siehe D23, Anm. 10). Der zeitliche Abstand dürfte in etwa dem Postweg entsprechen.

4 Edition der Krankengeschichte

201.

30
((Dez.))

1 | **Volkmannin** /v. 19\ (hatte Menstrum den 20 Nov. bis 26^n) will etwas gegen Schreck \gestern davon Sch. im Hinterkopfe und den ganzen Tag Schwere im Kopfe, Hitze im Gesichte und Brennen in Augen/ und Aerger \davon Hitze im Gesichte/ Acon

216.

5
Jan ((1822))

1 | **Volkmannin** /v. 30\ den 20 Nov. Regel den 31 Dezember wieder, nach 6 Wochen 16 N°1 Nux 3 $^{Els}/_{II}$ [13]

2   Er schreibt unterm 31^n Dez die Krankh. der Frau werfe sich mehr aufs Gemüth

3   **Sie** sei magerer geworden, ihr Magen vertrage jezt weniger

4   z. B. den 27^n bei einem gelinden Erbrechen, in welches sich oft das heftige Aufstoßen endet, gab sie ⌐...⌐

5   vor 48 Stunden genossene Preißlbeeren unverdaut von sich

6   Ihr Befinden soll seit sie den 20^n Nov. ihre Regel gehabt hat, überhaupt verschlimmert seyn - ob sie gleich

7   mitunter gute Tage gehabt hat

8   Ihre Kräfte zum Spazieren hätten abgenommen und wenn sie z.B. $^3/_4$ St. spazieren ist, kan[n] sie den Tag

9   nicht in die Stadt gehen

10*   C.S.[14]

10   Besonders ist jezt bei ihr die partielle Kälte und Hitze mit Unruhe

11   Bald friert sie am Ellbogen, bald am Hinterkopfe, bald an der Brust, bald an einer Schulter

---

13   Hahnemann vermerkt hier zu Anfang noch einmal die letzte bedeutendere Medikation, welche am 16. (N°1 Nux vomica) und am 18. November 1821 (N°3 $Sulph.) eingenommen wurde (eine Kombination, mit der Hahnemann in diesen Tagen im großen Umfang experimentiert, fast alle Patienten erhalten als N°3 ein niederpotentes Schwefelpräparat[$^{Els}/$Spiritus - $^{Els}/_{II}$]). Cinchona (8. Dezember 1821) und Aconitum (am 30. Dezember 1821 wahrscheinlich als Riecharznei überlassen) sind für Hahnemann anscheinend von geringerer Bedeutung, es handelt sich bei ihnen auch nicht um sogenannte Antipsorica.

14   Möglicherweise ist mit „c.s." die Chinarinde gemeint. Allerdings findet sich die heute übliche Bezeichnung „Cinchona succirubra" bei Hahnemann noch nicht. Es käme auch „Chinasalz" in Frage, jedoch zieht Hahnemann die pulverisierte Rinde diesem vor (HAL II, S. 299). Auch ist hier der Zusammenhang nicht klar. Das Symptom erinnert zwar an Chin., jedoch fehlt das „NB". Zur Identification vgl. D20, Anm. 19.

12	bes. an den Hüften und Dickbeinen, zu anderen Zeiten Hitze an solchen einzelnen Theilen
13	der bedenklichste Anfall war um Mitternacht den 28/29 Dez. Nachdem sie vorher ohne einschlafen
14	zu können, sich sehr krumm geworfen und nur auf eine kurze Zeit eingeschlummert war
15	schreckte sie mit einer ungeheuren Angst (ohne geträumt zu haben) auf, rief ┼...┼ ihr Sch┼...┼
16	und klagte nie in ihrem Leben eine so schreckliche Empfindung gehabt zu haben - eine
17	Beklemmung sowohl in der Herz.. und Brustgegend als auch leises Zittern des Körpers
18	besonders ein heft. Sch. im Hinterkopfe, der vorher heiß war - Nach ein paar Stunden ein
19	ähnlicher, gelinderer Anfall, wobei der Hinterkopf ganz kalt war. Der Sch. im Hinterkopfe
20	⌐soll¬⌐...¬ sei gewesen, als solle alles auseinander getrieben werden. Sie konnte sich nur
21	mit Mühe zurückhalten, nicht aus dem Bette \zu/ springen. Sie fühlte wenn sie diese Sch. noch ¼ St. gehabt
22	ha[e]tte, so hätte sie ihren Verstand verloren
23	steter Wechsel der Schmerzen und der Schwäche bald an den Knien, bald ganz oben, bald ganz unten
24	stets anhaltende Abneigung vor coitus | doch sagt sie die Geburtstheile wären jezt weniger
25	reitzbar und schmerzhaft empfindlich als sonst
26	Periodisch große Apathie | die Vorbereitung zum Bescheren für die Kinder hat ihr nicht nur keine
27	Freude, sondern sogar Unlust gemacht, die nur erst etl[iche]. St. vor der Bescherung selbst, wich
28	Dagegen ist sie wieder sehr schreckhaft oft auch höchst ärgerl[ich].
29	Ihr Unmuth, Verstimmung, Verzagtheit an ihrer moralischen Kraft | Kleinmuth über
30	moralische Unwürdigkeit ist sehr groß und daher sie ihre kürzl[ich] verstorbene Schwester[15] sehr beneidet
31	Entschiedener Unglaube am Gelingen einer Cur | Zuweilen hat sie noch Hoffnung auf das Seebad
32	Will eine schnelle Hülfe an D. Hh[16] haben

---

[15] Hierbei kann es sich nicht um die gleichfalls aus den Krankenjournalen bekannte Henriette Hübel handeln, da diese, lt. Tagebuch des Dr. Volkmann, am 5.8.1824 verstorben ist. (Leider beginnen diese Aufzeichnungen erst mit dem 7.7.1824.)

[16] Wahrscheinlich Abk. für „Dr. Hahnemann".

263.

((21. Jan. 1822))[17]

1 | **Volkmannin** /v. 5.\ es ist so zieml[ich] gegangen, kann nur früh nicht gut schlafen | heute 16 N°1 Spong.[18] 3^{Els}/$_{Spiritus}$

281.

28
((Jan. 1822))

1 | **Volkmannin** [19]

318.

11
Febr ((1822))

1 | **Volkmannin** /v. 21. Jan.\ hatte (den 27 Jan.) die Periode /den 20 Nov., den 31 Dez.\ seitdem nicht wieder, waren gestern 6 Wochen | Spong $^{Els/}$$_{Spiritus}$

2   ein Schm. im Untertheile der r. Brust war das vorige Mal ein Paar Wochen vor Eintritt der Periode[20]

3   der Vorbote | bei jeder Berührung Sch. wie ein blau gestoßener Fleck | dießmal wieder seit einigen Tagen

4   Auch fühlt sie seit 8 Tagen viel Müdigkeit in den Knieen

5   Gemüth im allgem. weit besser - doch wenn sie müde ist recht verdrießl[ich]

6   bei 15, 16, 1[21] schlief gut und fühlte sich wohl, Gemüth und Magen besser

7   2 schlief gut, nach <u>einiger Anstrengung ward sie sehr matt, Brust bes. angegriffen</u>

8   <u>konnte fast nich mehr sprechen, bekam Hitze im Gesicht und Uebelkeit - N.M. Schwere im Kopfe</u>

---

[17] Kein Datum angegeben; aus dem Kontext heraus muß es sich aber um den 21. Januar 1822 handeln.

[18] Spongia tosta, Röstschwammm, RA VI, 2. Aufl., S. 195.

[19] Es folgen nur Eintragungen über ihre Kinder.

[20] Interessanterweise findet sich dieses Symptom bei Kent, EK, S. 846, „Chest, Pain, mammae, menses, before: ... Spong." nicht jedoch in RA, EN, GS und Clarke.

[21] Hahnemann notiert aus diesem Brief nur die Nummern der Pulver ohne Datum. 15 und 16 sind die letzten zwei der am 5. Jan. verschriebenen Päckchen. N°1 enthält Spongia, am 21. Jan. verschrieben, und als N° 3 wieder den Schwefel.

7*	‖ ⌐NB Spong¬22
8*	‖
9	3, schlief nur bis 2 U. und hatte traurige Träume
9*	⌐NB Spong¬23
10	4 auch nur bis 2 U. | Stuhl wieder sehr schleimig24 | N.M. Schwindel, und ein leichter Kamm in den Haaren macht Ksch
11	5 Schlief nur bis 4 U. | Seit 3 Tagen harter und weniger Stuhl25 | Ab. Hitze im Gesichte | Magen besser
12	6 -------------- 5 U. Seit 3 Tagen früh Augen„ zuschwären26, am Tage sind sie roth und mit Druck Sch.27
10*	‖
11*	‖ ? NB $Sulph.
12*	‖
13	7 ---- gut bis 4½
14	8 --- leidl[ich] | doch Ab. \ärgerlich/ im Bette, Unruhe im Blute auf der Brust | Nachts in den Knien Unruhe | Früh Blutpochen im Herzen
15	9 --- gut, aufgesprungene Lippen immer.
16	10 -- 4 U. | gestern Ab. in Gesellschaft frei von Reitzbarkeit | Knie heute schwach | Magen jezt weit besser | sehr wenig Aufstoßen
17	und guter Appetit - wird auch volleibiger.
18	11 - 14. befand sich alle diese Tage recht leidl[ich] | nur zur Aergerlichkeit geneigt, wobei sie gleich hochroth wird, heute besser
19	15 Schlaf bis 4 U. immer früh nach der ersten ((?)) Nacht müde | 6, 7 St. Schlaf g[e]nügen ihr nicht | wieder 16 § und wenn menstrum 3 Tage gegangen ist
20	extra ⌐A¬ Nux ⌐B/$_0$\¬28 und 8 Tage drauf Nachricht

---

[22] Vgl. RA VI, 2. Aufl., Spongia marina tosta, Röstschwamm, Symptom N°94: „Nach einiger Anstrengung ward sie plötzlich matt, besonders war die Brust angegriffen; sie konnte fast nicht mehr sprechen, bekam Hitze im Gesichte und Übelkeit; nach einigen Stunden Schwere im Kopfe."

[23] Dito Symptom N°135: „Traurige Träume."

[24] Vgl. CK V, 2. Aufl., Sulphur, Symptom N°887: „**Sehr schleimiger Stuhl.**" (Hervorhebung im Original als Sperrsatz.)

[25] In der Form a.a.O. nicht vorhanden.

[26] Entsprechende Symptome sind a.a.O. zu finden, jedoch mit Sicherheit nicht mit den vorliegenden identisch, da die Zeitangabe nicht paßt, bzw. das Symptom nicht von Hahnemann beobachtet wurde. Vgl. Symptom N°277 und 278: „Zugeschworne Augen, zwei Morgen. (n. 20 T.)" und „zugeschworne, verklebte Augen, früh (nach abendlichem Brennen. (Ng.)"

[27] A.a.O. nicht zu finden.

[28] Das ausgestrichene A und B /$_0$\ zeigt, daß Hahnemann die typische Verschreibung vornehmen wollte, wie sie D23, Originalseite 472 dann auch stattfindet, siehe hierzu Anm. 33. Er gibt dann jedoch lediglich eine Einzeldosis Nux vomica, die nicht in die 16§ integriert werden kann, da die Einnahme ja vom Beginn der Periode abhängt. Dieses Vorgehen entspricht den Regeln, die er in CK I, 1. Aufl., S. 232ff. darstellt: „Weder

4 Edition der Krankengeschichte

21 um dann acon und $Sulph. zu geben

334.

15
((Febr. 1822))

1 | **Volkmannin** /v. 11ⁿ\ hatte bis den 6ⁿ Feb. seit 12, 14 Tagen sehr starken Appetit - gesättigt dann ward sie heftig
2 und ärgerl[ich]
3 7ⁿ Schlaf gut N°16
4 8, etwas unruhig konnte frische Aepfel vertragen
5 9 wohl, erschrak aber heftig - blaß fast sprachlos, roch acon
6 dann Hitze im Gesichte, dann aergerl[ich] | N.M. bitteres Aufstoßen mit Erbrechen
7 Erschrak die Nacht immer, Frostschütteln dabei, Unruhe und Angst im Kopf
8 10 schlief bis 3 U. dann Schneiden im Bauche | bis ((lat.: zweimal)) Durchfallstuhl
9 früh weinerlich und sehr müde, Brennen in den Augen | Mittag Periode /das zweite Mal nach 6 Wochen\, ward gleich wohler
10 doch auch N.M. Leibweh | Blut wenig
11 11 Blut sehr stark | N.M. recht mäßig | Gemüth recht gut
12 12 Schlaf gut | Periode ma[e]ßig | Appetit wieder doch auch saures Aufstoßen
13 etwas Kopfweh
14 13 Schlief ein wachte aber nach 1 St. auf mit Wallen und Angst vor Krankwerden
15 dann Schweiß

---

kurz vor der zu erwartenden, weiblichen Periode, noch auch während des Flusses derselben darf die Gabe antipsorischer Arznei eingenommen werden; wohl aber kann man sie schon, wo nöthig, am vierten Tage nach dem Ausbruch derselben, etwa 96 St. darnach, eingeben. In dem Falle aber, daß die Periode bisher gewöhnlich zu zeitig eintrat, oder zu stark ging, oder sich doch mehre Tage hinschleppte, ist oft nöthig, diesen vierten Tag erst eine kleine Gabe Krähenaugen [Nux vomica - d.V.] (ein Mohnsamen großes Streukügelchen mit Decillion-Verdünnung befeuchtet) zu riechen und dann erst vier, sechs Tage darauf das Antipsorikum. Ist das Frauenzimmer aber sehr empfindlich und nervenschwach, so muß sie jedes Mal, 72 Stunden nach Eintritt der Regel einmal an ein Senfsamen großes Streukügelchen mit gedachter Verdünnung befeuchtet [d.i. Nux-v. C30 - d.V.], riechen, ungeachtet der fortgesetzten antipsorischen Kur [1]).
Anm: 1) Bei einer solchen krankhaften Beschaffenheit des Monatlichen richtet man in der Cur chronischer Krankheiten ohne gedachten Zwischen-Gebrauch der Krähenaugen nichts aus, welche hier specifisch die durch einen so ungeordneten Regel-Abgang stets entstehende Disharmonie in den Funktionen der Nerven wieder in Einklang bringen und so diese Ueberempfindlichkeit und Ueberreiztheit stillen, die der heilsamen Einwirkung der antipsorischen Mittel ein unübersteigliches Hinderniß in den Weg legen."

16	in den lezten 14 Tagen mehrmals früh geschwitzt soll extra § Nux nehmen
17	und in 8 Tagen Nachricht geben

370.

25
febr

1	| **Volkmannin** /v. 15\ 13^n N.M. saures Aufstoßen und Stechen im Kopfe, Regel fast weg
2	14 Schlief gut | heute Ziehsch. im l. Schienbein
3	15 -------- früh verdrießl[ich] auch saures Aufstoßen | Ab. wieder sehr reizbar und schreckhaft
4	16 Schlief unruhig | Regel war bis heute noch bemerkbar | Nacht, Beklommenheit auf der Brust, träumte
5	und warf sich sehr herum | früh betäubte sie auf dem Markt das Geräusch und machte sie schwindlicht
6	nahm Ab. extra Nux[29] und N°1 -
7	17 Schlief die Nacht nicht | Stirn eingenommen, Hitze im Kopfe - seit dem 15^n nicht recht wohl
8	immer die Aengstlichkeit im Kopfe, als müßten sich die Gedanken verwirren
9	18 Nacht noch schlechter wie gestern | auch wieder der Heißhunger; wenn sie den Magen
10	voll fühlt und die Säure ihr drin Brennen macht, möchte die doch nicht aufhören zu essen
11	V.M. jähling[s] unwohl, Schwindel Schwere im Kopfe, so daß sie nicht aufstehen konnte
12	so schwach, wurde ihr kalt, wohl 1 St. lang | doch konnte sie nach 10 Minuten aufstehen
13	N.M. schmerzh. Drücken in Stirn und Schädel | bei Spazieren kurzer Athem
14	so wie sie ins Bett kam, wieder die Unruhe im Kopfe | dann schlief sie | doch früh gar
15	19 nicht gestärkt, sehr verdrießl[ich], weinerlich, unzufrieden mit allem und mit sich selbst
16	auch heute wieder Brennen im Magen
17	20 eine schlechte Nacht. Vor dem Einschlafen Unruhe im Kopfe und auf der Brust stärker
18	als jene Tage | die Angst vor Wahnsinn wie gestern, dabei gr. Muthlosigkeit
19	oft Hitze im Kopfe, immer sehr müde
20	21 so wie sie ins Bett kömmt, wird die Unruhe stärker, schlief leidl[ich], beim Aufwachen

---

[29] Also 6 Tage nach der Periode.

21	schmerzh. Schwere im Kopfe bes. Stirne | immer wirds ihr schwer, ihre Gedanken zu ordnen
22	Gemüth wie gestern | N.M. Kopf schwer | später auch schmerzh.
23	22 Schlief leidl[ich] doch beim Erwachen und früh Unruhe im Blute bes. Kopfe V.M. Schwindel
24	oft saures Aufstoßen | Stimmung etwas besser | heute früh im Bett und Ab. als
25	es still um sie war, wie Musik in der Ferne - ein stetes wiederholen
26	einer kurzen ⌐Musik¬ Melodie
27	23 Schlief sehr unruhig | träumte ängstl[ich] | früh wieder Klingen in den Ohren wie Musik \ist ihr/ sehr
28	unangenehm | früh weinerl[ich], ärgerl[ich] auch Brennen im Magen | N.M. schwermüthig
29	24 Schlief leidl[ich] | Brennen im Magen die Nacht bis in den Hals rauf | kein saures Aufstoßen
30	sehr verdrießl[ich] 16 § N°1 acon 2 ^{Els}/$_{\$Spiritus}$ extra \$Acidum vitrioli^{30}/ wenns nach N°8 nicht hübsch /seyn\ [sollte]

421.

14
((März 1822))

1	| **Volkmannin** /v.25 /Febr\\ hatte Periode den 10^n Febr | wirds etwa den 24 März wieder kriegen nach 5 Wochen
2	Schreibt^{31} vom 13^n Indes Uebelbefinden sei jezt bei ihr so abwechselnd, daß sie es kaum beschreiben kann
3	Sie hatte mehrmals Fieber durch Verkältung | doch wenn es gar nicht mehr gehen wollte, so half Mesmerismus
4	den ihr Mann zweimal verrichtet habe

---

30 Dieses Apothekerzeichen sieht dem $Nit-ac. (Apothekerzeichen für Nitricum acidum, vgl. HAL I, S. 55ff.) täuschend ähnlich, beide enthalten das „+" für Säure. Der zweite Teil des Zeichens entspricht dem Kreis mit Längsstrich, wie Salpeter, jedoch mit einem Haken, ähnlich dem Querstrich eines „Q": das Zeichen für Vitriolum. Vitriolsäure ist jedoch in den Registern der großen Arzneimittellehren nicht zu finden. Unter Sulphuricum acidum, Schwefelsäure, findet sich bei Hahnemann CK V, 2. Aufl., S. 405 des Rätsels Lösung: „Die bekannte, jetzt aus dem Schwefel selbst bereitete, in konzentrirtem Zustande äusserst ätzende Säure, welche ehedem aus dem Eisen-Vitriole durch Destillation gezogen ward und daher **Vitriol-Säure** genannt ward." (Hervorhebung im Original als Sperrsatz.) Siehe D26, Anm. 44. Eine halbe Seite fragmentarischer Prüfungssysmptome von Acidum vitrioli in Latein findet sich auf S. 24 einer handbeschriebenen Kladde, die unter der Archivnummer G2 (vgl. Abb.13) mit dem - nicht von Hahnemann ausgehenden - Titel „Hahnemanns erste Arzneiprüfungen an Gesunden" (Haehl?) im Institut für Geschichte der Medizin der Robert Bosch Stiftung, Stuttgart, aufbewahrt wird.

31 Verbindungsstrich zu „Volkmannin" Z.1.

| 5 | Mit dem gewöhnlichen Uebel gehe es recht gut, bes. mit dem Gemüth (Arznei habe sie noch?)
| 6 | Will den 13ⁿ etwas für ihr Erkältungsübel haben
| 7 | Schon seit dem 8ⁿ habe sie etwas Entzündung im Halse die den 12ⁿ viel stärker ward und sie schon
| 8 | ein Paar Tage vom Spazieren abhielt. Es ist am Zapfen und da herum im Hals. Schmerzt blos
| 9 | beim Schlingen und sticht. Die Nacht ward Zunge und Mund davon so trocken, daß es sie am
| 10 | Schlafen hinderte | Fühlt oft gar keinen Hunger, und wenn der Magen leer ist, ists ihr als la[e]ge etwas
| 11 | drin, das nicht heraus wollte | Auch ist ⌜seine⌝\ihre/ Zunge weiß | hat sie das extra $Acidum vitrioli. genommen?
| 11* | 16 § N°1 $Acidum vitrioli
| 12* | ⁴Els/$Spiritus
| 12 | Halssch. heute früh etwas (den 13ⁿ) etwas besser | Weiter fühlt sie keine Beschwerden

439.

18
((März 1822))

| 1 | | **Volkmannin** /v. 14\ hatte argen Schnupfen und Halsweh, den 15ⁿ argen Fieberanfall, und den 16ⁿ die Regel \nach 5 Wochen/, sehr stark
| 2 | dabei häufige Ksch - zwei Tage ohne Stuhl | Zunge links hinten voll rother Blasen
| 3 | Schnupfen wohl von einer Verkältung den 18ⁿ in Stötteritz, daher die Pulver zuweilen ausgesetzt
| 4 | fragt ob sie bei der Regel die Pulver anfangen soll?, solls die[32] Mittwoch früh
| 5 | hatte das extra § $Acidum vitrioli leztin nicht genommen
| 6 | seit sie nicht ausging die Goldader schmerzhaft vorgetreten
| 7 | Zunge sehr belegt, und hat weder Hunger noch Appetit
| 8 | sehr zum Schwitzen geneigt
| 9 | Kopfsch. den 16ⁿ ein Stoßen in der l. Schläfe, ehedem wars ein Drücken auf dem Scheitel und der Stirn

472.

28
März

| 1 | | **Volkmannin** /v. 18\ fahren macht ihr Hitze im Kopf, sonst nichts.
| 2 | jezt nach der Regel leidet sie sehr vom Andrang des Blutes nach dem Kopfe

---

[32] Weiblicher Artikel: die Mitte der Woche. Vgl. DWB VI, Sp.2427.

3	beim 10 hatte sie etwas Ksch. und recht st. Jücken an den Goldaderknoten, heute bei ⌐11¬ \7/ nicht, aber desto mehr
4	ist die Schwere des Kopfes und das Drücken auf der Stirn | wenn sie sich bückt wird es sehr stark
5	auch hat sie Schwindel und es ist ihr drehend im Kopfe | die Augen darf sie gar nicht anstrengen
6	und selbst in der Nase hat sie ein Gefühl, wie von st. Schnupfen
7	| heute /den 26ⁿ\ bei 11, 7 Tage nach $Sulph. hat sich etwas rother Schleimabgang gezeigt
7*	| morgen zuschicken Nux \A/ B \°/ $^{Els}/_{II}$ \C/³³ ⌐ ¬ was Sie gleich statt des übrigen nimmt und Bericht schickt

482.

⌐ ¬

⌐März¬
1 April ((1822))

1	| **Volkmannin** /v. 28\ hatte die Periode den 10 Febr. /den 16ⁿ März Regel stark nach 5 Wochen\ /nach 6 Wochen etwas rother Schleim\ und jezt den 26 März (wie wenig?) dauerte wohl nur 24 St?
2	hatte den 14ⁿ 16§ N°1 $Acidum vitrioli 4 Els.
3	vorher 16, 1 acon 2 $^{Els}/_{$Spiritus}$
4	den 15ⁿ V.M. verdrießl[ich], dann heft. Weinen | N.M. Stiche in den Ohren, st. Ksch. | Schwindel nach Herumgehen in der Stube, Abneigung vor Luft /Regel heute mäßig\
5*	**Adelbert** ...
5	18 Schlaf leidl[ich] | Stuhl | früh heft. Angst über ihre Gesundh. | Laxiren | Regel sehr mäßig | N.M. gr. Schwäche und Leere üb[er] den
6	Magen, konnte kaum Sprechen | von dem Stricken gleich Hitze in d. Brust | bei geringem Schreck Wärme im Fuß und Schwäche drin | mußte sich führen /lassen\
7*	kein Appetit saures Aufstoßen
7	19 Schlaf unruhig | Stuhl | Regel sehr wenig | Magen schlecht, sehr schwach
8	20 Nacht unruhig N°1 \$Acidum vitrioli./ viel Säure im Magen, sehr schwach

---

33 Der Buchstabe B steht seltsamerweise unter dem kleinen Kreissymbol, während die Buchstaben A über Nux und C über Els II gesetzt sind. Hahnemann verschreibt also 3 Extrapulver „A, B, C", wobei B keine Arznei enthält, um Nux vomica einen Tag auswirken zu lassen; den dritten Tag dann das Schwefelpräparat in der 6. Centesimalpotenz, d.h. identisch mit der sonst üblichen Verschreibung N°1 Nux, N°3 Els. Siehe auch D23, Anm. 28.

D23

9	21 Schlief leidl[ich] N°2 | sehr mißmuthig | Kopf sehr schwach, beunruhigt, wenn sie jemand stark ansieht | sehr ärgerl[ich] fühlts
10	gleich im Magen | sehr schwach bes. in Füßen
11	22 Nacht gut, Blut kam wieder | Kopf ungewöhnlich schwach | früh N°3 | Sprechen 1 kl. Stunde griff sie arg an, konnte nichts
12	mehr denken, mußte den Kopf anlehnen, konnte ihn nicht halten | beim Gehen drehend
13	23 Schlaf gut | Regel noch | N°4.
14*	Arthur ...
14	24 fast immer Ksch. | Nachtschlaf unruhig N°5.
15	25 Nachts Unruhe und Beängstigung durchs Blut | Ksch von früh an durch Blutandrang | beim Bücken ists
16	N°6 als sollte der Kopf zerspringen | sehr betrübt gestimmt | und sehr empfindl[ich] gegen Beweis von Mistrauen
17	und Mangel an Achtung, kränkt sich bis zum Weinen
18	26 Nacht leidl[ich] | Ksch. | N.M. Afterjücken | heute wieder Blut | oft Schwindel N°7 | sehr untreues Gedächtniß
19	27 Schlaf gut | nur V.M. Ksch N°8 | kein Blut
20	28 Nacht unruhig, hatte viel Hitze, sehr schwach beim Aufstehen | einige Geschäfte griffen sie sehr an | daher nach dem Essen Kopf- hitze
21	und st. Pochen des Blutes in der Brust | sehr kraftlos | konnte kaum Sprechen N°9.
22	29 Nachts erwachen mit Unruhe, Schlaf wenig | schwach, Drücken auf dem Kopfe, oft Schwindel, Hitze im Gesicht bei jeder kl.
23	Anstrengung, bes. nach dem Essen | da sie gewöhnl[ich] sitzen und liegen muß und ohne Furcht irre zu werden nicht lesen konnte, so ließ
24	sie sich mesmeriren | davon viel kräftiger 10
25	30 schlief drauf gut, und konnte ihre Arbeit besorgen N.M. ge- nommen A Nux | doch war ihr der Ab. nicht angenehm, viel
26	Schwindel und <u>Furcht vor fremden Menschen</u> | Ab. Unruhe die sie nicht einschlafen ließ
27	31 schlief schlecht, wachte mit heft. Schreck auf, <u>träumte sie stürze vom Berge</u> und so noch zweimal | sehr matt, Drücken
26*	‖ NB Nux[34]
27*	‖
28	in der Stirn | beim Bücken will der Kopf zerspringen bes. Hinter- kopf | Gemüth mehr betrübt, denkt, doch mit Ruhe
29	viel an Sterben. Sie 16 N°5 \$Acidum vitrioli 7 $^{Els}/_{\$spiritus}$ 13 Nux 15 $^{Els}/_{II}$ | Adelbert /alt.\ 8 N°1 \$Acidum vitrioli 3 $^{Els}/_{II}$ 6 Nux 7 $^{Els}/_{\$spiritus}$

---

[34] Diese Symptome sind nicht in die RA von Nux vomica aufgenommen worden.

531.

18 apr

1 | **Volkmannin** /v.14ⁿ³⁵ und 1 April \ (hatte den 1ⁿ Apr. 16, N°5 $Acidum vitrioli 7 $^{Els}/_{\$Spiritus}$ 13 Nux 15 $^{Els}/_{II}$) (vorher 16 § 1 $Acidum vitrioli 4 Els) (⌐vorher den⌐ \drauf den/ 28 A \N°/, B, C \Els/

2   31 N.M. sehr müde B | Appetit ohne Hunger | bei Schreiben Drücken /in der Stirn\ | ⌐ ⌐ \m/ dann³⁶ N°10 | den³⁷ 30ⁿ März genommen

3   1 April Schlaf gut | früh wieder Ksch. | sehr verdrießl[ich] | Mittag Ksch. ein schmerzh. Pochen des Blutes auf dem Scheitel

4   C. abwechselnd mehr od weniger | Mittags immer stärker, bes. bei jeder Bewegung

5   $Sulph. ging doch spazieren und es ward besser | Ab. kalt am ganzen Kr. und fror in warmer Stube

6   dabei viel Beängstigung in der Brust und sehr matt | Spät Ab. besser.

7   2 Schlaf bis 3 u. wo Mann abreiste, davon Unruhe und Angst über ihr Befinden, dabei viel

8   Brennen im Magen, Hitze im Gesicht, Füße kalt | früh besser

9   Mittags wieder den gestrigen Ksch.

10 3ⁿ N°1 /₀\ sehr müde | Mittag wieder Ksch. Ab. Schwindel und drehend auch sitzend | Urin trübe

11 Säure im Magen

12 4 2 /₀\ Nacht unruhig, Beängstigung und Hitze im Gesicht | Mittag wenig Ksch., doch sehr schwer in Beinen

13 ⌐ ⌐ Sehr gleichgültig | Haare gehen wieder aus

14 5, 3 /₀\ Schlaf besser | Schmerzh. Müdigkeit in Knien | N.M. viel Hitze im Gesichte <im Gesichte> | kein Ksch. /Ab. ärgerl[ich].\

15 6, 4 /₀\ Nacht gut | Nach etwas Anstrengung im Hause Brustsch. Drücken über Herzgrube, dann Schwindel, Sumsen

16 vor den Ohren ((dem Ohre)) | N.M. ärgerl[ich] und Hitze im Gesichte | Wieder Schwäche im Kopfe bei Sprechen mit Fremden

17 7, 5 /$Acidum vitrioli\ Nacht unruhig ängstl[ich] | Träume | gleichgültig³⁸ | früh ärgerl[ich]. Füße schwach

18 8, 6 ---------- gleichgültig | Säure immer im Magen, doch selten Aufstoßen

---

35 Bei der Eintragung am 14. April handelt es sich lediglich um Notizen über Clara Volkmann.
36 Verbindungsstrich zu „vorher 16" Z.1.
37 Verbindungsstrich zu „/N°\" Z.1.
38 Verbindungsstrich durchkreuzt „|" zu Träume, gleiche Zeile.

19	9, 7 /$Sulph.\ Nacht besser | sehr gleichgültig und Widerwillen gegen Heiterkeit | Sumsen vor den Ohren ((dem Ohre)), Schwindel
20	10, 8. Ganzen Tag sehr ärgerl[ich], nach Riechen an acon Hitze im Gesichte und Ksch. | Magen schlecht. Konnte
21	Ab. nicht gut einschlafen vor Pochen des Blutes in Kopf und Brust, immer kalte Füße
22	11, 9 wieder ärgerl[ich] Ab. Mann zurück
23	12, 10 daher schlecht geschlafen, hatte viel Unruhe, konnte nicht einschlafen, heftiger Unmuth, oft Erwachen, Rumwerfen
24	hatte den ganzen Tag viel Bewegung im Bauch, 3 Mal Stuhl und Ab. noch 5 Mal Laxiren, doch wenig Leibweh
25	Fuhr nach Stötteritz, was ihr schmerzh. Schwäche in den Beinen machte und Schmerz im Kreutze | Nach Heimkunft
26	heft. Frost des ganzen Kr. und Kälte | n.2 St. gr. Hitze im Gesichte, am Kr. nun sehr warm.
27	13, Schlaf sehr unruhig | Rumwerfen | Hitze und Sch. in Kniekehlen | früh Sch. im Kreuze | etw. bitterer Geschmack | Ab. ärgerl[ich] im Magen
28	heft. Aufstoßen | Blähungen mit Bauchsch.
29	14, 11 Schlaf sehr unruhig | Hitze in Händen | wieder viel Aufstoßen und Leibweh | Ab. ärgerl[ich] im Magen
30	15, 12 ------------------ sehr heiß, aufgewacht stundenlang nicht wieder schlafen | früh viel Aufstoßen und Blähung | ungeduldig, mürrisch \etw. bitter im Munde/
31	16, 13 \Nux/ ----[39] recht gut und heiter gestimmt, von gr. Unannehmlichkeit und Aerger im Gemüth, kein Gefühl im MAgen, aber Betäubung im Kopf
32	wie Schwindel, und etw. Sch. im Hinterkopfe und Aufstoßen | Füße sehr schwach | Knie schmerzhaft
33	17, Schlaf sehr unruhig, so müde wie Ab. | auch gleich recht ärgerl[ich] im Magen | 16 März Regel 26 März etw. rother Schleim
32*	heute 16 § /$_o$\ und Gläschen $_o$ Lauroc. bei Unruhe riechen

---

[39] Übernahme von „Schlaf" aus Z.29.

Krankenjournal D 24

17.

29
((April 1822))

1 | **Volkmannin** /v. 18\ 17ⁿ (⌐15⌐) N.M. wegen Müdigkeit nur ½ St. spaziert | N.M. Aengstl[ich]. über ihr krankseyn | Laut sprechen wird ihr schwer

2 18 (15 /^{Els}/$_{C6}$\) Schlaf gut bis 1 U. dann abwechselnd Wachen und ängstl[iches] Träumen | Früh heiter doch sehr müde und bei den

3 Kindern bald sehr ärgerl[ich] | Nach Mittagsessen wieder Angst über ihr Krankseyn, Schwindel und

4 Aergerlichkeit. Viel saures und leeres Aufstoßen

5 19 (16 Nacht oft aufgewacht mit Leere im Leib | Gemüth gut | Magen N.M. besser

6 20 Schlaf besser, doch lebhafte Träume | bei zu langem Spazieren Brennen in der Brust. Die

7 Afterknoten schmerzen früh wieder | sehr müde

8 21 N°1 /$_o$\ (v.1 April) Schlaf gut | Schmerzh. Müdigkeit bes. in l. Knie | sieht sehr blaß aus und hat tiefe

9 blaue Ränder um die Augen | Sehr schreckhaft und denkt nur an baldiges Sterben | Wird mager

10 22 (2 /$_o$\) schlief leidl[ich] | früh etwas Afterbluten | seit 4 Tagen durchfälliger | gegen Mittag höchst matt

11 Mittag trat die Regel ein sehr wenig heute | Ab. abwechselnd ruhig und recht ängstl[ich] im Gemüthe

12 genau[1] 4 Wochen bezogen auf den 26ⁿ März wo etwas rother Schleim abging

13 23 Vor Einschlafen viel Unruhe im Bett und wenig Schlaf | Regel heute stark | Gemüth mismüthig und muthlos

14 Viel saures Aufstoßen, doch Hunger, der die lezten Tage gering war | Knie ganz schwach blos im Garten spaziert /Stuhl gut\

15 24 Nacht leidl[ich], doch gegen Morgen ängstl[iche] Träume. V.M. Uebelkeit, doch nur im Halse - drauf sehr ärgerl[ich]

16 nach Essen besser - dagegen Andrang des Bluts nach dem ⌐Kopfe⌐ Brust | nach Spazieren mehr nach dem Kopf

17 der so schwer ward und die Füße so schwach, daß sie zu fallen glaubte. Saußendes Pochen des Blutes in Ohren, auch

18 noch lange nach dem Gehen. Ab. vor dem Essen wieder Uebelkeit wie früh | Regel war mäßig

19 Mit bestem Willen kann sie Angst über ihre Krankheit nicht lassen | Seit dem 22ⁿ sieht sie wohl aus

---

[1] Verbindungsstrich zu „22" Z.10.

| 20 | 25 Schlief leidl[ich] | Regel diesen Morgen wieder stärker | Blut dießmal so schwarzroth und dick wie noch nie
| 21 | sehr kraftlos | Gemüth höchst gleichgültig gegen alles heitere | alles scheint ihr so schwer zu ertragen \wie/ kaum aus
| 22 | zuhalten | Kopf sehr schwach. Am wenigsten kann sie bewegliche Gegenstände vertragen, zum Ansehen, dieß macht
| 23 | ihr Drücken in den Augen, daß sie sie bei der Kopfschwäche schließen muß | doch heute wieder etwas Spazieren.
| 24 | Abends war die Schwermuth ungewöhnl[ich] stark, konnte keinen tröstlichen Gedanken fassen | liegend gr. Angst auf
| 25 | der Brust - ein sehr trauriger Gemüthszustand - konnte nicht anders sich helfen - sie zählte und schlief \bald/ ein
| 26 | 26 Schlief leidl[ich], früh sehr verdrießl[ich] | N.M. ruhig, fast heiter gestimmt | Regel früh einige St. ziemlich stark
| 27 | den übrigen Tag aber sehr mäßig | wenig Hunger saures Aufstoßen
| 28 | 27 Schlief gut, Regel ⌐ ⌐ ist weg | Gemüth gut | Füße bes. Knie schwach.
| 29 | 28 Schlief unruhig, wegen gestriger Übermüdung | Gemüth diesen Morgen ⌐ ⌐ nicht so heiter als gestern | kein Stuhl
| 30 | Immer noch Neigung zu Halsentzündung | so bald sie sich erkältet, bekömmt sie Stechen beim Schlingen
| 31 | heute extra Dulc.[2] ⌐wegen⌐ wenn sie stechende Halsentzündung bekommen sollte, sonst keine Arznei bis zur nächsten /Regel\.
| 32 | hat nur 2 § von $+...+$ [3] genommen

60.

16 Mai ((1822))

| 1 | | **Volkmannin** /v. 29 apr.\ Sie \hatte zulezt den 18^n /$_{II}$ /o\ - seitdem nichts/ 28 N.M. etw. blaue Ränder um die Augen auch Aengstlichkeit über ihre Krankh. Schwäche in den Füßen und Schwere des Kopfes
| 2 | alles nur vor \und/ während der Regel - und Ab. trat auch diese wieder ein | hatte sie den 22^n bekommen /und war den 27^n weg\
| 3 | vielleicht[4] vom <u>Zimmet</u>, den sie Mittags zu Obst gegessen
| 4 | 29 V.M. recht unruhig, dann gut | wenig Blutabgang, nur rother Schleim | sehr kraftlos hat immer

---

[2] Vgl. Solanum dulcamara, Bittersüß, RA I, 3. Aufl., 1830, S. 94, Vorrede: „Höchst wahrscheinlich, wie mir auch zum Theil schon Versuche gezeigt haben, gehört diese sehr kräftige Pflanze unter die *Antipsorica*, wie auch schon folgende ihrer reinen Wirkungen anzudeuten scheinen; ... Ihre lange Wirkungsdauer zeigt sie schon in Versuchen bei gesunden Personen." (Hervorhebung im Original als Kursivdruck.)
[3] Was auch immer hier nicht gelesen werden kann, es muß sich um Placebo handeln.
[4] 1,5 cm langer Schrägstrich am l. Zeilenrand.

5	Appetit, auch wenn sie satt ist - ein Reiz im Hals und Gaumen, daß sie immer essen möchte
6	30 Schlief unruhig | früh thränende Augen, und sie war den ganzen Tag sehr gereizt - noch blutschleimiger Abgang
7	1 Mai wachte nur einmal sehr unruhig auf, sonst schlief sie gut | Gemüth gut | Knie noch sehr schwach, doch besser als gestern
8	2 schlief sehr wenig | hatte Pochen des Blutes besonders im Ohr | ein stechendes Drücken am ganzen Körper, bald hie bald da
9	früh sehr schwach im ganzen Kr. | nicht heiter | Augen wieder so schwach | bei Spazieren Nervenkopfschmerz | N.M. heiterer
10	3 wenig Schlaf | Gemüth gut | Magen sehr sauer | Knie wenig besser als gestern
11	4 Schlief gut | Gemüth gut bis Mittag dann ärgerlich | N.M. beim Aufstoßen bittersaures Erbrechen | Knie etwas
12	besser als gestern - obgleich früh schwach im ganzen Kr.
13	5 Schlaf leid[lich] | nach Frühstück ärgerl[ich]und bekam Kopfsch. | dabei sah sie recht gelb, besonders um den Mund
14	nach 10 U. besser | doch nach Mittagessen wieder Kopfsch und ärgerl[ich] | Aufstoßen weniger
15	6 Schlief gut | Füße wurden täglich etwas kräftiger, Magen auch
16	7, 8 Nacht gut, auch sonst wohl, nur schwach
17	9 ebenso, Gemüth recht heiter
18	10 schlief unruhig und hatte Hitze im Kopf | hatte sich gestern so erkältet | die Augen wieder gereizt und nicht heiter
19	(Ab. war sie etwas schnell, doch nicht weit, nach Hause gegangen, da bekam sie Seitenstechen beim Athem, welches auch
20	den anderen Morgen doch nur schwach noch davon)
21	11 Schlief wenig, war nicht schläfrig, obgleich müde | Gemüth traurig | noch viel \Appetit?/ Heißhunger, und hat so eine Ungedult
22	und Hastigkeit beim Essen | Magen seit gestern weniger gut | Augen sehr gereizt wie etwas Brennen drin
23	sehen auch etwas roth, sie muß sie oft zumachen.

61.

16
((Mai 1822))

1	| **Volkmannin** cont. 12^n schlief leidl[ich] | doch Augen nicht besser | sonst heute recht wohl und in Gesellschaft sogar lustig.
2	13 Schlief gut | noch die rothen Blasen auf dem Hintertheil der Zunge, jezt nicht schmerzh. Auch heute
3	warn die Augen schwach, doch besser als gestern
4	gestern und heute ein sehr drückendes Gefühl (kurz vor bis nach dem Essen) am Magen | auch bei Erschütterung

5	von Rachen((?)) fühlt sie es | Weißer Schleimabgang sich nach der lezten Regel nicht ganz wieder verloren
6	14 Schlief gut bis 5 U. | heute noch kein Magendrücken | doch hat sie viel Säure | Füße und Knie sind auch
7	besser, bes. weniger schmerzhaft, wenn sie auch müde ist | Augen heute gut | Appetit die lezten Tage
8	etwas mäßiger | ⌐acon¬ \Lauroc/[5] riechen nicht gebraucht. 20 ⌐N°¬ N°1 Grph. Wicke[6]

144.

10
Jun ((1822))

1	| **Volkmannin** /v. 16\ Sie hatte die Periode den 22^n April bis 24^n, dann den 26^n etwas wieder bis 30^n | bekam den 16 Mai 20 § N°1 /$^1/_{10000}$\ Grpht Wicke[7]
2	glaubt (den 5 Juni) ihr Befinden sei seit 3 Tagen so als sei sie schwanger
3	Befinden sei seit 4 Wochen ganz anders, obwohl gleichartig
4	Gemüth war ruhig, Kopf sehr gut, so daß sie allerlei lesen konnte, selbst Mährchen, die ihr sonst die Gedanken /verwirrten\

---

[5] Vgl. Riechmedikation vom 18. April 1822 (D22, Originalseite 531). Hahnemann erinnerte sich wohl erst nicht, so daß er die Korrektur Laurocerasus von oben einflicken mußte.

[6] Vgl. Graphites, „Reissblei", CK III, 2. Aufl., S. 290. Der Abkürzung „Grph." folgt das Wort „Wicke", das evtl. die Größe des verabreichten Streukügelchens bezeichnet. So wie bei anderen Patienten in jenem Zeitraum „Grpht Erbse", wieder anderen Stellen „Hirse" dem Medikamentennamen angehängt wurde. Hahnemann scheint hierbei die Wirkungen der verschiedenen Größen der Streukügelchen zu untersuchen. In ORG[II], 1819 empfiehlt er „nur einen ganz kleinen Theil eines solchen Tropfens zur Gabe" zu nehmen, ohne anzugeben, wie man dieses bewerkstelligt. Erst in ORG[III], 1824 fügt er in den, ansonsten gleichlautenden, § 310 folgende Fußnote ein: „am zweckmäßigsten bedient man sich hiezu feiner Zucker-Streukügelchen, von der Größe des Mohnsamens; wo dann ein solches, mit der Arznei befeuchtet, ... eine Arzneigabe bewerkstelligt, die etwa den hundertsten Teil eines Tropfens enthält;".

[7] Diese Verschreibung wäre dann also (siehe D24, Anm. 6) folgendermaßen zu verstehen: Den 16. Mai 1822 bekam Antonie Volkmann 20 numerierte Milchzucker-Päckchen oder Kapseln (zu 2, 3 Gran, entsprechend 120 - 180 mg Milchzucker, vgl. CK I, 2. Aufl., S. 188), von denen nur das erste ein (zerdrücktes) wickensamengroßes Streukügelchen einer $^1/_{10000}$ Potenzierung (C2) Graphites enthielt, in Wasser aufgelöst einzunehmen. Fraglich wäre dann nur, in welcher Form die C2 auf die Streukügelchen aufgebracht wurde, da ja zumindest nach Vorschrift in CK I (wie auch in CK III unter Graphites vorgeschrieben) bis zur C3 trocken mit Milchzuckerverreibung potenziert werden sollte, was besonders für das Erschließen eines Minerals wie Graphit von Bedeutung ist. Bemerkenswert ist noch, daß nicht nur die Familie Volkmann, sondern fast alle Patienten in diesen Tagen „Grpht Wicke", oder „Grpht Erbse" verschrieben bekommen haben.

5	Denken strengt den Kopf an und macht Drücken in der Stirn
6	Ansehen ((?)) ist, oder war noch mehr, sehr verändert | hatte in den erstern 14 Tagen tiefliegende Augen und Ränder drum und sah oft
7	sehr blaß aus, jezt bei der Hitze weniger | auch sah sie um viele Jahre älter aus | Sie ist bedeutend magerer geworden
8	auch bekömmt die Haut, bes. die Beine, die Trockenheit wieder, so daß die feine Haut sich schuppenartig ablöst
9	Die Brüste sind aber dabei stärker geworden. Die Kräfte zum Gehen haben sehr abgenommen | länger als ½ St.
10	kann sie nicht gehen, wenn sie nicht ½ St. wieder ausruhen kann | Viele Tage kann sie aber auch dies nicht.
11	Sehr selten Sch. in den Knieen, nur solche Schwäche, daß sie zuletzt gar nicht stehen kann | Auch ist die Brust schwach;
12	lautes Sprechen greift sie sehr an, jede Anstrengung macht daß sie es nicht mehr kann | die Blasen auf der Zunge sind noch
13	Magen war immer einerlei, nur seit 3 Tagen Uebelkeiten, am stärksten nach dem Essen | hat Hunger aber zu
14	nichts Appetit als zu salzigen und zu sauren Sachen | Milch noch das liebste | Fleisch und Fleischbrühe kann sie kaum sehen

145.

10
((Juni 1822))

1	| **Volkmannin** cont. Der Stuhl war in diesen 3 Tagen \etw./ durchfällig, doch nur einmal tägl[ich]
2	Schlaf öfters gut, weniger unruhig, doch nur bis 4, 4 ½ Uhr, wo sie sich noch nicht gestärkt fühlt
3	der mindeste Lichtstrahl weckt sie, doch heute (5^n) störte sie die Unruhe des Bluts in den Armen
4	bei den Uebelkeiten gleich nach dem Essen, fühlt sie wieder Aergerlichkeit, bes. wenn sie sprechen muß
5	Periode nicht wieder.
6	die lezte Arznei hat sie nicht in diesen Verhältnissen genommen
7	Das Magendrücken kam nicht wieder, fühlte keine anderen Beschwerdenn als ihren Magen und mehr Kraftlosigkeit /seit 3 Wochen in Stötteritz\
8	den 8 Juny | Die Uebelkeiten vermehren sich noch und auch der Hunger nimmt ab | Sie ist sehr kraftlos
9	Früh von 4 U. an hat sie viel Reiz zum Stuhl, auch manchmal des Tages | Stuhl nicht mehr durchfällig
10*	Ja?[8]

---

[8] Hahnemann scheint sich hier wieder eine Antwort auf eine Frage der Patientin bzgl. „Mesmeriren" zu notieren.

10	Mesmeriren des wenigen Schlafs wegen, das hilft ihr gut
11	bei kleinen schnellen Bewegungen, fühlt sie gleich das Pochen des Blutes im ganzen Kr. gestern.
12	und vorgestern war sie nicht ärgerl[ich] nach dem Essen
13	Etwas Wein in Wasser? Nimmt Zitronensaft um die Uebelkeit etwas zu mäßigen und den Durst zu stillen
14	lieber[9]! als wenn mesmeriren nicht für die Schlaflosigkeit hilft dann extra $Cupr.[10]
14*	und 8 /$_o$\ soll sagen wie weit sie genas

166.

17
Jun

1	| **Volkmannin** /v. 10\ ⌐(19^n erste Hälte der Nacht unruhig und ein bes. Sch. auf der Stirn, ein Stechen über den Augenbrauen¬
2	⌐dann gut bis 5 U. durchfälliger Stuhl N°2¬ ⌐ ¬
3	den 9^n früh viel Frost, später Hitze im Gesicht und den Sohlen, gr. Mattigkeit, bes. in den Unterfußgelenken
4	Nachdem Essen[11] wieder Frost und Hitze drauf wie früh | Abends ebenso | Nach Tisch sehr verdrießl[ich]
5	✝...✝ Angst über ihren Zustand | um 7 U. ward sie ruhig | drehend im Kopfe den ganzen Tag
6	auch Ksch. | Viel Uebelkeiten
7	10 Schlief gut bis 4 U. | gleich früh viel Uebelkeit | So matt, daß sie sich gegen 12 U. legen muß
8	Nach dem Essen Mittags und Ab. im Bette wieder Frost | Im ganzen diesen N.M. besser
9	Uebelkeiten stets | Ab. im Bette viel Unruhe im Blut, daß sie nicht einschlafen konnte
10	wachte mehrmals auf und schlief wenig | Augen sehr gereizt; Blut scheint sehr nach dem Kopfe
11	zu steigen | sie sieht roth und hat Sch. im Hinter„ und Vorderkopfe; der sehr schwer ist, auch oft Schwindel
12	Es ward etwas besser nach Mesmerisiren | Ab. aber ganz ungewöhnlich kraftlos.

---

[9] Verbindungsstriche von „lieber" zu „Wein" Z.13 und von „als" zu „Zitronensaft" Z.13. Zu lesen als: „Etwas Wein in Wasser? \lieber! als/ Zitronensaft". Hahnemann notiert sich also durchaus die diätetischen Anordnungen, die er in Briefform herausgibt, was in D5 wohl weniger der Fall war. Vgl. Varady (1987), S. 150.

[10] Vgl. CK III, 2. Aufl., Cuprum, Kupfer, in der Vorrede sowie als Symptom N°369 wird Voigtel zitiert, der es schon gegen Schlaflosigkeit einsetzte. Möglich (aber unwahrscheinlich) wäre auch die Deutung des Zeichens zu „§Pulvis", vgl. D24, Anm. 12.

[11] Großer schwarzer Fleck am Anfang der Zeilen 3 und 4.

13	12 Nacht gut bis 4 U. N°1. heute früh ungeheuer matt im ganzen Körper, am meisten in Brust und Füßen
14	Die Uebelkeiten weit besser nur noch der Widerwillen gegen Fleisch und alles Süße
15	13 die erste Hälfte der Nacht unruhig und ein bes. Sch. auf der Stirn, nur ein Strich über den Augen..
16	brauen - dann gut bis nach 5 U. durchfälliger Stuhl	heute fast noch kraftloser als gestern
17	Nach 6 U. ward es besser	heute wieder mesmerirt
18	14 Nacht gut. Heute nicht so müde. Sie konnte ein wenig Spazierengehen	den ganzen Tag sehr
19	ärgerl[ich] und mismuthig	Aergerlichkeit schien auf den Magen zu kommen, der sehr schlecht war
20	auch hatte sie wieder viel Uebelkeit	Heute kein Stuhl	Viel Schwindel, wenn sie aufsteht nach Liegen
21	15 Nacht gut.	Stuhl	nach dem Pulver allemal Uebelkeit	Schwindel wie gestern	Aergerlich
22	Magen heute sehr schlecht, hatte gar keinen Hunger und war doch ganz matt wegen der wenigen
23	Nahrung	Etwas bitterer Geschmack der Zunge, die belegt war, mehr gelb als weiß
24	Nahm daher Ab. das extra § $Cupr. und lies mesmeriren weg
25	16 Schlaf gut	früh noch keine Uebelkeit, aber auch kein Hunger	Afterknoten fangen an, hervorzutreten und zu schmerzen
26	glaubt, als Folge der zu wenigen Bewegung - denn nach dieser wurde es besser.

189.

23
((Juni 1822))

1		**Volkmannin** /v. 17\ den 4^n Juni zuerst große Abscheu gegen Fleisch
2	den 5^n Mai warens schon 5 Wochen nach dem lezten Menstrum
3	wacht schon 3½ U. früh auf und kann nicht wieder schlafen
4	auch oft abends nicht
5	den 15^n ward sie durch jede kl. Bewegung angestrengt \und ärgerl[ich]/ und konnte nicht essen, ekelte ihr alles
6	an bis sie $Cupr.[12] nahm was half - und war heiterer und konnte essen
7	nun doch Fleischbrühsuppen
8	seit dem 4 Jun kann sie kein Süßes leiden

---

[12] In D5 verwendet Hahnemann das Apothekerzeichen für Pulvis auch mit einem Querstrich, was zu Verwechslungen mit Cuprum bzw. Antimonium führen kann. Vgl. Varady (1987), S. 46 und siehe Kapitel 4, Editionsrichtlinien, sowie oben meine Abb.6 und 7.

9	wenn sie etwas zuviel Wein in Wasser zum trinken thut, bekommt sie Jücken und
10	Brennen
11	jezt sehr viel Frost, kann sich kaum erwärmen, Frost und Költe wohl 3 Mal des Tages
12	am ganzen Körper mit Hitze im Kopfe
13	wird sehr mager
14	den 17^n Mai etwa Grpht genommen
15	Brüste sind wirklich größer auch die Warzen mehr hervorgetreten
16	Säure ist weit schlimmer
17	Geschmack nach Essen oft bitter - oft auch sauer
18	ehedem mehr Aufstoßen, jezt wohl seltener aber mehr Sauer.
19	die ersten 14 Tage arge blaue Ränder um die Augen, Sah blaß, mager und alt aus
20	zuweilen noch Uebelkeiten, aber lange nicht so arg als sonst
21	noch[13] am meisten nach dem Essen und wenn sie hungrig wird
22	Obst kömmt ihr wieder herauf zum Ausspucken
23	Zunge blos blaß vorne, weiter hinten weiß rauh und etliche gr. Blasen da (die nicht schmerzen) /sehen wie rohes Fleisch aus.\
24	Weißfluß bei Stuhl wohl, Theelöffel
25	auch bei Harnen
26	hört auch den ganzen Tag nicht ganz auf \20 1'Grpht hier[14]/ nicht scharf nicht jückend

238.

9
Juli ((1822))

1	**Sie**[15] /v. 23\ nahm den 23^n Grpht hier $+...+$ auf der Rückreise weniger wohl	N.M. unruhig und ängstl[ich], viel Uebelkeit
2	bitterer Geschmack nach Essen
3	25 Schlief bis 4 U. früh verdrießl[ich]. gegen Mittag ängstl[ich]. Magen sehr schlecht, auch bitter nach
4	dem Essen	Ab. Erbrechen mit Uebelkeit nach etw. Warmbier	kann nichts mit Eiern
5	vertragen - machen ihr am meisten Uebelkeit
6	26 Nacht gut	war sehr mismuthig und höchst ärgerl[ich] und heftig bes. wenn sie sprechen mußte

---

[13] Verbindungsstrich zu „Uebelkeiten" Z.20.
[14] Hahnemann verabreicht ihr also Graphites in seiner Praxis in Köthen und gibt 20 Milchzuckergaben mit nach Hause. Für die persönliche Konsultation spricht auch die, im Vergleich zu den Briefen, relativ unsystematische Mitschrift und der Untersuchungsbefund in Z.15.
[15] Unter „| **Volkmannin**" werden in den acht vorhergehenden Zeilen Adelbert, Clara und Arthur abgehandelt, die alle unter anderem auch Grpht. bekommen hatten.

7	viel Uebelkeit, N.M. schien der Aerger die Uebelkeit zu mehren | Obst scheint die
8	Aergerlichkeit im Magen zu verursachen | Mesmerirt | Frost gar nicht mehr
9	27 Schlief vor Uebelkeit vor 12 U. nicht und erwachte schon um 3 U. | nach Frühstück wieder
10	starke Uebelkeit | bitterer Geschmack | sehr müde | heute nicht so ärgerl[ich]
11	Urin ganz trübe und grau | Uebelkeit heute stark
12	28 Nacht unruhig | Gemüth gut | Viel Uebelkeit | kein Frost wied[e]r | Ab. am meisten Uebelkeit
13	29 Nacht gut | ----------[16] | übler Geschmack im Munde erregt Uebelkeit[17]
14	30 --------[18] Kräfte gut, ------[19] | heute keine Uebelkeit, doch wieder der Heißhunger, ohne Hunger
15	Sehnsucht am meisten nach Obst
16	1 Jul Nacht unruhig | Appetit wie gestern | Gemüth nicht so frei als gestern | Ab. viel Uebelkeit
17	2 Erwachte bald nach dem Einschlafen und bekam heft. Erbrechen ⌐ ¬ mit Würgen und Uebelkeit
18	Magenschmerz durch die Anstrengung | 3 Mal Laxiren und Leibweh - bis 1 U. dann guter Schlaf
19	war ganz ermattet, konnte nur Mittag das Bett verlassen | Uebelkeit den ganzen Tag
20	⌐3¬ Nach dem Essen auch Magendrücken und gegen Ab. einmal Brechen | An Tisch sehr unruhig und ängstl[ich]
21	mesmerirt, drauf besser | Tags viel Durst
22	3 Nacht oft aufgewacht einmal durch heftigen Frost an den Beinen, Unterschenkeln , Fußsohlen warm
23	Erst gegen Mittag etw. Uebelkeit, N.M. und Ab. sehr stark | Muthlos heftig und ärgerl[ich].
24	bitterer Geschmack.

239.

9
Jul

1	| **Volkmannin cont**
2	4 Nacht gut | Gemüth einerlei | Mesmerirt | wieder heftiger Appetit

---

[16] Übernahme von „Gemüth gut" aus Z.12.
[17] Verbindungsstrich zu „meisten" Z.12.
[18] Übernahme von „Nacht gut" aus Z.13.
[19] Wohl Übernahme von „Gemüth gut" aus Z.12.

3	5 Nachts viel Hitze, schläft sehr unruhig	früh Gemüth besser	Appetit mäßig
4	N.M. stets sehr ärgerl[ich]	auch Magendrücken	bei Zubettgehen Erbrechen mit sehr salzigem
5	sauren Geschmack
6	6 Den ersten Teil der Nacht und geg. Morgen unruhig	heute sehr heftig	Geschmack besser
7	Schleimabgang etwa besser	Süßes wohl genießen aber keine Eier - mache Uebelkeit
8	noch mehr Trockenheit der Haut	V.M. etwas Kopfhitze	N.M. nicht heiter, doch ruhig
9	nicht heftig, Uebelkeit erst nach 6 U. Ab.
10	7 Schlaf gut, die lezten Nächte heiße Sohlen, auch am Tage	auch im ganzen Körper viel
11	Wärme
12	wird immer magerer

257.

15 Jul.

1		**Volkmannin** /v. 9 Jul\ **Sie** besseres Befinden seit den lezten Pulvern
2	könnte um ihr Gemüth auch ruhiger werden (hälts für ko[e]rperl[ich])
3	dieser Zustand von Heftigkeit, Ungeduld und Aergerlichkeit.
4	cont. Bericht vom 9^n Jul (nahm den 23 Jun hier Grpht - 20 §
5	den 7^n Jul (14)[20] heute heiße Fußsohlen nicht	auch bis Ab. keine Uebelkeit und auch nicht sehr stark
6	Gemüth recht leidl[ich]	Appetit nicht so heftig	Füße schwach
7	8." (15) Schlief sehr wenig - hatte Tags viel Kaffee riechen müßen, auch wars Ab. so kühl und sie fror im Bette
8	Gemüth leidl[ich].	Uebelkeit unbedeutend	Stuhl tägl[ich]
9	9." (16) Sehr unruhige Nacht, Zweimal hatte sie äußeren und inneren Frost, der so sie sich wärmer
10	zudecken wollte, sehr schnell in etwas Schweiß ohne Hitze überging - doch dieß hielt nicht lange an
11	Sie hatte dabei etw. Ksch., wie ein äußeres Drücken auf dem ganzen vorderem Kopfe - wachte
12	sehr oft auf und war gegen Morgenlange kalt, obgleich sehr warm zugedeckt (von Verkältung?
13	heute sehr müde und verdrießl[ich], hatte sehr wenig Hunger und Ab. Appetit, ob sie sich gleich <u>voll</u> fühlte
14	10 (17) schlief gut, nur zweimal in der Nacht Magensch.	auch heute früh immer Appetit	gestern und heute wenig und

---

[20] Die N° stehen in den folgenden Zeilen jeweils in Klammern.

4 Edition der Krankengeschichte

15	harter Stuhl | Zunge heute weniger belegt | nicht heiter | sehr wenig Hunger | viel Säure im Magen
16	Sehr müde den ganzen Tag | am schwächsten das Unterfußgelenk | Ab. ärgerl[ich] | Ab. viel Uebelkeit auch
17	11 (18) Nachts Uebelkeit, wo sie unruhig schlief | beim Frühstück wieder so viel Appetit | ärgerl[ich]. heftig
18	Stuhl sehr mit Schleim bezogen | heute etw. kräftiger | auch etwas Hunger und nicht so unmäßiger
19	Appetit | Erst gegen 7 U. Uebelkeit
20	12 (19) Nacht gut bis 3 U. | früh wieder viel Appetit | heftig ärgerl[ich] | Appetit mäßig | Kräfte heute
21	leidlicher | Geschmack wird reiner | Sehr selten Aufstoßen, doch sind die Blähungen im ganzen
22	Leib oft recht lästig
23	13 (20) Nachts durch Blähungen denselben Schmerz, den sie im Leib verursachen, auch im Magen, schlief
24	sehr unruhig | früh Brennen und viel Aergerlichkeit im Magen | Appetit ohne Hunger, doch nicht sehr
25	heftig | Die Trockenheit ihrer Haut ist besser | Schleimabgang in den lezten Tagen wieder eben so stark
26	V.M. höchst verdrießl[ich] und so mismüthig, daß sie alle Dinge in so finsterem Lichte ansah und sich unglücklich
27	durch lauter Kleinigkeiten fühlte | Dieß kömmt plötzlich | N.M. wieder sehr ärgerl[ich] | doch die Kräfte recht hübsch
28	konnte zum ersten Mal wieder recht ordentlich Spazierengehen
29	14 Schlief die Nacht gut, nur wachte sie öfters auf | die Reizbarkeit der Augen ist besser
30*	24 § N°1 ambr[21] $1/10000$ N°7 Ptrl/$_{\$Spiritus}$[22] $1/_0$ \

311.

7
Aug ((1822))

1	**Sie** (hatte den 23 Jun Grpht) wies alle war
2	den 14 Jul leidl[ich] im ganzen, sehr wenig Hunger | weniger Kräfte als gestern | Gemüth weniger beunruhigt,
3	doch nicht heiter | Ab. im Bette sehr unruhig - Füße waren kalt, daß sie nicht einschlafen konnte
4	dabei Hitze im Kopfe und Drücken in der Stirn, auch st. Blutpochen im Oberkörper bis am Magen

---

[21] Ambra grisea, RA VI, S. 1.
[22] CK IV, 2. Aufl., S. 498, Petroleum, Bergöl, Steinöl. Auch Adelbert 15 Jul „N°1 Ptrl", Clara am 7 Aug „16 Ptrl wenig O", Arthur hatte „den 9^n Petr. 16, den 7 Aug mbr N°1 O" (mbr = Ambra).

5	herab
6	15 Schlief die Nacht sehr wenig | früh wieder so matt, bes. in Beinen, daß sie sich legen mußte
7	Nach Essen heute sauren Geschmack auf der Zunge (n. N.M.schlaf ungewöhnlich gr. Müdigkeit
8	und Schwere im Körper; erst nach Bewegung kömmt sie in Thätigkeit | nicht heiter
9	16 Nachtschlaf gut, nur gegen Morgen nicht bei aller Schläfrigkeit | Gemüth in gr. Abspannung
10	kann nicht an Fröhlichkeit theilnehmen | Sprechen ist ihr zuwider | Heute, schwach | Magen
11	nicht eben schlecht
12	17 Schlief leidl[ich] | Gemüth wie gestern | Magen wie gestern weniger Hunger, viel Appetit, Säure,
13	oft Aufgetriebenheit | kann sich wegen Müdigkeit nicht die gehörige Bewegung machen
14	18 kann Ab. vor 11 U. nicht einschlafen, und früh 3 U. schon wieder ⌐munter¬ wach | Gemüth recht leidl[ich], Magen zieml[ich]
15	19 Nacht wie gestern | Gemüth gut | Kräfte N.M. recht leidl[ich] | Magen noch so | wenig Hunger, doch Appetit
16	Wegen des wenigen Schlafs und der Abendübelkeit ließ \sie/ sich mesmeriren | für lezteres halfs
17	20 Nacht nicht besser | Gemüth von früh an nicht gut, verdrießl[ich], abgeneigt zu sprechen, V.M. sehr matt,
18	daß sie bis 12 U. liegen mußte und doch scheint ihr das Liegen noch nicht genug Ruhe zu geben
19	N.M. etw. besser | gr. Widerwillen gegen Fleisch.
20	21 Nachtschlaf besser | Gemüth gut | Kräfte leidl[ich] | Appetit mäßig
21	22 Nachtschlaf gut
22	hatte § 21, 1 Ambr 7 Ptrl.,
23	N°1 Stuhl schleimig | Weißfluß weniger | Gemüth leidl[ich] | Mehr Appetit als Hunger | Kräfte leidl[ich]
24*	⌐NB mbr¬23
24	N°2. 23 Schlaf wenig und unruhig | Ab. spaziert, davon Blut unruhig | die erste halbe Nacht Hitze im Kopf
25*	⌐NB mbr¬24
25	und fühlte den schnellen Blutlauf | Kräfte sehr schwach | bei V.M. und N.M. Spazieren Schwindel
26*	⌐NB mbr¬25

---

23 Vgl. RA VI, 2. Aufl., Ambra grisea, Graue Ambra, S. 1ff, N°435: „Die erste halbe Nacht, Hitze im Kopfe."
24 Dito Symptom N°3: „Schwindel beim Gehen im Freien, Vor- und Nachmittag."
25 Dito Symptom N°21: „(Schmerzloses) Druckgefühl oben auf dem Kopfe und Schwere des Kopfs, Abends (n. 36 St.)."

4   Edition der Krankengeschichte

	26	Ab. das schmerzlose Druckgefühl auf dem Kopfe und Schwere drin | War gefahren, davon immer unwohl
27*		⌐!¬26
	27	Gemüth leidl[ich] | seh<u>r wenig Aufstoßen, auch kein aufgetriebener Leib</u>
28*		⌐NB¬27
	28	N°3 24ⁿ Nachtschlaf gut | <u>Schwäche in Füßen wie Gefühllosigkeit</u> | Kopf heute sehr schwach, Schwindel | wenig Schwere /und Drücken oben auf\
29*		⌐NB¬28
	29	<u>Drücken in der Stirne mit Angst vor irre werden</u> (Seit ihrer Schwangerschaft nicht)
30*		⌐NB¬
	30	<u>Heute öfter sauer Aufstoßen</u>²⁹ | Gemüth nicht übel nur n. Essen ärgerl[ich] | Ab. Uebelkeit
31*		⌐NB¬30
	31	N°4 25 Schlaf unruhig | Nacht und früh nach Frühstück Uebelkeit | V.M. sehr schwach, <u>mußte liegen wegen Schwächegefühl /im Magen und Schwindel\</u>
32*		⌐NB¬31
	32	heute nicht Kopfschwäche | N.M. \sehr/<u>traurig</u>
33*		⌐!¬32
	33	5 26 Nacht gut bis 5 U. <u>jezt recht ordentlich Stuhl</u> | Heftigkeit und Verdruß weniger \st./ in diesen Tagen, aber stets.
	34	Appetit mäßig - Ausser früh und Ab. zu lauen Getränken, wie Thee und Milch - sonst kein Durst die ((die)) Tag
	35	6, 27 Schlaf sehr unruhig | Gemüth leidl[ich] | wenig Weißfluß
	36	7³³, 28 Schlaf wenig bis 4 U. | Gemüth gut

---

26 Hahnemann hat durchgestrichene „!" (im Text also „⌐!¬") als Hinweis für die - auch im Nachhinein - bestätigte Heilwirkung eines Medikamentes verwendet und sozusagen in der CK in der Vorrede der einzelnen Arzneien eine „Materia medica ex uso in morbis" geschaffen. In der RA findet sich noch keine derartige klinische Materia medica, und da Ambra in der RA verzeichnet ist, bleibt fraglich, wo er die entsprechenden Notizen - möglicherweise für eine Neuauflage - verzeichnete.
27 Dito Symptom N°423: „Schwäche in den Füßen, wie Gefühllosigkeit (n. 48 St.)."
28 Dito Symptom N°16: „Druck in der Stirne (mit Angst vor Irre-Werden) (n. 48 St.)." Evtl. bezieht sich die Einklammerung auf die Tatsache, daß es kein völlig neues Symptom ist.
29 Dito Symptom N°129: „**Oft saures Aufstoßen** (n. 48, 72 St.)." (Hervorhebung im Original als Sperrsatz.)
30 Dito Symptom N°146: „Wegen Schwächegefühl im Magen und Schwindel mußte sie sich legen, Nachmittags (n. 72 St.)."
31 Dito Symptom N°484: „Sehr traurig (n. 72 St.)."
32 Siehe D24, Anm. 26.
33 An dieser Stelle würde Hahnemann normalerweise noch einmal „Ptrl." vermerken, da N°7 laut Z.22 Petroleum enthielt. Der Randvermerk „⌐! mbr.¬" ist dennoch berechtigt, da die Besserung schon vor drei Tagen eintrat, bevor Petroleum eingenommen wurde.

37*	⌐! mbr¬³⁴
37	8, 29 Ab. erst nach 2 St. eingeschlafen, dann Schlaf gut	Gemüth gut	kann seit 3 Tagen ohne Widerwillen sprechen
38	und lesen	um 1 U. so Aerger mußte Acon. riechen, doch blieb das Aergergefühl im Magen bis 6 U.
39	9 30 Nachtschlaf fast gar nicht; schlummerte sie ein, so hatte sie unruhig lebhafte Träume	keine Trockenheit /der Haut mehr\
40	kann nun tägl[ich] 1 St. spazieren	heute theils gleichgültig, theils verdrießl[ich]	N.M. Mesmerirt, drauf
41	10 31 Nachtschlaf gut bis 3 U.

337.

12
aug

1	**Sie** den 23ⁿ Jun Grpht Seitdem nichts?³⁵
2	bei N°10 Gemüth früh gleichgültig	V.M. sehr heftig	N.M. zieml[ich] gut	Hunger ohne Appetit
3	n. Abendessen sehr aufgetriebener Leib und Aufstoßen
4	11 Schlaf recht gut	früh mehr Appetit bes. früh und Ab.	n. Aerger Schwindel	Kräfte leidl[ich] auch Gemüth
5	12 Nacht gut	Kräfte V.M. auch recht hübsch	Gemüth gut	bei Hunger sehr ärgerl[ich], was durch Essen vergeht
6	13 ----³⁶ etwas unruhig	Magen seit gestern N.M. schlecht	Stimmung niedergedrückt
7	14 ---- leidl[ich]	Gemüth gut	Magen besser
8*	den 5 aug
	den 3 Vollmond
8	15 ---- etw. unruhig	auch Hitze im Gesichte mitten in der Nacht (vor 8 Tagen auch Hitze oder Kälte /zuweilen widernatürlich\
9	Gemüth gut	Appetit und Hunger gut	Fühlt sich zum ersten Mal frei von Heißhunger
10	N.M. von 4 U. an Kopf sehr schwach	in der Stirn wie eingenommen, war ihr innerlich und äußerlich
11	wie Nebel, alles machte sie unruhig und ängstl[ich] - draus ward drückender Kopfschmerz in der Stirn
12	bis auf die Nase herunter und um 8 U. verging alles
13	16 Schlief sehr wenig	Mesmeriren hilft nur auf einige Nächte, dann nimmt der Schlaf wieder ab,
14	von 3½ U. konnte sie gar nicht mehr schlafen	Gemüth weniger gut, auch heftig	Appetit

---

34 Siehe D24, Anm. 26.
35 Hahnemann scheint die Verschreibung von Ambra (N°1) und Petroleum (N°7) übersehen zu haben, evtl. weil er sie erst in Z.22 relativ unauffällig erwähnt, wohingegen er sonst die letzten Medikationen gerne in die erste Zeile setzt.
36 Übernahme von „Nacht" aus Z.5.

15	beim Frühstück wieder unmäßig | von Mittag an Gemüth und Appetit fast so gut als gestern. | Mesmeriren
16	17 Schlief recht gut | Hunger und Appetit und Gemüth gut V.M. | gegen Mittag ward Gemüth heftig | und ärgerl[ich]
17	Ab. beim Spazieren wieder Kopfschwäche, daß sie fürchtete, Gedanken könnten sich verwirren
18	18 Schlaf nicht recht gut, hatte Hitze im ganzen Kopf beim Erwachen | Appetit bei Frühstück sehr heftig ohne Hunger
19	den Tag über besser, Kräfte recht leidl[ich]
20	19 ⌐ ¬ konnte Ab. nicht gut einschlafen, fühlte sich Nachts sehr unwohl und war 4 U. wach | Appetit gut
21	war bis N.M. recht ruhig im Gemüth | dann ward ihre Reizbarkeit wieder sehr stark
22	da sie über ihre Kräfte zu weit gegangen war | und es überfiel sie eine solche Angst
23	daß sie keinen Schritt weitergehen konnte, weil sie zum Umfallen schwach ward, ⌐bei¬ die Zunge
24	ganz trocken | mußte sich zu Hause fahren lassen | mesmerirt
25	20 Schlief gut bis auf einiges Aufwachen, wo sie sich unwohl fühlte | V.M. besser | ⌐seit 2 Tagen¬ sehr müde
26	seit 2 Tagen wieder in den Gelenk[en] innerlich in den Geschlechtstheilen ein Gefühl von Schwäche durch
27	das Gehen entstanden, welches wenn sie spazieren geht, gegen Ab. sehr stark wird und eine krampfh.
28	schmerzh. Empf. macht | früh fühlt sie blos Schwäche | Ab. Wehadern an den Genitalien ange
29	schwollen
30	21 Diese Nacht mit trockener Hitze erwacht im ganzen Kr. auch sehr stark im Gesichte, drauf
31	bis 2 U. geschlafen, wo sie wegen Kälte erwachte, doch nicht sta[e]rker - im ganzen Kr. schnelles starkes
32	Pochen des Blutes, auch schon bei der Hitze - konnte nicht wieder einschlafen und war sehr müde
33	die Adern sind diesen Morgen weniger dick | Gemüth recht leidl[ich], (hatte sich wohl den 8^n Ab. erkältet)
34	24 1 $^{Els}/_{\$Spiritus}$ 1 $/_o$\ 4 mbr /kl. Wicke[37]\ ⌐nächste Posttag¬ $^{Els}/_{\$Spiritus}$ und mbr
34*	Dank für den Glückwunsch[38], Ermahnung sich nicht zu ermüden

---

[37] Auch dieser Einschub spricht für die Deutung als Globuligröße, siehe D24, Anm. 6. Mit „kleine Wicke" könnte ein besonders kleines Exemplar der Aussiebung von Streukügelchen, deren Größe einem Wickensamen entspricht, gemeint sein.

[38] Wohl zum 43-jährigen Doktor-Jubiläum (10. August 1779), ein Datum, das für die Hahnemann-Anhänger durchaus von Bedeutung war (vgl. Haehl I, S. 167 und S. 259).

345.

16
aug

1 | **Volkmann** /v. 12\ in den lezten Wochen einige Mal Klamm in den drei kleinsten Zehen sitzend und gehend
2 beim Stehen fast immer etw. Schwindel mit Gefühllosigkeit der Füße und Kniee,

405.

9
Sept ((1822))

1 | **Volkmannin** /v.12 aug\ (24, 1 $^{Els}/_{\$Spiritus}$ 1 /$_o$\ 4 mbr kl. Wicke)
2 14^n aug hübsch - doch schwach auf den Beinen | Ab. Schreck mit Aerger dagegen das Fla[e]schchen (acon?)[39]
3 15 konnte bis 12 U. nicht einschlafen, da war sie sehr unruhig | st. Pochen des Blutes die
4 ganze Nacht
5 N°1 heute guter Stuhl, aber mit viel Sch.im Mastdarm | wieder hübsch, doch noch die Müdigkeit
6* ⌐NB mbr¬[40]
6 in Beinen, die durch Gehen eine <u>Steifheit in den Kniekehlen und auch Sch. in der Kniescheibe</u>
7 <u>als wolle sie vorwärts umbrechen,</u> verursacht
8 16 2 Nacht gut, Tag recht leidl[ich] | Gemüth jezt recht leidl[ich] | beim Gehen und Stehen wieder etw. Pressen
9 in den Geschlechtstheilen, meist nur N.M.
10* ⌐NB $Sulph.¬[41]
10 17, 3, Nacht gut bis 3 U.| <u>Stuhl sehr schleimig</u> | Weißfluß in diesen Tagen etw. stärker
11 wieder Appetit ohne Hunger
12 18, 4. /mbr\ Nacht gut, doch noch mehrmal Erwachen | Magen ist leidl[ich], Gemüth gut
13* ⌐! mbr¬[42]

---

[39] Hiermit ist das Fläschchen mit einem Streukügelchen zum Riechen gemeint. Das hinterfragte Aconitum könnte ein Vermerk Hahnemanns für eine schriftliche Nachfrage sein, um welches Fläschchen es sich gehandelt habe. Zumindest aus einem späteren Brief der Patientin an Hahnemann geht hervor, daß ihr der Inhalt der Riechfläschen teilweise bekannt war (Brief vom 9. April 1831 an Hahnemann: „Dürfte ich wohl bei Aerger an Ignatz und nach Schreck an Ac<c>onit riechen?")
[40] Das „⌐NB mbr¬" ist hier in Zick-Zack-Linien ausgestrichen, da hier (N°1) das Els-Präparat am Wirken ist.
[41] Vgl. CK V, 2. Aufl., Sulphur, Symptom N°887: „**Sehr schleimiger Stuhl.**" (Hervorhebung im Original als Sperrsatz.) Vgl. D23, Originalseite 318.
[42] Siehe D24, Anm. 26.

13		19 Nachtschlaf ganz gut von 10 - 5 U. | Appetit ohne Hunger | <u>Kräfte heute weit besser</u> | Gemüth gut
14*		⌐NB ? mbr¬43
14		20 Nachtschlaf viel weniger gut | erwachte <u>öfters und</u> um <u>2 U. lange Unruhe</u> im ganzen Körper
15		doch nicht stark, im Hinterkopf am stärksten
16*		⌐? NB mbr¬44
16		6 Gemüth heute nicht so heiter und etwas heftig | Appetit heftig - eine eigene <u>Begierde etwas
17		zu verschlucken, wie von einem Reize im Munde und Halse - ohne ein Bedürfniß dazu im Magen /zu fühlen\</u>
18*		⌐NB mbr¬45
18		21, 7 Schlaf gut, Stuhl gut | <u>Gedächtniß sehr schlecht, Gedanken sehr schwach, muß 3, 4 Mal
19+		‖ ⌐? mbr¬46
20*		‖
19		lesen ⌐und/ ┼...┼ ((weiß))((wies)) sie verstehen will¬</u> und hats wohl nicht verstanden | <u>Varices nicht</u> weniger geschwollen
20		doch nicht den Sch. drin | Kräfte nicht besonders | oft <u>sauer Aufstoßen</u>

406.

9
Sept

1	| **Volkmannin Sie** cont.
2	den 22 N°8 Schlaf gut | heute bei vieler Anstrengung und Unruhe recht leidl[ich]
3	23 ((N°))9 Diese Nacht ein Paar St. wachend | früh Appetit sehr stark, ohne eben Hunger zu fühlen
4*	⌐? NB mbr¬47
4	doch macht ihr das Essen keine Beschwerden im Magen | <u>saures Aufstoßen auch nach</u> den
5	besten Speisen
6	24, ((N°))10 Nacht gut | früh sehr ärgerl[ich] und verdrießl[ich] beim Sprechen | Appetit über mäßig

---

43 Vgl. RA VI, 2. Aufl., Ambra, Symptom N°431: „Oefteres Erwachen und um 2 Uhr die Nacht, lange Unruhe im ganzen Körper, besonders im Hinterkopfe."

44 Dieses Symptom findet sich nicht in RA VI unter Ambra.

45 Dito Symptom N°7: „Schlechtes Gedächtniß; die Gedanken sind sehr schwach; er muß Alles drei, vier Mal lesen, und hat's doch nicht verstanden." Auch hier fällt die fehlerhafte maskuline Formulierung des Symptoms auf. Vgl. D24, Anm. 54.

46 Dito Symptom N°129: „**Oft saures Aufstoßen** (n. 48, 72 St.)." (Hervorhebung im Original als Sperrsatz.)

47 Ein spezifischeres Symptom findet sich a.a.O. nicht.

7 V.M. sehr müde | im Ganzen Befinden leidl[ich] | N.M. lange Ksch.
8 25, ((N°))11 Nacht gut. V.M. müde und Ksch. | nicht heiter | N.M. besser | Appetit früh viel, Mittag und Ab. mäßig /Kräfte gut\
9 26, ((N°))12 -----⁴⁸ etw. unruhig, mit Hitze im Gesichte | Hunger und Appetit gut | N.M. wieder Ksch. | Gemüth gut
10 Adern gleich stark geschwollen, doch ohne Sch. außer nach Spazieren 3/4 St. lang
11 27, ((N°))13 wachte sehr oft auf und träumte lebhaft | heute ungemein reizbar | Kinderunarten
12 ärgerten und kränkten sie lange und empfindlich, so daß sie sich unwohl fühlte
13 Ksch. Schauder der Haut auf dem Hinterkopf abwechselnd mit War[m]
14 brennen der Sohlen und Drücken im Magen entstanden davon
15 28 ((N°))14 erwachte Nachts mit viel Hitze im Kopfe, Unruhe, Schwere im Kopf | Brennen in
16 Sohlen und Händen war stark | Brüste waren sehr empfindlich und sie fühlte sich sehr unwohl
17 dieß wohl 1 ½ St. drauf duschte? und schlief bis 5 U. | ⌐früh⌐ sehr müde und drücken auf die
18 Stirne sehr stark | Früh besser, doch noch nicht so wohl wie gewöhnlich | N.M. besser
19 29, ((N°))15 Nacht gut bis 3 U. wo sie wegen Gereiztheit bei gr. Müdigkeit nicht wieder schlafen konnte
20 Gemüth früh etw. verdrießl[ich], später gleichgültig | Tag im Ganzen gut.
21 Ab. heiße Hände und Ab. im Bette viel Unruhe im Blute und Ksch.
22 30, ((N°))16 So daß sie lange nicht einschlafen konnte, wacht um 4 U. auf wo sie mit vielen Gedanken
23 beschäftigt Ksch bekam | Blut war sehr unruhig | auch Gefühl von Unruhe in den
24 Handgelenken, doch sehr müde dabei ³ Gemüth Tags sehr gleichgültig
25 Appetit früh sehr st. | Stuhl schleimig und wenig | Adern stärker | Weißfluß mäßig
26 Bauch jezt weniger stark.
27 31, ((N°))17 Schlaf gut | Ab. etw. Herzklopfen
28 1 Sept ((N°))18 konnte ⌐Ab.⌐ die Nacht etwa 2 St. schlafen | heute etw. Schwindel
29 2, ((N°))19 Nacht leidl[ich], Appetit unmäßig bes. früh | ⌐...⌐ Gemüth diese Tage recht gut
30 3, ((N°))20 Schlaf leidl[ich] bis 5 U. Anschwellen der Adern hindert sie sehr am Gehen
31 sitzend und liegend fühlt sie kein Sch. dran, doch beim Gehen st. Pressen und Anschwellen

---

⁴⁸ Übernahme von „Nacht" aus Z.8.

4 Edition der Krankengeschichte

32		4, ((N°))21 Nacht gut Magen schlecht, viel Säure und sehr ärgerl[ich] | Spazieren kann sie wegen
33		der Adern an den Geschlechtstheilen gar nicht mehr
34		5, ((N°))22 Nacht gut früh sehr ärgerl[ich] mit Brennen im Magen 1 St. lang nach dem Frühstück
35		den übrigen Tag sehr gleichgültig
36		6, ((N°))23 ⌐N⌐--------[49] früh Appetit ohne Hunger, etw. ärgerl[ich], gar nicht mehr so heiter wie vor 8, 14 Tagen
37		7 ((N°))24 Schlaf etw. unruhig, früh müde und kraftlos im Kr. | Weißfluß wieder so stark wie vor 2 Monaten
38		st. Ausgehen der Haare | und
39		die lezten Tage wieder gr. Heftigkeit und Unruhe im Handeln, weniger im Sprechen | Hastig im Essen
40		8 Schlaf unruhig | hatte gewässerten Wein getrunken
41		Stuhl wenig, hart und sehr schleimig 24 § N°1 Nux $2/_0$\ 3 $^{Els}/_{\$Spiritus}$ $3/_0$\ 10 $^{Grpht}/_{\$Spiritus}$ $3/_0$\[50]
42*		sollte ptrl[51] seyn

452.

30
Sept

1 **Sie** will den 7^n kommen

466.

6[52]
Oct ((1822))

1 \| **Volkmannin** /v. 9 Sept\ (hatte 24 \| 1 Nux 3 Els[53] 10 Grpht (noch Weißfluß etwa 2 Theelöffel in 24 St.

---

49 Der Tilgungsstrich von „N" geht über in eine Übernahme von „Nacht gut" Z.34.
50 Nachdem bis August 1822 noch der Größe der Globuli das Interesse zu gelten schien (siehe D24, Anm. 6), sind jetzt wohl Untersuchungen über die optimale Menge der Streukügelchen an der Reihe. Bei dieser Verordnung dürften in dem Päckchen N°1 zwei Globuli Nux vomica enthalten sein, N°3 dürfte drei Globuli des Schwefelpräparates enthalten, N°10 schließlich drei Globuli, wahrscheinlich mit einer Art „Graphit-Tinktur" benetzt. Auf Originalseite 493, D24 ist bei der Verschreibung für Julius Volkmann 16 § $^{Els}/_{\$Spiritus}$ $4/_0$\, mit einem Verbindungsstrich zu „4" angemerkt: „hat zu stark gewirkt", was diese Theorie erhärtet.
51 Hier scheint Hahnemann versehentlich als zehnte Gabe Graphit anstatt wie geplant Petroleum abgegeben zu haben. Die Tatsache, daß in den nächsten 24 Milchzuckerpäckchen Ambra grisea (mbr), trotz der eindeutig positiven Wirkung auf die Patientin, nicht wieder gegeben wird, spricht für die große Bedeutung, die Hahnemann den Zyklen beimißt.
52 „6" korrigiert aus „7".
53 Auf die Einnahme von „Els-Präparaten" folgt häufig „NB $Sulph.", Hahnemann nahm demnach diese Symptome in den Kanon der Sulphur-Symptom-Reihen auf, wie die

2	8 Sept leidl[ich] kräftiger heitrer
3	9 „ Schlaf gut
4*	Adelbert v. 30 Sept
4	10 „ ----- unruhig viel Hitze im Kopfe und Unruhe
5	Hitze in Händen | Appetit früh stark
6	Tag recht leidl[ich] in allem
7	N°1 Nux 11^n Nacht unruhig, hatte Hitze im Kopf, doch nicht st. Tag gut
8	2. 12^n, Nacht gut Tag wie gestern | seit dem 8 kann sie weit besser
9	gehen | Appetit ganz unmäßig
10	3 $^{Els}/_{\$Spiritus}$ 13^n Schlaf wenig, erwachte oft, von 4 U. kein Schlaf mehr | Stuhl gut
11	ißt viel Weintrauben und Pfirsiche beköm̃t gut.
12	Appetit mäßiger | beim Gehen st. Sch. im Oberschenkel
13*	⌐NB Sulph.¬ 54
13	4. 14 Schlaf etwas besser, doch noch <u>oft erwacht wegen Pochen des Blutes</u>
14	<u>im Kopfe und nachher in der Brust</u> | das Frühwachen macht ihr
15	drückenden Ksch. der sie zum Weinen geneigt macht. Appetit
16	mäßiger | Gemüth und sonst Befinden recht hübsch, nur heute
17*	⌐NB Sulph.¬ 55
17	mehr Sch. in varix | <u>Sch. in Hüftgelenken spannend beim Gehen.</u>

---

folgenden Fußnoten zeigen. Fraglich bleibt aber noch, wie es zu dieser Abkürzung kommt und welche Art der Sulphur-Zubereitung verwendet wurde. Evtl. kommt „tinctura sulphuris" in Frage, die Hahnemann jedoch in CK V, 2. Aufl., S. 324 (1839!) als weniger heilkräftig als die Milchzuckerverreibungen einstuft: „Weingeist scheint in der tinctura sulphuris nur einen besondern Theil des Schwefels auszuziehen,". Wenn man von einer Abkürzung ausgeht, käme vor allem die Schwefelmilch (<u>L</u>ac <u>s</u>ulphuris, HAL IV, S. 181ff) in Frage, welche Hahnemann für den inneren Gebrauch empfiehlt. Dann bliebe nur noch der erste Buchstabe zu enträtseln, wofür mehrer Begriffe in Frage kämen (Electuarium, Elixirium, Elixivation, Essentia, Extractum, Extractio [siehe HAL]), die jedoch pharmakologisch nicht recht passend erscheinen. Emulsio dagegen wäre im Zusammenhang mit der Bezeichnung Lac sulphuris insofern denkbar, als die Emulsion eine milchartige Aufschwemmung darstellt. Mit Sicherheit können wir allerdings nur davon ausgehen, daß es sich bei „Els" um ein Schwefelpräparat handelt, möglicherweise sogar schon die Trituration, die später die gängige Zubereitung sein sollte.

54 Das unterstrichene Symptom findet sich, mit der N°677 versehen, in der RA IV, 2. Aufl., Dresden 1825, mit nur geringgradigen stilistischen Veränderungen. Bei der Übernahme in CK V, 2. Aufl., als Symptom N°1817 hat sich allerdings ein kleiner Fehler eingeschlichen: Aus „Erwacht die Nacht oft auf über Pochen des Blutes im Kopfe, dann auch in der Brust." wurde in CK „Er wacht Nachts oft auf über", was nur in sofern eine Rolle spielt, als das Symptom von einer Patientin stammt - ein Unterschied, den Hahnemann allerdings in der Regel nicht vernachlässigte.

55 Dito Symptom N°527, in CK V, 2. Aufl. Düsseldorf 1839, ist dieses Symptom mit N°1451 beziffert: „Im Hüft-Gelenke spannender Schmerz beim Gehen."

18	5. 15 Schlaf gut, wachte nur einige Male bis 5. U. | Gleichgültig | Appetit
19	früh sehr stark, Mittag und Ab. gut.
20*	⌐NB Sulph.¬[56]
20	6. 16 --------- nur <u>wachte sie Mitternacht mit Fieberschauder auf, ob sie
21	gleich ganz warm war, und bekam dann etwas Hitze</u>, schlief
22	dann wieder und ruhig | Hüft und Kreuzsch. hindert ganz am Gehen
23	Viel Eßbegierde
24	7. 17 --------- befand sich wohl bis N.M. wo sie bei etw. verdorbenen Magen
25	eine st. ⌐ ¬ Aengstigung hatte | bekam Hitze im Kopf
26	und nachts so gr. Angst und Unruhe, das sie sich mesmeriren ließ.
27	drauf Schlaf leidl[ich]
28	⌐8¬ 18 V.M. noch sehr unwohl mit Kopfhitze und Fußkälte, N.M. wohler
29	und recht heiter
1*	Seit Ende April Regel weg
2*	Seit dem 8 Sept Kindsbewegungen
3*	Varix daumenstark an der rechten Scham
4*	im Liegen \gleich/ weniger. | in der vorigen Schwanger
5*	schaft auch, aber nur am r. Oberschenkel und Kniekehle
6*	Nur ganz unten fühlt sie die Bewegung am meisten
7*	wenig in der Mitte
8*	gleich beim Aufstoßen ein st. Pressen in der
9*	Krampfader, was ihr beim Gehen so beschwerlich /ist\
10*	im Sitzen fühlt sie nichts
11*	die Krampfadern gehen bis in die Kniekehlen
12*	die an der Scham hat sich seit ihrem Anfang
13*	nicht bedeutend gemehrt, auch so die Beschwerden
14*	Aufstoßen nicht viel | doch kömmt ihr täglich bes. Ab. /in den Mund Saures, wie Aufschwulken\
15*	Appetit oft sehr arg, doch ohne Hunger
16*	starker Durst nach dem Essen seit 14 Tagen
17*	nahm den 21 Grpht, heute 15 Tage, \scheint ihr nicht/ zu bekommen, scheint /den N.M. Durst zu machen.\
18*	nach Ungeduld geht ihr nichts geschwind genug
19*	geht seit 8 Tagen, seit sie in der Stadt ist
20*	nicht mehr aus, des Schmerzens an dem Varix weg[en]
21*	der Sch. wird immer ärger, je weiter sie geht
22*	beim Liegen wird die Ader bald weich und dünner

---

[56] Dito Symptom N°712; es fällt auf, daß aus „Mitternacht" „in der Nacht" wurde, ansonsten nur stilistische Veränderungen. In CK wurde hieraus N°1928, wiederum mit stilistischen Veränderungen: „Wacht Nachts mit Fieberschauder auf und ist doch warm anzufühlen; darauf etwas Hitze."

23*	gestern Ab. so schwach in den Kniekehlen, daß
24*	sie nicht allein ins Bette konnte | auch heute früh noch
25*	Diesen Ab. § hep[57] $Sulph. O[58]
26*	6 3/4 U.[59]
30	8, 19 Schlaf gut | gleichgültig | Appetit V.M. schlecht. | Stuhl gut.
31	9. 20 Nachts mehrmal erwacht | N.M. viel Hitze im Gesichte und Eiskälte der Füße bis Kniee.
32*	⌐NB/ Gpht⌐'60
32	10. 21 Nacht noch weniger gut | nach Frühstück sehr ärgerl[ich]. Bei Stuhlgange Blut. Ab. etw. Schwindel
33	11. 22 Schlaf gut. Rother Schleim beim Stuhl | n. Frühstück wieder 1 St. ärgerl[ich] | Gemüth gestern und heute gleichgültig | Ab. heft. Appetit,
34	12. 23 --------- Weißfluß noch so | Stuhl wenig | Appetit nur früh sehr stark | Gemüth ruhig
35	13. 24 ----- unruhig wegen Weckens | wachte nach Einschlafen wieder mit gr. Hitze des Krs - fühlte beim Aufathmen Stiche am Herzen. Tag leidl[ich].
36*	⌐NB Grpht⌐61
36	14. 25 Erwachte mehrmals, schlief doch ruhig | Früh 5 U. viel Reiz zum Stuhlgang, ohne ihn zu bedürfen. Jezt wenig Aufstoßen, doch viel Säure /und Brennen im Halse\
37	15. 26 Nacht gut, Früh wieder leerer Reiz zum Stuhle, den sie erst nach Frühstück bekömmt, /n. Frühstück und Mittagessen sehr ärgerl[ich].\ heute sehr heftig unwillkürlich
38*	⌐? NB Grpht⌐62
38	16. 27 -------- | sehr wenig Stuhl | Magen wie von Obst verdorben | bald nach Essen Brennen im Magen und Schwere im Körper und Mismuth | Appetit ohne Hunger
39	17. 28 -------- nicht wieder ärgerl[ich] bei Hunger | Appetit heute mäßig
40	18. 29 ---- sehr unruhig, sehr wenig Stuhl

---

57 Vgl. CK III, 2. Aufl., Hepar sulphuris calcareum; auch hier kann nicht entsprechend den Editionsrichtlinien nach Kent aufgelöst werden, da das Apothekerzeichen lediglich für Sulphur steht.
58 Ein großes Kreissymbol, das evtl. für ein großes Streukügelchen steht.
59 Anscheinend hat Hahnemann den Randeintrag (1* - 26*) bei einer persönlichen Konsultation (vgl. D24, Anm. 70) niedergeschrieben, den Rest anschließend aufgrund eines Briefes, den Antonie wohl persönlich überbracht haben mag.
60 Vgl. CK III, Düsseldorf 1837, S. 313, Graphites, Symptom N°525: „**Beim Stuhle, Blut.** (n. etl. St.)" (Hervorhebung im Original als Sperrsatz.) Auch die Zeitangabe paßt: Die Patientin hatte an jenem Tag, dem 21. September 1822, das Medikament „N°10 Grpht" eingenommen.
61 Dito Symptom N°505: „Reiz zum Stuhle, ohne ihn zu bedürfen."
62 Dito Symptom N°378: „Nach dem Essen, bald, Brennen im Magen, mit Schwere im Körper und Missmuth."

41		19. 30 --- gut. Weißfluß noch stark | Gemüth gut | Nach Tische Hitze im Gesichte | viel Säure | gestern und heute viel Appetit und auch Hunger dabei
42		20. 1 oct. Nacht gut, Gemüth gut, Magen leidl[ich]
43		21. 2 ⎯⎯⎯⎯⎯
44		22. 3 ″ ⌜Nachts⌝ Hitze und Unruhe | Magen sehr schlecht | Unmäßiger Appetit, Begierde alles zu essen. Vor dem Mittagessen Schwindel
45*		⌜NB Grpht⌝[63]
45		Drücken auf der Stirne und sehr ärgerl[ich] | <u>Viel Neigung zum Stuhlgang, der obgleich nicht hart viel Anstrengung brauchte</u> /wegen gänzlicher Unthätigkeit des Mastdarmes\
46		23. 4 Nacht gar nicht geschlafen bis 12 U. gr. Hitze und Unruhe im Kopf, Brust und Handgelenken
47		war sehr ärgerl[ich]. den ganzen Tag gr. Hitze im Körper, Kopf und Hände sehr heiß | Schwitzt viel bes. Abends.
48*		⌜NB Grpht⌝[64]
48		<u>Nach dem Essen viel Durst</u> seit 14 Tagen, Obst stillt ihn nicht | Gedächtniß und Kopf schwach | Weißfluß stark
49		24. 5. Nacht gut | Durchfall ter ((ter (lat.) = dreimal)) mit Schneiden im Bauch n. jedem Essen. Schwindel gestern und heute
50		6 ganz früh Laxierstuhl und drauf unhinreichendes Drängen dazu | N.M. viel Koliken im Bauch heute Ab. 6 $3/4$ U. hep. $Sulph. O[65]

468.

7
oct.

1	| **Volkmannin** gut geschlafen | Geschmack nicht ganz rein | Zunge \ganz/ blaß weiß, auch etwas weiß belegt.
2	heute Stuhl ordentlich gestern Ab. noch Neigung zu laxieren, sie ging aber nicht, und Kollern /diesen Morgen ⌜ ⌝ im Keller\
3	darf nicht viel im Hause gehen ohne sehr matt zu werden
4	wenn sie lange gegangen ist und sich setzt, dann kann sie nicht jähling aufstehen vor Sch. in der Varix /blos nach langsamen Aufstehn kann sie wieder gehen\
5	auch heute als sie noch nichts zu essen hatte, sehr ärgerl[ich] und nach Essen guter Laune
6	Seit ein Paar Monaten Gedächtniß sehr schlecht

---

[63] Dito Symptom N°504: „Viel Neigung zum Stuhlgange, der, obgleich nicht hart, doch viel Anstrengung zur Ausleerung bedurfte, wegen gänzlicher Unthätigkeit des Mastdarms." Dieses Symptom taucht in D35, Originalseite 351, bei einer Repertorisation für Antonie Volkmanns Stuhlsymptomatik wieder auf.

[64] Dito Symptom N°369: „Viel Durst nach dem Essen. (n. 13 T.)".

[65] Die Verschreibung von Z.25* wird noch einmal aufgeführt.

7*	⌐? NB Grpht⌐66
8	nach der lezten Arznei Haare wieder sehr ausgegangen.
9	auch Früh Durst - nach sehr vielem Trinken bis zum Sattwerden läßt er nach
10*	24[67]

472.

8 oct.

1	| **Volkmannin** seit einem gestrigen (weiten?) Spaziergange gestern Ab. stärkerer Sch. und stärkeres Geschwulst als je
2	der Ader an der r. Schamlippe und dießmal auch innerlich schmerzende Varices, der
3	ganze Theil war hart | gestern ⌐Ab.⌐ Nacht schon beim Aufrichten im Bette zum Harnen
4	so schmerzhaft, daß sie vor Sch. lange warten mußte, ehe sie harnen konnte
5	es hatte sich auch diesen Morgen noch gar nicht so gesetzt, wie sonst.
6	auch heute beim Gehen schmerzhaft, was gestern früh nicht war.
7	diese \ganze/ Nacht arges Jücken bald da bald dort über den ganzen Körper.
8	gestern N.M. weniger Durst
9	diesen Morgen mäßiger Appetit
10	seit ihrer Schwangerschaft an den Theilen viel Schweiß der roch
11	soll kaltes Wasser auflegen tägl[ich] früh
8*	24 extra ptrl 1 $/_0$\ sobald sie zwei Tage kein Jücken gespürt hat
9*	zuschicken[68] /wenn sie schreibt\ Appetit[69] wieder so stark wird /und Gemüth schlimm wird/ /bes. die Heftigkeit\
11*	Quentchen j $/_0$\ acon gegen Schreck Quentchen j $/_0$\ Cham gegen Aerger /weil sie drauf\ /roth wird\

487.

14 oct.

1	| **Volkmannin** /v. 8^n, 7^n, 6^n\ den 6^n Ab. hep. $Sulph. genommen bei mir[70]

---

[66] Dito Symptom N°125: „**Ausfallen der Kopfhaare**. (n. 36 St. u. n. 16 T.)" (Hervorhebung im Original als Sperrsatz.) Die 16 Tage beziehen sich genau auf den Zeitpunkt der Notiz, obwohl das Symptom ja im Original einen längeren Vorgang darstellt.

[67] Hiermit sind 24 unarzneiliche Milchzuckerpäckchen gemeint.

[68] Verbindungsstrich zu „extra" Z.8*. Das Zuschicken vermerkt Hahnemann am 14. Okt. 1822 auf Originalseite 487, Z.17.

[69] Verbindungsstrich zu „sobald" Z.8*.

[70] Die Volkmannin war also ganz eindeutig die Tage um den 6. Oktober 1822 in Köthen, wofür auch der Untersuchungsbefund der Zunge vom 7. Oktober spricht.

4 Edition der Krankengeschichte

2	⌐den 12ⁿ Nacht gut⌐
3	den 8 N.M. und Ab. viel Pressen in den Krampfadern
4	9 Schlaf gut | schon früh beim Aufstehen Pressen sehr stark, wodurch das Sitzen bei Stuhl und Harn
5*	NB ⌐hep \$Sulph.⌐[71]
5	höchst beschwerl[ich] ward | von Mittag an <u>machte ihr das Fahren so starken Schwindel</u>
6*	? NB ⌐hep \$Sulph.⌐[72]
6	daß sie beim Aussteigen nicht allein stehen konnte | <u>Gemüth von früh bis Mittag traurig</u>
7	<u>mußte heftig weinen</u> | N.M. ruhig
8	10 --------[73] N°1 Gemüth leidl[ich]. Appetit mäßiger | kein Stuhl | Varices mit Kaltwasser gewaschen
9	und fühlte Ab. zwar die zunehmende Geschwulst, doch keinen Sch.
10	11 -------- 2 Gemüth recht gut, Appetit leidl[ich] | Stuhl | wiederholte das Waschen mit gleichgutem Erfolg
11*	⌐NB hep \$Sulph.⌐[74]
11	12 -------- 3 ⌐ ⌐ <u>Stuhl</u> heute <u>grünlich</u> | Gemüth recht gut | Füße schwach und bekömmt leicht Schwindel
12	Kopf in diesen Tagen wieder empfindlicher gegen grausende Gedanken oder Nachrichten
13	fühlte es bei sehr unbedeutenden Dingen
14*	Eidotter? genießen[75] Wachen fortsetzen?
15	13 ---------- 4 Stuhl wenig grünlich | Geht tägl[ich], doch kann sie nur 15 - 25 Minuten auf einmal Spazieren
16	und mehr als zweimal kann sies nicht wiederholen /10 Ldr ((Louis d'or)) gegeben\[76]
17	heute ptrl 1 /₀\ § extra gegeben für den den 8 angegebenen Fall
18	und extra Nux 1 /₀\, 48 Stunden nach Anfang der Regel.

530.

4
Nov ((1822))

1	| **Volkmannin** /v. 14 oct.\ den 13ⁿ /N°4\ noch Durst n. Essen | Gehen noch wenig wegen Durst und Müdigkeit | doch nicht die Schwäche in Beinen wie lezte Tage

---

[71] Vgl. CK III, 2. Aufl., Hepar sulphuris calcareum, Symptom N°26: „Schwindel, beim Fahren im Wagen, so stark, dass sie beim Aussteigen nicht allein stehen konnte."
[72] Dito Symptom N°1: „Trauriges Gemüth, viele Stunden lang; sie musste heftig weinen."
[73] Übernahme von „Schlief gut" aus Z.4.
[74] Dito Symptom N°302: „Grünlicher Stuhl."
[75] Auch hier dem Anschein nach Notizen von Fragen der Patientin.
[76] Hahnemann vermerkt auch die erhaltene Bezahlung in den Krankenjournalen, aber wohl nur sporadisch.

2	Schleimabgang geringer
3*	⌐NB hep $Sulph.¬77
3	5, Schlief weniger gut und hatte Hitze im Gesichte | n. Tische heute kein Durst | Brennen im Halse beim Aufstoßen
4	Ab. viel Appetit | Gemüth recht gut.
5	6 Nacht gut | Früh etw. ärgerl[ich] | übrigen Tag gut | wenig, harten Stuhl | -------------78
6	doch kein Durst | Gemüth gut | konnte gut gehen, doch nicht über 20 Minuten und dieß drei Mal
7	nach langem Ausruhen, auch nur auf ganz ebenen Wegen | Fährt tägl[ich] nach Stötteritz | Appetit gut
8	7 Nacht gut | Stuhl wie gestern | heute kein Brennen, doch saures Aufstoßen | Appetit gut | kein Durst mehr | Gemüth gut
9	8 ----- unruhig weil ihr Gemüth mehr als gewöhnl[ich] beschäftigt war -- dieß hindert stets am Schlaf | Stuhl gut
10	9 wenig Schlaf, war dabei sehr verdrießl[ich] | auch waren die Augenlider Nachts fest geschloßen, daß
11*	⌐? NB hep $Sulph.¬79
11	sie sie lange nicht aufmachen konnte | Schleimabgang heute stark | den Tag über, bes. N.M. Befinden recht leidl[ich]
12	10 Nacht leidl[ich], Tag gut

531.

4
Nov

1	| **Volkmann** cont
2	11 Nacht gut, im Stuhle ein todter kleiner Wurm80 | Tags Befinden recht gut | mit dem Pressen und der Stärke der
3	Krampfadern bleibt jezt gleich | Ab. wieder viel Eßgierde - immer wenn sie etwas ungesundes ißt
4	12 Nacht gut | Stuhl gestern und heute hart - bes. nach Obst (Aepfel, Birnen, Pflaumen) Essen, heute viel Durst
5	und Appetit, auch viel saures Aufstoßen
6	13 --------- Stuhl gut | Aergerl[ich] und bei einer st. Veranlassung dazu die sie hatte, ergriff sie dieß

---

77 Dito Symptom N°223: „Aufstossen mit Brennen im Halse."
78 Wohl Übernahme von „Brennen im" aus Z.3.
79 Dito Symptom N°86 gibt das Phänomen leicht verändert, aber immer noch eindeutig identifizierbar wieder: „Verschlossenheit der Augenlider, früh, beim Erwachen, dass sie sie lange nicht wieder öffnen konnte."
80 Der klinischen Diagnose Helminthiasis mißt Hahnemann relativ geringe Bedeutung bei, allenfalls als ein Zeichen für die sich entwickelnde Psora „wo sie [die Würmer, d.A.] in Menge vorhanden waren" (RA I, 3. Aufl., S. 118, Vorwort zu Cina).

7	Gefühl so stark, daß sie Stechen im Herzen bekam, hielt nur ¼ St. an, sie
8	war dabei nicht heftig sondern ganz still
9	14 -- ⌈Gem⌉-- , Gemüth nicht mehr gut, leicht ärgerl[ich] und sehr gleichgültig | Appetit ohne Hunger | Gehen kann
10	sie weniger | heute etw. Brennen im Halse
11	15 Nacht viel Unruhe im Blute | früh Ksch. - dann Brennen und Drücken in den Augen | Gemüth gleichgültig
12	Schwer im ganzen Kr. | Viel saures Aufstoßen | Appetit nicht heftig, doch mehr als Hunger
13	16 Nacht gut, früh sehr ärgerl[ich] | Tags mismüthig | Saures Aufstoßen, Appetit ohne Hunger | Gehen besser
14	N.M. Durst doch verging er ohne zu trinken
15	17 --------- Gemüth traurig | früh etw. heftig | Durst wie gestern | Appetit früh sehr st.
16	19 ------- ------[81] nicht heiter | viel Durst früh und N.M. heute mußte sie trinken
17	19 Nachts Hitze im Kopfe auch Durst, doch brauchte sie nicht zu trinken | wenig Stuhl und viel Anstrengung
18	früh heft. Appetit | N.M. viel Durst, mußte trinken | den ganzen Morgen Drücken im Kopfe
19	N.M. noch stärker rechter Seite | Gehen leidl[ich] | gegen alles erheiternde gleichgültig und leicht
20	verdrießl[ich] | viel Appetit
21	20 Nacht gut, viel Appetit | Stuhl wie gestern | Weißfluß wieder stark | Viel Durst auch viel saures Aufstoßen
22	Gemüth sehr gleichgültig | leicht unwillig | Widerwillen gegen Sprechen und lachen
23	Leib Ab. so aufgetrieben von Blähungen, daß Ab. Schwindel kam
24	21 Schlief unruhig | Nachm extra (ptrl 1 /₀\) Gemüth gleich früh sehr verdrießl[ich] und unfreundl[ich]
25*	⌈NB ptrl⌉[82]
25	V.M. erst ⌈H⌉itze[83] im Gesichte und Augen, dann Ksch. bis Mittag - dann recht leidl[ich] | Gemüth N.M.
26	weit besser | hatte auch keinen Durst, aber viel Säure,
27	22 Nacht gut, Gemüth leidl[ich] | Stuhl alle diese Tage ⌈m⌉it viel Anstrengung, als habe der Mastdarm
28*	? ⌈NB⌉[84]

---

[81] Übernahmen von „Nacht gut" und „Gemüth" aus ZZ.13 und 15.
[82] Vgl. CK IV, 2. Aufl., Petroleum, Symptom N°188: „Hitze im Gesichte und in den Augen. (sogleich.)".
[83] Das große „H" ist schräg durchgestrichen, ähnlich der Tilgung der NB-Zeichen.
[84] Dito Symptom N°385: „Stuhl nur mit vieler Anstrengung, als habe der Mastdarm keine Kraft ihn fortzutreiben." Vgl. hierzu Originalseite 532, Z.7,. Hahnemann hat hieraus ein Symptom gemacht.

28	nicht Kraft genug | N.M. viel Durst von salziger Suppe | trank 3 Gläser Weißbier, aber
29*	? ⌈NB⌉⁸⁵
29	drauf wieder viel aufgetriebener Leib, viel ⌈A⌉ufstoßen mit etwas Uebelkeit | Ab. viel Appetit
30*	1 Nov
30	⌈23⌉ Schlief gut bis ⌈4⌉U. wo sie mit Leibschneiden erwachte, bekam Laxieren bis 10½ U. sechs Mal
31	heftiges Schneiden im Oberbauch und viel Uebelkeit⁸⁶ | liegend bekam sie Hitze im Gesichte
32	und Schwindel beim Aufstehen⁸⁷ | Appetit und Hunger gar nicht | ⌈F⌉ahren war ihr nicht angenehm
33	das ⌈g⌉anze Rückgrat schmerzte ihr bei der Erschütterung⁸⁸ | doch zu Hause recht leidl[ich]
34	sie \ging/ einige Male auf und ab um die im Fahren kalt gewordenen Füße zu erwärmen, so überfiel
35	sie eine heftige Uebelkeit, und Schwäche daß sie sich fortschleppen lassen mußte, die Kniee
36	sanken zusammen, Reiz zum Stuhle \Stuhl nicht wässerig/, ganz kalter Schweiß am Kopf, Brust und Hals, ward ganz blaß
37	mit blauen Augenrändern, da sie erst recht roth war | nach Stuhlgang besser, doch heftiger Frost⁸⁹
38	Sie ging so viel sie konnte rum, da kam dieser Anfall gerade so noch einmal, doch weniger | Fuhr nach Hause
39	Abends etwas Hitze⁹⁰, doch keine Unruhe im Blute, viel Hitze im Kopf und Ksch. | höchst ermattet, so daß alle

---

85 Dito Symptom N°302: „Uebelkeit mit Aufstossen. (n. 24 St.)"
86 Dito Symptom N°350: „Schneiden im Oberbauch, mit Uebelkeit und Laxiren weckt ihn früh, 4 Uhr. (n.48 St.)" Aufgrund Uhrzeit, Zeitpunkt nach Mittelnahme und der spezifischen Symptomatik kann man davon ausgehen, daß es sich um genau dieses Prüfungssymptom handelt. Die fälschlich maskuline Formulierung des Symptoms könnte von der Eintragsüberschrift „\| **Volkmann** cont" herrühren. Hahnemann schrieb das Symptom wohl beim späteren Übertragen D. Volkmann zu. Vgl. D24, Anm. 54.
87 Dito Symptom N°41.: „Schwindel, beim Aufstehen vom Liegen; im Liegen, Gesichtshitze."
88 Dito Symptom N°518: „Das Rückgrat schmerzt von bequeme[m] Fahren im Wagen, wie Erschütterung."
89 Dito Symptom N°678: „Nach Fahren; Aussteigen aus dem Wagen und auf und ab Gehen im Freien, jählinge heftige Uebelkeit und solche Schwäche, dass sie zusammensank, mit Reiz zum Stuhle, ganz kaltem Schweiss am Kopfe, Halse und der Brust. bei völliger Gesichts-Blässe und blauen Rändern um die Augen; nach dem Stuhle, heftiger Frost, und Abends darauf, etwas Hitze."
90 Dieses Symptom findet sich nicht in der Auflistung von Petroleum. Ein ganz ähnliches (mit einem anderen Zeitpunkt nach Mittelgabe) findet sich in N°768: „Hitze, mehrere Abende, von 5 bis 6 Uhr. (n. 9 T.)", weswegen Hahnemann vielleicht auf eine Erwähnung verzichtet hat.

4   Edition der Krankengeschichte

40	Glieder vor Müdigkeit schmerzten[91] | Durst wenig | gr. Appetit auf Kaffe, trank ihn aber nicht
30*	‖
...	‖ ⌐NB¬[92]
40*	‖

532.

4
Nov

1	| **Volkmannin** 2 Nov ⌐23¬ schlief gut bis 3½ U. - ⌐d¬a wieder etw. Schneiden um den Magen auch Neigung zu Stuhl,[93] das
2*	⌐NB ptrl¬[94]
2	aber wenig | heute keine Beschwerden | Gemüth leidl[ich] | Appetit und Hunger wenig
3*	⌐NB¬[95]
3	⌐U¬rin gestern und heute ganz dunkelgelb mit viel rothem Satz | gestern Zunge rein, heute ⌐b¬elegt
4*	‖ ⌐NB¬[96]
5*	‖
4	mit üblen Geschmack | gestern viel saures Aufstoßen, heute weniger | ⌐d¬en ganzen Tag viel Hitze
5	im Gesichte bes. nach Tische. | Spaziert und war besser Abend | Ab. mehr Appetit als Hunger
6	und viel saures Aufstoßen | ⌐L¬eib sehr aufgetrieben nach etw. Zuckerwasser[97]
7*	⌐? NB¬[98]
7*	3 Nov 23
7	gestern und heute kein ⌐S¬tuhl, /aber Drang\⌐D¬arm schien nicht Kraft zu haben es fortzutreiben
8	Urin noch dunkel | Gemüth zieml[ich] ruhig, doch nicht heiter | Zunge besser | auch heute

---

[91] Dito Symptom N°702: „So matt, dass die Glieder schmerzten."
[92] Das ⌐NB¬ gilt durch die geschweifte Klammer für mehrere übernommene Prüfungssymptome.
[93] Dito Symptom N°327: „Schneiden um den Magen, mit Trieb zum Stuhle. (n. 4 T.)".
[94] Verbindungsstrich zu „2 Nov" Z.1.
[95] Dito Symptom N°409: „Ganz dunkelgelber Harn, mit vielem rothem Satze. (n. 3, 4 T.)"
[96] Dito Symptom N°187: „Viel Hitze im Gesicht; den ganzen Tag, besonders nach Tische. (n. 4 T.)"
[97] Dito Symptom N°340: „**Sehr aufgetriebener Bauch**, von wenigem trinken. (n. 4 T.)" (Hervorhebung im Original als Sperrsatz.) Dem Zuckerwasser als solchem mißt Hahnemann also keine Bedeutung bei.
[98] Dito Symptom N°385. Vgl D24, Anm. 84.

D24

9 noch <u>Hitze im Kopf und Gesicht</u>[99] 24 /$_o$\ soll schreiben wenn sich was ändert
10* ⌐NB¬[100]

---

[99] Dito Symptom N°185: „**Hitze im Gesicht und Kopfe**. (n. 6 T.)" (Hervorhebung im Original als Sperrsatz.)
[100] Verbindungsstrich zu Z.9.

Krankenjournal D 25

8.

18
Nov ((1822))

| 1 | | **Volkmannin** /v. 4.Nov\ (den 30 oct. nahm sie ptrl, nach hep $Sulph.)
| 2 | den 3 Nov. V.M. sehr müde und schwer im Körper | vor und n. Tische sehr ärgerl[ich] | n. Tische viel Hitze im Kopfe und viel Durst
| 3 | um 4 U. wohler und kra[e]ftiger, konnte gehen | traurig | Ab. viel Appetit und Durst
| 4 | 4 Nov. Erwachte Nachts weil \im/ Liegen das Blut so in den Kopf stieg und ihn schwer und eingenommen machte. Schlief doch leidl[ich] | kein Stuhl
| 5 | früh traurig und ärgerl[ich] | Begierde nach Essen den ganzen Tag | Urin sehr dunkel | kein Durst
| 6 | 5 Nacht gut | gelber Stuhl | Früh beim Essen heftig | Gemüth leidl[ich] | Saures Aufstoßen.
| 7 | 6 Schlief wenig N°1 | früh sehr verdrießl[ich] | Früh und Mittag heft. Appetit, Ab. besser | Nicht so gleichgültig, doch heftig und ärgerl[ich]
| 8* | 8 Tage n. ptrl
| 8 | viel saures Aufstoßen | kein Stuhl, sehr angespannter Leib
| 9 | 7 Nacht gut | Stuhl gut | Gemüth leidl[ich] | viel Appetit und saures Aufstoßen | 8 Nacht gut, Gemüth leidl[ich] | blos früh heft. Appetit
| 10 | 9 Erwachte Nachts oft, Gemüth gut | Appetit früh st. | viel saures Aufstoßen | 10 Schlief sehr wenig | früh sehr ärgerl[ich] | Tags Gemüth leidl[ich]
| 11 | 11 Nacht gut ⌐Gemüth leidl[ich]⌐ | doch erwachte sie von einem Krampfschmerz im Mastdarme | Gemüth leidl[ich] | Stuhl tägl[ich] doch wenig
| 12 | 12 Nacht gut, Gemüth leidl[ich] | 13 Schlief wenig, hatte viel Jükken am ganzen Oberschenkel bis an den Leib. Kalte Luft
| 13 | scheint ihr sehr wohl zu thun

9.

18
Nov

1 | | **Volkmannin** cont. außer oft Erwachen, Schlaf gut, viel Appetit | Urin hat rothen Satz | immer saures Aufstoßen

2	Gemüth leidl[ich] | Lippenhaut ⌐schmerzt¬ aufgesprungen und trocken | Ha[e]ndehaut rauh
3	15 Nacht sehr unruhig, früh sehr verdrießl[ich] mit Hitze im Gesichte | bei Appetit doch Würgen im Halse
4	wie zum Erbrechen | Gehen heute sehr schwer | Schon gestern gehen nicht gut | die Adern werden etw. stärker
5	früh viel Appetit | Mittag Hunger ohne Appetit | Ab. st. Appetit | Gemüth heute bes. schlecht, Geist so
6	abgespannt, nichts konnte sie angenehm beschäftigen, dabei traurig und mismüthig und leicht erzürnt
7	Widerwillen gegen andrer Heiterkeit und gegen Liebkosungen | bei Klavierspiel Weinen bis es aufhört
8	Ab. Jücken auf Brust und Nacken
9	16 Nachts etwas, Jücken am Oberschenkel und am Bauch | früh Hitze im Gesicht, etwas Würgen im Halse
10	etw. Magendrücken (auch gestern) Es vergeht nach Essen und kommt wieder wen[n] sie hungrig wird
11	Gemüth etwas besser | Schon seit mehren Tagen kurzer Athem beim Gehen, heute bes. stark | Gehen
12	konnte sie viel weniger wegen Schwäche und der gespannten Adern | Mußte den ganzen Ab. liegen
13	Rücken und Seiten schmerzten vor Schwäche | sie hatte im Gesicht. ((?))
14	N°12 17^n Schlief leidl[ich] | früh kein Würgen, keine Uebelkeit, kein Magendrücken, Stuhl
15	extra A \$Nit-ac. 2 $/_0$\ und sechs Morgen drauf B ptrl 2 $/_0$\

45.

2
Dec ((1822))

1	| **Volkmannin** /v. 18\ \den 30 oct ptrl n. hep./ da sie sich täglich wohler fühlte, (hatte den 6.oct. Ab. hep \$Sulph. genommen und da Heftigkeit und Freßgier eintraten
2	den 30^n oct. ptrl 1 $/_0$\
3	auf ptrl schiens Anfangs v. 4 nov und nachgehendes v. 18 nov. nicht gut, daher extra A /\$Nit-ac.\ - G^1 /ptrl\ was[2] sie aber nicht

---

[1] Auf Originalseite 9 ist das Milchzuckerpäckchen mit zwei Globuli Petroleum allerdings mit B gekennzeichnet, mit dem Hinweis, es sei nach sechs Morgen zu nehmen. Es ist also möglich, daß A, wie angegeben, Nitri acidum enthielt, B - F dagegen Placebos, was dazu geführt hätte, daß G mit Petroleum tatsächlich 6 Tage nach Nit-ac. eingenommen worden wäre. Der Vermerk „extra" scheint aber auch eine gewisse Option für die Patientin darzustellen, die sich ansonsten genau an Hahnemanns Anweisungen zu halten hatte.

[2] Verbindungsstrich zu „/ptrl\" unter der gleichen Zeile.

4	genommen da es hübsch ging
5	17^n, 12 Füße früh sehr schwach. N.M. Hitze im Gesichte. bei und nach dem Gehen \sehr/ kurzer Athem , Gemüth leidl[ich]
6	18^n, 13 Nacht gut. Gestern und heute wieder viel Durst. Beim Aufstoßen Erbrechen, lauter Schleim - Athem beim Gehen
7	heute etwas besser. doch war sie Ab. noch wie gestern ganz athemlos, wenn sie nur über die Stube ging
8	19, 14 gegen 11 U. erwachte sie mit viel Hitze im Gesicht und Unruhe auf der Brust, dann schlief sie leidl[ich]. Gehen
9	konnte sie wenig. Die Füße waren so schwach. Magen schlecht. Gemüth höchst unzufrieden mit Allem,
10	nach Tische sehr ärgerl[ich]. Stuhl gut. Kein Durst
11	20, 15 Nacht wie gestern. Früh und Ab. Hitze im Gesichte. Ab. auch im ganzen Kr. Gemüth wie gestern
12	21, 16 Nacht gut. Früh heftige Eßbegierde. Sehr müde den ganzen Tag. Athem war weit besser. Abends hatte
13	sie wieder nach dem Gehen viel Hitze (Folge der kalten Luft, die ihr aber unbeschreiblich angenehm ist,
14	selbst der kalte Wind.
15	22; 17 Nacht gut. Gemüth verdrießl[ich] und leicht ärgerl[ich]. Sehr heftiger Durst nach dem Mittag und Abendessen.
16	Sie trank Wasser und Wein da sie kein gutes Bier haben konnte und sie großen Appetit zu Wein hatte
17	doch nie mehr als drei Eßlöffel auf ein volles Wasserglas. Ab. wieder Eßgierde.
18	23, 18 diese Nacht recht schmerzh. Krampf in der r. Wade, sonst schlief sie leidl[ich]. Gehen konnte sie heute
19	besser. Die Adern schmerzten weniger. Die Schwäche des Hüftgelenks, innerlich am Leibe hinderten sie
20	am längeren Gehen, nachts ein schmerzh. Spannen und Steifheit. Durst noch gleich stark. Der gewässerte
21	Wein machte ihr keine Beschwerden
22	24, 19 Nacht gut, Stuhl gut. Weißfluß zieml[ich] stark. Heute keine solche Hitze wie alle die lezten Tage.
23	Gehen konnte sie heute wieder zweimal, jedesmal 25 Minuten. Der Durst war Mittags wie gestern
24	doch hatte sie Ab. keinen, dafür aber heftige Eßgierde. Gemüth leidl[ich]
25	25, 20 Nacht gut | Früh Eßgier. Durst etw. mäßiger. Stuhl sehr schleimig, auch heute mit rothem Schleim
26	Gehen wieder so gut als gestern. Der Schmerz in den Wehadern scheint noch im Abnehmen zu seyn;
27	dafür schmerzt aber schon früh beim Aufstehen das Gelenk am Schooße.

47.

2
Dec.

1 | **Volkmannin** cont
2 den 26^n, N°21 Nacht gut. Auch heute war rother Schleim beim Stuhlgang. Heute kein Durst. Gemüth gleichgültig gegen
3 alles Angenehme und leicht ärgerl[ich] und unzufrieden. Ab. viel Appetit ohne Hunger. Das Spazierengehen
4 ging heute recht gut. Sie konnte einmal ½ St. gehen und mußte beim zweiten Male sich nur wegen
5 Schwäche der Oberschenkel einsetzen ((?)).
6 27, 22 Schlief etw. unruhig. Kein Stuhl. Gemüth schlecht, traurig und unzufrieden. Allemal Ab. fängt der
7 Rücken, auch manchmal die Seite an zu schmerzen, wenn sie sitzt; sie muß den Rücken recht fest
8 anlegen können, doch manchmal auch liegen, so müde und kraftlos fühlt sie sich. Appetit heut ganz
9 mäßig, Durst wenig.
10 28, 23 Nacht gut, Stuhl wieder mit Blut, ob sie gleich seit dem 25^n keinen Wein getrunken. Heute viel Durst.
11 Viel saures Aufstoßen. Gehen konnte zweimal, jedesmal 25 Minuten, Gemüth leidl[ich],
12 Ab. heft. Appetit, Schwindel beim Sitzen, Brennen im Halse und Aufstoßen noch Ab. im Bette.
13 29, 24 Sie erwachte vom Aufstoßen und abwechselnd Frost und Hitze | Heute kein Blut beim Stuhl. Gehen
14 konnte sie wie gestern. Gemüth leidl[ich]. Magen etwas besser weil sie kein Wasser trank
15 Ab. weniger schwach im Rücken
16 30 Nacht gut, Stuhl immer wenig und nicht ohne Anstrengung. Gehen wie gestern. Gemüth etwas besser
17 Die Adern schmerzen wenig. Heute gar kein Rückensch. beim Sitzen Ab. | Früh heft. Appetit
18 Mittag und Ab. ganz mäßig
19 1 Dez. Nacht leidl[ich]. Gestern und heute wieder Blut im Stuhlgange, aber wenig. Stuhl sonst ganz natürlich
20 und gar nicht hart
21 Erquickt sich in der Luft sehr. Wind ist ihr sehr angenehm
22 Hat die Extrapulver nicht genommen, da sie sich täglich wohler fühlte
21* 24 /$_0$\\$^3$ Soll schreiben

---

[3] Mit dem „/$_0$" könnte eine Placebogabe in Form von Kügelchen gemeint gewesen sein, im Unterschied zu den sonstigen Abgaben als Milchzuckerpäckchen (vgl. „Apothekerzeichen" in HAL I, „ff" für Sacharum, Zucker, dürfte dem „§" entspre-

4 Edition der Krankengeschichte

>wenn's nicht
>gut geht
>Soll vor der Hand
>die Extra nicht nehmen

103.

30
Dez

1		**Volkmannin** /v. 2 Dez\ hat noch etwa 5 Wochen zu gehen[4] (hatte 24 $/_0$\ (vorher den 20^5 ((30!)) oct ptrl und vorher den 6 oct. hep. $Sulph.
2*	Seitdem[6] keine Arznei
2	Im ganzen tägl[ich] ziemlich
3	Magen schlecht blos den 1 Dez. den 8^n 11^n ⌐ ⌐ 13, 14, 16, 17, 18, 25
4*	mbr hatte ihr v. 9 Sept recht gut gethan
4	Viel Durst blos den 2 Dez;
5	Brennen im Halse beim Aufstoßen den 1 Dez, 12^n 13^n 14^n
6	Saures Aufstoßen den 3 Dez.
6*	wegen Pressen nach unten kann sie nicht stehen
7	Kein Stuhl den 6 Dez den 8^n
8	Nacht unruhig den 7 Dez. 13, 15, 17 19^n 22^n
9	kein Obst kann sie jezt vertragen
2*	Weißfluß stark den 6 Dez. 17^n 22
3*	ärgerl[ich] den 7 Dez. 8 Dez 13^n
3*	Die lezte Zeit

---

chen), es könnte aber auch bedeuten, daß nun in jedem Milchzuckerpäckchen noch ein unbenetztes Streukügelchen zusätzlich enthalten ist. Streukügelchen bestehen nämlich nicht, entgegen einer weitverbreiteten Fehlinformation aus Sacharum lactis = Milchzucker, sonder einer Mischung aus Rohrzucker und Stärke (vgl. ORG VI, §270, Anm. 3), so daß Hahnemann evtl. einen unterschiedlichen Effekt (von dem zusätzlichen Vorhandensein eines Streukügelchens) durch Versuche ausschließen wollte.

4 In bezug auf ihre Schwangerschaft.
5 Hier hat Hahnemann eventuell das Datum mit der Numerierung der Arzneipäckchen verwechselt. „Ptrl" war als „extra" bei Bedarf einzunehmen, gleichzeitig 24 numerierte Placebos, d.h. 1/die. Aufgrund des angegebenen Datums „1 Nov" läßt sich als Zeitpunkt einwandfrei der 30. Oktober ermitteln. Auf Originalseite 45, D25, Z.1 stimmt das angegebene Datum für „ptrl" -"den 30 oct."- noch mit der Eintragung Originalseite 531, D24, am 4. Nov. 1822 überein.
6 Verbindungsstrich zu „20" Z.1.

	weniger wohl
	als die erste
4*	Sch. im oberen Schenkelgelenk den 28^n Dez
5*	Viel Jücken an Beinen und Bauch den 18^n 23
6*	traurig den 11^n 24. 29
7*	Erbrechen den 13^n ^{Nachts} 25
8*	Wadenklamm den 18
9*	Pochen des Blutes seit dem 12^n mehr Tage ((kann sowohl „mehrere Tage", als auch „mehr Tags" bedeuten)).
10*	dunkler Harn den 27
6*	heute 32 N°1 $Nit-ac.^{2} 13 $Sulph.$_o$

122.

6
Jan ((1823))

1	ǀ **Sie** /v. 30 Dez.\ Kräfte nähmen^7 bei ihr bedeutend ab, muß ihre Spaziergänge sehr abkürzen, gestern ganz aussetzen
2	kann nur den halben Weg gehen ǀ das Hüftgelenk innerl[ich] an den Geburtstheilen, so wie diese selbst
3	Schmerzen sie sehr durch Schwäche, und die Leichtigkeit beim Gehen in der Luft ist ganz weg
4	heute früh dieser Sch. so stark, daß sie beim Gehen in der Stuben anhalten mußte

162.

30
Jan

1	ǀ **Volkmannin** /v. 6 Jan.\ (hatte den 6 oct. hep. $Sulph. den 20^8 oct. ptrl. seitdem nichts)
2	kam den 18 Jan. nieder mit einem Sohn^9, welcher an ihr den 19^n früh trank, hatte nicht viel Milch
3	hatte die erste Nacht nicht viel geschlafen
4	den 25 nach einem Schrecken ein Fieber und die Milch blieb aus ǀ sei aber durch Homöopathi[e] alles
5	zurecht geworden^{10}
6	den 29sten schreibt sie selbst, habe auf den Schreck einige Tage Fieber gehabt, dieß sei weg.

---

7   Es scheint sich hier um eine Fremdanamnese durch Julius Volkmann zu handeln.
8   Vgl. D25, Anmerkung .
9   **Alwill** Bernhard, * in Leipzig 18. Januar 1823 (Volkmann (1895), S. 97).
10 Ob hiermit die Riecharznei Hahnemanns oder die Behandlung durch einen anderen „Homöopathiker", etwa Dr. Moritz Müller gemeint ist, bleibt unbekannt.

7	doch fehle ihr seit ihrer Niederkunft der Schlaf, schlafe nur von 10 - 1 U.
8	Sei noch zu schwach, um ihr Befinden deutlich zu beschreiben
9	Nerven so sehr gereizt
10	Fühlt sich N.M. unwohler als früh, kann aber auch am Tage nicht schlafen.
11	Mandelmilch
12	Säure hat sie, aber wenig Aufstoßen
13	Appetit ist gut
14	hat viel Durst
15	Schwitzt den ganzen Tag, doch nicht stark, die Nacht über mehr.
16	Seit 3 Tagen ordentl[ich]. Stuhl
17	Da sie wenig Milch hat und dem Kind nur früh und Ab. geben konnte, hat sie eine gute Amme
18	angenommen, deren Kind nur erst 3 Wochen alt ist ǀ Sie hat das Aufziehen des schwächlichen
19	Kindes ohne Amme nicht wagen wollen.
20	Kind ist ruhig und scheint sich wohl zu befinden
21	Der Wochenfluß ist noch zieml[ich] stark, seit 3 Tagen stärker
22	Schm. hat sie nicht, kein Ksch.
23	den 28, und 29 einige St. auf dem Sopha zugebracht. 12 N°1 $Sulph./$_{100}$ °

174.

6
Febr ((1823))

1	ǀ **Volkmannin** /v. 30\ der schleimige Fluß sieht seit dem 31^n gelb [aus]. Sie hat Brennen als ob sie wund wäre, beim Harnen
2	Jezt ist er mehr wässerig
3	die Nacht vom 1ten bis 2^n kein Schweiß, früh traurig, Schlaf blos bis 1 Uhr, dann blos munter
4	Die Nachmittage ist ihr Befinden seit dem 1ten gut.
5	den 2^n nahm sie N°1 ($Sulph./$_{100}$ °) und schlief drauf die Nacht bis 4 U.
6	3^n, N°2 Schlaf bis 3 Uhr
7	4 N°3 Schlaf bis 2 Uhr. Früh sehr traurig, mußte viel weinen. Alle Nächte schwitzt sie an der Brust
8	den Armen und im Rücken
9	den 5^n nicht eingenommen, weil sie gestern und heute viel KSch. hatte, auch Fieber. Sie hat seit gestern gelegen
10	Das Kind trinkt alle 24, 27 Stunden an jeder Brust einmal, er trinkt auf einmal nur eine Brust aus
11	Soll sie entwöhnen? ǀ ⌐dann⌐ was dann auf die Brüste legen, einreiben um die Milch wegzubringen?

| 12 | hungern darf sie nicht, dieß macht sie zu matt | Soll jede Brust noch einmal halb austrinken lassen, also |
| 13 | nach 48 St. entwöhnen und nichts auflegen | das Kind auch füttern neben der Amme. |

200.

17
Febr

1		**Volkmannin** /v. 6\ den 2^n nahm sie \N°1/ $^{\$Sulph.}/_{100}$ ° seitdem nichts
2	den 5^n nach Frost viel innere Hitze im Kopf, kalte Füße, heft. Kopfsch. abwechselnd Drücken auf
3	dem Scheitel auf der Stirn und über den Augen und Stechen in den Schläfen und auch auf dem Scheitel,
4	auch Schwere im Hinterkopfe	kein Appetit noch Hunger	bitterer Geschmack und heft. Uebelkeit
5	bei einigem Gehen im Zimmer
6	Das übrige Befinden war Ab. besser	die Milch blieb heute \ganz/ weg
7	6^n Nachtschlaf leidl[ich]	gr. Unruhe im Blute und Gemüth	dabei manchmal große Wärme und Schwäche
8	in den Füßen und dann wieder Hitze im Kopf	bitterer Geschmack etwas besser, auch etwas
9	Appetit	Außerordentlich reitzbar, daher auch am Tage kein Schlaf.
10	7^n Nacht wenig geschlafen	Sie schwitzt allemal beim Essen	diesen Morgen ganz kraftlos, höchst
11	gereizt und gr. Unruhe im Blute	auch immer noch ein wenig Ksch. - daher ließ sie sich
12	mit einem Strich mesmeriren, worauf es auch besser ward	Heute wieder etwas
13	Appetit, doch ist sie sehr kraftlos	das Blut ward ruhiger und Ksch ganz weg.
14	8^{11} Schlief wenig	in den Mitternachtsstunden stört sie das Kind sehr und gegen Morgen hat sie
15	gar keinen Schlaf	Heute wieder etwas Lust zum Aufstehen
16*	⌐NB \$Sulph.¬^{12}
16	Seit dem 3^n <u>war diese ganz weg</u>	Sie hat viel Stuhl, das macht sie matt, auch nach
17	jedesmal Essen fühlt sie Drang dazu und Bewegung im Leibe wie zum Laxiren
18	auch immer ein Gefühl von Leere im Unterleib	heute früh wieder Milch bekommen

---

[11] Ein langer horizontaler Strich am Zeilenrand.
[12] Vgl RA IV, 2. Aufl., Sulphur, N°661:"Ganz ohne Neigung, früh aus dem Bette aufzustehen."

19	9ⁿ wenig Schlaf	Appetit und Hunger gut	etw. Ksch.	sehr schwach in Beinen und Zittern im Knie
20	Augen sehr schwach	im Leib besser
21	10ⁿ Nacht etw. besser	etwas weniger matt	Wochenfluß welcher blos Schleim und gelb ist, manchmal
22	mit etw. Blut gemischt, wird etw. mäßiger	etw. Ksch.
23	11[13] /N°4\ beim Zubettgehen viel Unruhe, daß sie nicht still liegen konnte	dann bekam sie Schweiß
24	und schlief noch leidl[ich], nur von 3 U. an hat sie keinen Schlaf	Fühlt sich noch sehr kraftlos
25	12 Nacht leidl[ich]. früh sehr matt und Gefühl von Leere im Leibe	heute mehr Blutabgang /gestern Neumond\	Stuhl
26	13 Nacht leidl[ich]	Gefühl von Leere und gr. Schwäche über den Magen	N.M. besser	Keine Sch. mehr beim Essen
27	14ⁿ leidl[ich]	Tag etwas besser	Schleimabgang noch immer sehr stark
28	15 Nacht bis 2 U. gut, wo sie mit Ksch. erwachte	Früh sehr matt und schwach in Beinen	Stuhl gut	Noch in der r. Brust
29*	? NB $Sulph.[14]
29	eine Verhärtung (gerade in der Mitte) die tactu schmerzhaft ist, manchmal fühlt sie einzelne Stiche drin
30	legt[15] Wolle auf	N.M. sehr ärgerl[ich], dabei aber ein Hungergefühl im Magen	Früh viel sauer Aufstoßen
31	sonst leidl[iches] Befinden	konnte auch am Tage etwas schlafen	Augen jezt weniger gereizt, doch heute etwas mehr
32	16 Schlief diese Nacht gut, auch schwitzte sie wieder etwas	Hat viel saures Aufstoßen und Hunger nach dem Frühstück	auch ärgerl[ich].
33	wie wenns aus dem Magen käme	gelber Schleimabgang noch stark	tägl[ich] geht auch ein wenig Blut ab.
34	Kind wohl bei der Amme und ißt auch	Ausfahren? Gehen? Mesmeriren 12 § und $Sulph./₁₀₀ noch fort.

209.

19
Febr

1		**Volkmanns Amme** hat nun seit 8 Wochen gesäugt und beim Stillen jezt \etwas seit vorgestern (schreibt gestern)/ Blutgang bekommen

---

[13] Kurzer horizontaler Strich am Seitenrand.
[14] Dieses Symptom wurde mit Fragezeichen gekennzeichnet, nicht getilgt, und findet sich konsequenterweise weder in RA IV noch in CK VI für Sulphur aufgeführt.
[15] Langer horizontaler Strich am Seitenrand.

2	Sie sah weniger wohl aus in diesen Tagen und das Kind ist unruhig, hat unverdauten, etwas grünen
3	und schleimigen Stuhl	Die Amme hat manchmal schweren Stuhl	gekochtes Obst?
4*	N°1 $Sulph/$_{100}$ o 8 /$_o$\ ((13.))

242.

3

März ((1823))

1		**Volkmannin** /v. 17 /v. 20^{16}\\ brauchte seit dem 2 Febr. $^{\$Sulph}$/$_{100}$. Die Verhärtung in der Brust nimmt gar nicht ab und oft bekömmt
2	die Warze Hitze und wird roth und schmerzhaft. Die Warze selbst ist ganz hineingezogen
3	so daß sie gar nicht mehr hervorsteht. Die Verhärtung \Clem?/^{17} hat die Größe eines Thalers und ganz hart
4	Hat Butter aufgelegt, die Hitze zu vertreiben, was dafür half; heute ists wieder entzündet
5	Ihre Ausfahrt bekam ihr schlecht, mußte drauf im Bette bleiben, und trockene Hitze und heftige Ksch brachte
6	sie sehr zurück - hat seitdem nicht wieder versucht
7	die ersten 6 § hat sie eingenommen, sie hörte dann auf, da ihr Befinden so schlecht und abwechselnd war
8	ließ auch die lezten 8 Tage sich nicht mesmeriren, was sie aber heute wieder thun wird
9	da das Blut gerade heute und gestern (nach Verlauf ⌐ ⌐ von 6 Wochen sich immer noch zeigt
10	Es ist nur ganz blaß, mit Schleim vermischt und der Abgang im Ganzen bedeutend weniger
11*	verte

243.

3

März

1		**Volkman** cont. Schlaf leidl[ich]	Appetit gut
2	noch saures Aufstoßen, doch bekömmt ihr jezt das Weißbier sehr gut, verträgt kein andres Getränk

---

16 Obwohl dieser Brief mit Sicherheit von Antonie Volkmann stammt, ist von ihr selbst keine Rede.

17 Wohl aufgrund folgenden Symptoms denkt Hahnemann an Clematis erecta, die Brenn-Waldrebe, CK III, 2. Aufl., Symptom N°101: „Eine verhärtete Drüse unter der Brustwarze, welche beim Angreifen schmerzt." Im Vorwort erwähnt Hahnemann deren Gebrauch bei malignen Zuständen: „In älteren Zeiten hat A. von Stoerk ihre Tugenden sogar in krebsartigen Geschwüren der ... Brüste, ... aus Erfahrung gerühmt."

	3	Ksch. oft, nur Schwere und Drücken im ganzen Kopfe, manchmal auch Stechen
	4	Gemüth ruhig - doch unbeschreiblich reizbar für Schreck, Aergerniß und Angst, die sie ganz
	5	abmattet
	6	Soll sie die Arznei bei aller Veränderung ihres Befindens einnehmen
	7	Amme die Arznei noch nicht eingenommen, da das Blut mit dem dritten Tage aufgehört hatte
	8	und sie und das Kind völlig wohl sind, doch sieht der Nabel noch roth aus und eitert noch
	9	Extra A, B, C / à Camph²\ einen Morgen nach dem andren, mit den übrigen §

268.

13
März

	1	| **Volkmannin** /v. 3\ den 3 März bekam sie einen st. Blut\ab/gang, der 5 Tage währte +...+ ((da)) es die Regel seyn konnte, so nahm
	2	sie das Extra § nicht.[18] Die Nächte waren diese Tage recht leidl[ich] bis den
	3	6^n, wo sie zum ersten Male im Garten ging, 10 Minuten. Länger erlaubten es ihre Kräfte nicht. Es bekam
	4	ihr recht gut, nur konnte sie die Nacht wenig schlafen, sie war ganz munter
	5	7^n wo die Nacht eben so war nahm sie ihr A (Camph). Sie konnte heute 25 Minuten im Garten gehen
	6	doch hatte sie die Nacht zum
	7	8^n viel Ksch. und wenig Schlaf. Heute war das Blut und der schleimige Fluß ganz weg. Der Stuhl ist jezt
	8	so in Ordnung wie sonst nie und ohne alle Anstrengung. Doch macht er sie \manchmal/ mehr oder weniger matt
	9	und bringt ein Gefühl von Leere im Bauche. Diesen Ab. noch viel Sch. in der Brust, daß sie, um nur
	10	einschlafen zu können, noch ausgewaschene Butter auflegen mußte. Heute war sie zweimal 25 Minuten
	11	im Garten
	12	⌐ ¬ Noch fühlt sie tägl[ich] mehrmals das Eintreten der Milch in beiden Brüsten. Sie hat jezt beim Gehen
	13	keinen Sch. in den Beinen. Doch sind die Füße sehr schwach, daß sie oft nicht wage zu gehen, ohne

---

[18] Die Patientin hat die Anweisung die Mittel nicht zu Beginn der Menses einzunehmen (Vgl. CK I, 2. Aufl., S. 172: „Weder kurz vor der zu erwartenden, weiblichen Periode, noch auch während des Flusses derselben darf die Gabe antipsorischer Arznei eingenommen werden; wohl aber kann man sie schon, wo nöthig, am vierten Tage nach dem Anbruche derselben, etwa 96 Stunden darnach, eingeben.").

14	sich anzuhalten
15	9^n ihr schlechter Schlaf macht sie von früh an reitzbar und muthlos wegen ihrer Schwäche. Sie ließ sich
16	deshalb heute mesmeriren. Heute wieder der schleimige Fluß etwas mit Blut gefärbt. N.M.
17	hatte sie <u>Hitze im Kopf</u>, so daß ihr eine ganz <u>leichte Haube lästig</u> ward. Dann <u>Ksch. Drücken und Schwere</u>
18	im <u>Vorderkopfe</u> und zulezt <u>Schwindel und Hitze im Gesichte</u>. <u>Nach 10 U.</u> erwachte sie m<u>it einem Fieberschauder</u>
19	<u>am ganzen Kr. auch folgte etwas Hitze drauf</u>. Übrigens sie diese Nacht besser, auch konnte sie
17*	‖
18*	‖ NB mesm.[19]
19*	‖
20	gegen Morgen wieder einschlafen
21	10 B (⌐ ⌐ Camph) sie fühlte sich heute wohler. Heute viel Stechen in der ganzen Brust und viel Empfind
22	lichkeit an den rothen Fleckchen und innerl[ich]. Sch dabei. | Schlief diese Nacht wieder leidl[ich] doch erwacht
23	sie oft und ist dann ganz munter. Schläfrig ⌐ist sie⌐ fühlt sie sich niemals. Hunger und Appetit ist
24	gut. Doch hat sie seit einigen Tagen<u> vor und nach dem Essen etwas Uebelkeit, doch ists nur wie</u>
24*	? NB Camph[20]
25	<u>ein Reitz im Hals</u>. Schleimabgang sehr wenig
26	12 Nacht wieder leidl[ich]. Kein Ksch wieder. Mit den Kräften \geht/ es langsam, doch aber vorwärts
27	C (Camph) Mit der Brust ist es sehr abwechselnd, diese Nacht war sie ohne Sch. Die Warze ist
28	etwas weicher geworden und nicht mehr so hart hineingezogen, doch an einer Seite ist sie noch
29	hart und roth. Der rothe Fleck wird größer, so wie die ganze Verhärtung, welche fast
30	die ganze Brust einnimmt, doch nicht härter. Milch hat sie noch in beiden Brüsten, doch
31	fühlt sie seit vorgestern nicht mehr das ofte Eintreten derselben wie bisher. Sie wird
32	bestürmt mit Zureden, Zachoriäpflaster[21] aufzulegen.

---

[19] Diese Notiz gibt zu der Vermutung Anlaß, Hahnemann habe geplant, die Wirkung des Mesmerismus in einer Symptomenreihe niederzulegen.

[20] Auch dieses ungetilgte NB zeigt an, daß das Symptom nicht aufgenommen wurde. In RA IV, 2. Aufl., sucht man vergebens nach diesem Symptom.

[21] Evtl. Zichorie, der laut Hahnemanns Apothekerlexikon eine kühlende Kraft zugesprochen wird (vgl. HAL IV, S. 472).

33	Die jetzige Amme[22] sieht nicht sehr wohl nicht blühend aus, hat seit ein paar Tagen etw. Ksch. und weniger
34	Appetit, sollte sie auf den Montag, wo die 4 Wochen um sind, ihre Regel wieder bekommen, soll
35	sie weg gethan werden? (hat sie das v. 20 geschickte $^{\$Sulph.}/_{100}$ ° eingenommen?)
36	ihr[23] 8 § N°1 Bell¹ 3 acon¹ 4 Nux¹

294.

21 März

1	| **Volkmannin** /v. 13\ (hatte 8 N°1 Bell¹ 3 acon¹ 4 Nux¹)
2	Amme äußerlich untersucht, ohne Ausschlag, glatt und wohlgenährt | mit ihrem Charakter ist sie zufrieden, sie ist gutmüthig
3	und sehr liebreich gegen das Kind | auch heiter und lebhaft. Doch zeigt sie jezt ein gut Theil Ammenfaulheit
4	zu einer anderen Arbeit als das Kind zu tragen bequemt sie sich nicht leicht, tägl[ich] daher 1 St. Spazieren muß
5	ausser der Zeit wo sie in Frau's gegenwart das Kind austrägt - Mutter läßt das Kind nicht aus
6	den Augen | Amme im Gesicht etwas mager, manchmal etwas gelb - sie ist nicht \sehr/ roth - vielleicht ärgert
7	sie sich leicht. Sie trinkt statt Kaffee, Milch, auch Cacao und N.M. Wasser da das Weißbier so leicht sauer
8	wird | Ißt Möhren und Kartoffeln, Reiß, Grieß, Gräupchen, auch mit dem Fleische wie bei der Frau
9	Naschhaft ist sie nicht - hat daher noch kein Saures, nach Obst bekommen | 23 Jahre alt | ein Leipziger
10	Kind vor 3 Jahren gestillt, was gesund und munter ist | verständig, sieht listig doch gut aus
11	Seit 8 Tagen ist sie unwohl, erst bekam sie Ksch. den andren Tag Stechen in der Herzgrube
12	beim Athmen, welches Stechen sich hinter in gerader Linie bis unter den Arm zog, wo sie noch immer
13	Stechen beim Husten hat und beim Tiefathmen | Glaubt sie habe sich Schaden gethan | Seitdem ein starken

---

[22] Die Gesundheit der Amme spielt nicht nur aufgrund Hahnemanns Psoratheorie eine große Rolle. Schon im späten Mittelalter wurde auf die Gesundheit der Gesundheit der Amme größtes Augenmerk gerichtet. Vgl. Robert Jütte: Ärzte, Heiler und Patienten. Medizinischer Alltag in der frühen Neuzeit. München und Zürich 1991, S. 61, und besonders Ortolf, Arzneibuch, Kap.21.

[23] Bezieht sich auf Volkmannin.

14	Katarrh mit etwas Fieber gehabt ǀ Husten hat sie nur noch wenig ǀ Ksch. hat sie auch nicht mehr
15	doch noch immer kein Appetit ǀ Hunger fühlt sie jezt, doch ist ihr noch alles zuwider ǀ doch fehlte
16	es immer nicht an Milch, auch ist das Kind nicht bedeutend unwohl geworden
17	den 14? beim Empfang meines lezten Briefes hat sie gleich noch das erste von den 3 § gegeben
17*	bekam den 20 Febr.¹ $Sulph./$_{100}$° 8¹ /_o\ 15 /_o\ und den 3 März A,/Camph\ B,/Camph\ C,/Camph\ (hat sie dieß /auch genommen?)\²⁴
18	Aber Regel nicht gekom[men]
19	hat noch harten Stuhl und nachher das Gefühl von Leere im Unterleibe
20	den 19. auch heute hat die Amme noch keinen Appetit und der Schmerz in der Seite ist noch so
21	**Sie** kann das Fahren nicht gut vertragen, bekömmt gleich kalte Füße, Angst auf der Brust und Hitze im Gesichte.
22	hatte 8 § N°1 Bell¹ 3 acon¹ 4 Nux¹
23	Sie hatte vom 12 - 15 März einen starken Schnupfen, der sie unwohl machte, übrigens blieb sich ihr Befinden gleich ǀ ⌐ ¬ so kraftlos
24	daß sie gar nichts in der Wirtschaft besorgen konnte ǀ ½ St. Spazieren im Freien erforderte alle ihre Kräfte ǀ Schlaf leidl[ich]
25	aber die Nächte weit besser, wo sie den Tag über nicht ausgegangen war ǀ mußte 2 Tage wegen Wetters und ihres Katarrhs
26	zu Hause bleiben ǀ Brust noch einerlei
27*	verte

295.

21 mrz

1	ǀ **Volkmannin** cont. den 16ⁿ N°1 schlief leidl[ich] hatte aber viel Stechen in der Brust bes in dem weniger harten Theil. Die ganze
2	Brust ist jezt von der Verhärtung eingenommen. Nach oben und den Arm zu ist die eine Hälfte von der Mitte der
3	Warze an weniger hart, doch nach innen zu und nach unten ist sie ganz hart. Dieser härteste Theil ist roth,
4	und macht oft ein schmerzhaftes Kitzeln wie eine wunde Stelle. In dem weichren hat sie oft, bes. Nachts, Stechen

---

24 Hier liegt keine Verwechslung vor. Tatsächlich bekamen beide, Frau Volkmann und die Amme, Camph. verschrieben, da die „Volkmannin" schon am 13. März berichtete, A, B, C - jeweils mit Campher - den 7., 10. und 12. März genommen zu haben.

4   Edition der Krankengeschichte

5	Die Brust ist immer stärker geworden, so wie die Verhärtung größer wird; denn sie selbst ist
6	ganz mager geworden. Die beiden lezten Tage des Jan, oder die ersten des Febr. - sie glaubt
7	durch[25] einen Schreck - entstand die Verhärtung (<u>nahm den 2 Febr.</u> $Sulph./_{100}$) Die ersten Tage so groß, wie eine kleine
8	Wallnuß. Nach der Entwöhnung ward sie tägl[ich] größer. Wann sie anfing schmerzhaft zu werden, weiß sie nicht
9*	den 18 /N°3 acon\
9	ihr Schlaf ist seit dem lezten Mesmeriren den 15 März so gut, als es die Nähe des Kindes erlaubt. Gestern
10	waren ihre Kräfte etwas besser, fühlte sich nicht so matt, ob sie gleich nicht mehr thun konnte. Der gelbe
11	Schleimfluß ist seit ein Paar Tagen etwas stärker. Ihr Appetit ist sehr gut und daher unbegreifl[ich].
12	daß sie nicht wieder stärker wird. Sie sei unbeschreibl[ich] mager geworden.
13*	N°4 Nux 19
13	Die Verhärtung ihrer Brust welche von der Warze bis zur Mitte des Brustbeines zu ist, ist jezt
14	ohne Sch. dagegen aber ist diese Nacht die andere Seite, von der Warze an, nach dem Arme zu
15	bis fast unter denselben so weit die Brust sich ausdehnen kann \an/geschwollen und bei Berührung
16	sehr schmerzhaft, so wie auch die Bewegung des Armes
17	Es fing sich gestern Ab. an, nachdem sie ein wenig Butterbrot gegessen hatte; Sie darf den Arm
18	gar nicht anstrengen
19	Diese Nacht hatte sie immer Stechen in dem so aufgeschwollenen Theile
20[26]	(Brust und Bauch sind äußerlich schmerzh. cann.)[27]
21	in der Brustwarze ⌐Stich¬ \Sch/ wie Nadelstich Cann.[28]

---

25 Zwei horizontale Striche am linken Seitenrand.
26 Bei Zeile 20 bis 29 handelt es sich um die Repertorisation der Brustsymptome, die er des einfacheren Vergleichs wegen im Wortlaut in das Journal einträgt. Entsprechende Stellen finden sich in Hahnemanns handgeschriebenem Repertorium, Teil I, A - J, auf S. 226. Die Symptome sind von Hand auf Papier geschrieben (nur zum Teil von Hahnemann selbst), anschließend in Streifen zerschnitten, alphabetisch sortiert und in drei große Lederfolianten eingeklebt worden. Vom Prinzip her funktionieren selbst die modernen Computerrepertorien noch in der gleichen Weise wie dieses Hahnemannsche „Urrepertorium". Vgl. Abb.
27 Vgl. RA I, 3. Aufl. Hanf, Cannabis sativa, Symptom N°119: „Bauch und Brust sind äußerlich schmerzhaft [Morgagni, Epist. XV. art.6.]"
28 Dito Symptom N°228: „Schmerz wie Nadelstich an der linken Brustwarze [Morgagni, Epist. VII. art.13.]"

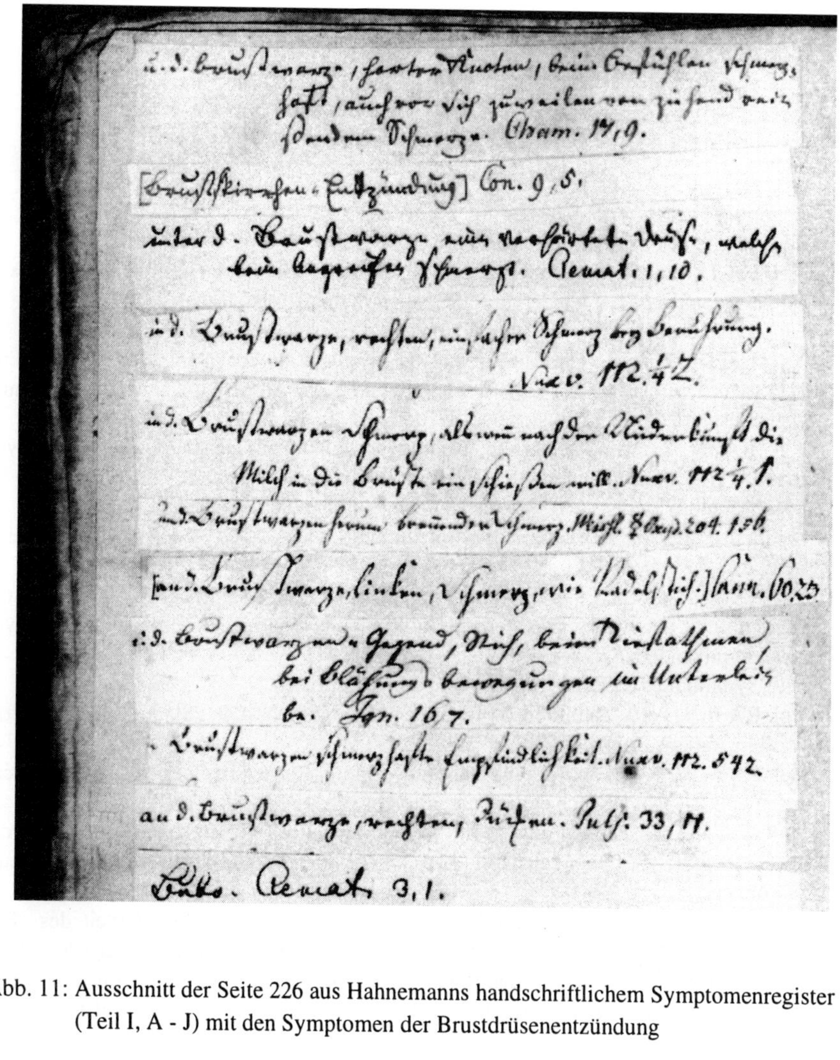

Abb. 11: Ausschnitt der Seite 226 aus Hahnemanns handschriftlichem Symptomenregister (Teil I, A - J) mit den Symptomen der Brustdrüsenentzündung

4 Edition der Krankengeschichte

22 in der ---------²⁹ Sch. als wenn nach der Niederkunft Milch in die Brust schießen will Nux³⁰
23 ----------------- Sch. bei Berührung Nux³¹
24 Unter der Brustwarze eine verhärtete Drüse, die beim Angreifen schmerzt Clem.³²
25 Brustskirrhen..Entzündung Con.m.³³
26 Unter der Brustwarze harter Knoten beim Befühlen schmerzh. auch von sich zuweilen von ziehend reißenden Sch, Cham.³⁴
27 Brustdrüsen skirrhöse Härte Cham.³⁵
28 an der äußeren vordren Brust st. Geschwulst Br.³⁶
29 in einer der Brüste Geschwulst, als wenn Milch eintreten wollte $Sulph.³⁷
30 hat heute N°6 genommen, 2 Tage nach Nux heute 8 /₀\ § ⌐N°⌐ zu sehen, was noch entstanden ist³⁸
31* wohl nur wieder ihr rohen $Sulph. zu geben, höchstens IV davon³⁹
31 beide 72. ((Geld ?))

---

29 Übernahme von „Brustwarze" aus Z.21.
30 Vgl. RA I, 3. Aufl., Krähenaugen, Nux vomica N°753: „Schmerz in beiden Brustwarzen, als wenn nach der Niederkunft die Milch in die Brüste einschießen will."
31 Dito Symptom N°751: „Einfacher Schmerz der Brustwarzen bei der Berührung."
32 Vgl. CK III, 2. Aufl., Clematis erecta, die Brenn-Waldrebe, Symptom N°101: „Eine verhärtete Drüse unter der Brustwarze, welche beim Angreifen schmerzt." Vgl. auch Originalseite 242, Z.3, und siehe des weiteren D25, Anm. 17.
33 Vgl. RA IV, 2. Aufl., Schierling, Conium maculatum, Beobachtungen andrer, Symptom N°(157): „(Entzündung der Brustskirrhen.) (Lange, a.a. O. S. 33.)"((?))
Das Symptom findet sich auch in Hahnemanns handgeschriebenem Repertorium auf Originalseite 226: „[Brustskirrhen..Entzündung] Con. 9, 5.", vgl. Abb.11, zweites Symptom von oben.
34 Vgl RA III, 2. Aufl. Chamille, Matricaria Chamomilla, Symptom N°260: „Ein harter Knoten unter der Brustwarze, beim Befühlen schmerzhaft, auch für sich zuweilen von ziehend reißendem Schmerze."
35 Dito Symptom N°259: „Skirrhöse Härte der Brustdrüsen."
36 Vgl. RA II, 3. Aufl. Zaunrübe, Bryonia alba, Symptom N°459: „Starke Geschwulst der vordern, äußern Brust [Hbg.]"
37 Vgl. RA IV, 2. Aufl., Schwefel, Symptom N°445: „(Zucken in einer der Brüste, welche anschwoll, als wenn Milch eintreten wollte.)"
38 Statt also wie erst geplant ein Medikament zu geben (⌐N°⌐) enthalten die „8 §" wohl nur unarzneiliche Streukügelchen (/₀\, wahrscheinlich je eines), um weiter beobachten zu können.
39 Die ausdrückliche Erwähnung rohen Schwefels läßt auf die Besonderheit des „Els-Präparates" schließen. Mit der römischen IV bezeichnet Hahnemann - in der Regel unter dem Bruchstrich stehend - den Potenzgrad, wobei jeder „I"er Schritt für drei Centesimalpotenzierungsvorgänge steht (Vgl. CK I, 2. Aufl., S. 186ff. sowie die Editionsrichtlinien). Er plant also die Anwendung einer C12 Sulphur-Potenz.

355.

11
Apr ((1823))

1 | **Volkmannin** /v. 21\ mag den 2^n April wohl N°1 von den 8 $/_o$\ ⌐ ¬
genommen haben (nachdem sie vom 15^n März an 1 Bell^1 3 acon^1 /4 Nux\

2* | genommen hatte

2 Er schrieb statt ihrer, da sie wegen ihrer schmerzenden Brust nicht schreiben kann

3 sie hat viel an derselben ausgestanden, und sieht nun dem Aufgehen [entgegen], an zwei Stellen, unten und oben <aufgehen>

4 wird [es aufgehen]. Seit einigen Tagen Hafergrützumschläge drauf, die sie etwas erleichtern. Sie ist, da sie vor

5 Sch so wenig hat schlafen können, sehr von Kräften gekommen | sie hat hübschen Appetit gehabt | 8 § N°1 Solut ph.^{3} sollte wohl cannab. seyn oder $Ferr.

6 Das kl. Kind ist sehr wohl, doch hat es auf beiden Wangen eine schifrige Röthe ⌐ ¬ | Nabel ist heil.

7 Das Kind hat der Amme die Warzen aufgesogen; sie eitern etwas | Amme besser⌐t¬ doch leidet sie noch

8 an Hartleibigkeit und hat nur einen Tag auf den andren Stuhl 8 § 15 $/_o$\$^{40}$

9* N°1 Solut. ph.^{41}

383.

21
Apr

1 | **Volkmannin** /v. 11 Apr\ als sie meine Arznei (8 § N°1 Solut ph.^{3} $/_o$\) erhielt hatte sie sehr heft. Fieber durch das Eitern der Brust

2 veranlaßt, die auch die folgende Nacht aufging

3 Die heftigen Sch, das Fieber und die schlaflosen Nächte haben sie sehr angegriffen

4 doch geht es seit 2 Tagen auch mit ihren Kräften besser

5 Unter diesen Umständen wagt sie nicht die Arznei zu nehmen

6 Bericht hat sie über sich nicht führen können; denn ihr Befinden blieb sich ganz gleich

---

40 Wie aus dem folgenden hervorgeht, bekamen sowohl die Amme als auch die Volkmannin Solutio phosphoris.

41 Vgl. CK V, 2. Aufl., Phosphor, N°1309: „Entzündung und Geschwulst der linken Brustwarze, und der ganzen linken Brust, mit grossen Schmerzen und nach 10 Tagen mit Uebergang in Eiterung." Bei diesem Symptom ist der Zeitpunkt der Phosphoreinnahme nicht angegeben, die Pathogenese insgesamt also völlig unklar. Ein Bezug zur vorliegenden Krankengeschichte scheint unwahrscheinlich.

7	und sie könne über nichts klagen als über wenige Kräfte
8	die Brust ist den 20ⁿ wieder zugeheilt
9	Amme hat die Pulver verbraucht. Sie hat Stuhlgang gehabt, doch noch immer ganz hart (hatte 8 § N°1 s.ph.¹³)
10	vor den §§ wars so schlimm, daß sie ihr mit Klystiren zu Hülfe kom[men] mußte und ⌐ ¬ die Anstrengung
11	dabei war so stark, daß sie schwitzte stark
12	Sie hat solchen Sch. als ob etwas zerreiße, auch zeigt sich etwas Blut dabei, so stark
13	muß sie drücken, weil der Koth so hart ist. Dieß war auch heute wieder der Fall
14	Bewegung hat sie freilig nicht viel, da sie immer beim Kinde bleiben muß
15*	⌐NB ph.¬⁴²
15	Söhnchen wohl, stark und ganz ruhig, hat <u>seit 8 Tagen grünen Stuhl</u>, heute war
16	es etwas weniger grün, aber zu hart, denn er war ordentlich geformt | Gestern
17	hatte er gar keinen Stuhl
18	Die \eine/ Brustwarze ist ziemlich heil, die andere aber noch aufgesogen
19	Ihr Appetit ist jezt sehr stark. ⌐ ¬ 12 § /₀\ fort Sol. ph.

468.

22
Mai ((1823))

1	| **Volkmannin** /v. 21 apr.\ hatte den 11 Apr. Sol. ph.³
2	den 23 Apr. Nacht leidl[ich] | beim Stuhl etw. Blut | Weißfluß jezt fast ganz weg | hatte täglich ein Paar Mal seit die
3	Wunde an der Brust zu ist, an ihr und an den Armen Frost, der ist aber gestern und heute ganz wenig
4	24 schlief diese Nacht ruhig aber wenig. Die stark heraustretenden Hämmorrhoidalknoten
5	waren heute weniger schmerzhaft, auch zeigten sie kein Blut beim Stuhl | Frost gar nicht wieder
6	den Tag Befinden leidl[ich]. darf das erste Mal wieder ausgehn.
7	25. heute eben so
8	26. Nacht noch besser, auch fühlte sie sich am Tage recht leidl[ich] bis gegen Abend, wo sie durch einen
9	etwa 20 Minuten zu langen Spaziergang sehr angegriffen war, da kam Ksch. und ⌐ ¬ innere

---

42 Dito Symptom N°957: „Grüner Stuhl (des Säuglings, dessen Amme Phosphor eingenommen)." Damit ist eindeutig gesichert, daß es sich bei „Solut ph." (= S. ph.) um eine Phosphorauflösung handeln muß. Interessanterweise bekommen in diesem Zeitraum auch noch einige andere Patienten „Sol. ph.".

| 10 | Unruhe, die auch die erste Hälfte der Nacht fortdauerte.
| 11 | 27 heute beim Gehen und Stehen Schwindel | Afterknoten heute schmerzhafter, als die lezten Tage
| 12 | doch fühlte sie sich im Ganzen recht leidl[ich], bes. Gemüth heiter | Appetit gut, doch tägl[ich] saures Aufstoßen
| 13 | 28 Nacht leidl[ich] | Gemüth nicht heiter
| 14 | 29 eben so | Gemüth schwermüthig | Blut durch den After, nicht bei Stuhle, sondern bei oder nach dem Spaziergang
| 15 | 30 Schlief leidl[ich] | doch kann sie von früh 4 U. an nicht wieder einschlafen | gestern und heute sehr reizbar | Weißfluß
| 16 | wieder stärker | Tags sehr ärgerl[ich], bes. wenn sie sprechen mußte | doch fühlte sie deutl[ich], daß nur ein Reiz im
| 17 | Magen dran Schuld war, denn es ward stärker, wenn sie hungerte, sie war sehr matt.
| 18 | 1 mai schlief unruhig, fühlt sich heute noch schwächer, auch ist sie sehr ärgerl[ich] | Hat mehr Hunger als Appetit.
| 19 | die Füße sind ungewöhnlich schwach und die Fußsohlen sehr empfindlich. Kopf ist etwas schwer.
| 20 | Wenn sie sich ärgert, bekömmt sie st. Gefühl von Wärme in den Fußsohlen | Hatte gestern 2 St.
| 21 | ohne Absatz genäht, das hatte sie so angegriffen, daß sie heute so matt ist und keine Nadel in die Finger
| 22 | nehmen kann, ohne daß es ihr übel wird und ohne ein Zittern im Arme zu bekommen
| 23 | 2, schlief bis 3 U. doch so lebhaft geträumt, daß sie ganz unruhig und ermattet erwachte, auch mit dem
| 24 | Gefühl von Zittern in Arm und Bein | auch Schwäche des Kopfes, daß sie gar nichts denken kann, in den lezten
| 25 | 3 Tagen stark, auch Gefühl von Leere im Magen und im ganzen Unterleib hörte vom Frühstück an nicht auf
| 26 | doch war ihr im Ganzen heute besser.

469

22
Mai

| 1 | | **Volkmannin** cont.
| 2 | 3, Schlief ruhig aber wenig. Die Knie waren heute sehr schwach | Vor und nach dem Essen ärgerl[ich] dabei auch die
| 3 | Empfindlichkeit der Sohlen | N.M. Frost in der Haut des ganzen Kr. | Bald drauf schwitzte sie wieder
| 4 | doch beides nur auf Augenblicke | oft saures Aufstoßen.
| 5 | 4 Schlief leidl[ich], wachte aber sehr oft auf | Kräfte heute etwas besser | N.M. wieder etw. ärgerl[ich]

6	5 ---- gut bis 5 U. doch mußte sie bald Aufstehen, weil sie vom Liegen Ksch. bekam | aergerl[ich] ward
7	sie heute nur; wenn sie vom Lärm der Kinder angegriffen war | die Afterknoten schmerzten sehr im Gehen
8	6 Schlief unruhig, hatte früh oft saures Aufstoßen | Gemüth leidl[ich]
9	7 Nacht leidl[ich] | V.M. und 2 St. lang nach dem Essen war sie sehr ärgerl[ich].
10	8 Schlief leidl[ich] bis 2 U. | N.M. sehr ärgerl[ich]
11	9 ------ -------- bis 3 U. | N.M. etwas ---------.
12	10 Nacht leidl[ich] aergerl[ich] heute nicht, doch N.M. schwermüthiger | Afterknoten noch schmerzhaft, sehr
13	herausgetreten, auch Tags etwas fließend | Ihre Nerven jezt weit schwächer, als sie sie
14	in den lezten 3 ½ Jahren gefühlt habe, und eben dieß muß sie von ihren Kräften sagen
15	11 Schlief leidl[ich] - auch Tags ruhiger im Gemüth, hatte sich aber etwas viel beschäftigt.
16	12 schlief die Nacht unruhig und da sie auch heute nicht gehörig ausruhen konnte, ward sie höchst reitzbar
17	gegen Schreck und Aerger. Die draus folgende Schwäche äußerte sich bes. durch Druck auf den Kopf
18	welches nicht sehr schmerzhaft, aber mit gr. Geistesschwäche verbunden war. | In Augenblicken wo
19	Geräusch oder mehr thätige Menschen um sie waren, oder dieß und jenes mit ihr gesprochen ward, bekam
20	sie auch die Wärme in die Fußsohlen und ward ärgerl[ich]. | Sie zog früh nach Stötteritz, hat sich
21	aber dabei so wenig beschäftigt um sich nicht anzustrengen, als es nur möglich war, daraus
22	sah sie recht, wie schwach sie sey.
23	13 Schlief leidl[ich] | leeres Aufstoßen hat sie fast gar nicht mehr, auch selten saures. Appetit und
24	Hunger ist gut. | Nur hat sie einen höchst lästigen Reiz etwas zu verschlucken im Halse und Gaumen
25	daß sie oft nicht wiederstehen kann, etwas zu genießen | Auch die erste Nacht vor 5 Jahren als sie
26	krank ward, hatte sie einen Krampf im Halse, der sie unaufhörlich zum Schlucken nöthigte | Dieß
27	hatte sie ein Paar Mal, doch schwächer \wieder/ gehabt. Steht dieß und die rothe Blase auf der Zunge in Verbindung
28	14 Schlief besser | heute wieder etwas ärgerl[ich].
29	15 Nacht leidl[ich] | Afterknoten weniger schmerzhaft, auch nicht fließend seit 2 Tagen | ihre Haare

30	gehen seit ein Paar Wochen stark aus	Doch wird sie wieder etwas stärker, ob sie
31	gleich immer noch Milch hat	Ihre Regel hat sie noch nicht wieder gehabt - doch fühlt
32	sie auch gar keine Blutbeschwerden irgendeiner Art, wie früher, wenn sie ausblieb
33	auch ist sie so matt, daß sie ihr eintreten nicht wünscht
34	16 Nacht leidl[ich]- doch kann sie selten nach 4 U. wieder einschlafen; nichts thut ihr wohler als Schlaf
35	Stuhl immer ordentl[ich]	Heute viel saures Aufstoßen
36	17 Nacht wieder gut bis 4 U. auch konnte sie dann wieder einschlafen	viel saures Aufstoßen	Gemüth ruhig
37	18 Schlief sehr unruhig	Erwachend fühlte sie das Pulsieren im ganzen Kr. bes. stark im Kopf	doch war
38	ihr Gemüth heiter	N.M. die Kräfte leidl[ich]	Stuhl sehr schleimig	Weißfluß sehr gering gegen sonst.
39	doch seit einigen Tagen wieder etwas mehr als in der lezten Woche	Schm. in den Beinen jezt gar
40	nicht wieder gehabt	Seit der Niederkunft blos gr. Schwäche in den Kniekehlen und nach angestrengtem Gehen /auch in den Knöcheln\
41	19 Schlief viel besser	doch beim Erwachen wieder Pochen des Bluts gefühlt. Beim Stuhl wieder etwas Blut
42	Leerheitsgefühl im Leibe recht oft, bes. früh, doch nie mehr nach dem Stuhl, wie ehedem.
43	21 Befand sich diese 2 Tage recht wohl	auch soll sie ganz ungewöhnlich wohl aussehen
43*	heute der Amme 16 N° 1 Sep$^\circ$/$_{100}$ [43]
44	den 17 Amme jezt recht gesund, hatte erst jezt wieder ein Paar Tage Verstopfung	Stuhl nur um den anderen Tag mit denselben Sch. /wie früher\
45	Kind die Pocken geimpft[44], wird tägl[ich] größer und stärker, ist sehr ruhig, keine Sch. doch Stuhl oft sehr schleimig und

---

[43] „Sep" ist die Abkürzung für Sepia und steht nicht etwa, wie im MedGG 8, S. 176 dargestellt, für den Tintenfischschulp, den Hahnemann nach einer älteren Aussage für eine „entbehrliche Drogue" hielt (HAL I, S. 130: Sepia officinalis, Blackfischdintenwurm). In diesem Zusammenhang ist der getrocknete und potenzierte Sepia-Saft gemeint, der Inhalt der Tintenblase des Tintenfisches, der bis dato nur zum Zeichnen Verwendung fand und dessen arzneiliche Anwendung allein auf Hahnemann zurückgeht (CK V, 2. Aufl., S. 169).

[44] Hahnemann notiert die Pockenimpfung ohne weiteren Kommentar. Man kann zwar annehmen, daß er dieses Verfahren nicht selbst anwendete; als weitere Bestätigung für seine Ähnlichkeitsregel begrüßte Hahnemann jedoch noch in seinem letzten, zur Publikation vorbereiteten Werk die Jennersche Methode (vgl. ORG VI §§ 46 [entspricht ORG V] und 56 [nach Schmidt, 1992, eindeutig von Hahnemann erweiterte Fußnote zum alten § 56 des ORG V]), obgleich er in seiner Pariser Praxis immer wieder mit

46	manchmal nicht ganz verdaut und noch immer etwas grün - Sieht doch ganz blaß
47	Sie glaubte von Zeit und gutem Wetter etwas erwarten zu können, und dann her zu kommen | Dieß warten war vergebens
48	Es fehlten ihr nur Kräfte, meint sie | Wenn sie gar nichts thut, etwas Spazieren geht und ihr Gemüth durch nichts
49	beunruhigt wird, so fühlt sie ihre Beschwerden vergehen. Fahren kann sie nun vertragen, nur die Erschütterung nicht
48*	Ihr heute 16 Sep $^o/_{100}$^{45}

Impfschäden konfrontiert wurde (Handley, S. 137). Nach Handley war von Bönninghausen der erste Homöopath, der die potentiellen Gefahren der Impfung erkannte und damit die bis heute leidenschaftlich geführte Diskussion entfachte.

[45] Wieder bekommen die Volkmannin und ihre Amme die gleiche Medikation, diesmal ein Streukügelchen Sep C1, als die erste von 16 Gaben.

Krankenjournal D 26

39.

30
((Juni 1823))

1	**Volkmannin** /v. 22 Mai\ die lezten §§ (war 16 § Sep $^o/_{100}$) verloren durch die Magd[1] (hatte vorher Sol. ph.^{3} den 21 Apr gehabt
2	wollte den 25 Juny herkommen, aber wegen Blutabgang aus dem After unterblieben
3	Amme in der freien Luft nebst dem Jungen ganz gesund
4	Sie befand sich Ende Mai und Anfang Juny so wohl, daß sie die §§ nicht vermißte
5	Seitdem 8 Juny aber oft an Ksch /Drücken in Scheitel und Hinterkopf\ gelitten, kam immer beim Spazieren, mit etw. Schwindel
6	Seitdem auch wieder ärgerl[ich]	Kinderunart macht sie traurig
7	Hatte oft Hitze im Gesichte und kalte Füße dabei
8	Sehr oft Leerheitsgefühl im Unterleibe bes. Nachts beim Erwachen und früh bis Frühstück
9	hatte eine sonderbare Furcht, sich weiter als 10 Minuten weit zu entfernen, weil sie glaubte
10	nicht gesund wieder zu kommen, dabei so voll und unruhig im Kopfe und schwach in den Kniekehlen
11	ein Paar Tage solche Schwäche im Kopfe, daß sie glaubte irre zu werden
12	Je mehr sie spazieren ging desto unruhiger schlief sie
13	Die Tage, wo sie steter Regen am Gehen hinderte, schlief sie gut
14	Schlaf^2 im Ganzen nicht gut, wacht oft auf, und kann in den Frühstunden selten schlafen
15	träumt zuweilen lebhaft, doch nicht ängstlich
16	Magen viel besser kann alles vertragen
17	Säure freylich fast immer, doch sehr wenig Aufstoßen	Stuhl gut
18	Weißfluß wieder stärker
19	Seit dem 20 Juny viel Sch. an den Afterknoten
20	24 den ganzen Tag Ksch. beim Bücken wie aus einander Pressen
21	den 23^n hatte sie sich vom Mann wegen schlechten Schlafs streichen lassen 2 Striche und 1 Schnellstr.
22	den 25 fließende Hämorrhoiden arg, mußte sich ruhig halten, beim Fahren mehr Blutabgang
23	doch wohl und heiter
24	den 26 Nacht halbwachend, doch heute weit besser	Gemüth freier	konnte gut in der Stadt gehen

---

[1] Möglicherweise hatte die Magd die Medikamente in Köthen abgeholt.
[2] Schrägstrich am linken Zeilenrand.

25	noch viel Blutabgang
26	27 Nachtschlaf recht leidl[ich] | Blut nur noch beim Stuhl | beim N.Mschlaf Frost und beim
27	Erwachen Hitze im Gesichte | nach Frühstück sehr ärgerl[ich] und angegriffen mußte liegen.
28	28 Nachtschlaf weniger gut | Afterblut ganz wenig und blos beim Stuhl | Gemüth V.M. recht gut
29	Kräfte noch schwach | kann die Wirthschaft noch nicht besorgen, das Herumstehen
30	im Hause ermüdet sie, daß sie dann nicht spazieren kann
31	außer dieser Knieschwäche nichts Krankhaftes mehr
32	Vorher hatte sie einen schnell vorübergehenden Reitz zum Beischlafe mehrmals, den sie aber noch gar
33	nicht vertragen kann. Die Bärmutter ist bei dieser Berührung sehr schmerzhaft wie
34	wund und nachher brennend.
35	heute N.M. sehr ärgerl[ich]
36	29 schlief leidl[ich] | Afterblut weg, und die Afterknoten beim Stuhle nicht schmerzhaft
37	will in 14 Tagen kommen heute 12 § N°1 Sep $^{0}/_{10000}$ [3]

88.

17
Jul ((1823))

1	| **Volkmannin** /v. 14 Jul[4] und 30 Jun\ den 29 Jun den ganzen Tag Sch. an Afterknoten | Gemüth gut
2	30 Nacht gut, Blut nur aus dem After nach dem Stuhl | Gemüth recht gut | kann Nachts die Augen nicht öffnen
3	heute ohne Angst Spazieren gegangen
4	1 Jul Nacht gut, Gemüth gut. Blut aus dem After. Heute wieder die Angst beim Gehen und Ab. als sie
5	allein im Zimmer war, hatte sie gr. Unruhe mit Angst, irre zu werden
6	2.‹‹ konnte Ab. nicht gut einschlafen, doch schlief sie bis 4 U. gut. Viel Afterblut
7*	⌐NB Sep.¬[5]
7	(12 §) N°1 Sep $^{0}/_{10000}$ N.M. Ksch. und sehr <u>ängstl[ich] über ihre Gesundheit</u> | war <u>sehr gereizt, Kräfte sehr schwach</u>
8*	? ⌐NB ---¬[6]

---

[3] Bei dieser Verschreibung handelt es sich um 12 Milchzuckerpäckchen, deren erstes ein Streukügelchen Sep C2 enthält.

[4] Diese Eintragungen betreffen Clara und Alfred Volkmann.

[5] Vgl. CK V, 2. Aufl., Sepia, Sepia-Saft, Symptom N°8: „Bekümmert über ihre Gesundheit, ängstlich, gereizt und sehr schwach."

[6] Dieses Symptom war trotz durchgestrichenem NB-Zeichen nicht in der Sepia-Symptomensammlung zu finden. Der Zusatz „wie schon oft in den lezten 3 Wochen"

8	N°2 3.« Nacht leidl[ich]. Gemüth gut. <u>Gefühl von Krankheit im ganzen Kr</u>, wie schon oft in den lezten 3 Wochen
9	Kräfte sehr schwach.
10*	⌐NB ---¬7
10	N°3 4.« Konnte lange nicht einschlafen und wachte dann gleich wieder auf | <u>Schlief sehr wenig und träumte sehr lebhaft</u>
11	Kräfte sehr schwach | wenig Afterblut. Nach Frühstück a[e]rgerl[ich] <u>alle Begebenheiten des vorigen Tags</u>
12*	⌐NB ---¬8
12	Sehr ängstl[ich] über ihre Gesundheit und <u>traurig. Sehr gereizt im ganzen Kr.</u> heute oft Kopfschmerz
13*	⌐NB ---¬9
13	<u>Ungemein schwach in den Knieen</u> | <u>Viel Sch. an geschwollenem Zahnfleisch hohler Zähne und dicke Backen</u>
14*	⌐NB ---¬10
14	5^n die ganze <u>Nacht vor Zahnsch. nicht geschlafen</u>, und früh da sie aufhören, war sie so gereizt, daß sie auch
15	nicht schlafen konnte. Kräfte sehr schwach. | ⌐ ¬ Schmerz und Blut aus dem After
16*	⌐NB ---¬11
16	<u>Mittag gr. Hitze im Gesichte und kalte Füße</u> | N.M. besser, das krankhafte Gefühl war weg | Gemüth besser.
17	N°4 6^n Nacht oft aufgewacht, doch immer wieder bald eingeschlafen. | V.M. Ksch und müde zum Niederlegen
18	N.M. etwas besser | Mittag wieder Hitze im Gesichte, doch keine kalten Füße, nach dem Essen ärgerl[ich]
19*	⌐NB ---¬12
19	Gemüth nachher ruhig | N.M. <u>oft stechen im Kopfe linker Seite, gegen Ab. auch im Hinterkopfe</u>

(der sich allerdings, mit geringerer Wahrscheinlichkeit, auch auf das folgende „Kräfte sehr schwach" beziehen könnte) relativiert auch die Wahrscheinlichkeit, es hier mit einem Prüfungssymptom des Sepia-Saftes zu tun zu haben. Diese Unsicherheit mag dazu geführt haben, daß es keinen Eingang in die Materia medica gefunden hat. Das Fragezeichen vor dem ⌐NB¬ könnte die Annulierung bedeuten.

[7] Dito Symptom N°1520: „Nacht-Schlaf gering, mit lebhaften Träumen von den Begebenheiten des vorigen Tages."

[8] Dito Symptom N°5: „Traurig über ihre Gesundheit."

[9] Dito Symptome N°1286: „Grosse Schwäche in den Knieen." und N°423: „Viel Schmerz am geschwollenen Zahnfleische hohler Zähne, mit Backen-Geschwulst."

[10] Dito Symptom N°386: „Nächtlicher Zahnschmerz, wovor sie nicht schlafen konnte, und früh, da sie aufhörten, war sie so gereizt, dass sie ungeachtet grosser Schwäche auch nun nicht einschlafen konnte."

[11] Dito Symptom N°330: „Grosse Hitze und Röthe im Gesichte, Mittags bei kalten Füssen." Unklar ist, wie die Röte in dieses Symptom gelangte.

[12] Dito Symptom N°173: „Stiche oft in der linken Kopf-Seite, Nachmittags; auch im Hinterhaupte, Abends."

4 Edition der Krankengeschichte

20		N°5 7^n Nacht gut, Gemüth gut, Kräfte besser	N.M. der gestrige Ksch. wieder	Ab. ärgerl[ich] und sehr gereizt
21		8^n konnte bis 12 U. nicht einschlafen, früh sehr matt, ärgerl[ich], schwermüthig, Kräfte bes. in den Beinen sehr schwach
22		9^n Nacht leidl[ich], Fühlt sich heute besser	Weißfluß jezt sehr stark	Knie immer so schwach bei Beschäftigung
23		10^n Nacht gut, Kräfte schwach, früh nur immer der Kniee	N.M. aber die ganzen Beine bis ins Hüftgelenk
24		gegen Ab. Sch. im Leibe und den Seiten über den Hüften bes. beim Gehen und dabei Pressen auf den Darm kommt
25		und Neigung zu Stuhl; es zeigte sich Afterblut ohne Stuhlgang, sah sehr roth aus, ohne Hitze
26		im Gesichte zu haben.
27		11^n Nacht gut	Viel Blutfluß aus dem After	Gemüth gut	Kräfte leidl[ich], Befinden zieml[ich] wohl
28		12 Nacht gut	ganz wenig Afterblut	Befinden gut
29*		⌐? NB ---¬13
29		13 Nacht leidl[ich]	nach Tische ärgerl[ich]	die ganzen Tage <u>Gefühl von Leere im Unterleib</u>
30		14 Nacht gut, doch mehrmals aufgewacht	Kräfte besser, Gemüth gut, kein Afterblut gestern und heute
31		15 Nacht leidl[ich]	Gemüth recht gut, nur ärgerl[ich]
32		Die Angst beim Spazieren die lezten Tage sehr stark ungeachtet des besseren Befindens
33		heute ists besser.
34*		⌐! Sep.¬
34		Wenn sie jezt die Nacht erwacht, kann sie die Augen leichter öffnen
35		16 Nach unruhigem Schlafe Eintritt der Regel, nicht stark, auch nicht schmerzlos
34*		8 § fort Sep seit dem 2^n Jul[14]

555.

26
Dec ((1823))[15]

1	**| Volkmannin** den 30 Nov. Seit Sie von etl[ichem] rein war, verlor Sie den Appetit, da etwas von M. Müller /eingenommen\
2	Seit den 21 Ab. Fieber arg
3	einmal des Morgens Stuhl	oft bes. nach Gehen diesen Sommer ausser dem Stuhlgange Blutabgang /durch den Mastdarm oft stark\

---

[13] Dito Symptom N°715: „**Leerheits-Gefühl im Bauche.**" (Hervorhebung von Hahnemann, im Original als Sperrsatz).
[14] Sepia sollte also auswirken, darum gab er nur acht Nullpulver.
[15] Zwischen dem 17 Juli und dem 26 Dezember 1823 finden sich keine Eintragungen zur Familie Volkmann. Der Grund findet sich gleich in der ersten Zeile. Vgl. D26, Anm. 41 und Kap.1.

4	fast täglich Blutabgang, auch beim Fahren - beim Herfahren doch nicht
5	Seit 4 Wochen blos beim Stuhlgange
6	auch Regel ausserordentl[ich] stark Mittwoch - künftig \zu 4 Wochen/ gefällig, ⌐blieb¬ kam immer die 6^n 7^n Woche /das lezte Mal etliche Tag über 5[16] Wochen\
7	Schon lange ein Drücken im Magen und kein Appetit
8	den 21 Ab. Frost am Körper und Hitze im Kopf lang, gestern Ab. 9 U. verging sie auf einmal
9	nur[17] ein äusserliches Schaudern, kömmt oft wieder
10	diese \vorigen/ Tage den ganzen Tag
11	heute und gestern \kams/ blos Nachmittag | bis gestern bittern Geschmack im Munde
12	große Hitze wie Brennen um den Kopf, mit Trockenheit /nach dem Essen am meisten, gestern und heute nicht\ der Zunge fast ohne Durst
13	beim Schütteln des Kopfes schmerzts drin
14	Ging alle Tage aus, nur Mittwochs nicht, wo sie $Ferr.[18] genommen hatte und wo es ihr sehr unwohl war
15	⌐ ¬ dem +...+ und Mund inwendig ist heiß
16	Zunge weißlich trocken, blos am Rande feucht
17	Stuhl gut und täglich
18	Freitag wusch sie sich mit kaltem Wasser über den ganzen Kr. bekam Schwindel
19	und schon einige Tage vorher -------------------------- da blieb das Afterblut weg
20	vor dem Fieber ein Paar Monate sich über alles gegrämt /was sich durch Aergerlichkeit und\, meist über Kinderunarten
21	Tag über beim Gehen treten Knoten heraus und es geht Schleim ab. diesen Sommer sehr stark, jetzt ein paar Theelöffel /nach oder beim gehen\
22	auch Weißfluß gestern von $Ferr. Schmerzen in der Scheide kitzelndes Stechen
23	vorgestern gr. Empfindlichkeit drin
24	bekömmt[19] beim Gehen Herauspressen mit Wundheitssch. tactu weniger
22*	‖ ging unausgesetzt
23*	‖ die ganze Zeit ab
24*	etliche Theelöffel in 24 St.
25	wenn sie wieder sitzt gehen die Knoten wieder herein
26	Essen schmeckt zu wenig
27	viel Reitzbarer als sonst - Sommer nicht Kaffee riechen dürfen um gleich Blutabgang zu bekommen

---

[16] „5" korrigiert aus „4".
[17] Verbindungsstrich zu „Frost" Z.8.
[18] Eine Verschreibung von Moritz Müller?
[19] Verbindungsstrich zu „Tag" Z.21.

28	kann nur auf einem kl. Fleckchen Spazieren /müssen auch zwei Personen mit gehen, kann nicht vor Angst\ gehen - weiter nicht, wegen Aengstlichkeit, sie /möchte die Kräfte verlieren\
29	beim Alleinseyn /die lezten Tage weniger\ wird ihr sehr angst.
30	vor drei Wochen bei Alleinseyn Furcht vor Irrwerden
31	die lezten Tage beim Fieber weniger Angst beim Alleinseyn
32	⌐beim⌐ beim Gehen aber ist die Angst noch so, daß sie ⌐ ⌐ mit 2 Personen /nur 10 - 15 Minuten gehen kann\
33	blos beiden lezten Tage etwas geschwitzt die übrige Zeit nicht
34	erst $Acidum vitrioli[20] nach Regel aber 1 Nux 3 Els[1] dann $Nit-ac.
35	jezt brennend heiß im Gesichte
36	früh noch kein Fieber ✝...✝
35*	⌐bei⌐ diese Hitze war am ganzen Kr. doch fühlte sie sie am meisten
36*	im Kopf und in den Händen
37*	auch morgen früh $Acidum vitrioli[1] §

557.

27
Dez

1	| **Volkmannin** /v. 25\ (4 Ldr ((Louis d'Or)) gegeben soll noch 8 schikken) /hat diese[21] aufgegeben\
2	Die Nacht wenig geschlafen (schläft immer nur bis 3, 4 U.
3	diesen Morgen etwas Hitze im Bette, ehe sie einnahm, blos im Kopfe und am Kopfe Gesicht, Stirn Augen
4	Heute auf $Acidum vitrioli[22] Aergerlichkeit bes. arg. | Stuhl heute, gar kein Blut dabei /nur etwas blutiger Schleim\
5	am ärgerlichsten wenn sie hungert | nach Essen dann gleich Magendrücken und widersteht ihr gleich
6	heute auch schon die Trockenheit im Munde | gr. Appetit zu Sallat.
7	diesn Morgen nicht geschwitzt
7*	wohl 8 Tage dauert die Regel
8	jezt nicht heiß im Munde
9	blos von der Lende des Rindfleisches verträgt sie etwas
10	sonst ißt sie Geflügel und Wildpret 12 § dann 1 Nux 72 St.[23] nach Regelausbruch /3 Els[1]\[24]
11*	und 1 Glas gegen Aergerlichkeit /und Aerger\ Cham /$_o$\[25]

---

[20] Siehe D23, Anm. 30.
[21] „d" korrigiert aus „s".
[22] Aus verschiedenen Gründen (siehe D26, Anm. 44) empfiehlt es sich, die Auflösung in der Editon nach Kent in „Sul-ac." zu unterlassen, u.a. da Hahnemann in den Pariser Journalen explicit Acidum sulphuricum mit den Apothekerzeichen für Säure und Sulphur verwendet.
[23] Siehe D26, Anm. 34.
[24] Direkt unter „1 Nux" steht „3 Els[1]". Diese Verschreibung entspricht vollkommen der Vorschrift in CK I, S. 172.
[25] Wieder eine Bedarfsverschreibung zum Riechen.

578.

1
Jan ((1824))

1 | **Volkmannin** /v. 26, 27\ \Dresden an d. Frauenkirche 632/ hatte auf $Acidum vitrioli früh den 27^n genommen, N.Mittagessen kein Magendrücken, keine Uebelkeit,
2 doch 1 St. drauf bekam sie Frost etwas 10 Minuten lang, dann Brennen in den Augen und als
3 dieses ganz stark war, erst Hitze im Kopfe. Ksch. kam gleich nach dem Essen und hielt den ganzen Tag an
4 Urin ganz dunkel, beim Stehen viel Satz | Frost und Hitze war den ganzen Abend oft und schnell wechselnd
5 28 Schlief leidl[ich], früh etwas Schweiß, gleich den Morgen war sie schwindlich, sehr schwach | besonders stark
6 war ein Gefühl von Schwäche und Leerheit im Unterleibe | Hatte etwas Hunger und Appetit, doch
7 nach ein Paar Bissen, beides vorbei, so daß ihr alle Speise zuwider ist. Beim Fahren wards ihr
8 wohler | erst vom Mittag an bekam sie etwas Ksch, doch gar kein Fieber. Trockenheit im Munde
9 den ganzen Tag fort stark | Ab. noch Hitze im Kopf und Brennen in den Augen, doch kein Frost. Beim
10 <u>Stuhl</u> kein Blut, aber ein <u>Sch. als wenn etwas zerrissen würde</u> | bisher hatte sie kein Sch. beim Stuhlgang
10* ⌐NB $Acidum vitrioli¬[26]

579.

1
Jan

1 | **Volkmannin** cont.
2 den 29^n der Ksch. ließ sie erst nach 10 U. einschlafen, doch immer unruhig nur bis 4 ½ U. | auch hatte
3 N°2 diese Nacht eine steifen Hals von gestriger Erkältung, der sich aber durch das Schwitzen, was
4 heute etwas stärker als gestern war, ganz verloren (schon mehrmal, auch heute bewirkt, daß

---

[26] Unter dem Kapitel Sulphuricum acidum, Schwefelsäure, CK V, 2. Aufl., sind die Symptome von $Acidum vitrioli gesammelt. Vgl. Symptom N°296: „Beim Stuhle, Schmerz, als würde der Mastdarm zerrissen." Dieses Symptom produziert die Volkmannin auch am 6. Februar 1824 ca. vier Tage nach der Einnahme von Nitri acidum. Vgl. CK IV, 2. Aufl., Nitri acidum, Salpetersäure, Symptom N°622: „Beim Stuhl, Schmerz, als wenn im Mastdarm Etwas zerrissen würde." Siehe D26, Anm. 44.

4 Edition der Krankengeschichte

5	beim Schwitzen ihre Beine bes. Knie gegen die Wärme des Krs.((Körpers)) kalt scheinen und dennoch auch ┼...┼
6	Sie hatte etwas Hunger doch keinen Appetit, auch viel saures Aufstoßen nach dem Frühstück,
7	beim Stuhl, viel Blutabgang, doch keine Schn ∣ N.M. noch einmal Stuhl aber ohne Blut, auch keine
8	Empfindung von heraustretenden Knoten, und auch heute Schn da,
9	Heute gar keine Mundtrockenheit und wenig Durst ∣ Mittag etwas Fieber, doch wenig
9*	⌐$Acidum vitrioli !¬[27]
10	N.M. sehr ärgerl[ich], bes. bei vielen Sprechen und bekam dabei gleich Hitze im Gesichte.
11	den ganzen N.M. fühlte sie sich <u>so schwach auf der Brust, daß sie nur mit Mühe reden konn</u>te
11*	⌐NB $Acidum vitrioli¬[28]
12	Ab. erschrack sie über eine Kleinigkeit und bekam so gleich die Empfindlichkeit und dann Hitze in
13	den Fußsohlen, auch s<u>tarkes Jücken an den Afterknoten</u>, was den ganzen Ab. anhielt
13*	⌐NB $Acidum vitrioli¬[29]
14	Appetit und Hunger noch sehr wenig
15	30, N°2[30] Nacht leidl[ich] bis 3 U. von da an konnte sie nicht mehr schlafen, beim Stuhle wenig Blut
16	doch hernach immer Sch. an den Knoten. Leibsch. diesen Morgen und Gefühl von Schwäche wie bei Laxiren
17	heute wieder Spazieren eine kl. ½ St. mit dem Wagen. Es ging recht gut und sie hatte heute
18	zum ersten Male keine Sch dabei an den Afterknoten und auch keinen Schleimabgang nachher, welcher
19	sich diese Tage nur ganz wenig nach dem Stuhlgange noch zeigte. Doch bekam sie nach dem Gehen
20	wieder den alten Ksch das Schütteln des Gehirnes beim Bewegen und Brennen in den Augen
21	Noch wenig Appetit und Hunger, doch kein Magendrücken, noch auf Uebelkeit (diese nur auf Süßem)
22	Heute kein Fieber, doch fühlte sie noch Klopfen des Blutes im ganzen Kr. ∣ Schweiß heute früh

---

[27] Im Vorspann von Sulphuricum acidum (a.a.O.) findet sich diese Stelle nicht, jedoch gibt es zwei entsprechende Prüfungssymptome, auf die sich wohl dieses Ausrufezeichen beziehen mag: Symptom N°143: „Im Munde flüchtige Trockenheit." und Symptom N°144: „Unangenehmes Trockenheits-Gefühl im Munde, zwei Tage lang."

[28] Dito Symptom N°370: „So schwach auf der Brust, dass sie nur mit Mühe reden konnte."

[29] Dito Symptom N°300: „Starkes Jücken der After-Aderknoten."

[30] Hier hat sich wieder ein Fehler bei der Zählung der Nullpulver eingeschlichen. N°2 nahm die Patientin laut Zeile 3 schon am 29. Dezember 1824.

23	ganz wenig. Ab. spät bekam sie noch ein wenig Fieber
24	31 Nacht gut bis 3 U. Schwitzte früh wieder etwas (Befördern? Verhindern?)
25	Heute kein Blutabgang beim Stuhle, doch geht, ohne daß sie es weiß noch etwas Unrath ab.^{31}
26	Riechfläschchen für Schreck und Aerger | vor der Hand nur Cham im Gläschen^{32}
27	im Fall nach Verbrauch der 12 § noch keine Regel da ist, noch 6 § zu schicken \N°13 - 18.^{33}/
28*	und ⌐18⌐ /21\ § N°1 Nux 3 Els^1

649.

29
((Jan. 1823))

1	| **Volkmannin** /v. 1 Jan /26, 27 Dez\\ \Dresden an der Frauenkirche 632/ hat den 27 Dez $Acidum vitrioli eingenommen, davon Fieber und Blutstuhl zieml[ich] weg (den 1 Jan in Dresd[en ange]kommen
2	bekam dann 1 Nux^1 3Els^1 ums 2 Tage^{34} nach Regelempfang zu brauchen
3	den 31 Dez hätte, zu 4 Wochen gerechnet, Regel kommen sollen; sie ist aber die lezte Zeit immer
4	nur erst nach 6, 7 Wochen gekommen | dießmal kam sie \den 8 Jan/ nach dem sie von mir blos $Acidum vitrioli den 27^n genommen
5	den 3^n Jan ⌐den 3 Jan⌐ N.M. st. Hitze in den Augen und bekam st. anhaltenden Frost bis spät Ab., wo sie sehr heftige Hitze
6	am ganzen Kr. bekam | Schweiß hatte sie Nachts seit dem 31 Dez. nicht wieder.
7	4 Schlief leidl[ich]. Blut \ging/ bei und nach dem Stuhle ab | Nach weniger Beschäftigung im Hause so angegriffen, daß sie nur mit
8	Mühe auf dem Stuhle sitzen konnte, so taumlich und schwach war sie | den ganzen Tag Stechen in der Brust
9	und nachher in der rechten Seite (schien blos von Blähungen zu seyn - denn sie bekam die Nacht heftige
10	Leibschmerzen, Uebelkeit und leer Aufstoßen, auch Stuhlgang - vielleicht auch von Erkältung in der
11	kalten Kammer | der Stuhl Nachts war ohne Blut

---

31 Eine Umschreibung für unbemerkten Stuhlgang?
32 Vgl. D26, Anm. 25.
33 „18" korrigiert aus „28".
34 In CK I, 2. Aufl., S. 172 empfiehlt er hingegen, 72 Stunden nach Eintritt der Regel mit Nux vomica zu beginnen. Diese Anweisung gibt er auch auf Originalseite 557 Z.10. In der Tat läßt die „Volkmannin" 3 Tage nach Regelbeginn verstreichen, bis sie die N°1 einnimmt. Vielleicht handelt es sich also um einen Schreibfehler. Vgl. auch D26, Anm. 45.

12	5^n Schlief im Ganzen wenig	Früh wieder Stuhl, doch mit Blut	ist noch sehr katarrhalisch von der Reise,
13	gegen Ab. Husten und rauhen Hals, etwas Stechen beim Schlucken und Kitzeln zum Husten	Tag über Sch. an
14	den Knoten und blutiger Schleimabgang	Gemüth sehr trübe und ärgerl[ich]. Sprechen wird ihr sehr
15	schwer. Am meisten fühlt sie ihre Schwäche auf der Brust (vielleicht weil sie magerer auf der Brust als
16	am ganzen Kr. ist?) Sie hat fast noch keinen Appetit noch Hunger.
17	6 Schlief leidl[ich] - kann jezt bis 5 U, schlafen	hatte wenig Blutabgang beim Stuhl. In Begleitung des
18	Wagens konnte sie wieder 3/4 St. spazieren gehen	Der Sch. der Knoten wird jezt durch das Gehen besser
19	7 Nacht gut	schläft jezt bis gegen 5 U.	Noch immer kein Appetit noch Hunger	der Blutfluß war
20	heute stärker beim Stuhle und Ab. wo die Knoten sehr schmerzten leerten sich diese noch aus	Hatte auch Ab.
21	beim Stehen ein st. Pressen nach den Geschlechtstheilen
22*	**Regel**
22	8 Nacht unruhig	früh 7 U. die Regel und befand sich recht wohl dabei	heute kein Stuhl, doch aber Sch. in den Knoten
23	und das Pressen nach unten wie gestern	Gemüth gut nur sehr gleichgültig.
24	9 Nacht leidl[ich]. Regel war stark, aber den Tag über sehr mäßig - auch befind[e]t sie sich gar nicht so unwohl
25	dabei als gewöhnlich, Stuhl noch etwas durchfällig, und dabei viel Blut, auch etwas Schmerz an den Knoten
26	Appetit kömmt auch wieder
27	10 Nacht gut. Die Regel ganz wenig. Beim Stuhl kein Blut, auch nicht mehr durchfällig	Sch. an den Knoten
28	fast den ganzen Tag, bes. Ab. wo auch Blut abging	Ab. viel Leibschmerz
29	11 Nacht leidl[ich]. Regel ganz weg	Beim Stuhl kein Blut, auch nicht mehr durchfällig, aber ein Spulwurm[35]
30*	N°1 Nux
30	dabei	N.M. in einem Zimmer, wo Kaffee getrunken ward, bekam sie Ksch.	Früh 7 U. N°1 Nux
31	⌜beim Stuhl kein Blut⌝ Den Tag über etwas blutiger Schleimabgang aus den Afterknoten	Heute recht schwach
32	in den Knieen - konnte aber doch mit Begleitung des Wagens wie gewöhnlich Spazieren gehen

---

[35] Ein weiterer Hinweis auf eine Helminthiasis, es scheint sich jedoch um eine andere Wurminfektion, bzw. eine Mischinfektion zu handeln, als auf Originalseite 531, Z.2 von D24 (kleiner Wurm) angegeben, da Spulwürmer (Ascaris lumbricoides) in der Regel 15 - 40 cm lang sind (Wiesmann, Medizinische Mikrobiologie).

33	12 Schlief gut bis 5 ½ U. N°2	Noch vor dem Stuhl Blutabgang, doch beim Stuhl selbst keinen, Tag über viel
34	Sch. an den Knoten und Schleimabgang	auch zeigte sich die Regel wieder aber mäßig	Gemüth recht gut
35*	N°3 Els¹
35	13 Nacht leidl[ich]	Schlaf oft unterbrochen, doch schläft sie auch gegen Morgen leichter wieder ein	⌐b⌐ N°3 Els¹
36	beim Stuhl wenig Blut. Doch Schleim und Blutabgang aus den Knoten den Tag über bes. nach dem Gehen
37	Regel kam auch heute morgen wieder, die Nacht war sie ganz vorüber	N.M. ärgerl[ich], auch wieder Angst
38	vor Krankheitszufällen, als sie ohne ihren Mann zu Hause war, doch von Kindern und Leuten umgeben.
39	14 Beim Stuhl kein Blut	auch kann sie ohne Sch. Spazierengehen und ist nachher gar nicht so ermattet als sonst
40*	4 ((N°4))
40	Noch immer kann sie ihren <u>Husten</u>[36] nicht wieder los werden	die Luft verschlimmert ihn allemal	auch
41*	NB Els[37]
41	bemerkt sie, daß ihr hier der <u>**Athem fehlt, wenn sie über ½ St. gegangen ist**</u>[38] - sie geht ziemlich schnell wie immer
42	Doch hat sie dieß noch nie gefühlt	Heute nur ein wenig Blut und Schleimabgang aus dem Knoten	Regel weg
43	15 Nacht gut	kein Blutabgang doch wieder durchfälliger Stuhl	Heute recht unwohl, hatte bis Ab.
44*	5 ((N°5))
44	st. Schwindel, früh erst kalte Füße, nachher Brennen in den Füßen, bes. in Sohlen und Empfindlichkeit derselben
45	Kam auch Regel etwas wieder (glaubt vom Geruch eines Napfes mit rothem Wein und Pomeranzenschale, der auf dem Ofen stand
46	Auch Ab. beim Stehen wieder das Pressen nach unten	Harn jezt nicht mehr so dunkel, doch mit viel Satz blaß gelb. Ab. wo ihr die

---

[36] Vgl CK V, 2. Aufl., Sulphur, Schwefel, es finden sich etwa 45 Symptome, die den Husten betreffen, jedoch dieses Symptom nicht. Möglicherweise erschien es Hahnemann, obwohl er es mit „NB" markierte, im nachhinein nicht sicher genug, um aufgenommen zu werden. Darum ist das „NB" nicht getilgt.

[37] Verbindungsstrich zu „Noch" Z.40.

[38] Dito. Auch dieses Symptom ist nicht auffindbar. Ähnliche Symptome finden sich unter N°1162 und: „Engbrüstig nach Spazierengehen; er muss oft tief athmen, bis Abend. (n. 28 St.)" und N°1163: „**Kurzäthmig beim Gehen** im Freien. (auch Ng.)" (Hervorhebung im Original als Sperrsatz). Obwohl der zeitliche Abstand zur Einnahme passen könnte, scheint es sich nicht um N°1162 zu handeln, da Hahnemann in der Regel den Wortlaut wesentlich direkter wiedergibt und der Ursprung des ganzen Nebensatzes fraglich bliebe. N°1163 kommt schon deshalb nicht in Frage, weil es von dem „Ungenannten" aus Hartlaub und Trinks reiner Arzneimittellehre stammt.

| 47 | so herausgetretenen Afterknoten nach vielem Gehen und Stehen im Hause schmerzen machten, ging auch etwas Blut ab.
| 48* | verte

651.

| 1 | **Volkmannin** cont.
| 2 | 16 Jan kein Afterblut | Auch heute noch Anfälle von Schwindel | Gemüth wieder schwermüthig und ärgerlich
| 3 | 6 ((N°6)) Das Pressen nach unten auch heute wieder, doch mehr nach den Urinwegen als nach den Geschlechtstheilen
| 4 | 17 Nacht gut | kein Afterblut, doch heute morgen sehr unwohl | Erst von 9 U. an hatte sie ein Gefühl
| 5* | ‖
| 6* | ‖ ⌐NB Els⌐39
| 7* | ‖
| 5 | 7 ((N°7)) wie <u>Angst im Unterleibe</u> und dazu kam die Angst vor wahnsinnig werden; doch nicht sehr heftig.
| 6 | Als die <u>Angst aus dem Unterleib verging - bekam sie ein</u> eigenes Gefühl von <u>Schwäche in den</u>
| 7 | <u>Unterfüßen bis etwas über die Knöchel, wie ein innerliches Zittern</u> | Mittag besser; ging spazieren, doch nur
| 8 | eine gute ½ St. (ohne den Wagen kann sie es gar nicht) | Eine stete Angst über ihr Krankseyn und der
| 9 | Gedanke, daß sie bald sterben müßte, verläßt sie dabei fast gar nicht | Tags etw. Blut„ und Schleim„
| 10 | abgang aus den Afterknoten | N.M. befindet sie sich immer wohler als früh
| 11 | 18 Schlief sehr unruhig und fühlte sich schon früh im Bette sehr unwohl, so matt im ganzen Kr. und eine
| 12 | 8 ((N°8)) gr. Schwäche in den Knieen, ohne daß sie sie bewegte | Stuhl heute und gestern wieder durchfällig, aber
| 13 | kein Blut dabei | gegen Mittag wieder die Angst im Unterleib, wobei sie so besorgt über ihr
| 14 | Befinden wird, daß sie sich kaum entschließen konnte, spazieren zu gehen | Nachdem sie ½ St. gegan=
| 15 | gen war, wards ihr schwindlicht, daß sie nicht ohne sich anzuhalten gehen konnte | auch bekam
| 16 | sie eine solche Schwäche in den Füßen und Knieen, daß sie zulezt nicht mehr stehen konnte und in
| 17 | den Wagen eilen mußte | Beim Gehen, so auch den N.M. etwas mehr Sch. in den Knoten. N.M. wohler.
| 18* | verte

---

39 Vgl CK V, 2. Aufl., Sulphur, Schwefel, Symptom N°819: „Erst Angst im Bauche und darnach Schwäche-Gefühl in den Füssen, bis über die Knöchel, wie ein inneres Zittern."

652.

29

| **Volkmannin** cont.

den 19ⁿ Schlaf gut bis 4 ½ U. Heute wohler | Urin seit heute Nacht ohne Satz | Gemüth auch heiterer. Aus den

9 ((N°9)) Afterknoten hat sie nur wenig Tropfen Blutabgang. Weißfluß jezt weniger

20 /10\ Nacht gut bis 4 U. Kein Blutabgang den ganzen Tag, auch ganz unbedeutender Sch. an den Afterknoten

21 Nacht leidl[ich]. Kein Afterblut, doch den V.M. Sch. an den Knoten und etwas Blut und Schleimabgang draus

11 beim Spazierengehen wards besser.

22 Schlief nur bis 3 ½ U. und träumte ängstl[ich] | Kein Afterblut, doch nach dem Stuhle, Schleimabgang

12 und den Tag über mehr Blut aus den Knoten als die lezte Zeit

Die Säure im Magen ist oft recht stark, hat öfters sauren Geschmack im Munde | Aufstoßen gar nicht.

Appetit ist gut | Die Angst vor Wahnsinnig werden hat sie tägl[ich], doch immer nur, wenn sie allein

im Zimmer ist, oder beim Gehen und Fahren an fremden Orten und ohne ihren Mann oder jemand auf

den sie sich verlassen kann - sie ist wohl nie allein, aber die Kinder und ein Dienstmädchen genügt ihr nicht

23 Schlief gut bis 5 U. träumte nur gleichgültiges | Stuhl jezt nicht durchfällig, auch kein Afterblut

13 sie ist jezt einige Male erschrocken und die Folge davon war ein Gefühl von Steifheit in den Kniekehlen

bis den folgenden Tag. | Heute fast kein Schleim noch Blutabgang | Das Pressen nach unten

fast alle Abende, wenn sie eine Weile steht im ganzen Becken

auch kann sie den Beischlaf jezt gar nicht vertragen | Neigung hat sie gar nicht dazu und jede Berührung

ist ihr empfindlich, auch wird der Weißfluß auf viele Tage stärker davon | Außerdem hat sie keine Empf[indung]

an diesen Theilen. Heute Ab. fühlte sie eine solche Schwäche in den Sohlen, daß sie nicht wagte, allein über

<über> eine große Stube zu gehen | Überhaupt ist sie noch nie so muthlos bei allem, was Kräfte verlangt

gewesen, als jezt | Wagte noch nie ohne die Begleitung des Wagens über die Brücken zu gehen.

24 Nacht gut bis 3 U. | Kein Afterblut | Heute V.M. fühlte sie sich ungewöhnlich schwach in den Knieen

14 danach konnte sie in Begleitung ihres Mannes und des Wagens über $^3/_4$ St. Spazierengehen

4 Edition der Krankengeschichte

24	Heute nur wenig Schleimabgang aus den Afterknoten | Ab. wieder Schwäche in den Füßen wie
25	gestern ⌈Ab.⌉ und Ab. nach dem sie sich lange mit den Kindern beschäftigt ⌈hatte⌉ und Unannehmlichkeiten gehabt
26	hatte, bekam sie wie einen Krampf in der Brust und nachher im Halse ein Zusammenschnüren und Würgen
27	wie beim Erbrechen, wozu sie aber fast keine Neigung noch Uebelkeit empfand | Legte
28	sich höchst ermattet ins Bett und schlief bis 2 U. wo sie noch mit vieler Unruhe und Bangigkeit
29	25 erwachte. Beim Stuhl heute Blutabgang, \es/ schien aber nur Ausleerung aus den Knoten zu seyn
30	15 Sie fühlte heute früh wieder die Schwäche auf der Brust | Tags wards ihr wohler | Weißfluß wieder stärker
31	26 Gemüth recht gut | kein Afterblut beim Stuhl | Wenn sie auch nur eine kl. kurze Zeit steht, so wird ihr
32	16 fast immer so schwindlicht, daß sie sich setzen und anhalten muß, auch beim Gehen | Abends ist ihr schwindlich
33	Heute wieder mehr Schleimabgang | den ganzen Tag über etwas, doch nur ein Paar Tropfen Blut dabei
34	aber sie hatte auch heute mehr Schmerzen.
35	27 Nacht gut | kein Blutabgang.
35	⌈18 20⌉ /⌈ ⌉ 20\ § (doch bei N°15 wieder berichten) N°1 $Nit-ac.[1]
36*	Mesmerisiren?[40]
36	(Bei Ankunft in Dresden Augen bei Anstrengung fühlen /brennenden Wundheitsch.)\
36*	den 5 Febr. müßte Regel nach 4 Wochen kommen den 12ⁿ --------------- nach 5 „ den 19ⁿ --------------- nach 6 „
36*	| kam bei mir | nach 5 Wochen und 3 Tagen den 8 Jan

683.

9
((Febr. 1824))

1	| **Volkmannin** /v. 29\ will wissen ob sies fortnehmen kann (hatte § 20 N°1 $Nit-ac.)
2	weil ihr Mann krank geworden ist, ein andren Arzt[41] braucht und Ziehpflaster und dergl. auflegen

---

40 In dieser Weise vermerkt Hahnemann die Fragen der Patienten. Wahrscheinlich empfahl er der Volkmannin, sich mesmerisieren zu lassen, ohne es eigens zu notieren.

41 Dr. Johann Wilhelm Volkmanns Tagebuch beginnt leider erst mit dem 7. Juli 1824, doch aufgrund der dort gehäuft genannten Namen, v.a. Dr. M. Müller, aber auch Dr.

3	muß und sie darüber höchst angegriffen ist - muß immer weinen
4	bis jezt hat er noch keine Arznei genommen (von mir?)
5	Sie schläft so gut als es bei solcher Seelenangst nur zu erwarten ist, gegen Morgen aber nicht wieder
6	Sie würde ruhig schlafen, wenn jenes nicht wäre
7	Hatte 3 Tage nach der Regel Nux den 11 und den 13^n Els^1 genommen
8	noch nach Els^1 den 27 beim Spazieren heft. Ksch. N.M. sehr heftig Drücken überm l. Auge nach der Nase, ein kl. Fleckchen
9	Ab. bei zu Bett gehen etwas Afterblut
10	den 28 konnte die ganze Nacht nicht schlafen vor Ksch und Fieber dabei | Hitze im Kopfe und Frost am Kr. kein Durst | Früh
11	etwas Schweiß | nahm kein §, aß wenig, blieb zu Hause - war sehr matt - hatte Sch. im Kreutze und bittren Geschmack
12	Beim Bücken wards ein heft. Drücken von innen heraus | Ab. nahm der Sch. ab | auch kam das Fieber nicht wieder | Stuhl ohne Blut
13	29 Schlief gut, doch fühlte sie sich recht unwohl | kein Stuhl | Stelle am Auge schmerzt nur noch wenig und bei Berührung
14	wie ein blauer Fleck | im l. Nasenloche heute etw. Blut | Gestern war die Nase verstopft | heute pocht das Blut
15	in der l. Seite des ganzen \Ober/Krs. | beim Spazieren fühlte sie sich sehr schwach auf der Brust und fing an zu schwitzen
16	(immer \so/ wenn sie sehr matt ist) doch N.M. wohler
17	30 Schlief sehr unruhig und ist sehr matt N°18 | Stuhl gut | am Tage kein Sch, kein Blut oder Schleimabgang | heute viel
18	Angst und einmal als sie allein über eine große Stube gehen wollte, bekam sie Schwere im Kopf als ob der Kopf
19	immer größer würde, dabei wurden die Beine immer leichter | da sie wieder unter Menschen war, wars vorbei
20	31 Nacht leidl[ich] | Stuhl gut | Tag über wenig Schleim und Blutabgang | Sehr angegriffen durch die Krankheit des Mannes
21	1 Febr Nacht gut bis ½ 5 U. | Stuhl gut. kein Abgang des Tags, auch kein Sch. | Früh sehr weinerl[ich]
22*	N°2 1n
22	2 Stuhl ohne Blut, doch nachher mehr Sch. an den Knoten als gewöhnl[ich] (doch nicht beim Spazieren) auch mehr Schleimabgang
23*	20 § v. 29^n
23	⌐2 Nacht gut schlief bis 4 U. Stuhl ohne Blut⌐ N.M. 2 U. mesmerirt vom Bruder mit 1 Strich | N.M. recht wohl
24*	N°1^{42} $Nit-ac.

Hartmann und Haubold, die später allesamt zu Hahnemanns größten Gegnern innerhalb der Homöopathie gehörten (vgl. Haehl I und II, Kap. 16: Kampf gegen die Halbhomöopathen), kann man erahnen, wer der „andre Arzt" war. Vgl. auch D26, Anm. 15 und D27, Anm. 93.

42 Verbindungsstrich zu „20" Z.23*.

4 Edition der Krankengeschichte

24	3 Nacht gut bis 5 U. N°1 $Nit-ac. gleich nach dem Stuhle etwas Blut | Tags viel Schleimabgang und Sch. viel Angst bei
25	allem was sie thun mußte
26	4 Nacht gut bis 4 ½ U. kein Blutabgang. doch den Tag über viel Sch. an den Knoten und Schleimabgang
27	Sie kann jezt 1 St. Spazieren gehen | Ab. heftigen Sch., wovor sie lange nicht einschlafen konnte
28	5 Schlaf nur bis 3 ½ U. mit Unterbrechungen | kein Blutabgang, auch wenig Schleimabgang, doch viel Sch. des Tags 3. ((N°3, wie auch im folgenden))
29	6 Nacht leidl[ich] | nur <u>Brennen an den Afterknoten</u>[43] und früh beim Stuhle Blut, auch <u>Sch. beim Stuhlgang als wenn
30	etwas zerrissen würde</u> 4.
29*	‖ ⌐NB $Nit-ac.⌐[44]
30*	‖
31	7 Nacht leidl[ich] bis 3 U. | Nach dem Stuhle etwas Blut aus den Knoten 5.
32	soll fortnehmen bis Regel kömmt und 2 Tage gegangen ist nach ⌐72⌐ \48/ St. nach Eintritt der Regel[45]
33*	(3 extra) A(con)¹ Tags drauf B Nux¹, ⌐ ⌐ \Tags/ drauf C /$_o$\, das drauf D /sol. ph.²\

---

[43] Vgl. CK IV, 2. Aufl, Nitri acidum, Salpetersäure, N°642: „**Brennen der After-Aderknoten.**" (Hervorhebung im Original als Sperrsatz).

[44] Dito Symptom N°622: „Beim Stuhle, Schmerz, als wenn im Mastdarme Etwas zerrissen würde." Vgl. D23, Anm. 30 und D26, Anm. 26. Diese Symptomenähnlichkeit mit Sul-ac. könnte einerseits so erklärt werden, daß dieses eben ein Symptom der eigentlichen Erkrankung der Patientin darstelle, und somit keinen Bezug zu den gegebenen Arzneien habe. Die Verifikation des Symptoms der Volkmannin spricht jedoch, dafür, daß es charakteristisch für Nitri acidum ist (Vgl. BB S. 615: Anus and Rectum, torn asunder, or torn out, as if: **Nit-ac.** im drittem Grad, Sul-ac. im ersten Grad), während dieses Symptom für Sul-ac. eben zwar zuverlässig, nicht aber charakteristisch ist (Gypser, ZKH 35, 3/91). Wenn man jedoch in HAL IV S. 363 über die Bereitung der Vitriolsäure zum inneren Gebrauche nachliest, stellt man fest, daß Hahnemann empfiehlt, zur Entfärbung einige Tropfen Salpetersäure (= Nit-ac.) hinzuzufügen, was die auffällige Symptomenähnlichkeit zwischen Nit-ac. und Sul-ac. verständlich macht. Da nun aber heutige Schwefelsäurepräparate diese „Verunreinigung" wahrscheinlich nicht mehr enthalten, wird klar, warum sich manche Symptome der ursprünglichen Symptomenreihe nicht verifizieren lassen, bzw. in der Praxis mäßigen Erfolg bringen. (Vgl. zum Problem der Identität zwischen Prüfungsausgangssubstanz und dem heute erhältlichen Medikament: Grimm (1989): Causticum; Grimm: Ammonium carbonicum, unveröffentlicht; Schober (1991): Bryonia; weitere Beispiele: Hickmann (1992) Anmerkungen in Boericke zu: Angustura, Apis, Mercurius.

[45] Vgl. D26, Anm. 34. Hier ist allerdings tatsächlich „48 St." gemeint.

710.

19
feb

1		**Volkmannin** /v. 9\ hatte (nach $Nit-ac.) A (con) B (Nux, C $/_o$\, D sol. ph.²
2	den 8 Febr schlief recht gut, ganz früh kam die Regel (kam das vorige Mal bei mir nach 5 Wochen 3 Tagen) Dießmal n. 4 Wochen 3 Tagen
3	Sie war den Tag ungewöhnlich stark	beim Stuhle Blutabgang (kein §)
4	9_n Nacht leidl[ich]. Regelmäßiger	Sehr schwermüthig, Blut beim Stuhle
5	10 Nacht gut. Regel recht mäßig	Kräfte recht leidl[ich]. Viel Sch. an den Afterknoten und Blutabgang
6	den Tag über	Gemüth gut.
7	11 Nacht leidl[ich]	von 3 U. an nicht mehr schlafen	stark fließende Hämorrhoiden beim Stuhle. Sie ist jezt
8	etwas mehr Herr über ihre Angst (Folge meiner Vertrostungen?)[46]. Im Ganzen auch ihre Kräfte
9	weit besser	Heute Regel noch	N.M. erhielt und nahm sie A (con.) (82 St. nach Eintritt)[47] hatte auch am Tage Afterbluten
10	12 Nacht leidl[ich]	Regel heute nur schwach	nach Stuhl Blutabgang	N.M. B (Nux genommen	Sch. an den Afterknoten
11	13 Regel zeigt sich noch immer, heute wenig	heute kein Blut aus den Afterknoten	Nahm C $/_o$\
12	14 Nacht gut, kein Afterblut nach dem Stuhle, doch etw. Schleimabgang und Sch. dran den Tag über	
13	abends ohne Stuhlgang Afterblut	D sol ph²
14	15 Nacht gut, kein Afterblut und Tags nur etwas Schleimabgang	das Pressen nach unten nicht wieder
15	gefühlt	Augen besser, schmerzen nicht, wenn sie sie nicht anstrengt	doch sind sie schwächer als sonst,
16	16 Nacht gut bis 4 ½ U. N°6 etwas Afterblut beim Stuhl - Jezt viel Säure im Magen, folgt auf Milchtrin
17	ken gleich saurer Geschmack im Munde	Aufstoßen selten	oft Appetit und Verlangen nach Essen, ohne
18	gerade Hunger zu fühlen (wie ein Reiz in Gaumen und Mund) doch ißt sie nicht viel. Sie sieht jezt ganz
19	wohl aus. Heute hatte sie die Beängstigungen wieder recht stark, doch auf Veranlassung einer

---

[46] Hahnemann vermerkt hier den möglichen gesprächstherapeutischen Effekt, den er sauber von Mittelwirkungen getrennt wissen will.
[47] Hahnemanns Anweisung belief sich auf 48 Stunden (siehe D26, Anm. 45).

20	Erzählung von Krankheit der Art, wofür sie sich so sehr fürchtet. Heute ganz wenig Sch. an
21	Afterknoten und wenig Schleimabgang, Blut gar nicht | Beim Stuhlgange hat sie gewöhnl[ich] gar
22	keine Sch
23*	N°7 den 17
23	die Nacht erwachte sie 2 Mal und hatte Beängstigung wie den N.M. | kein Afterblut.
24	Früh fühlte sie sich sehr müde | auch hatte sie die lezten Tage mehr Gefühl von Schwäche im Knie
25	den 16 wars besser.

728.

23
febr

1	| **Volkmannin** /v. 19\ \632/[48] hatte den 14^n Febr. Sol. ph.[2] genommen
2	und von dem 20 § den 16 Febr. N°6 (sie enthielten blos in N°1 $Nit-ac.[49]
3	den 17^n Befinden heute leidl[ich]. Doch heute in Gesellschaft, wo sie saures und gewürztes essen mußte
4	18^n Schlaf sehr unruhig und beim Erwachen immer Hitze im Gesichte und früh beim Stuhle Blut
5	N°8 Wein und Kaffee kein Tropfen - die kleinste Abweichung von Diät schadet ihr | Kaffeegeruch schadet ihr schon nicht mehr.
6	den Tag viel Sch. an den Afterknoten und immerhin wenig Blut, doch mehr Schleimabgang
7	19^n Nacht gut | Afterblut | Beim Stuhlgang den Tag über ganz wenig Blut und etw. Schleimabgang
8	nur N.M. etw. Sch. | Kräfte recht leidl[ich]. Nur von dem Gehen starkes Gefühl von Müdigkeit in den Knien
9	welches bei längerem Gehen vergeht.
10	20 Nacht gut | beim Stuhle Blut. | Mußte gegen Aerger (Cham?)[50] riechen - Speichel lief ihr im Munde zusa[mmen]
11	mußte immer spucken | hatte Magendrücken und etw. Schwindel | wenig Afterknotensch. und wenig
12	Schleimabgang | den ganzen Tag ärgerl[ich] bei kl. Veranlassungen
13*	N°11
13	21 Nacht leidl[ich] bis 5 U. | träumte lebhaft | früh Erwachen mit Gesichtshitze | beim Stuhl wenig Blut
14	und den V.M. keine Sch. | Konnte gut spazieren, doch hat sie jezt 1 St. nachher, gleich nach

---

48 Hahnemann notierte sich hier nur die Hausnummer in Dresden an der Frauenkirche.
49 Verbindungsstrich zu „20" Z.2.
50 Vgl. D26, Originalseite 557: „und 1 Glas gegen Aergerlichkeit /und Aerger\ Cham /$_0$\"."

15	dem Essen Afterblut
16	müße doch noch 9 § haben
17	und erwartet doch schon den 22^n
18	neue Arznei
15*	16 /$_o$\ ⌐16N⌐ § ⌐N⌐
16*	bekömmts den 25 wo sie s.ph. 11 Tage hat, solls gleich anfangen /und Nux extra 72 St. nach Regel/anfang\\[51]
17*	⌐22/11⌐ (beim Stuhlgange <u>Blut</u> Grpht) nächstens Grpht

---

[51] Vgl. D26, Anm. 34.

Krankenjournal   D 27

31[1]

	15
	März ((1824))
1	| **Volkmannin** /v. 23 Febr\ \632/[2] hatte 20 § N°1 $Nit-ac. was sie den 3 Febr. nahm
2	den 11 Febr. Regel wofür A (con) nahm
3	den 12 " B (Nux) ·
4	den 14 " D s.ph.[2]
2*	| drauf "bekam sie "den 23 Febr. noch 16 /$_o$\
3*	|
4*	|
1*	| vorher den 27 Dez. $Acidum vitrioli[1]
2*	| den 18 Juni Nux[1] nach Regel
3*	| 13 " Els[1]
4*	| [3]
5	den 22 Febr. N°12 Nacht gut Afterblut beim Stuhl und drauf Sch. an den Knoten | auch Tags etwas Blutabgang
6	23 " ((N°))13 -------- kein Blut mit dem Stuhle doch nachher viel Sch." und beim Spazieren und nachher viel Blutabgang und beim /Stehen viel Sch.\
7	24 " ((N°))14 die auch die erste Hälfte der Nacht nicht aufhörten | von 3 ½ U. an schlief sie auch gar nicht wieder ein
8	beim Stuhle Blut, doch den Tag über wenig Sch. auch ganz wenig Blut und Schleimabgang | Mittags ärgerl[ich] | Magendruck

---

[1] Im Krankenjournal D27 ist die Originalpaginierung von einer anderen fremden Hand mit Bleistift und ohne Punkt angebracht worden. Die Ziffern wirken recht modern. Die Handschrift könnte jener rückwärtigen Paginierung im D20 (Krankengeschichte Schwarzenberg, vgl. Kap.1, vgl. auch Haehl I, S. 120 und Nachtmann [1987], S. 93 - S. 110) entsprechen. Als Urheber käme natürlich in erster Linie Richard Haehl in Frage. - Diese von einer anderen Hand vorgenommene Paginierung wird von mir wie die Seitenzählungen in den übrigen Krankenjournalen behandelt und in fetter Kursivschrift wiedergegeben.

[2] Antonie Volkmann befindet sich also noch in Dresden, da es sich bei dieser oberhalb des Namens eingefügten Zahl um die Hausnummer der Dresdner Adresse, „an der Frauenkirche" handelt.

[3] Hahnemann hält also in drei Spalten (editionstechnisch als zweifacher Randvermerk wiedergegeben) einen Rückblick über die im vergangen Jahr verabreichten Arzneien. Interessanterweise kommentiert er die Unterbrechung der Behandlung durch Moritz Müller nicht; er scheint auch nicht darüber informiert zu sein, welche Medikamente Müller gab. Folglich hatte die Volkmannin auch bei dem „Hausfreund D. Müller" keinen Einblick in die Medikation gehabt.

9	25 „ ((N°))15 Beim Stuhle Blut, wenig Sch. und nur wenig Blut. und Schleimabgang den Tag	Gehen recht gut, Ab. in Gesellschaft ohne /Beschwerden\
10	26 „ N°1[4] (von den 16 /₀\) Blut beim Stuhlgange
11	27 „ ((N°))2 Nacht gut ---------- --------[5] den Tag wenig Sch und ganz wenig Blut. und Schleimabgang
12	28 „ ((N°))3 ----- unruhig	ganz wenig Blut beim Stuhle	Tags keine Sch.	Gemüth recht gut, auch die Kräfte recht leidlich
13	29 „ ((N°))⌐4⌐ Sie schlief fast gar nicht wegen Sch. in einem geschnittenen Finger, dabei sehr unwohl den ganzen Tag	kein Blutabgang, /doch etwas Sch.\
14	1 März Nacht gut, kein Blutabgang aus den Knoten doch viel Sch. bes. N.M. nach dem Gehen und viel Schleimabgang
15	2 ((N°))4 Nacht sehr unwohl, mit etw. Fieber	beim Erwachen konnte sie die Augen nicht öffnen, beim Stuhl etwas Blut, kein Sch
16	3 „ ((N°))5 Nacht gut bis 4 ½ U.	Afterblut beim Stuhl	den ganzen Tag Sch. an den Knoten
17	4 „ ((N°))6 --------- ----------------------- und noch den ganzen V.M. etwas und viel Sch. dabei den ganzen Tag. Weißfluß seit /gestern viel stärker als gewöhnlich\
18	5 „ ((N°))7 ----- leidlich ----------------------	Tags ein wenig Schleimabgang, und da sie nicht spaziere, wenig Sch.
19	6 „ ((N°))8 ------ gut bis 3 Viel Blut beim Stuhlgang
20	7 „ ((N°))9 ------ --- kein Blut ----------------- und mäßiger Sch. den Tag über auch wenig Schleimabgang	die Kräfte
21	sind jezt weniger gut	heute nach ³/₄ St. gehen ganz ermüdet und so auch den ganzen Tag, daß sie an nochmaliges
22	Gehen nicht denken darf (Regel sollte heute kommen)

32

15
März

1		**Volkmannin** cont
2	den 8 März ((N°))10 Blut beim Stuhle	Sch. etw. weniger
3*	24 Tage nach s. ph.²
3	9 „ ((N°))11 Nacht gut kein Blut beim Stuhle, doch gegen Mittag Blut ohne vorher viel Sch. an den Knoten gehabt zu haben
4	auf den Jahrmarkt mit dem Manne gegangen bekam sie so st. Beängstigungen, daß sie zurückgehen mußten.
5	Ab. mußte sie Klavier und singen hören; das griff den Kopf so an, daß sie die ganze Nacht nicht

---

[4] „N°" korrigiert aus „16".
[5] Übernahme von „Blut beim Stuhlgange" aus Z.10.

4 Edition der Krankengeschichte

6	ruhig werden und nicht schlafen konnte | auch Schwindel, wenn sie eine Weile stand.
7	10 ″ ((N°))12 kein Afterblut beim Stuhle, doch viel Sch. und Schleimabgang den V.M. | drauf N.M. viel Blutabgang mit Sch.
8	11 ″ ((N°))13 Nacht gut viel Afterblut beim Stuhle | den Tag über nichts weiter, auch wenig Sch.
9	12 ″ ((N°))14 --------- --------------------------
10	13 ″ ((N°))15 -------- das Afterblut wird stärker
11	Gemüth heiter | nur kann sie noch nicht mit ihrer Angst fertig werden, die sie überfällt, wenn sie nicht mehrere
12	Personen um sich hat, von welchen ich[6] Hülfe erwarten könnte, wenn ihr etwas zustieß, auch kann sie von keiner
13	Krht sprechen hören, ohne die größte Angst, sie auch zu bekommen | Die Schwäche in Knien auch groß
14*	20 N°1 Sep $^o/_{10000}$[7]

54

22 März

1	| **Volkmannin** /v. 15\ \632/ will, da sie wenig oder kein Afterblut bei Stuhle gespürt
2	und den 19^n Regel nur mäßig bekommen, will sie das extra § Nux nicht nehmen
2*	und hat die §§ 20 Sep $^o/_{10000}$ noch nicht genommen soll sie 2 Tage nach Regel nehmen
3	also alles noch nach s. ph. seit dem 14 Febr. Regel[8] also voriges Mal den 11^n Febr. - also nach 37 Tagen

120

14 Apr ((1824))

1	| **Volkmannin** /v. 22 März\ \N 632/ den 28 März viel Hämorh.Sch. | den 29 Sch weg, ⌐aber viel⌐
2	aber viel Afterblut beim Stuhle - hie und da Stechen, auch in der Herzgegend
3	30 Blut beim Stuhle mäßiger, noch Stechen | Kräfte etw. besser

---

[6] Durch das „ich" - demnach also wörtliche Übertragen aus dem Brief - verfällt Hahnemann hier kurz in die erste Person (und damit in die Perspektive der Briefschreiberin).
[7] Also 20 Gaben, deren erste ein Streukügelchen Sepia C2 enthält.
[8] Verbindungsstrich zu „bekommen" Z.2.

4	31 Nacht gut, kein Afterblut beim Stuhle, kein Sch. kein Schleim
5	1 Apr. unruhige fieberhafte Nacht, kein Afterblut | N.M. <u>Ksch mit Hitze</u>[9] | Ab. (jezt selten) Beängstigung
6	2 „ N°1 Sep $^o/_{10000}$ beim Stuhl kein Blut | doch N.M. Sch. (im Mastdarme?) und Schleimabgang. Ksch. (den sie
7	schon gestern hatte) heute den ganzen Tag - Kopf schwer und eingenommen, und voll Hitze drin
8	Im ganzen fühlt sie sich noch gar nicht wieder so wohl, als es vor und den Tag nach dem Regentag
9*	? NB Sep.[10]
9	der Fall war | diesen Ab. <u>Augen sehr schwach</u> /kann niemand mehr ansehen\ dabei Gefühl von Kälte der Lider
10	Haare gehen wieder sehr aus
11*	⌐NB ---¬[11]
11	3 apr. N°2 nach Brennen im Auge | beim <u>Stuhl</u> kein Blut, doch <u>nachher blutigen Schleimabgang</u> und Sch. blos den V.M.
12	Ksch. und Kopfhitze heute viel weniger | Augen schwach beim Anstrengen
13*	⌐NB ---¬[12]
13	4 „ ((N°))3 kein Blut beim Stuhl, aber nachher etwas und viel Schleim, und auch Sch. | ⌐ ¬ \Von/ Anstrengung \der Augen/ <u>Gefühl von Uebelkeit und Beängstigung</u>
14*	⌐NB ---¬[13]
14	kein Ksch keine Hitze +...+ | <u>früh saurer Geschmack im Munde beim Erwachen</u>
15	5 „ ((N°))4 beim Stuhl Blut | Schon früh Augensch. | N.M. Sch. an den Afterknoten und Schleimabgang | jene Tage Kreuzsch. heute nicht
16	6 „ ((N°))5 Nacht gut |beim Stuhl einige g ((gutta)) Blut, doch nachher Sch. den ganzen Tag auch Schleimabgang, nach Gehen heftiger
17	7 „ ((N°))6 -------- ---------- sehr starker Blutabgang, doch kein Sch. nachher - den ganzen Tag höchst schwach viel saures, bittres Aufstoßen
18	Augen ohne Sch. doch bei Anstrengung derselben Uebelkeit und Beängstigung |\Sieht/ bei Licht gut so
19	8 „ ((N°))7 ---------- viel Blut beim Stuhle, doch den Tag kein Sch. oder Schleimabgang

---

[9] Unterstreichung durch Zickzacklinien getilgt.
[10] Nicht getilgtes und hinterfragtes Symptom, daher auch nicht auffindbar.
[11] Vgl. CK V, 2. Aufl., Sepia, Sepia-Saft, Symptom N°759: „Nach dem Stuhle, Abgang blutigen Schleimes."
[12] Dito Symptom N°257: „Bei Anstrengung der Augen, Gefühl von Uebelkeit und Beängstigung."
[13] Dito Symptom N°497: „Saurer Geschmack im Munde, früh, beim Erwachen."

| 20 | Die Furcht vor dem Alleinseyn war in diesen Tagen recht stark \| Ein Paar Augenblicke hält sie es aus, dann wirds ihr aber sehr
| 21 | schwach am ganzen Kr. und sie muß eilen zu Menschen zu kommen \| auch wirds ihr manchmal wie kalt dabei und sie bekömmt eine Art
| 22 | Drücken auf dem Kopfe \| ganz früh, wo sie sich am kräfigsten fühlt, kann sie noch am besten allein seyn \| doch helfen ihr
| 23 | Fremde nichts, da kann ihr erst recht bange werden; sie fürchtet sich dann vor schnellen heftigen Krankheitszufällen. Heute
| 24* | ⌐NB ---¬[14]
| 24 | war sie den ganzen Tag, <u>bes. N.M. so schwach, daß sie glaubte, ohnmächtig zu werden</u> \| <u>Kopf so schwach, daß sie fast gar nichts
| 25 | denken kann</u>[15] \| Schwindlich war ihr oft, <u>auch fühlt sie das Schlagen des Pulses, besonders in der ganzen linken Brust</u>[16]
| 26 | 9 ((N°))8 Nacht weniger gut, erwachte einmal mit Unruhe im Köpfe und konnte bis 3 U. schlafen \| beim Stuhle wieder viel Blut
| 27* | ⌐NB ---¬[17]
| 27 | aber Tags keins Sch. \| <u>Früh sehr matt bei Unruhe im Unterleib</u> und im Magen Gefühl von Uebelkeit und Frost am ganzen Kr
| 28 | N.M. etw. besser \| Druckkopfsch. oft.
| 29 | 10 ((N°))9 Nacht gut bis 1 ½ U. dann konnte sie bei Unruhe im Köpfe nicht recht wieder schlafen, so sehr sie auch das Bedürfnis dazu fühlte
| 30 | beim Stuhl kein Blut \| doch den ganzen V.M. Sch. und Schleimabgang, durch Gehen verstärkt \| doch legte sich Sch. etwas \| Doch heute wohler \| Augen früh schwach
| 31 | will einige Tage aussetzen[18]

133

19
((April))

| 1 | \| **Volkmannin** /v. 14\ \632/ den 10 Apr. (8 Tage nach Sep) bekam sie zufällig Kampher[19] zu riechen, worauf sie sogleich Hitze im Gesicht und ganzen

---

[14] Dito Symptom N°1466: „So schwach, dass sie glaubt, ohnmächtig zu werden. (n. 7 T.)"

[15] Dito Symptom N°78: „Schwäche des Kopfes, dass sie fast gar nicht denken kann, besonders Nachmittags."

[16] Dito Symptom N°1409: „Sie fühlt den Pulsschlag im Körper, besonders in der linken Brust."

[17] Dito Symptom N°1467: „Früh sehr matt, mit Unruhe im Leibe."

[18] Dieses Aussetzen um einige Tage bedingt die falsche Datierung der Einnahme für die Zeit nach dem 10. April auf Originalseite 180, Randeintrag Z.2*.

[19] Vgl. Brief VI. Antonie nimmt dort Bezug auf dieses Ereignis und verschiebt die Einnahme des Kampferspiritus, den Hahnemann wohl als Cholera-Prophylaxe verschreibt.

2	Kr. bekam und sich den ganzen Ab. recht unwohl fühlte | auch traten höchst vermehrtes sehr stark fließendes
3*	? ⌐NB Sep¬20
3	⌐Ksch¬ Afterblut ein | Nachts erwachte sie mit heft. Angst und Krampf im Unterleibe, dann im \Mund/Brust und Hüft..
4	gelenk, mit Herzklopfen dabei | da es sehr heft. ward, ein Strich Mesmeriren, worauf sie bald Ruhe
5	bekam und bis früh gut schlief
6	den 11 beim Stuhl sehr viel Blut und nachher kein Sch | Fühlt sich sehr schwach | Magen etwas besser, doch weniger
7	Appetit und Hunger und viel Säure
8	12 Schlief gut, doch nur bis 4 ½ U. | Blutgang nie so stark gewesen, heute tropfte es nicht, sondern lief beim Stuhl
9	13 Nacht leidl[ich] | Afterblut wie gestern | fühlte sicht etwas besser | Nach Spazieren Sch. in den Knoten und Schleimabgang
10	doch verging dieß wieder | gegen Ab. Jücken an den Knoten | hat oft und anhaltend Schwindel
11	14 Blutfluß etw. weniger | doch N.M. Sch. | fühlte sich heute ordentlich krank | Ksch verließen sie selten auch war
12	sie ganz kraftlos
13*	⌐? NB ---¬21
13	15 Schlief erst gegen 12 U. ein, so unruhig war sie gestern \Ab. im Bette/ und früh konnte sie nur bis 4 ½ U. schlafen | Stuhl nicht
14	auch kein Blutabgang | Gestern und heute immer Leibsch. fühlte nur bei gewissen Bewegungen des Kr. im Unterleibe
15	beim Nabel den Sch. | Magen ganz schlecht | hat viel Säure und so wenig sie auch ißt, scheints doch für den Magen
16	zuviel zu seyn | doch im Ganzen heute wohler, nur Ab. sehr gereizt, wobei sie immer ein inneres Zucken
17	oder Zittern in den Blutgefäßen der Hand und des Armgelenks fühlt | Augen immer gleich schwach
18	oft ein Brennen drin | manchmal sind sie roth, ander Male matt und Ab. kann sie oft niemand ansehen
19	sie muß sie schließen vor Schwäche und Drücken
20*	⌐? NB ---¬22

---

20 Dito Symptom N°1556: „Nachts erwacht er mit heftiger Angst und Krampf im Bauche, dann im Munde, der Brust und dem Hüft-Gelenke, mit Herzklopfen." Auch bei diesem Symptom ist - bei unzweifelhafter Identität - das Geschlecht vertauscht.

21 Dito Symptom N°1511: „Abends im Bette unruhig, erwacht er auch früh sehr zeitig." Bis auf das maskuline Genus weitgehende Übereinstimmung mit dem Symptom der „Volkmannin".

22 Dito Symptom N°1364: „Nachts, nach kurzen Schlafe erwacht er mit grosser Körperunruhe, die ihn schwer still liegen lässt." Wiederum ein Symptom, das mit ziemlicher Sicherheit von Frau Volkmann stammt und in männlichem Genus wiedergegeben wird (siehe D27, Anm. 20 und 21).

20	16 Schlief sehr unruhig, kaum 1 ½ St. nacheinander und erwacht dann mit <u>solcher körperlichen Unruhe</u>, die sie
21	<u>ungern still liegen läßt</u> | Auch viel Träume | <u>Augen</u> sehen früh ganz besonders schwach und <u>brennen</u> ⌐früh⌐ immer[23]
22	Früh kein Stuhl, doch Blutgang, so wie sie zum Stuhlgang setzte | Später noch Stuhl ohne Blut. | Auch heute
23	befand sie sich besser
24	17 Nachtschlaf gut von 10 - 4 U. | kein Blut beim Stuhle, doch nachher Sch. und Schleimabgang | Auf Abwaschen
25	mit Wasser, Afterblut, doch nahmen die Sch. nicht ab; sie waren nachher stärker, auch war etw.
26	Schleimabgang dabei | Gestern und heute sehr wenig Stuhl | vorgestern gar kein | wagt aber kein Klystir
27	zu nehmen wegen der gr. Empfindlichkeit dieser Theile | Augen schmerzen heute nicht
28	gestern sollte die Regel eintreten | Mit den Beängstigungen ist es in den lezten Tagen, bes. gestern
29	recht gut gegangen - auf den Freitag ihr zu heißen fort zu brauchen[24] die übrigen 13 § und extra Nux
30	72 Stunden nach Regelantritt[25] | Der st. Blutfluß Anfangs kam vom rothen Wein unter Preußelbeeren[26], die ihr
31	schon in gesunden Tagen Afterblutgang gemacht hatten im geringsten Maße genossen.

180

7
Mai ((1824))

1	| **Sie** den 17ⁿ \15 Tage nach Sep/ V.M. heft. Sch und sehr viel Schleimabgang | Gehen konnte sie also nicht. | Ab. bei Schlafengehen wieder Afterblut, doch nehmen
2	die Schmerzen nicht ⌐ ⌐ ab |) und der Schleimabgang ward ganz ungewöhnlich stark
2*	Hatte den 15 März Sep °/$_{10000}$ bekommen, aber

---

[23] Dito Symptom N°231: „**Brennen der Augen, früh** und Schwäche derselben." (Hervorhebung im Original als Sperrsatz.)

[24] Bis hier hatte die Patientin eigenmächtig für etwa 7 - 9 Tage die Nullpulver abgesetzt. Daher die Zurechtweisung. Unklar ist, wie Hahnemann auf die 13 restlichen § kommt. Die genommenen Nummern und die zugeordneten Tage gehen im folgenden etwas durcheinander; so hätte Antonie die Nummern 8 und 9, den Aufzeichnungen zufolge, je zweimal einnehmen müssen.

[25] Vgl. D26, Anm. 34.

[26] Preiselbeeren, vgl. HAL III, S. 242f.

	nach dem 10 April[27]
	genommen
3	18^n konnte daher erst nach 3 U. einschlafen, bis 5 U. blos | beim Stuhl weniger Blut, auch den Tag über kein Sch.
4	heute sehr schwach | V.M. viel Frost und Schwindel und beim Spazieren Beklemmungen auf der Brust, daß sie nicht mehr sprechen
5	und vor Ermattung kaum athmen konnte | den ganzen N.M. so schwach, daß sie kaum gehen konnte und Ab. da sie nur einigemal
6	im Hause umherging traten auch die Mastdarmknoten wieder stärker und schmerzend heraus, und Schleim dabei
7	N°8 19 ((April)) Nacht leidl[ich] | Schläft jezt gar nicht mehr so fest als vor einiger Zeit | Blut beim Stuhl mäßig nur nach Spazieren
8	etw. Sch. - etwas besser, doch sehr schwach.
9	9 20 ((April)) Nacht gut bis 4 U. | Blut beim Stuhl und Ab. etw. Sch. Fühlte sich sehr schwach und hatte Schwindel. N.M.
10	ein inneres Zittern und Beängstigung
11	10 21 ((April)) Nacht unruhig | Blut beim Stuhl | nach dem Gehen Knoten wie immer stark herausgetreten und schmerzten etwas, was
12*	Er heute 24 /$_o$\ § fort Carbo[28] Sie 24 § N°1 Carbo O[29]
12	sich N.M. verlor | sie fror und drauf bekam sie Hitze im Kopf und Augen, die schon den Tag über schwach und roth gewesen
13	waren, wurden so empfindlich, daß sie sie immer schließen mußte | die Hitze nahm bald den ganzen Kr. ein und sie fühlte
14	sich so schwach und krank, daß sie gar nicht sprechen konnte | auch hatte sie V.M[itter]nachts noch viel Hitze und Unruhe .

---

[27] Ein Versehen: Laut Originalseite 120 und 133 hat sie die N°1 Sep °/$_{10000}$ (C2) am 2. April eingenommen. Auch der Einschub über der Zeile 1 von Originalseite 180 geht noch von dem richtigen Datum aus. Der Fehler ergibt sich aus der Tatsache, daß Hahnemann die verstrichenen Tage seit Mittelgabe häufig nach den Nummern der Nullpulver berechnet. Auf Originalseite 120, letzte Zeile, aber kündigt die „Volkmannin" an, einige Tage aussetzen zu wollen (siehe D27, Anm. 18).

[28] Ein nachträglicher Randeintrag zur 1. Seite der Briefabschrift, um später die Verschreibung schneller zu finden.

[29] Ein großes Kreissymbol von knapp 3 mm Durchmesser. CK III, 2. Aufl., S. 1 Carbo animalis oder Carbo vegetabilis S. 33. Ob hier nun Thierkohle oder Holzkohle gemeint ist, kann nur durch den genauen Vergleich der ⌐!⌐- bzw. ⌐NB⌐-Symptome" ermittelt werden. Siehe D27, Anm. 45. Vgl. auch RA VI, 2. Aufl., S. 120ff. Carbo ligni und S. 161ff. Carbo animalis. Die Frage, ob Hahnemann tatsächlich schon bei allen, nicht näher bestimmten, Arzneigaben, die Decillion-Potenz (C30) anwendete, stellt sich hier aufs neue, da er auf S. 122 (RA VI, 2. Aufl., 1827!) noch die C3-Trituration empfiehlt: „Ihre Arzneikräfte lassen sich in noch weit höherm Grade entwickeln durch weiter fortgesetzte Reibung mit hundert Theilen frischem Milchzucker; doch bedarf man zum homöopathisch arzneilichen Gebrauche einer stärkern Potenzierung der Holzkohle, als die millionfache Verdünnung ist, auf keine Weise."

4 Edition der Krankengeschichte

15	11, 22 ((April)) Schlief dann bis 4 ½ U. doch dann noch nicht wohl | Sie fühlt sich immer so unwohl, daß sie ihr Krankseyn
16	gar nicht vergessen kann (dies war vor 4 Wochen ganz anders) | Das Brennen der Augen heute bes. stark | auch
17*	‖ ⌐NB Sep⌐30
18*	‖
17	hat sie selten ein natürliches Gefühl von Wärme und Kälte der Haut; entweder ist es ihr zu kalt, oder sie
18	bekömmt Hitze, die gleich in Schweiß übergeht | Seit vor gestern bes. heiße Lippen31 | beim Stuhl hatte sie viel
19	Blutabgang, doch den Tag über wenig Sch | Ab. etwas Jücken an den Knoten
20*	⌐NB nach 13 Tagen /Sep\⌐32
20	12, 23 ((April)) Nacht unruhig | starker Blutgang beim Stuhle und wenig und harter Stuhl | heute weniger Krankheitsgefühl
21	gegen Ab. Schwindel und Beängstigungen
21*	verte

181

7
Mai

1	| **Volkmannin** cont.33
2*	‖ ⌐NB Sep ⌐34
3*	‖ 35
2	N°13, den 24 apr Nacht leidl[ich], ganz wenig und harter Stuhl | Blut ganz wie gestern | beim Spazieren immer Schwindel
3	mußte sich führen lassen | Weißfluß seit mehreren Tagen wieder stärker und hell wie Wasser der Schleim
4	14 25 ((April)), Nacht leidl[ich] bis 5 U. | Blut beim Stuhl eine halbe Obertasse ist das Gewöhnliche, wenn es mäßig ist

---

30 Dito Symptom N°1422: „Entweder ist ihr zu kalt, oder sie bekommt Hitze, die gleich in Schweiss übergeht."
31 Dito Symptom N°351: „Lippen heiss."
32 Dito Symptom N°747: „Die spätern Tage wird der Stuhl hart, auch wohl knotig und ungenüglich." Falls mit „die spätern Tage" 13 Tage nach Sep. gemeint ist, könnte es sich hier um das betreffende Symptom handeln. Ein passenderes Symptom ist nicht zu finden.
33 Hahnemann wurde bei der Übertragung des Briefes durch vier Konsultationen unterbrochen.
34 Dito Symptom N°92: „Schwindel bloss beim Gehen im Freien, sie musste sich führen lassen."
35 Dito Symptom N°941 und 942: „Weissfluss, so hell, wie Wasser. (n.22 T.)" und „Weissfluss wasserhellen Schleimes.", wobei aufgrund der Zeitangabe nur das letztere Symptom N°942 in Frage kommt, da die Sepia-Gabe erst 14 Tage zurück liegt.

5	Die Schwäche in den Knieen groß und sie verläßt sie gar nicht mehr | N.M. Sch. der Aderknoten | Traurig
6	15 26 ((April)) Nacht unruhig | kein Blut beim Stuhl, doch Sch. an den Knoten - hielten nicht lange an und sie war Tag davon frei
7	bis Ab. wo sie wieder kamen | Gehen wenig wegen Schwäche | auch N.M. eine gr. Unruhe im Blute | beim Bücken
8	bekam sie Ksch. als wenn etwas Schmerzhaft ⌐ ¬ Drückendes vorne nach der Stirne zu fiel
9	16 27 Nacht gut bis 4 U. | kein Afterblut | doch starkes schmerzhaftes Heraustreten der Knoten nachher und ganz wenig
10*	‖ ? NB Sep[36]
...	‖
16*	‖
10	Stuhl | V.M. nach ½ stündigen <u>Spazieren so erschöpft, daß das Gefühl von Mattigkeit eine Art Uebelkeit</u>
11	<u>erregte; sie konnte kaum athmen - Luftröhre bis zur Herzgrube wie zuge</u>zogen | ist seit den lezten
12	6 Wochen sehr <u>mager geworden</u>
13	17 28 Nacht unruhig | kein Blutabgang, doch <u>starkes Heraustreten der Mastdarmknoten \beim Stuhl/</u>[37] und sehr wenig Stuhl
14	diesen Morgen <u>Nasenbluten sehr</u> wenig aber <u>unausgesetzt 7 St. lang, nur manchmal einzelne Tropfen</u>
15	18 19 Nacht leidl[ich] | kein Afterblut beim Stuhl und nicht schmerzhaft | nur <u>beim Gehen treten die Knoten</u>
16	<u>stärker heraus</u>[38] und machen ein unangenehmes Gefühl | Fühlte sich heute etw. besser, doch sehr schwach in Knien
17*	verte

182

7
Mai

1	| **Volkmannin** cont.
2	N°19 den 30 apr. kein Afterblut und sehr leichter Stuhl, doch nachher den ganzen Tag viel Sch. und viel Schleim auch
3	etwas Blutabgang bis N.M. 5 U. wo beides aufhörte
4	20 den 1 Mai Schlief nur von 11 bis 4 U. | <u>wenn sie sich nicht recht zeitig niederlegt, schläft sie schwer ein</u>
5	<u>und wacht auch früher auf</u> | Schläfrig wird sie jezt wieder gar nicht mehr | N.M. kann sie auch nicht schlafen

---

[36] Obwohl das „NB" nicht getilgt wurde, finden sich einige der unterstrichenen Symptome in der Symptomenreihe von Sepia.

[37] Dito Symptom N°810: „Starkes Austreten der Mastdarm-Aderknoten beim Stuhlgange."

[38] Dito Symptom N°809: „Starkes Austreten der Mastdarm-Aderknoten, beim Gehen."

4 Edition der Krankengeschichte

5*	? ⌐NB Sep.⌐[39]
6	das Ausgehen der Haare ist wieder vorbei | Augenschn. hat sie auch nicht
7	Regel noch nicht eingetreten | doch darf sie wohl erst vom 26 März an rechnen, da sie diesen
8	Tag von neuem wieder eintrat | heute beim Stuhle wieder Blut, doch weniger als
9	die lezte Zeit, nachher aber auch viel Schmerzen.
9*	bekam heute 24 § N°1 Carbo O

263

10
Jun ((1824))

1	| **Volkmannin** /v. 7 Mai\\632/[40] hatte noch fort Sep seit dem 2 april[41]
2	den 9^n Mai die Regel /dauerte wohl 8, 9 Tage\ eingetreten[42], nicht besonders stark | die Zeit daher fast tägl[ich] Blut beim Stuhle /sehr schwach | Afterknoten sch. | trübsinnig\
3	den 18 \Mai/ N°1 Carbo \24 §/ die ersten 3 Tage noch Afterblut, und Afterknotensch.
4	nach Tische starkes Herzklopfen
4*	⌐NB carbo⌐[43]
5	den 20^n Gemüth besser
6	22^n beim Stuhl nur wenig Blut, doch nachher wieder Schn. | Ab. viel Frost auch im Bette
7	23 weniger Blut beim Stuhle, und Schn m[a]eßiger
8	24 Nacht leidl[ich] | kein Afterblut | Schn leidl[ich] | Sehr aergerlich und darauf schwindlicht
9	25, 26 --- gut --------------- ------------
10	27 Nacht leidl[ich], kein Afterblut, doch Sch den ganzen Tag und etwas Schleimabgang | viel Müdigkeit und Schwere \des Krs/

---

39 Dito Symptom N°1509: „Spätes Einschlafen, wenn sie sich nicht recht zeitig niederlegt, und dann auch zeitiges Erwachen." Außerordentlich bemerkenswert ist die lange Wirkungsdauer von 20 Tagen, die Hahnemann einer so tiefen Potenz zurechnet, wobei es sich tätsächlich um 28 Tage handelt (siehe D27, Anm. 27), zwischen Mitteleinnahme (2. April) und diesem letzten in die CK übernommenen Symptom (1. Mai, es ist allerdings kein einmalig an diesem Tag aufgetretenes Symptom).
40 Nach wie vor in Dresden.
41 Hier stimmt das Datum wieder (vgl. D27, Anm. 27).
42 Hier fällt wieder die typische Unterbrechung der Medikation während der ganzen Regel auf (Vgl. CK I, 2. Aufl., S. 172). Die „Volkmannin" hatte die 24 § mit N°1 Carbo schon am 1. Mai zugeschickt bekommen. Es fehlt ein Hinweis, ob die Patientin in dieser Zeit das „extra Nux 72 St. nach Regelantritt" genommen hat.
43 Vgl. CK I, 2. Aufl., Carbo vegetabilis, Holzkohle, Symptom N°381: „Nach dem Essen, starkes Herzklopfen." Ein ähnliches Symptom findet sich zwar auch bei Carbo animalis, (N°253: „Nach dem Frühstück, Herzklopfen, und auch sonst nach dem Essen."), jedoch stimmt der Wortlaut besser mit Carbo vegetabilis überein.

11	immer guter Appetit, doch viel Säure im Magen
12	28 Schlief wenig | kein Afterblut, doch Sch. nachher den ganzen Tag, auch etwas Schleimabgang | Weißfluß
13	Jezt auch stärker | Täglich ein Paar Mal Frost
14	29 Nachts Frost und drauf Hitze und etw. Schweiß | Sehr <u>brennende Augen</u> | Sch. an der stark ausgetret[enen] Afterknoten /kein Afterblut | Schleimabgang\
14*	⌐NB ---¬44
15	30 Beim Stuhle Blut, nachher wenig Sch und kein Schleimabgang
16	31 kein Afterblut auch wenig Sch. an den Knoten.
17	1 Jun Nacht unruhig | kein Afterblut und wenig Sch | N.M. sehr ärgerl[ich] | Schwäche in den Knieekehlen
18	2 Die Nacht wieder Frost ½ St. lang, als sie wieder erwachte, Brennen in den Augen und etwas Krhitze ((Körperhitze))
19	3 kein Afterblut, doch nach dem Stuhle Schleimabgang, doch keine Schn. | je mehr sie sich Bewegung macht /desto unruhiger schläft sie\
20	4 den ganzen Tag viel Schleimabgang durch den Stuhl, doch keine Schn
21	Kräfte werden etwas besser | gestern und heute wieder Beängstigung
22	5 aus den w<u>enig schmerzhaften Knot</u>en, nur sehr wenig Schleim und Blut | N.M. Angst vor irre werden
22*	⌐✝...✝45 NB --- \carbo/¬ N°19
23	6 Nacht sehr unruhig | unwohl gegen Morgen | ein fast schmerzhaftes Vollseyn im Leibe46 und etw. Sch in den Afterknoten
24	nach dem Stuhlgange, Afterblut und den ganzen Tag Sch und Schleimabgang | Heute sollte die Regel eintreten
25	7 Nacht gut bis 3 ½ U. | stark fließendes Afterblut beim Stuhle | Sch. etwas weniger, doch den Tag über
26	blutiger Schleimabgang

---

44 Dito Symptom N°179: „Brennen in den Augen." Auch dieses Symptom bringt nicht die entscheidende Differenzierung zu Carbo animalis, vgl. CK I, 2. Aufl., S1ff, Symptome N°103 - 105.

45 Durch einen Tintenklecks verwischt, scheint hier vor dem „NB" ein Ausrufezeichen zu stehen: Tatsächlich findet sich im Vorspann zu Carbo vegetabilis (dito) der Hinweis: „Bei Heilung der dieser Arznei homöopathisch angemessenen Krankheiten wurden folgende Symptome am ehesten gemindert oder gehoben: ... Schmerz der After-Aderknoten; Bluten aus dem After bei jedem Stuhl;" Derartige Symptomatik fehlt bei Carbo animalis CK I, S. 1 völlig, es handelt sich bei der verabreichten Arznei um Carbo vegetabilis. Im übrigen scheint Hahnemann Carbo animalis mit „Thierk" für Thierkohle abzukürzen.

46 Diese Symptomatik hat sich späteren Generationen von Homöopathen als charakteristisches Leitsymptom für Carb-v. erwiesen. Obwohl dieses Symptom für die Volkmannin neu ist, nimmt Hahnemann es nicht mit auf.

4 Edition der Krankengeschichte

27	8 Nacht gut | Afterblut mäßiger, nachher keine Schn. | früh etwas Mundgeruch (schon diese Woche einige Mal)
28*	heute nochmals 24 § fort carbo[47]

21
Jun

1	| **Volkmannin** /v. 10 ⌐ ⌐ Juny\ hatte den 18 Mai carbo genommen und bekam den 18 Juni neue §§ 24 fort carbo
2	den 8^n Ab. noch Afterblut
3	N°23 9 J[uny] Nacht gut | Kein Afterblut, auch wenig Sch. | N.M. Regel..Eintritt | sehr ärgerl[ich]
3*	den[48] 9^n Mai vorige Regel
4	10^n Jun Nacht unruhig | Regel stark | Ihre gewöhnliche Muthlosigkeit heute stärker
5	11^n Nacht unruhig | Regel floß bis gegen Ab. ziemlich stark. Da blieb sie fast ganz weg und zeigt sich erst
6	den 12^n gegen Morgen stärker. Schlief diese Nacht leidl[ich] | Die Afterknoten waren in diesen Tagen sehr wenig
7	schmerzhaft, bei Afterblut | Kräfte auch leidl[ich].
8	13 Nacht leidl[ich] | Regel gestern N.M. und diese Nacht weg | doch zeigt sie sich diesen Morgen wieder
9	Afterblut heute nur etwas durch Brennen an den Knoten beim Stuhl
10	14 Nacht leidl[ich] N°24 | kein Afterblut | doch etw. Sch. und Schleimabgang nach dem Stuhle | N.M. weniger wohl
11	Hatte[49] einige Erdbeeren gegessen | Brennen in den Augen und Drucksch. auf dem Scheitel | Beim Gehen Steifheit
12	in den Kniekehlen und darauf solche Schwere in den Füßen, daß sie sich aus Altstadt nach Neustadt mußte
13	tragen lassen | Abends Regel wieder - die gestern und heute ganz weg war.
14	N°1 15 ((Juni))[50] Nacht sehr unruhig | auch heute Regel noch bemerkbar
15	2 16 Nacht noch unruhiger | kein Afterblut | aber nach dem Stuhle Sch. und Schleimabgang, beides den ganzen
16	Tag über | die drei lezten Tage weniger wohl als selbst während der Regel
17	3. 17 Schlief gut. Heute morgen einen heftigen Aerger, wobei sie gleich solche Schwere in den Beinen

---

47 Carbo vegetabilis soll also noch 24 weitere Tage nachwirken. Auffallend viele andere Patienten erhalten im Zeitraum Mai/Juni 1824 das gleiche Mittel.
48 Verbindungsstrich zu „Regel" Z.3.
49 Schrägstrich am linken Zeilenrand.
50 Hier beginnen die neuen „24 §" für die Nachwirkung von Carbo vegetabilis.

18	bekam, daß sie nicht allein gehen und stehen konnte, auch schwindlicht und höchst unwohl
19	¼ St. drauf Regel wieder, und das ganze Uebelbefinden nahm erst gegen Ab. ab.
20	4 18 Nacht unruhig | beim Stuhle starkes Afterblut, nachher keine Sch. | gestern kein Stuhl und kein
21	Afterblut , doch Kreuzsch. fast den ganzen Tag nach dem Aerger | Hatte heft. Katarrh in diesen Tagen
22	Fühlte den Aerger diesmal nicht im Magen, drum roch sie nicht ans Fläschchen[51]
23	Stimmung traurig und muthlos - dabei auch so reizbar bei jeder Unart der Kinder, daß
24	sie keine ruhige heitere Stunde hat. | Heute Mittag fühlte sie die Aergerlichkeit im Magen und es ward
25	ihr sehr unwohl drauf | Zerstreuung half nicht | Ab. 7 U. nahm ihr Uebel zu, etwas Uebelkeit
26	heftige Angst, Gefühl von Krankseyn durch den ganzen Kr. Herzklopfen, Zittern oder Ziehen unter der
27	Haut, welche kalt ward | im Leibe ein übles Gefühl (ein Paar St. vorher Leibschneiden)
28	dabei Ksch. | Afterknoten stärker und schmerzh. | Drücken bald, bald Stechen hie und da im Kopfe und wie
29	ein Band drum[52]
30	5. den 19 Schlief leidl[ich] | im Stuhle Afterblut | früh auch etw. Drücken in der Stirne und kraftloser als gewöhnlich | Mittags noch
31	weniger wohl | Schwäche in den Füßen wird zur Gefühllosigkeit, daß sie nur unsicher gehen kann | Kopf eingenommen
32	etwas Hitze in der Stirn | wenn sie auf dem Stuhle sitzt so schwindlicht, daß sie sich anlehnen muß | aergerl[ich]
33	noch eben so sehr und bei der kleinsten Anwandlung von Aerger wirds ihr schwindlicht | Afterknoten treten raus
34	schmerzhaft so bald sie nur einige Minuten steht oder hin und hergeht | Mehr leeres Aufstoßen als sonst
35	Säure des Magens jezt viel | Zittern im ganzen Kr. und manchmal Herzklopfen
36	Im Bauche Empf. wie zum Laxiren | heute extra s. ph.[2]

---

[51] Vgl. D26, Originalseite 557, Z.11*, die zuletzt erwähnte Riechmedikation bei Bedarf war Chamomilla.

[52] Auch dieses neue Symptom der Volkmannin wird später auf anderen Wegen für Carbo vegetabilis bekannt (vgl. GS III, S. 353f, Boericke. S. 198).

5
Jul ((1824))

1 | **Volkmannin** /v. 21 Jun\ hatte carbo vom 18 Maien und ich schickte den 21 Jun. extra s. ph.²

2 den 20ⁿ leidl[ich] | kein Afterblut beim Stuhl, doch nachher Sch, der N.M. zunahm mit etw. Blutabgang und Ab. Schleim

3 V.M. sehr unwohl, sehr matt mit Uebelkeit

4 21ⁿ Nacht gut (N°7) ging auf dem Stuhle nur viel Blut, aber kein Koth | auch heute sehr unwohl, ungeheuer

5 reizbar, welches sich auch durch Empfindlichkeit der Fußsohlen äußert, daß sie kaum auftreten

6 kann, wobei sie auch zuweilen sehr warm werden | Abwechselnd | wenn sie sich manchmal sehr schwach

7 fühlt ist ihr ½ St. drauf sehr leidl[ich].

8 b⁵³ 23 Nacht gut (9) ((N°9)) kein Aferblut, doch V.M. etw. Sch. | Heute besser befunden | Auch Schlaf in den Morgenst. recht gut

9 a 22 Nacht gut (8) ((N°8)) viel Afterblut ⌐und N.M. kein Sch. | heute⌐ kein Stuhl | heute etwas besser befunden

10* ‖ ⌐NB⌐

11* ‖ ⌐s.ph⌐⁵⁴

12* ‖

10 24 Nacht sehr gut | extra § \s.ph.²/ | Früh fühlte sie sich recht wohl, aber N.M. Schwindel und Schwäche in den Füßen⁵⁵

11 daß sie gar nicht spazieren gehen konnte.

12 25ⁿ Nachts recht unwohl die größte Unruhe. und Beängstigung | Krankheitsgefühl hinderte den Schlaf bis 2 U.

13 kein Afterblut kein Stuhl

14 26 Nacht leidl[ich] (11) kein Afterblut - doch den ganzen Tag Sch. und etw. Schleimabgang

15 27 Nacht leidl[ich] (12) Afterblut vor dem Stuhl, wie Ausleerung der Knoten | den ganzen Tag Sch. mit Schleim und Blutabgang

16 und Ab. noch ordentlich fließende Hämorrhoiden

17 28ⁿ Nacht leidl[ich] (13) beim Stuhle viel Afterblut | Sch. erst nach dem Gehen

18 29 Nacht leidl[ich] (14) heute keine Afterschmerzen, doch Afterblut beim Stuhle | Kräfte besser

---

53 Mit der Randmarkierung „b" und „a" (Z.9) gibt Hahnemann die korrekte Reihenfolge der Tagesnotizen an, da ihm wohl bei der Abschrift des Briefes ein Fehler unterlaufen ist.

54 Vgl. CK V, 2. Aufl., Phosphorus, Phosphor, Symptom N°1770: „Nachts grosse Unruhe mit Beängstigung" und 1727: „Allgemeines Krankheitsgefühl hindert Nachts den Schlaf bis 2 Uhr."

55 Dieses Symptom war a.a.O. nicht zu finden.

19		30 ---------------- (15) heute hinderten die stark herausgetretenen Knoten den Stuhlabgang ganz	den ganzen Tag Sch. und Schleimabgang
20		1 Jul. Nacht gut	viel Afterblut und Sch. beim Stuhle (16) bis N.M. st. Sch. an den Afterknoten
21		2 ,, Nacht leidl[ich] (17) wenig Afterblut beim Stuhl, doch immer Sch. und Mittags viel Blutabgang
22		3 -------------- (18) wenig Blut beim Stuhl, doch Sch. nachher.
23		(will 8 Tage nach dem 3 Jul hiher reisen)[56]

364

26[57]
Jul

1		**Volkmannin** /v. 5 Jul\ ⌐nahm⌐ hatte vom 18 Mai an Carbo O wovon sie noch viel Afterblut hatte
2	nahm dann den 24 Mai extra sol. ph.² seitdem nichts

---

[56] Tatsächlich befand sich Antonie vom 26. bis 29. Juli in Köthen. Dies zeigt sich durch die Art der Eintragungen und das verstreute Vorkommen der Notizen bezüglich ihrer bzw. der Kinder über drei Tage hinweg. Schriftliche Konsultationen sind nur selten von anderen Konsultationen unterbrochen, in der Gliederung klarer und enthalten weniger Einschübe und Randeinträge.

[57] Das Tagebuch J.W. Volkmanns, das erst am 7. Juli 1824 begonnen wurde, bestätigt die persönliche Konsultation:
„Montag 26
Antonie mit der Andra u. 3 Kinder (excl. Arth.) reist nach Kö-then
...
Donnerstag 29
... Antonie kömmt v. Cöthen zurück mit dem Allwill krank, u. mit ganz neuen Vorschriften Hahnemanns für die Kinder so wie sich selbst. Er hofft durch momentanes Bad ihrem Nervensystem die Reizbarkeit zu nehmen u. erwartet viel von einer künftigen Schwangerschaft."
Die „3 Kinder" sind Allwill, Adelbert und Clara. Bei den neuen Vorschriften handelt es sich um hydrotherapeutische Versuche, deren „homöopathische" Anwendung Hahnemann aber erst in der 6. Auflage erwähnt, anders als den Mesmerismus, dem er schon in ORG[III] zwei eigene Paragraphen (§§ 319 und 320) widmet. Offenbar fiel es Hahnemann nicht leicht, diese Verfahren zu beurteilen (vgl. Kap. 5.7). Bezüglich der Schwangerschaft, von der Hahnemann lt. Tagebuch viel erwartet, schreibt er 1828 in CK I, 1. Aufl. S. 233f.: „Schwangerschaft ist in allen ihren Graden so wenig eine Hinderung der antipsorischen Curen, daß sie vielmehr da oft am nöthigsten und hülfreichsten werden. Am **nöthigsten**, weil die chronischen Uebel sich da mehr entfalten. In diesem an sich naturgemäßesten Zustande des Weibes offenbaren sich die Symptome der innern Psora am deutlichsten, wegen der dann gesteigerten Empfindlichkeit und Gefühligkeit des weiblichen Körpers und Gemüths; die antipsorischen Arzneien wirken daher hier bestimmter und merklicher, was dem Arzt die Weisung giebt, hier die Gaben derselben möglichst klein und in hoch potenzirter Verdünnung einzurichten und so auch in der Wahl möglichst homöopathisch zu Werke zu gehen."

4 Edition der Krankengeschichte

3	den 4 July Nacht leidl[ich] (19 kein Afterblut, aber auch wegen der st. herausgetretenen Knoten kein Stuhl | Sch. am After den
4	Tag über und wenig Kräfte
5*	⌐! s. ph.¬[58]
5	den 5″ weniger Schlaf die Nacht (20) kein Afterblut beim Stuhl | doch Sch. an den Knoten den Tag über.
6	6″ Nacht gut (21) kein Afterblut und wenig Empfindung an den Knoten | Kräfte leidl[ich]
7	7″ Nacht gut, nur vor dem Einschlafen etwas Frost | um 12 U. erwacht mit Hitze (22) kein Afterblut, doch Sch.
8	und[59] Schleimabgang. | Heute sollte die Regel kommen, blieb ⌐ ¬ \aber/ aus.
9	8″ Nacht gut (23) kein Afterblut, auch mäßige Sch.
10	9″ Nacht etwas unruhiger kein Afterblut und wenig Sch.
11*	⌐NB¬ ⌐! s. ph.¬[60]
11	10″ Nacht gut, kein Afterblut, doch Sch. nach dem Stuhlgang | Die Reizbarkeit und Aengstlichkeit auch etwas besser

365

26
Jul

1	| **Sie** blos in den lezten Tagen Blut aus dem After
2	die ersten Tage bei S. ph. gar sehr gereizt, ängstl[ich] beim Alleinseyn - aber nachgehends besser
2*	⌐NB s.ph.¬[61]
3	den 14ⁿ Regel 3 ½ Tag, den ersten Tag sehr stark die übrigen immer weniger.
4	ein Paar große Afterknoten. Fingerglied groß und wohl 6 kleinere, vorgestern st. Schn stark dran /beim Gehen blos\
5	beim Sitzen mindern sich die Knoten und schmerzen
6	auch kleiner wenn sie nicht schmerzhaft sind.
7	Beischlaf ist ihr schmerzhaft, die Theile sind so wundschmerzend, fast eine Neigung dazu, nur /ein Paar Tage vor Regel, aber auch /nur vorübergehend\\

---

58 Die mit einem durchgestrichenen „!" markierten Symptome finden sich im Vorwort der betreffenden Arznei. Vgl. CK V, 2. Aufl., Phosphorus, S. 2ff: „In Fällen wo die potenzirte Phosphor-Arznei homöopathisch angezeigt war, hob sie auch zugleich folgende, etwa gegenwärtige Beschwerden: ... Reizbarkeit und Aengstlichkeit; ... Blut-Abgang beim Stuhle;"
59 Schrägstrich am linken Zeilenrand.
60 Das „NB" ist auf eine andere Art unkenntlich gemacht als die übliche Tilgung nach erfolgter Verwendung für die Arzneimittellehren. Für das „NB" ist ein „!" eingefügt, vgl. D27, Anm. 58.
61 Vgl. CK V, 2. Aufl., Phosphorus, Symptom N°32: „Grosse Aengstlichkeit und Reizbarkeit beim Alleinseyn."

8	Schafsfleisch macht Aufstoßen
9	Butter /und Milch\ macht sie ärgerl[ich] und gibt ihr bittern Geschmack
10	Auch Schleimabgang von hinten vermindert, blos noch bein den Knotenschn.
11	Cakao macht ihr fließende Hämorrhoiden[62] 24 § Grpht o/I[63]
12	etwas Schleim von vorne noch.
13	Zuweilen etwas Jücken an den Füßen, auch an der Scham etwas
11*	Nur zuweilen, wenn sie sehr schwach
	ist hat sie einige Empf.
	in der rechten \der/ Brüste zuweilen
	etwas ⌜Brust⌝ /Sch.\ doch die rechte weit
	schwächer
	und dünner[64]

405

11
aug ((1824))

1	∣ **Volkmannin** /v. 26, 29[65]\ hatte seit dem 24 Jun. s. ph.²
2	den 30ⁿ Jul Nacht sehr unruhig, kein Afterblut, doch viel Sch. an den Knoten ∣ Hatte heute Leibweh
3	und bis ((lat.: zweimal)) Laxiren
4	31 Jul Nacht unruhig, Laxiren wie gestern ∣ sie zogen nach Stötteritz[66]
5	1 Aug Nacht leidl[ich] Starkes Afterblut ∣ N.M. Uebelkeit ∣ Ab. fing sie mit Kaltwaschen an mit wollen
6	Handschuhen, nachdem sie zuvor das Sitzen (der Füße?) \des Hintern?)/ in ein Wännchen mit kaltem Wasser nur
7	wie dreimaliges Eintauchen gemacht hatte ∣ In 2 Minuten war sie fertig und befand sich recht
8	wohl darauf ∣ drauf Spaziren und 1 St. nachher das Reiben mit Wolle ∣ auch stellte sich etwas

---

[62] Vgl. D28, Anm. 98 und D27, Anm. 113.
[63] Graphites C3.
[64] Hier handelt es sich um einen Untersuchungsbefund, der auch ein Hinweis auf die persönliche Anwesenheit der Volkmannin ist.
[65] Diese Konsultation bezieht sich auf Allwill und Adelbert Volkmann
[66] Im Tagebuch J.W. Volkmanns findet sich entsprechendes: „31. Nach Stötteritz gezogen (Abends) vorher von Lindner besucht." Dr. Lindner spielte, nebenbei bemerkt, auch bei der Protestation (die von ihm, Volkmann und 40 weiteren Leipziger Bürgern unterschrieben wurde) gegen Hahnemanns Verdrängung aus Leipzig eine Rolle und wird in dem Tagebuch immer wieder genannt. Er bezeichnete sich als persönlichen Freund Hahnemanns und hat die 1820 bei Reclam erschienene Schrift verfaßt: „Vertheidigung der von Dr. Hahnemann aufgestellten homöopathischen Heilart, durch verbürgte und auffallende Thatsachen bestätigt, von einem Nichtarzte für Ärzte und Nichtärzte." (Haehl I, S. 127). Vgl. auch Kap. 1.

| 9 | Jücken drauf ein an allen Theilen des Kr. ein wenig, den Rücken ausgenommen | am stärksten
| 10 | erst beim Schlafengehen und frühmorgens wieder | Es war nicht wie das gewöhnliche Jucken der
| 11 | Haut, sondern mehr wie ein feines Stechen von innen heraus
| 12* | Grpht
| 12 | 2 ((August)) Schlief etwas besser. Nahm N°1 Grpht $^0/_1$ Blutabgang etwas mäßiger - hatte wenig Sch. N.M. wieder
| 13 | Uebelkeiten | Heute Ab. ward sie kalt am ganzen Kr. beim Schlafengehen, ungeachtet des vorhergegangenen
| 14 | Reibens mit Wolle | Das Waschen hatte sie eben so schnell als gestern gemacht | Hatte viel innere
| 15 | Unruhe, welche sie lange am Schlafen hinderte | Jücken war wie gestern.

406

12
aug

| 1 | | **Volkmannin** cont.
| 2 | den 3^n,((N°)) 2 Nacht leidl[ich]. Kein Blutabgang beim Stuhle ⌐ ⌐ | doch viel Sch. den ganzen Tag. Als sie Mittag etw.
| 3* | ⌐? NB Grpht⌐[67]
| 3 | <u>schlafen wollte, hatte sie Frost</u> | das Kaltwaschen machte ihr heute sehr unangenehme Empf.
| 4 | es versetzte ihr den Odem, bekam Uebelkeit und Magendrücken und fror dabei, (welches die ersten Male
| 5 | nicht war) | Als sie drauf Spazieren gehen wollte, ward ihr gleich schwindlicht und schwer im Kopfe
| 6 | und schwach in den Füßen, daß sie sich mußte zurück führen lassen | Versucht das Gehen wieder, konnte
| 7 | sich aber nicht auf den Füßen erhalten | Dieß Uebelbefinden hielt über 1 St. an. | Sie konnte nicht
| 8 | auf einen Stuhl sitzen ohne sich anzuhalten | dabei fand sich noch gr. Unruhe in den Gliedern
| 9* | ⌐? NB Grpht⌐[68]
| 9 | am stärksten in den Armen | Gestern und heute <u>bitterer Geschmack auf der Zunge, doch nur saures</u>
| 10 | <u>Aufstoßen</u> | Jucken heute ganz unbedeutend

---

67 Vgl. CK III, 2. Aufl., Graphites, Symptom N°1113: „Frost am Tage, beim Niederlegen zum Schlafen."
68 Dito Symptom N°350: „Bittrer Geschmack auf der Zunge, bei saurem Aufstossen."

11	4, ((N°))3 st. fließende Hämorrhoiden beim Stuhl	V.M. wenig	N.M. starker Sch.	Weißfluß ist seit 2 Tagen
12	sehr stark	Heute Mittag beim Essen st. Hitze im Gesicht und den Augen, welche thränten und roth wurden
13	nachher Ksch.	fühlt sich sehr kraftlos	Seit 3 Tagen ein Gefühl von Vollseyn im Unterleibe
14	auch ein starker Leib und wenig, harter Stuhl	Waschen heut unterlassen, (weil ihr vermehrtes
15	Unwohlseyn dasselbe ist, was sie sich vor den Jahren damit zuzog.
16	5, ((N°))4 Nacht gut	wenig Blutabgang	V.M. wenig, doch von Mittag an viel Sch., die auch
17	den 6ⁿ ((N°))5. die Nacht fortdauerten - schlief sehr unruhig	Blut beim Stuhl und Sch.	Wollte Ab. das
18	Kaltwaschen wieder anfangen, fühlte sich aber unwohl, daß sie es nicht wagte
19	7ⁿ ((N°))6 bekam Nachts Halsschmerzen und schlief sehr unruhig	früh hatte sie Uebelkeit und Rückensch.
20	und gegen Mittag bekam sie recht st. Fieber, erst etwas Frost, aber viel Hitze	Sie mußte sich
21	legen⁶⁹ - konnte sich vor Mattigkeit nicht aufrecht erhalten	Glieder alle schmerzten ihr	Uebel
22	keiten dauerten fort und N.M. „wurde es durch den Geruch von Braten und Zitronen so heftig, daß sie
23	nicht mehr sprechen konnte, ward ganz blaß und bekam kalten Schweiß	Früh wenig Afterblut
24	aber Sch. N.M. sehr stark.
25	8. Schlief sehr unruhig, hatte ⌜viel Hitze⌝ Frost am ganzen Kr. bis Mitternacht, nur im Kopfe viel
26	Hitze, nachher aber viel Hitze am ganzen Kr.	warf sich mit der größten Unruhe im Bette rum
27	viel Halschmerz, welcher innerlich etwas geschwollen ist und beim Schlucken ein stechenden Sch. macht
28	⌜b⌝ äußerlich aber beim Befühlen wie ein blauer Fleck (zerschlagen) schmerzt	Uebelkeit
29	die ganze Nacht auch diesen Morgen sehr stark	Rücken schmerzt auch diesen Morgen noch und sie fühlt sich nicht wohl.

---

69 Vgl Tagebuch des J.W. Volkmann:
„1824 ... August...
Samstag 7 Ich bekomme die Todesnachricht der guten Jettchen Hübel.
Sonntag 8 die ich Antonie früh beybringe, Diese legt sich am Scharlachfriesel. ...
Dienstag 10 ... Ich consultire D. M. Müller, der auch deshalb nach Stötteritz
Mittwoch 11 kam, nichtsdestoweniger ward nach Cöthen geschrieben ...
Freitag 13 Es kam 1 Fußbote v. Cöthen Auch Artur legt sich am Sch.Friesel."

407

| 1 | | **Volkmannin** cont.
| 2 | Seit dem 8ⁿ V.M. das Purpurfriesel[70] wie die Kinder | Fieber war ungemein stark und das Jücken unbeschreiblich
| 3 | heftig | Appetit gar nicht, aber viel Bittergeschmack im Munde | den 8ⁿ kein Blutabgang auch den 9ⁿ und 10ⁿ nicht
| 4 | doch hatte sie auch kein Stuhl | Schwitzt mehrmals des Tags, doch nur \so/ stark zum Umkleiden.[71]
| 5 | Die innere Unruhe ist Nachts und den größten Theil des Tags sehr stark
| 6 | Hat viel Durst und viel Halsweh | ⌈§§⌉ \Acon/ nahm sie nicht - \weil/ wohl Röthe der Haut, aber Friesel nicht [72]
| 7 | deutlich sichtbar war
| 8 | den 9ⁿ ward das Fieber heftiger als je - doch kalte Fußsohlen dabei | der ganze Kr. trocken, heiß, im Kopfe
| 9 | sehr starke Hitze | nun Friesel deutlicher und sie nahm Acon[73]
| 10 | 10 die Nacht war unruhiger als die vorige | doch diesen Morgen gehts besser | Die gestrigen so starken Ksch.
| 11 | sind ganz weg | auch die Hitze im Kopfe hat sich bis diesen V.M. noch nicht eingestellt | am beschwer͞
| 12 | lichsten die Tag und Nacht fortwährenden Uebelkeiten, und größter Widerwillen gegen alle Speise,
| 13 | doch am heftigsten wenn der Magen leer ist | Hat bei ihrem gr. Durst junges Weißbier getrunken

---

70 Purpurfriesel! Bei J.W. Volkmann „Scharlachfriesel". Vgl. Haehl II, S. 77: „Scharlachfieber und Purpurfriesel, zwei gänzlich verschiedene Krankheiten. Verteidigung der Belladonna als Mittel gegen **Scharlachfieber.** Juli 21, 1806 im ‚Reichsanzeiger'", (vgl. auch Haehl I, S. 68 und 126).

71 Die Nachricht vom Tode ihrer Schwester dürfte für die Volkmannin, die schon von nichtigen Anläßen aus der Bahn geworfen wurde, niederschmetternd gewesen sein. Umsomehr verwundert es, daß sie nicht an dieser Stelle davon Bericht gibt. Laut Tagebuch soll sie am Samstag oder Sonntag von ihrem Mann davon unterrichtet worden sein, das Purpurfriesel wird fast in einen kausalen Zusammenhang gestellt (siehe Anm. 69). Tatsächlich erwähnt sie den Tod ihrer Schwester, die ja auch bei Hahnemann in Behandlung war, erst in der Notiz zum 11. August.

72 Aus der Auseinandersetzung um „Belladonna als Vorbeugungsmittel gegen das Scharlachfieber" (siehe D27, Anm. 70) sehen wir, daß Hahnemann durchaus Wert auf eine korrekte Diagnose legte und diese auch für die Mittelwahl in Betracht zog, zumindest in den feststehenden Erkrankungen wo Spezifika in Frage kommen. Da man sich anscheinend der Diagnose nicht sicher war, wartete man mit dem Spezifikum, das wohl schon vorhanden war, lieber noch ab.

73 Vgl. KMS II, S. 190: „**Aerztlicher Rath im rothen Friesel.***)
Fast ohne Ausnahme werden alle, an dem oft so tödlichen **rothen Friesel** (fälschlich **Scharlachfieber** genannt) Erkrankungen nicht nur vom Tode errettet, sondern auch binnen wenigen Tagen geheilt durch **Akonit**, abwechselnd mit Tinktur des rohen Kaffees gegeben. ...
*) Aus dem **Allgem. Anz. d. D.** Nr. 26 Jahrgang 1821."

14	gr.[74] Appetit zu Hering | gekochte Pflaumen? Wäsche wechseln auf welchen Tagen? Ganz im Bette
15	bleiben?[75] (kann jezt nur Minutenlang im Bette sitzen.
16	Darf sie wenn das Friesel weg ist und die Luft schön ist in die Luft
17	Jucken heute sehr mäßig | bei der gr. Unruhe schläft sie Nachts ganz wenig und Tags gar nicht
18	Fieber diesen Mittag mäßig, und ward Ab. nicht stärker | Frost heute gar nicht
19	Ab. ein Klystir von lauem Wasser, kam kein Stuhl, doch auch kein Blut | Durst recht mäßig
20	den 11^n Schwitzte die ganze Nacht, war sehr unruhig und schlief nur gegen Morgen sehr wenig
21	Urin braun, doch durchsichtig, bei lange Stehen setzt er sich etwas röthlich
22	Seit gestern Sch. in den Handgelenken beim Bewegen
23	Das Friesel ist heute fast gar nicht roth - Hat zittern in den Händen
24	Diesen Morgen schwach wegen des Todes ihrer Schwester[76]
25	Scheint aufs erste Mal ordentl[ich] Coitus schwanger geworden zu seyn wie er versichern will
26	Heute mit dem Boten[77] A Coff. cr^1 [78] und 8 St. drauf B acon^1 [79] C /$_o$\ 14 St. drauf und D /$_o$\ 24 St. drauf
27*	nach C. Boten schick[en]

418

16
aug

1	| **Volkmannin** /v. 12\ bekam (den 10? 11?) die Regel
2	schon den 11^n verließen sie die Uebelkeit, und der bittere Geschmack, sehr wenig Fieber, weniger schwach | +...+
3	den 12^n Nacht unruhig | beide Tage viel mehr geschwitzt als die Tage vorher | von Wasserklystir heute etwas Stuhl | blos Ab. ein /wenig Fieber ((?))\

---

[74] Längsstrich am linken Zeilenrand.
[75] Längsstrich am linken Zeilenrand.
[76] Siehe D27, Anm. 71 und 69.
[77] Dieser Bote kommt am 13. August in Stötteritz an. Vgl. Tagebuch:
„Freitag 13
Es kömmt ein Fußbote v. Cöthen. Auch Arthur legt sich am Sch. Friesel".
[78] Coffea cruda, der rohe, ungebrannte, arabische Kaffee; die hochgestellte „^{1}" mag soviel bedeuten wie „1 Streukügelchen".
[79] Hahnemann schickt, gemäß seinen Anweisungen im Anzeiger (siehe Anm. 73), den potenzierten rohen Kaffee und - acht Stunden später einzunehmen - noch einmal Aconitum, das zugleich das Antidot der zu starken Coffea-Wirkung ist, gefolgt von zwei Placebogaben. Vgl. Stapfs Archiv, Bd.1, S. 266: „Wo Rohkaffee ... bei sehr reizbaren Personen, wie oft geschieht Ueberempfindlickeit, Aengstlichkeit, Wallung, erregt, da ist Napellsturmhut das Gegenmittel."

4	13 Nacht etwas besser | heute Stuhl auf ein Klystir | kein Fieber | ⌐ ¬ Händezittern nach mehrmaliger Bewegung
5	war diesen V.M. sehr stark | N.M. das angekommene § A Coff. cr. um 9 U. B Acon (vielleicht diese Nacht erst Regel
6	14 Schlief die Nacht etwas mehr | seit den 2 lezten Abenden eine so gr. Mattigkeit in den Augenlidern, daß sie sie nicht
7	mehr offen halten kann, und sind sie nur eine Weile verschlossen gewesen, so kann sie sie mühsam
8	nach mehreren Versuchen und nicht ohne Sch. öffnen | heute ordentl[ich] Stuhl nach einem Klystir | Fieber nicht nur etw. Ksch.
9	15 Nacht leidl[ich] | Regelmäßig, diese Nacht zum ersten Male nicht geschwitzt | Will heute aufstehen. |
10	? Wann <u>Sie</u> aus der Stube
11	Arthur seit 2 Tagen auch das Friesel[80], die Pulver hat er eingenommen | Im Bette bleibt er nicht /? wie lange noch im Zimmer\
12	Allwill Nase nicht mehr böse, eitert nicht mehr. hatte den 30^n Els[1]

424

19
aug

1	| **Volkmannin** /v. 16\ Regel trat 13/14 Nachts ein und ist den 17^n fast ganz vorüber (⌐hat¬
2	hatte ⌐ ¬ eben den 13 coff.cr. und 9 U. Ab. acon genommen C, D noch nicht[81]
3	den 15 den ganzen Tag Hämorrh.Sch und Schleimabgang | Abends beim Stuhlgange durch Klystir starker
4	Blutabgang | war heute ½ St. außerm Bette und fühlte sich sehr schwach
5	16 Nacht leidl[ich] | gleich von früh an Ksch. und das eigene Gefühl von Kälte der Augen und Augenlider | Nach Klystir wied[er]
6	sst. Afterblut | Traurig und muthlos | heute nur wenig außer dem Bette
7	17 Nacht leidl[ich] | etw. Stuhl ohne Klystir und doch Blutfluß | die so außerordentlich herausgetretenen Knoten hindern den
8	Stuhl | Ksch. den größten Theil des Tages | Augen sehr schwach | Fühlt keine Neigung außer dem Bette zu seyn | Magen schlecht
9	18 Magen hindert sie am Schlafen. Die heftige Säure machte ihr Magenbrennen bis in den Hals herauf und viel leeres Aufstoßen
10	dabei so unbehaglich und Schwere von dem wenigen Essen - schlief erst nach Mitternacht ein und um 4 U. schon munter mit Ksch

---

[80] Vgl. D27, Anm. 70.
[81] Wie immer keine Einnahme während dem Regelfluß.

| | | D27 |

11 Regel heute noch | Zittern der Hände weg | (hatte seit dem 24 Jun s. ph.² /aber den 2ⁿ Aug Grpht /genommen /aber gestört durch coff cr und acon\\\ )
12 an +...+
11* Soll alle Pulver wegthun und blos 6 § N°1 Nux¹ nehmen
12* und kein Klystir /außer nach 3tägiger /Verstopfung\\ und sich früh mit
13* Seide frottieren lassen den ganzen Kr.

450

30 aug

1 | **Volkmannin** /v. 19\ bekam da 6 § N°1 Nux
2   18ⁿ hatte stark fließende Hämorr \noch nach coff cr. und acon den 13ⁿ/ beim Stuhle | heute kein Ksch | Augen besser, auch etwas kräftiger
3   19ⁿ Nacht war besser, nur konnt sie Abends lange nicht einschlafen und früh nur bis 4 ½ U. stark Hämorr. beim Stuhl
4   nachher Sch. und Schleimabgang
5   20ⁿ Unruhige Nacht | Hämorrh etw. mäßiger beim Stuhle, doch nachher wieder Sch. und Schleimabgang auch N.M.
6   Afterblut
7   21ⁿ Nacht gut bis 5 U. Kein Afterblut, doch Sch. und Schleimabgang | auch Ab. Afterblut | ging etwas in den Garten
8   22ⁿ Nacht gut. Kein Afterblut auch weniger Sch. | Sie ist so schwach und krank aussehend geworden wie sie
9   es nur im Wochenbette war | Sie kann nicht mal auf und ab im Garten gehen.
10 ⌐23¬ⁿ N°1 Nux Sie wußte nicht ob sie wohl that das § zu nehmen da Schlaf und Afterblut besser war
11 N°2 23 Nacht wenig Schlaf | Etwas Afterblut beim Stuhle | viel Sch und Schleimabgang den Tag über
12 3 24 Nacht besser, wenig Afterblut beim Stuhl, viel Sch. den ganzen Tag und blutiger Schleimabgang
13 25 Nacht schlecht | konnte vor Ksch und Hitze im Kopfe nicht schlafen | kein Afterblut, und Sch. nachher
14 4 26 Nacht fast ganz schlaflos, auch Sch an den Afterknoten | beim Stuhl wieder etwas Afterblut, etwas
15 weniger Sch. den Tag über
16 -- 27ⁿ Nacht etwas besser | sie störte der Sch. an den Afterknoten, welcher durch <u>kaltes Waschen</u> Ab. so stark worden
17 war | Kein Afterblut beim Stuhle, doch mäßiger Sch den Tag über | Gestern und heute hatte sie

18	kein saures Aufstoßen, auch das Brennen nicht wieder, doch gestern Ab. viel leeres Aufstoßen
19	und vorher Magendrücken | Appetit gut, doch fühlt sie Beschwerden im Magen, wenn sie ihn befriedigt
20	5 28 Nacht wieder wenig Schlaf wegen Aftersch., die das Waschen Ab. verursacht.
21	Ihre Kräfte nehmen recht bemerkbar zu | Aftersch. waren sehr mäßig, ungeachtet sie heute viel
22	Anstrengung hatte. Afterblut gar nicht, bis Ab. beim Kaltwaschen, wo sie ordentlich fließend wurden
23	und die Sch mit Schleimabgang so stark und anhaltend daß sie
24	6 29 diese Nacht fast gar nicht geschlafen hat - auch sind die Sch. diesen Morgen noch nicht vorüber
25	Saures Aufstoßen hatte bis heute nicht wieder, auch gesten Ab. keine Beschwerden im Magen
26	Heute früh beim Stuhle kein Afterblut.
27	Mann soll schwermüthig seyn.
27*	Solutio resine elastica[82] auf den Rücken
28*	und 12 § N°1 Grpht O II[83]

458

3
Sept ((1824))

1	| der **D. Volkmann** /v. 30\ ein genaues Rezept geschrieben res. elast. drachmann ((?)) solve in aetheris sulphurici
2	(additio 1/16 lixivio caustico, iterata destillatione rectificati) quantum
3	satis (circiter uncio una). Rücken bis zu bestreichen nicht bei Luft (?))
4	und zu bepudern mehre Tage[84]

---

[82] Zu Resina elastica = Federharzheve, Caoutchova elastica vgl. HAL II, S. 287, von einer arzneilichen, wenn auch nur externen, Anwendung wird hier noch nichts erwähnt: „Diese sehr dehnbare elastische Substanz (Resina elastica, caiensis, Gummi elasticum), welche sich weder von Wasser, noch von Weingeist, noch Laugensalzen, wohl aber von ätherischen Oelen, unter andern dem Terbenthinöle [siehe D27, Anm. 98] und vom Vitrioläther mit Beibehaltung ihrer Federkraft auflösen läßt, und am Lichte mit Flamme brennt, ist von ganz eigner, noch unbekannter Natur."

[83] Zwölf Milchzuckerpäckchen, deren erstes wohl ein mittelgroßes (Kreissymbol von 2 mm Druchmesser) Zuckerstreukügelchen enthält, welches mit Graphites C6 befeuchtet wurde.

[84] Da Hahnemann bei der nächsten Konsultation hierauf Bezug nimmt und entsprechend auch „Der D. Volkmann ein genaues Rezept geschrieben" hat, scheint Frau Dr. Volkmann, also Antonie gemeint zu sein.

462

6
Sept

1 | **Volkmannin** /v. 30 /3 Sept\\ hatte den 2 aug. Grpht (v. 16 Aug) seit dem Purpurfriesel worin sie coff cr. und Acon nahm
2 drauf in 6 § N°1 Nux den 23 aug genommen.
3 hat sich nun ohne die 12 § N°1 Grpht O II anfangen zu können weil sie Solut. res. elast.
4 noch nicht hat.
5 doch recht wohl und von Tag zu Tage besser befunden, kein oder wenig Blut
6 beim Stuhlgang und wenig Sch beim Heraustreten der Knoten
7 keine Gemüthsunruhe mehr | Furcht beim Alleinseyn rührt von alten Zeiten her
8 hat immer noch viel Appetit - mäßig befriedigen
9 soll so lange sie sich wohl befindet ohne Arznei bleiben[85] und auch den Rücken sich nicht
10 bestreichen[86]. sich aber täglich zweimal, jedesmal momentan von hinten eintauchen

497

20
Sept

1 | **Volkmannin** /v. 6\ hat die 12 § N°1 Grpht O II noch nicht angefangen, weil sie sich hübsch wohl befand
2 den 13^n heute wieder viel Mastdarmsch. mit blutigem Schleimabgang
3 Ihre Kräfte nehmen gar nicht mehr zu - ist noch weit schwächer als vor dem Friesel | Hat sich wenig
4 geschält blos an den Händen, Kinder mehr
5 Stuhl ordentl[ich] und nur einige Male in vorigen Tagen gingen einige g ((gutta)) Blut dabei[87]
6 14 wachte heute sehr früh auf, und konnte die Augen nur mühsam öffnen - auch nachher Brennen in den Augen

---

[85] Eine Anweisung, die den Verdacht, Hahnemann habe mit seinen Patienten in erster Linie Arzneimittelprüfungen durchgeführt, entkräftet.
[86] Das Bestreichen des Rückens mit einer Harzlösung (also eine externe Anwendung massiver Dosen), die noch dazu nicht unter Hahnemanns eigenen Augen verfertigt wurde (siehe Z.3), ist mit Sicherheit ein Vorgehen, das Hahnemanns sonstigen Prinzipien zuwiderläuft.
[87] Vgl. Tagebuch:
„Montag 13:
... Anto. fährt herein wg. D. Müller,*
*((Randvermerk)) der Anto. Prognosis ((hinsichtlich Schwangerschaft))] stellt. - Wachsjäckchen."

7	Gemüth sehr verstimmt, alles zuwider, fühlt weder Muth noch Lust etwas anzufangen
8	Hat heute keine Sch an den Knoten, beim Stuhl nur einige g Blut | Seit kurzem eine besondere Spannung
9	im Unterleibe, der ungewöhnlich stark ist | Schwanger? Regel schon 4 Tage über die Zeit ausgeblieben
10	Immer noch st. Appetit - mehrmal (vielleicht zuviel gegessen?) wieder saures Aufstoßen
11	Aengstlichkeit und Furcht vor Alleinseyn, so gemäßigt, wie sie lezthin schrieb
12	heute früh bitterer Geschmack und Mittag ganz bitteres Aufstoßen
13	den 15 Nacht gut bis 2 U. dann nicht mehr Schlaf vor Uebelkeit | viel Blut beim Stuhle, doch kein Sch. nachher
14	16 --------- kein Afterblut beim Stuhl doch st. Sch. mit Schleimabgang | den ganzen Tag und Ab. Blutabgang
15	seit mehreren Tagen eine ungewöhnliche Schwere im Kr von früh an | erst gegen Ab. hörts auf
16	17 Nacht unruhig | viel Afterblut beim Stuhle, kein Sch den Tag über wenn sie nicht anhaltend stand
17	oder ging
18	18 Nacht ruhiger, doch früh Schlaf blos bis 5 U. | beim Stuhle viel Blut, doch kein Sch außer wenn
19	sie nur ein kurze Zeit steht | Nahm heute ein laues Bad nur so lange als sie zum Waschen
20	Zeit[88] brauchte - bekam sehr wohl - bekam auch starkes Jücken am ganzen unteren Theile des
21	Krs der mit Wasser bedeckt gewesen war, gleich drauf
22	Regel noch nicht - glaubt schwanger zu seyn - man soll es ihr ansehn
23	Saures und bitteres Aufstoßen hat sie noch, ersteres oft - vielleicht vom gar zu guten Appetite
24	Kräfte heute, bes. N.M. etwas besser, doch bekam sie Aftersch. nach dem Gehen
25	19 Nacht ⌐ ¬ ruhiger als gewöhnlich - auch fühlte sie sich beim Erwachen weit wohler | beim Stuhle Blut
26	Mann trägt die verordnete Weste[89] (?) und nimmt ein
27	Seit[90] dem 5ⁿ nicht wieder mesmerirt weil Sohn auch unwohl war[91] - Seit dem ist Afterblut stärker

---

88 Längsstrich am linken Zeilenrand.
89 Siehe D27, Anm. 87.
90 Längsstrich am linken Zeilenrand.
91 Tatsächlich gibt das Tagebuch Auskunft über das Unwohlsein Johann Wilhelms an „Galle-Brechen" am 6.9. und Alfreds am 7.9. 1824, und so fallen denn beide zur Ausübung des „Mesmerism" aus, da hierzu „ein in voller Lebenskraft blühender Mann" notwendig ist (ORG[III], 1824, § 319). Alfred Wilhelm, Sohn Johann Wilhelm Volk-

| 28 | Ihre zunehmende Gemüthsruhe glaubt sie wäre Folge des Schwangerseyns - denn sie habe sie
| 29 | doch nur seit des Wochenbettes. Gelbes Schafsleder auf den Rücken mit pix burg. einzureiben⁹²
| 30 | und die 12 § N°1 Grpht O II zu nehmen die sie den 30 aug erhielt

519

30
Sept

| 1 | **Volkmannin** /v. 20 Sept\ hatte den 2 August Grpht - dann Purpurfriesel ⌐und⌐ welchen sie acon und coff cr. nahm - drauf den 23 aug. Nux
| 2 | um den 22 Sept Schafleder auf den Rücken mit eingerieben p. burg.⁹³

---

manns aus erster Ehe mit Friederike Tugendreich, der 1826 über den „thierischen Magnethismus" promovierte (Altmeyer, S. 131), könnte Hahnemanns Helfershelfer gewesen sein, der im fernen Leipzig Hahnemanns Patienten mesmerisierte. Es käme damit auch durchaus in Frage, daß Hahnemann ihn zu seiner Dissertation animierte (vgl. zu Alfred Wilhelm Volkmann auch Kap.1).

⁹² Vgl. Tagebuch:
„Mittwoch 22
... - Anto. \gest. abends/ ihr Lederjäckchen v. Hahnem."
Donnerstag 23.
...
Freitag 24
...
Samstag 25
... - Anto. wird unwohl!!"

⁹³ Hahnemann hatte noch 1830, als der Verein für homöopathische Heilkunst am 10. August 1830 zu seiner ersten Versammlung zusammentrat, eine Empfehlung verlesen lassen, in der er sich eigens für derartige blasenziehende Pflaster einsetzt. Diese, die Hautausdünstung hemmenden und zugleich gelind reizenden dünnen bleifreien Pflaster bestanden aus sechs Teilen burgundischen Pechs und einem Teil Lärchenterpentin, ‚über Kohlen zusammengemischt, auf gefügiges, sämischgares Leder aufgestrichen und warm übergelegt und gleichförmig angedrückt'.
Ich gehe weiter unten, und zwar in Kapitel 5.10, näher darauf ein, und möchte an dieser Stelle lediglich auf Arbeiten verweisen, die sich mit der historischen Entwicklung ausleitender Verfahren näher befaßt haben: Grundlage ist offensichtlich das Wurzelstechen, das sich in zahlreichen Belegen ab der Hochantike nachweisen läßt und darauf abzielt, krankheitsverursachende „Materia peccans" abzuleiten. Dabei wurde - zunächst anscheinend in der Veterinärmedizin - ein Hautbezirk mit einer Ahle durchbohrt und in den sogeschaffenen Stichkanal eine Wurzel eingelegt, von der man erwarten konnte, daß sie zum dauerhaften Sezernieren führen würde. Die frühsten Quellen wurden 1983 von Vagn Jörgensen Bröndegard in ‚Sudhoffs Archiv'67, S. 199 - S. 209 zusammengestellt, wobei der spanische [!] Ethnobotaniker die humoralpathologischen Konzepte für entsprechende Vorgehensweisen freilegt. Bemerkenswert ist, daß Bröndegard auch

4 Edition der Krankengeschichte

3		den 23„ N°1 Grpht O/II das erste der zwölf vorräthigen §§ genommen
4		vorher den 19 Sept Ab. ohne Stuhl starker Afterblutfluß und viel Sch in den Knoten, wenn sie aufstand oder ging | sitzen nicht
5		20„ Nacht gut bis 5 U. keim Blut beim Stuhle, doch den Tag über sehr heft. Sch. und 4 Mal Afterblut
6		21„ Nachts Fieber und fühlte früh viel Unruhe im Blute | Viel Blut beim Stuhlgange | Tag über keine Sch.
7		auch kein Schleimabgang (welches beides immer zusammen ist
8		22„ Nacht gut, wenig Afterblut, doch viel Sch. und blutigen Schleimabgang den ganzen Tag, ließ sich
9		mesmeriren und legte das Schafleder mit pix burg eingerieben auf. Fast 1 Elle lang und ½ Elle breit.
10*		N°1.
10		23„ Nacht sehr unruhig | wachte mehr[ere] Stn ganz | mäßig Blut beim Stuhl | Nahm N°1 Grpht O II
11*		⌐NB Grpht¬94
11		Im ganzen heute recht unwohl - hatte <u>Beängstigungen, Kopfschmerz, Schwindel und war sehr verstimmt.</u>
12*		N°2
12		24„ Viel Afterblut beim Stuhl und keine Sch dem Tag über
13*		(den 22n Neumond)
13		25„ Nacht sehr unruhig, bekam die <u>Regel</u> sehr stark (hatte die lezte etwa den 13 aug - war also 6 Wochen aus /geblieben\
14		doch ebenso wohl als vorher | beim Stuhle Afterblut | Tag über wenig Sch.
15*		4 ((N°4))
15		26„ Nacht leidlich | Regel mäßig | Afterblut beim Stuhle | Keine Sch. doch ging sie auch nicht Spazieren
16*		5 ((N°5))

---

die Entwicklung zu vergleichbaren Verfahren nachzeichnet, bei denen Haarseile durchgezogen bzw. Fontanellen angelegt wurden, die aus nässenden Hautfalten (den sogenannten Brünnlein) die unreinen Leibessäfte austreten lassen sollten. - In den Bereich der Weiterentwicklung gehören auch blasenziehende Pflaster, wie sie von Hahnemann erwogen wurden. Wichtig in diesem Zusammenhang freilich ist festzuhalten, daß Hahnemann keineswegs nach dem humoralpathologischen Modell vorgeht und mitnichten krankmachende Säfte ableiten will. Deren Existenz lehnt Hahnemann radikal ab, als ein erdachtes, der Erfahrung und genauen Beobachtung widersprechendes Prinzip. Dagegen kommt er von der Ähnlichkeitskonzeption her und ist bestrebt nach homöopathischem Grundsatz mit schwach reizenden Pflastern ein der Primärkrankheit (eben die „Psora") entsprechendes Leiden hervorzurufen und diese damit auszulöschen. Vergleichbare Ansätze begegnen in der alten Pharmakologie seit dem Spätmittelalter, vgl. Gundolf Keil und Rolf Müller: Mittelniederfränkisch „Self-Ete", Zeitschrift für deutsches Altertum und deutsche Literatur 108 (1979), S. 180 - 187.

[94] Vgl. CK III, 2. Aufl., Graphites, Reissblei, Symptom N°18: „Angst, mit Kopfschmerz[,] Schwindel und Verstimmtheit."

16	27 Nacht gut. Regel sehr mäßig	kein Afterblut beim Stuhle und keine Sch. Gestern Ab. etwas Jücken am
17	l. Schenkel, auch die lezten Abende etwas Jücken auf dem Rücken wo das Leder liegt. N.M. Zahnsch.
18*	‖ ⌐NB Grpht¬[95]
19*	‖ 6 ((N°6))
...	‖ 96
24*	‖
18	eine Art Reißen in allen Zähnen linker Seite, Wärme thut nicht wohl daran	Abends ließ es nach
19	28 Gleich im Bette Zahnsch. wieder anfangend, konnte die erste Hälfte der Nacht vor Sch nicht schlafen	gegen Morgen weg.
20	Regel heute ganz unbedeutend	Beim Stuhle kein Afterblut, auch keine Aftersch. den Tag, ob sie gleich viel
21	Kräfte leidl[ich]. Beim Alleinseyn war sie die lezten 5 Tage ängstlicher als zuvor
22	gegen Ab. fanden sich die Zahnsch. wieder ein und wurden gegen 10 U. auch außer dem Bette schlimmer
23	Zähne thun sehr weh bei Berührung. Eigentlich ist es doch nur ein sehr schmerzhaftes Drücken	Manchmal
24	zieht sich der Sch. bis in die vordren Zähne und in die l. Seite des Kopfs

520

20
Sept

1		**Volkmannin** cont.
2*	‖ N°3
3*	‖ ⌐NB Grpht¬[97]
2	den 29ⁿ Sept hat diese Nacht gar nicht geschlafen vor heftigen Zahnsch. Hat viel Hitze im Gesichte dabei, auch l. Backen
3	etwas dick. Diese Nacht schmerzte sogar der Gaumen wie wund	Jezt ist der Sch. in einem hohlen Zahn
4	Regel war weg, zeigte sich aber heute wieder etwas	beim Stuhl kein Blut und auch keine Sch.

---

[95] Dito Symptom N°285: „Reissender Schmerz in allen Zähnen, der durch Wärme sich verschlimmert, beim Niederlegen ins Bette sich erneuert und so die Nacht-Ruhe vor Mitternacht raubt." Fraglich bleibt, warum Hahnemann die Seitenbeziehung, die auch in Z.24 („in die l. Seite des Kopfes") angedeutet wird, nicht nur nicht mit aufnimmt, sondern durch das Weglassen von „linker Seite" (Z.18) sogar verneint.

[96] Dito Symptom N°280: „Schmerzhaftes Drücken in den Zähnen, durch Berührung verschlimmert."

[97] Dito Symptom N°276: „**Zahnschmerz vorzüglich Nachts, mit Hitze im Gesichte**, oder Abends, dabei Wundheits-Schmerz am Gaumen und Backengeschwulst." (Hervorhebung im Original als Sperrsatz.)

5	extra Nux¹ wo nöthig wegen Zahnsch.
6	Soll das Leder vom Rücken mit pix burg 16 ‖ /tereb.[98] 5 ‖\\[99] bestreichen /wieder auf /Rücken auflegen\\
5*	auch Er soll im Rücken der
6*	Weste dergl[eichen] streichen

539

11
oct ((1824))

1	ǀ **Volkmannin** /v. 30\ nahm mit N°1 Grpht \12 §/ den 23 Sept \†...†/ und pix burg \doch hatte sie das Leder noch mit pix eingerieben/ 16 und tereb. v.[100] 5 auf den Rücken noch nicht wegen Dresdner Besuch
2	den 12ⁿ wird sie allein seyn, nach Stötteritz gehen und es auflegen
3*	⌐! Grpht⌐[101]
3	In die<u>sen 8 Tagen ganz frei von Ha[e]morrh.schmerzen gewesen</u>, ungeachtet der vielen Bewegung im Hause.
4	Selbst Ab. fühlte sie keine Sch.
5	Ihre Zahnsch. gingen fort und hat daher Nux nicht gebraucht - soll sies? wenn sie wieder kom[men]?
6	den 29ⁿ den ganzen Tag heft. Zahnsch. und st. Fieber dabei - auch gar kein Appetit ǀ Ab. auf mesmerisches Streichen des Backens
7	ließen sie nach die Sch.
8	30 Nacht sehr unruhig - ist immer fieberhaft, Zunge ganz weiß - fühlt sich sehr unwohl, die schöne Luft
9*	‖ ⌐? NB Grpht⌐[102]

---

[98] Vgl HAL II, S. 484, Kienfichte, Terebinthina communis. Aufgrund Haehl II, S. 276 (vgl. D27, Anm. 93) jedoch höchstwahrscheinlich Terebinthina larigna. Vgl. HAL III, S. 23f: „Lerchenfichte ... Das aus den angebohrten oder angehauenen Stämmen durch die Rinde fließende weiche **Harz**, (Terebinthina larigna), welches, da es nicht durch die Venetianer allein in den Handel gebracht wird, uneigentlich **venetianischer Terbenthin** (Terebinthina veneta) genannt wird, ... Er hat die Dicke eines Sirups, ist sehr klar, durchsichtig, von weißlicher, blaßgelber Farbe, beißend erhitzendem, bitterlichem Geschmacke und harzigem, etwas zithronartigem, auffallendem Geruche. Er ist weniger scharf als der gemeine Terbenthin (**s. Kienfichte**) und wenn er frisch ist, weniger zähe, als dieser."

[99] „pix burg." und „tereb.", „16" und 5" stehen direkt unter einander und werden mit einer geschweiften Klammer zu „bestreichen" hingeführt.

[100] Noch ein Hinweis auf Terebenthina veneta = Terebinthina larigna (siehe D27, Anm. 98).

[101] Vgl. CK III, 2. Aufl., Graphites, Reissblei, S. 292ff: „Der Graphit erwies sich bei übrigens passender Anwendung in chronischen Krankheiten vorzüglich gegen folgende Symptome hülfreich: ... Schmerzen der Aderknoten am After; Wundheitsschmerz der Afterknoten nach dem Stuhle;"

[102] Dito Symptom N°722: „Starkes Pochen des Blutes am Herzen und übrigen Körper, bei jeder kleinen Bewegung."

10*	‖
9	ist ihr unangenehm	kein Stuhl	<u>starkes Pochen des Blutes bes. im Herzen mehr</u>mals	<u>jede</u>
10	<u>Bewegung des Krs vermehrte es.</u>
11	1 oct. Nachtschlaf besser, doch sind die Zahnsch. fast stärker als gestern	Beim Stuhle Blutabgang, doch Tags keine Sch.	Regel noch etwas
12	2 Nacht etwas unruhig	kein Afterblut, auch kein Schm	Zahnsch. ma[e]ßig	hat auch heute wieder Appetit
13	3 Nacht leidl[ich]. N°4 kein Afterblut	⌐⌐ ließ sich mesmeriren
14	4 Nacht gut N°5 Afterblut beim Stuhle	sie ist sehr schwach
15	5 ‖103 Nacht leidl[ich] ((N°))6. Afterblut, aber keine Sch
16	6 ‖ ((N°))7
17	7 ‖104 --------------- ((N°))8 kein Afterblut, auch keine Sch. ob sie gleich viel Bewegung und Arbeit hatte
18	8 ‖ ((N°))9
19	9 Nacht gut ((N°))10 kein After-, auch kein Schleimabgang und Kräfte sind recht leidl[ich]
20*	⌐? NB Grpht n. 16 d⌐
20	Die Haare gehen wieder aus	auch macht ihr die viele Säure des Magens oft Heißhunger, doch
21	wenig oder fast gar kein Aufstoßen - ißt auch einiges, was sie sonst nicht vertragen konnte
22	Gestern und heute nicht mesmerirt - wills nachholen	diesen Ab. einige Sch. an den Afterknoten
23	10 Nacht gut, kein Afterblut.
24	Mann jezt weit besseren Gemüths, auch sieht er wohler aus	heute 16 /$_0$\ § noch Grpht /was heute 18 Tage war.\ wirken lassen
24	hat er seine Pflaster aufgelegt? ihm den 6 Sept 16 § 1 $Nit-ac. 4 Grpht O II geschickt.

587

1

Nov ((1824))

1		**Volkmannin** \v. 11 oct./ legte den 15^n Oct. bei N°1 das Pflaster ⌐ ⌐ /16; 5\ auf, hatte den 23 Sept Grpht Seitdem nichts
2*	Er hat sein Pflaster nun auch aufgelegt[105]

---

[103] Die geschweifte Klammer von „5" und „6" bezieht sich auf „Nacht leidl[ich]".
[104] Die geschweifte Klammer von „7" und „8" bezieht sich auf die Übernahme von „Nacht leidl[ich]" aus Z.5.
[105] Dieser Randeintrag ist umringelt mit einer Verbindungslinie zu „den 30^n" Z.2. Für Dienstag den 26. Oktober 1824 findet sich im Tagebuch die kurze Notiz: „Hahnemann Pflaster", also der Tag an dem er es wieder auflegt. Die Anwendung der unhandlichen

4 Edition der Krankengeschichte

2	den 30^n fings schon an, sich zu lösen.
2*	Heute ⌐24⌐ 16 N°1 Nux^1 3 Carbo O^{106}
3	mit Weingeist die Stelle /vorher zu reiben^{107}\
3*	und Gürtel^{108} 2 ⌐6⌐ mit Viscum^{109} 3 Quentchen Ziege^{110} 10
4	Sie den 10 okt. leidl[ich] | ließ sich mesmeriren
5	den 11^n Nacht leidl[ich] | heute viel Aftersch. und starkten Schleimabgang, doch fühlte sie sich übrigens wohl.
6	12^n Nacht gut | Afterblut beim Stuhl, aber kein Sch. den Tag über | nachts stark erkältet und daher steifen Hals und Schultern
7	13^n Nacht gut -------- -------------------- |
8	14^n -------- -------- ---------- und viel Schmerz nebst Schleimabgang den Tag über | hatte heute viel Beängstigungen
9	mit gr. Furcht vor Alleinseyn | bes. unwohl N.M. und starke Unruhe schnell vom Kopf bis Fußsohlen
10	mit Gefühl als müßte sie gleich krank werden | Ein Stück Flannell was sie wegen des Schmerzes auf dem Rücken
11	legte, machte ihr so st. Jücken, daß es Uebelkeit erregte - durch st. Reiben mit Wolle ließ es nach.
12	15 Nacht gut N°1 /$_o$\$^{111}$ beim Stuhl sehr viel Afterblut, keine Sch. | Beängstigung noch so stark | sie legte das Pflaster ^{16}/$_5$\ auf
13*	N°2 /$_o$\
13	16 -------- 1 mal mit Beängstigung erwacht mit Leibweh und Laxiren (vom vielen Obst?) kein Afterblut, doch viel Sch. den ganzen Tag
14	etwas Leibweh und Uebelkeit, bitterer Geschmack und kein Appetit | Ab. starkes Jücken im Rücken, Armen und Schenkeln
15*	3 /$_o$\
15	17 Nacht gut. Afterblut, kein Sch. Stuhl hart | Magendrücken und Bittergeschmack und Leibweh | Ab. Jücken in Brust, Rücken, Armen

---

Pflaster scheint wesentlich unbequemer als die tägliche Milchpulvereinnahme, weswegen sich Hahnemann auch hin und wieder schriftlich der Compliance versichern läßt.

[106] Wieder die aus CK I, 2. Aufl., S. 172 bekannte Menstruationsverschreibung, diesmal mit Carbo vegetabilis als Antipsorikum.

[107] Eine Maßnahme zur Entfettung der Haut, um die Haftung des Pflasters zu verbessern.

[108] HAL II, S. 382: „Gürtel, s. Stabwurzbeifuß" HAL IV, S. 270: „Artemisia abrotanum." Es könnte allerdings auch ein Gürtel aus Ziegenleder als Pflaster mit Mischungsverhältnis 2:10 (mit was?) gemeint sein, da sich sonst für diese Medikamente kein weiterer Anhaltspunkt ergibt.

[109] Vgl. HAL III, S. 19ff, Leimmistel, Viscum album: „... Man gibt bis zwei Quentchen täglich. Ehedem brauchte man das Pulver auch zu Hemmung der Schleim= und Blutflüsse aller Art, gegen die chronische Schwäche nach hitzigen Fiebern, und gegen Würmer."

[110] HAL IV, S474: „Ziegenkraut, s. Fleckenschierling" = Conium maculatum? Vgl. Marzell, I, Sp. 1124.

[111] Evtl. jetzt reine Streukügelchen, ohne Milchzucker.

16*	4 $/_o$\
16	18 -------- kein Stuhl, kein Afterblut | doch viel Sch und Schleimabgang den ganzen Tag | auch heute Beängstigungen
17	19 -------- nur 1 Mal die Nacht heftigste Angst vor Verrücktwerden | kein Afterblut, aber viel Sch. | auch Tags über die Beängstigungen
18	Jücken hat sie fast den ganzen Tag, doch Ab. am stärksten doch nur auf Rücken
19*	6 $/_o$\
19	20 -------- Afterblut, kein Sch. | Beängstigungen heute schwächer | Seit 2 Tagen wenn sie Ab. müde ist, ist sie auch schläfrig
20*	7 $/_o$\
20	21 -------- ------ -------- | keine ----------------[112] Jücken den ganzen Tag unter Pflaster | von Cacao immer Afterblut[113] mehr[ere] Tage drauf
21	22 Nacht unruhig | mehrmal Nachts erwacht mit Hitze im Gesicht und früh mit Ksch. | Afterblut un viel Sch. den ganzen Tag
22	23 Nacht besser | Afterblut, doch kein Sch. bis Ab, wo sie aber beim Spazieren st. Sch bekam | Jücken ist Ab. sehr stark unterm Pflaster
23	24 Nacht leidl[ich] | --------- wenig Sch
24	25 Nacht gut | Afterblut, kein Sch. | beängstigt nur, wenn sie allein ist
25	26 -------- | ---------- und viel Sch. | hatte heute heft. Schreck, unwohl drauf und mesmerirt
26	27 -------- | ---------- wenig Sch | starkes Jücken, doch nur in der Nähe des Pflasters
27*	N°14
27	28 ----- leidl[ich] | kein Afterblut, doch so viel Sch den ganzen Tag, daß sie nicht spazieren konnte, und Blutschleim dabei, Ab. beängstigt
28	dieß ⌐ ⌐ ist ein bes. Gefühl in der Stirne, was sie hindert ordentlich und deutlich zu denken.
29	29[114] Nacht Regel | kein Afterblut, kein Sch. | Haare gehen immer sehr aus | sehr beängstigt und muthlos; Regel N.M. sehr st. | Hitze und Frost | Ab. mehr Jücken auf Brust \und Schenkeln/
30	30 Nacht leidl[ich] | Regel ging stark, doch diesn Morgen schwächer | etwas Bittergeschmack früh, kein Hunger | saures Aufstoßen | Doch im Ganzen heute wohler
31	Afterblut nicht, Sch erst beim Spazieren - hielten den ganzen Tag an | Ab. Jücken auf dem Rücken | Pflaster fängt an, sich
32	an den Ecken zu lösen | den 31^n Nacht gut, Regel mäßig.

---

[112] Übernahmen von „Nacht gut" aus Z.19 und „Afterblut, kein Sch" und „Beängstigungen heute" Z.15.
[113] Vgl. D28, Anm. 98 und D27, Anm. 62.
[114] Längsstrich am linken Zeilenrand.

18 Nov

1	| **Volkmannin** /v. 1 Nov\ hatte nach Regel 16 1 Nux 3 Carbo O
2	den 31 wieder so viel sch an den Afterknoten, daß sie kein ½ St. Spazieren konnte, keine Beängstigung
3	Regel ging stark
4	den 1. Nov. Nacht gut | Regel schwach früh | kein Afterblut, doch gleich nach dem Stuhle viel Sch. an den Knoten
5	N.M. fuhr sie nach Stötteritz, weil sie gar nicht spazieren konnte und bekam da sehr st. Afterblut
6	und auch Regel wieder ordenlich fließend | beim Reinfahren Schreck drauf unwohl und Ksch.
7	2 Schlief wenig und hatte immer Ksch Drücken auf der Stirn | Regel zeigte sich noch | beim Stuhl Afterblut
8	und viel Sch den ganzen Tag | N.M. N°1,
9*	NB Nux[115]
9	3 Nacht gut bis 3 U. | dann starker Schwindel so lange sie im Bette war | kein Afterblut auch
10*	! Nux[116]
10	erst N.M. Schmerzen und weniger heftig | Jezt beim Gehen wieder Sch im l. Knie, selbst äußerlich
11	bei Berührung ist es wund
12	4 Nacht gut bis 4 U. | Bisher konnte sie früh noch schlafen, aber seit diesn 2 Tagen nicht | auch jezt früh so unwohl
13	Kopf eingenommen und Drücken auf die Stirn N°3 Keine fließenden Hämorrh. aber viel Sch den ganzen Tag
14	bis Ab. 5 U. wo sie auch noch 3/4 St. spazieren ging | Fühlt gr. Schwäche in den Knieen, daß sie
15	darum nicht länger gehen konnte | gestern und heute wieder Bittergeschack im Munde und heute auch übler Geruch
16	5, 4. ((N°4)) kein Afterblut, auch wenig Sch. an den Knoten | Kräfte erlauben ihr heute mehr zu gehen. Abends aber
17	fühlte sie den Kopf sehr angegriffen, hatte etwas Drücken in den Schläfen und etw. Hitze im Gesichte
18	6, 3 Nacht leidl[ich] hatte diese Nacht Jücken am ganzen Kr. | heute Afterblut und Sch, welche gegen Ab. aufhörten
19	heute waren sie wohl Folge des Beischlafs - dieß ist allemal der Fall | heute das Pflaster aufgelegt

---

[115] Dieses Symptom fand keinen Eingang in RA I.
[116] In Hahnemanns Symptomenreihe von Nux vomica (RA I) finden sich noch keine klinischen Beobachtungen in der Form wie in CK I-V, so daß diese Beobachtung mit dem Ausrufezeichen nicht übernommen und entsprechend auch nicht getilgt worden ist.

20	7, 6 Afterblut (Nacht gut) und nur erst gegen Ab. etw. Sch an den Knoten	Pflaster macht kein Jücken (Gürtel mit Viscum?)
21	8, 7 Nacht gut	beim Stuhl nur wenig gutt[a] ((wenige Tropfen)) Blutabgang	kein Sch	Ab. etw. Jücken auf dem Rücken und l. Schenkel
22	9, 8 Nacht gut, kein Afterblut beim Stuhl, aber so heft. Sch mit Schleimabgang, daß sie den ganzen Tag
23	nicht aus dem Hause konnte.	Ab. leerten sich die Knoten aus, doch nur augenblickliche Erleichterung, weil sie
24	sich so gleich wieder füllen und noch schmerzhafter werden	hatte etwas Jücken auf Rücken und Schenkeln.

625

18
Nov

1		**Volkmannin** ((cont.))
2	den 10^n, 9 ((N°9)) Nacht gut, starkes Afterblut beim Stuhl, doch keine Sch den Tag über	Pflaster war von oben fast ganz los
3	auch hart und trocken schmerzhaft, dafür sie es heute abthat. Abends viel Jücken auf der Pflasterstelle
4	auch an den Schenkeln und auf dem Rücken
5	11, 10 Nacht etwas unruhig	diese Nacht Stechen in der l. Seite	Als es diesen Morgen besser ward,
6	bekam sie heft. Schwindel und sah recht blaß aus.
7	12, 11 Nacht gut, ein wenig Afterblut nach dem Stuhle und nach dem Spazieren und viel Sch. den Tag über
8	heftiger Schnupfen
9	13, 12 kein Afterblut beim Stuhl, aber den ganzen Tag Sch und nach dem Gehen Blutabgang starker Katarrh
10	Kopf ganz frei von Beängstigungen seit diesen Mittag
11	14, 13 Nacht gut	kein Afterblut, auch wenig Sch. und Schleimabgang	wegen heft. Sturms nicht spaziert
12	15, 14 Nacht leidl[ich]	kein Afterblut, aber viel Sch, wenig und harter Stuhl, wegen Sch nicht spazieren
13	16, 15 Nacht gut	weicher ordentlicher Stuhl und Afterblut dabei und nur nach Spazieren etw. Sch. Kopf ganz
14	außerordentlich frei und ohne Beängstigung	Schnupfen nimmt erst heute etwas ab	so heftig und
15	anhaltend erinnert sie sich nicht, ihn gehabt zu haben, doch ist ihr wohl dabei
16	17, 16 Nacht leidl[ich]	ordentlich Stuhl, doch nachher Afterblut, aber kein Sch.
17	Säure im Magen sehr stark	die Haare gehen immer so stark noch aus

18	(Pflaster ist beim Mann abgegangen und hat ihm wenig Jucken gemacht auf der Stelle, wo es lag
19	und sein gewöhnliches Jücken war in der Zeit fast mäßiger
20	heute 16 /$_0$\ § fort carbo und Rückenpflaster /und Bauch und Brust\ 20 Zoll lang 1o Zoll breit mit 6:1[117] auf dem gehabten Schafleder

663

6
Dez ((1824))

1	| **Volkmannin** /v. 18 Nov.\ hatte Rückenpflaster 6:1, 20 - 10 und carbo seit dem 3^n Nov
2	den 18, 19, 20^n theils Afterblut, theils Afterschm
3	den 21 Nachts Zahnsch. auch den Tag und war matt
4	den 22 am Tage Zahnsch, gestern und heute wenig Afterblut und wenig Aftersch.
5	23 Zahnsch. viel die Nacht; Nachts Jücken am l. Schenkel, Aftersch. Ab. viel Hitze und Pochen im Blut im Backen, alle
6	Zähne schmerzen - ein Drücken Zahnfleisch und Gaumen schmerzt wie wund - in 13 Tagen soll Regel kommen
7	N.M. viel Hitze im Gesichte, Brennen in den Augen und Frost am Kr. | Backe Ab. mesmerirt
8	24 Nacht unruhig, Zahnsch. ließen nach, kein Afterblut und kein Sch. Früh st. Herzklopfen
9	25 kein Afterblut, kein Sch, doch sehr wenig Kräfte
10*	verte

664

6
Dez

1	| **Volkmannin** cont.
2	den 26^n Nacht gut N°2 wenig Kräfte
3	27 Afterblut[118] beim Stuhl doch kein Sch. | Sehr kraftlos
4	28 Nacht gut N°4 Afterblut beim Stuhl, keine Sch. | V.M. - Knie schwach. | heute wirds beim Spazieren besser
5	Konnte 1 St gehen | sehr ärgerlich seit 2 Tagen, oft bittrer Geschmack
6	heute in Gesellschaft[119] - die erste St. ängstlich, doch vergings nach und nach und sie blieb bis 10 U.

---

[117] Mit diesem Mischungsverhältnis scheint Hahnemann die besten Erfahrungen gemacht zu haben, da er es bis 1830 beibehält (siehe D27, Anm. 93).
[118] Verbindungsstrich zu „26^n" Z.2.
[119] Vgl. Tagebuch: „Sonntag 28

7	29 Afterblut beim Stuhl und viel Sch dran	keine Beängstigung	Manchmal Jücken am Schenkel
8	30 kein Stuhl daher kein Afterblut und kein Sch.
9	1 Dez Nacht gut N°7 früh sehr müde	Afterblut kein Sch	Ab. viel Jücken auf Rücken, Brust, Arme und Schenkel
10	2 „ ---------, Afterblut, kein Sch.	oft Heißhunger, wegen der vielen Säure im Magen	wenig Aufstoßen
11	3 „ ----- unruhig abwechselnd Frost und Hitze	seit gestern Augenschm wie was unter Augenlidern
12	heute kein Stuhl - kein Afterblut oder Sch.	Verstopftheit oft Folge des Beischlafs
13	4 Nacht gut etwas Afterblut, kein Sch.	Gedächtniß immer noch sehr schlecht
14	5 --------- ---------------- beim Stuhl Regel zeigt sie sich noch nicht. 16 Sep O N°,
15*	solls auf den Bauch legen 6:1,[120]

701

24
Dez

1		**Volkmannin** /v. 6 Dez\ Das Pfl. hat sie nun auch aufgelegt \auf den Unterleib/ und es macht viel Jücken	Ihr Afterblut abgerechnet
2	die ihr viel Schmerzen machen, gehts recht gut. §§ noch nicht alle	hatte 16 1 Sep O[121]

719

30
((Dez.))

1		**Volkmannin** /v. 6 Dez /und 24 Dez\\ hatte da 16, 1 Sep O (vorher seit den 3 Nov. Carbo)
2	den 5 Dez kein H.Schm sehr ärgerl[ich]. Es kam ganz aus dem Magen
3	6 „ Nacht gut bis 4 ½ U. N°12 kein Afterblut. Kräfte leidl[ich], Gemüth gut.

Erster Frost. Abds. in d[em] Professor[en]Verein wo Anto. u. Luise Dähne mit."
[120] Gemeint ist das Pflaster.
[121] Diese Konsultation erfolgte in erster Linie wegen der Kinder. Arthur wurde laut Tagebuch parallel auch von Dr. Moritz Müller behandelt. Vgl. Tagebuch vom 8. November: „Arthur wird unwohl, aber dch. bloß. Riech. kurirt." Eine entsprechende Stelle findet sich bei Hahnemann nicht.
Tagebuch: Freitag 17. November
„D. Müller weg. Arthur da."

4 Edition der Krankengeschichte

4	7	---------- ------------ 13 ------------- N.M. die Regel mit viel Frost, auch Leib und Rückensch.
5	8	Nacht unruhig | kein Stuhl | Regel stark | keine Afterschm.
6	9	bei Stuhl Afterblut etwas, doch keine Schm. | Heute viel Jücken
7	10	Nacht leidl[ich] ---------- -------------- Regel sehr mäßig | auch heute viel Jücken an allen Theilen etwas
8	11	--------------- 14 etw. ---------- bei Stuhl kein Sch. Regel weg
9	12	Nacht gut 15. Kein Afterblut --------------------- aber Schm. nachher, die beim Spazieren sehr heftig wurden, auch
10		viel Schleimabgang dabei, welcher so lange sie keine Sch hatte, auch ganz weg war | Regel zeigt sich
11		noch etwas durch Abgang rothen Schleims | Abends noch etwas Afterblut.
12*		verte

720

30

1	| **Volkmannin** cont.
2*	den 14 Dez.
2	N°1 Sep O starkes Afterblut beim Stuhl und viel Sch den ganzen Tag so heftig, daß sie gar nicht ausgehen
3	konnte[122], auch Schleimabgang
4*	⌐NB Sep¬[123] 15
4	((N°))2 Nacht gut | erwachte aber mit viel Frost und innerer Unruhe | legte diesen Morgen das Pflaster auf | bei Stuhl
5	Afterblut, doch keine Sch. die erst Ab. spät anfingen und es ging Blut dabei ab.
6	((N°))3 Afterblut beim Stuhl | wenig Knotensch. Pfl. macht etw. Jücken. | Seit ein Paar Tagen ist sie weniger wohl
7	((N°))4 Nacht gut M. Afterblut beim Stuhl | keine Sch. | Jücken nur wo das Pfl. liegt
8	((N°))5 --------- ------------ und heftiger Schm. den ganzen Tag
9	((N°))6 --------- ------------ beim Stuhl, doch keine Sch. | in Gesellschaft zum ersten Male mit wenig Beschwerden, Tanzen sehen und Musik hören können

---

[122] Vgl. Tagebuch: „Dienstag 14
 Z. d. Salzwk. mit Clara; u. ich ins Schausp. (Zerstreute, u. Wiener in Berlin)
 Mittwoch 15
 ich nach Stötteritz, Abds. mit Antonie ins Schauspiel."
 Das heißt also, daß sie ihren Ausgang nur um einen Tag verschieben mußte, was aber im Krankenbericht nicht erwähnt wird. Es finden sich im Tagebuch auch in letzter Zeit Notizen über Antonies Aktivitäten. Es scheint ihr also objektiv nicht allzu schlecht zu gehen.
[123] Vgl. CK V, 2. Aufl., Sepia, Symptom N°1605: „Erwachen, früh, mit vielem Froste und innerer Unruhe. (n. 24 St.)"

10	((N°))7 ging erst um 1 U. zu Bette und schlief bis 5 U. recht gut | kein Afterblut beim Stuhl, doch Sch. nachher und da sie
11	versuchte spazieren zu gehen, wurden die Sch. sehr stark und es ging Afterblut ab | Jücken war heute
12	sehr stark auf dem Rücken und auch am ganzen Kr. verbreitet.
13*	21. ((Dezember))
13	((N°))8 Nacht gut Afterblut beim Stuhle und viel Sch. nachher | Konnte davor nicht ausgehen, starkes Jücken
14	((N°))9 Nacht unruhig | Afterblut und so heft. Schm, daß sie kaum in der Stube herumgehen konnte | Jücken am ganzen Kr.
15	((N°))10 ------------ ----------- beim Stuhl und Sch. nachher | versuchte zu gehen, aber die Sch wurden unerträglich und es ging /auch Blut von den Knoten ab, wenig Schleim | Jücken mäßig Ab. am ganzen Kr.\
16	((N°))11 Nacht leidl[ich] wenig Afterblut doch viel Sch. gleich nach dem Stuhl | <u>Sch. war noch nie so anhaltend</u>
17	auch fühlt sie sich sonst im ganzen weniger wohl, seit sie das Pflaster aufliegen hat | hat daher das
18	Pfl heute abgenommen - kanns ja immer wieder auflegen | Ab. st. Jücken
19	((N°))12 Nacht leidl[ich] | Afterblut beim Stuhl und heft. Schm gleich nachher und so den ganzen Tag heute Afterblut zum
20	ersten Male ohne Schleim | Nur der und jener Knoten treten auf und Schmerzen,
21*	⌐NB Sep.¬124
21	In den lezten Tagen und auch heute, ihr Gemüth weniger frei - kleine <u>Anfälle von Beängstigung</u>
22*	? Sep
22	vor 14 Tagen gings so gut, daß sie einmal das Schauspiel125 besuchen konnte | Ab. Jücken auf dem Rücken
23	heute V.M. so unwohl | hatte Ksch. | Aftersch. war so heftig - daß sie sich vom Mann streichen ließ
24	N.M. war ihr auch besser aber Ab. wurden die Sch. wieder sehr heftig.
25*	26 ((Dezember))
25	((N°))13 diese Nacht sehr unwohl | <u>Erwachte die \Mitter/Nacht unter Frost, Jücken, große Beängstigung und Zucken und</u>
26*	⌐NB Sep¬126
26	<u>krampfh. Ziehen in den Schenkeln, Brust und Kinnbacken ½ St. lang</u>, dann nahm die Angst zuerst ab

---

124 Dito Symptom N°22: „Beängstigung in Anfällen."
125 Vgl. D27, Anm. 122.
126 Dito Symptom N°1555: „Um Mitternacht, Erwachen unter Frost, grossen Beängstigungen, Zucken und krampfhaften Ziehen in den Oberschenkeln, der Brust und den Kinnladen, eine halbe Stund lang."

4 Edition der Krankengeschichte

27	nachher das Zucken, was an der l. Seite am stärksten war | auch aftersch. dabei
28	Diesen Morgen so wohl wie gestern | Heute kein Afterblut beim Stuhl und weniger Sch. drauf ungeachtet des Beischlafs
29	Setzt hinzu: sie habe Muth bekommen und etwas von ihrer Menschenfurcht verloren
30	Nun[127] schreibt sie den 29^n Sie befinde sich gar unwohl - will gegen die Aftersch. Mandelöl oder Quittenschleim brauchen[128] /wurde ganz an allen häuslichen Geschäften gehindert\
31*	27^n
31	14 Nacht gut. Afterblut beim Stuhl, wenig Sch. nachher | beim Spazieren aber wurden die Sch so heftig, daß
32	sie selbst beim Sitzen nicht aufhörten und auch die Nacht nicht.
33*	28
33	15 Schlief leidlich | kein Afterblut, doch heftige Sch., daß sie den ganzen Tag kaum über die Stube gehen
34	konnte, mußte sich einige Mal legen, weil das Sitzen den Sch. mehrte. (Jezt sind alle Knoten voll
35	und stark herausgetreten (und nicht mehr blos Wundheitsch, sondern auch Stechen und Drücken in den Knoten
36*	29
36	16 Schlief gut außer einige Mal Erwachen mit Sch. in den Knoten, die sich jezt Nachts nicht zurückziehen
37	Sch. beim Gehen und Sitzen sind früh vor dem Stuhle unbedeutend | kein Afterblut, doch viel Sch.
38	keine Beängstigung wieder | Knoten sind wie Haselnüsse 6 - 7. nicht alle auf einmal gefüllt
39	12 § N°1 $Stann.^{2} Solls Pflaster wieder auflegen und wenn der Sch. weg ist
40*	sich hinten kalt eintauchen

---

[127] Zeile 30 beginnt sehr weit links.
[128] Leider vermerkt Hahnemann zu diesem Ansinnen keine Antwort.

Krankenjournal   D 28

*8.*¹

10
Jan ((1825))

1 | **Volkmannin** /v. 30\ Sie habe sich mit ihrem Kopfe und Gemüthe lange nicht so unwohl gefühlt als jezt | hatte ⌈etwa den 7 Dez⌉ \den 14 Dez/ Sep O eingenommen

2 die anhaltenden Afterschmerzen waren vorüber, als sie die lezte Arznei erhielt und ihr Kopf dagegen unbeschreibl. schwach

3 den 30 Dez Nacht leidl[ich]. | Sie hatte keine Sch. auch hatten sich die ⌈ ⌉ Knoten zieml[ich] zurückgezogen, gestern früh wusch sie

4 diese Theile mit ganz kaltem Wasser, worauf die Sch. erst recht stark wurden, doch schien es ihr für heute

5 Erleichterung geschafft zu haben, denn sie hatte weniger Sch. nach dem Stuhlgange und nach dem sie sich wieder

6 gewaschen hatte, nahmen die Sch. noch mehr ab und sie konnte wieder spazieren | Abends hatte sie

7 Jücken in den Knoten | Schwindel nach dem Kaltwaschen

8 31 Nacht leidlich, etwas Afterblut beim Stuhle. Die Knoten scheinen sich nur ausgeleert zu haben | konnte nur

9 wenig gehen, da die Aftersch. wieder kamen

10 1 Jan Nacht gut bis 4 U. da fanden sich Ksch ein, die sie auch den ganzen Tag nicht verlassen haben, ein schwaches

10* ⌈NB Sep⌉²

11 Drücken in der Stirne, doch ist der Kopf so eingenommen, daß sie nichts denken oder vorlesen hören kann

12 ohne ein Gefühl von Uebelkeit zu bekommen, so angreifend für ihren Kopf ist jede Aufmerksamkeit | so schwach

13 hat sie ihren Kopf noch nie gefühlt | auch wirds ihr oft schwindlicht, wenn sie an etwas unangenehmes denkt

14 schon gestern N.M. fing sich dieß an | Wusch sich heute nicht, weil sie glaubte, es sei ihr übel bekommen | Beim Stuhle Afterblut

15 nachher wenig Sch, der nach einem kl. Ausgang recht heftig war | Gemüth höchst schwermüthig und unüberwindlich muthlos

---

1 Die Originalpaginierung ist in diesem Journal wieder mit Tinte geschrieben und mit einem Punkt versehen.

2 Ungewöhnlich ist bei diesem getilgten Notabene, daß die entsprechenden Worte in der Notiz nicht unterstrichen sind. Es findet sich auch keine in Frage kommende Stelle in CK V, außer einem ähnlichen Symptom, das die Volkmannin schon in D27 (auf Originalseite 120, Z.24 und 25) auf Sepia hin entwickelt hatte. Symptom N°78: „Schwäche des Kopfes, dass sie fast gar nicht denken kann, besonders Nachmittags."

16		2 Nacht wenig Schlaf	Afterblut beim Stuhl, doch keine Sch den ganzen Tag	V.M. nach gestrigem Ksch, der beim Spazieren
17		verging	die Luft thut ihr unbeschreiblich wohl
16*		verte

9.

10
Jan

1		**Volkmannin** cont
2	den 3^n Nachts wenig Schlaf, immer beunruhigen sie ängstigend schwermüthige Gedanken	Afterblut beim Stuhle
3	und nach einem kurzen Ausgange viel Schn, doch nicht mehr stechend und drückend wie in den Tagen, wo die Sch
4	gar nicht aufhörten	Jezt hören sie Nachts ganz auf und die Knoten ziehen sich zurück.
5	Hatte den ganzen V.M. bis sie ausging in der Stirn und den Schläfen ein Gefühl, als ob sie recht
6	heiß wären und es that ihr wohl, etwas kaltes dran zu halten - danach war sie äußerlich gar
7	nicht heiß	in der Luft wird ihr allemal erst wohl
8	4 Nacht sehr unruhig, durch Gemüthsbeängstigung - kanns nicht beschreiben. Dabei ist ein inneres Gefühl von Drücken
9	oder Hitze in der Stirne und die Unmöglichkeit, deutlich und ruhig zu denken macht ihr ein schreckliches
10	Gefühl als könne sie die Besinnung verlieren	Heute den ganzen Tag hatte sie keine Beschwerden dieser
11	Art, auch keine Ksch	Afterblut und vom Mittag auch Schn.
12	5 Nacht gut Afterblut beim Stuhle	konnte heute 3/4 St Spazieren länger ließen es ihre Kräfte
13	nicht zu	Schmerzen hatte sie nicht	auch keine Bea[e]ngstigungen, war aber sehr traurig und weinerlich
14	Ab. hat sie immer etwas Jücken auch Brennen ╪...╪ ((an)) der Brust und Rücken, auch manchmal an den Beinen
15	6 Nacht leidl[ich]	Afterblut beim Stuhle, keine Sch	gegen Ab. Ksch und Hitze im Kopfe, schwermüthig
16	7 Erwachte diese Nacht mehrmals und mit dem Gefühl von Schwäche im Kopfe, auch schlief sie nur
17	bis nach 4 U. und hatte eine unüberwindliche Traurigkeit den ganzen V.M.	den V.M. auch viel Frost
18	daß sie sich gar nicht erwärmen konnte	beim Stuhl viel Afterblut, aber keine Sch. nachher
19	Erst nach dem Spazieren kamen diese wieder
20	8 Diese Nacht wie die vorige	nur das Gefühl von Schwäche im Kopf \und/ noch stärker Beängstigung dadurch

21	Am Tage kam dies nicht wieder - sonderbar, daß es öfters Nachts köm[m]t
22	heute kein Afterblut und auch kein Schn. | Gemüth ruhig, obgleich noch nicht heiter
23	9 Nacht gut | Afterblut beim Stuhle, doch keine Schn nachher. | heute statt des vorigen (16, 1 $Stann.)³
24*	16 § N°1 s. ph.¹

13.

13
Jan

1	| **Volkmannin** /v. 10\ befürchtet wenn sie auch die neue Portion einnähme, daß ihre Beängstigungen⁴ wieder kommen könnten /hat sie noch nicht genommen - ich habe sie zurecht gewiesen⁵\
2	den 10ⁿ Schlief wenig und unruhig - bekam Zahnsch und
3	Aftersch. welcher auch heute nicht aufhörte
4	Zahnsch. sind nun vorüber | Hat bemerkt, daß Aftersch und Stechen in den Knoten von Genuß der Fleischbrühe
5	mit Zwiebeln und Gewürz herköm[m]t - Heute kein Afterblut | Mittags Leibweh und 2 Durchfallstühle wobei
6	die Knoten sehr und sehr schmerzhaft heraustreten - dann schmerzts mehr im liegen als Sitzen
7	keine Beängstigungen
8	11 Nacht leidl[ich], nur hörte der Aftersch nicht ganz auf, der auch heute, ohne Stuhlgang sehr stark war.
9	Noch schwermüthig | konnte gestern und heute wegen der Schn nicht Spaziren - welcher gewöhnlich Wundschmerz /ist und manchmal Nadelstechen drin\

---

3   Stannum, Zinn (vgl. CK V, 2. Aufl., S. 294ff) ist hiermit also abgesetzt. Vgl. D28, Anm. 57.

4   Hiermit sind die Gemütssymptome gemeint, die unter Sepia auftraten. Die 16 Päckchen, von denen das erste Stannum enthielt (verschrieben am 30. Dezember 1824, D27, Originalseite 720), hatte sie bis zum 10. Januar 1825 noch nicht genommen. Die Portion, die sie wegen der Befürchtungen nicht begann, enthielt im ersten Päckchen Phosphor.

5   Ein weiterer Hinweis auf die strenge Patientenführung, die Hahnemann gewöhnlich ausübte. Diskussionen über die Therapie, oder auch nur Aufklärungsgespräche, wie sie heute verbrieftes Recht des Patienten sind, wären damals völlig undenkbar gewesen (Elkeles [1989], S. 63 - S. 91). Aufklärung bestand bei ihm darin, daß die gebildeteren Patienten das Organon zu lesen hatten (so ist auch bekannt, daß sich eine dedizierte Vorzugsausgabe auf Velinpapier des ORG[II] im Besitz der Familie Volkmann befand, vgl. Kap. 1). Im Tagebuch Johann Wilhelm Volkmanns findet sich der Nachweis, daß Hahnemann zumindest die Badetherapie begründete: „Er hofft durch momentanes Bad ihrem Nervensystem die Reizbarkeit zu nehmen u. erwartet viel von einer künftig. Schwangerschaft." (29. Juli 1824).

4 Edition der Krankengeschichte

10		12 Schlaf gut bis 4 U. Die Afterknoten diesen Morgen noch stark und schmerzhaft
11		welches durch den Stuhlgang sehr vermehrt worden ist - ohne ⌐ ¬ Blutabgang
12		Gefühl von Schwäche im Kopfe noch eben so stark, wie in lezten Berichten. Nur hatte sie keine
13		Beängstigungen und keine Ksch wieder - auch Nachts gar nicht | Stuhl natürlich
14		Appetit nicht gut, ob sie gleich Hunger und Bedürfnis zu essen fühlt | am wenigsten gern ißt
15		sie jezt Fleisch, welches doch sonst ihre beste Nahrung ist
16		die den 5^n Jenner erwartete Regel ist noch nicht da
17		die Afterknotenschmerzen hindern auch heute das Ausgehen.

48.

31
Jan

1	| **Volkmannin** /v. 13\ hatte den 14 Dez Sep eingenommen v. 10 Jan
2	bekam dann s.ph. 1 /$_o$\ was sie erst den 16 Januar anfing
3	den 12^n Ksch ein Drücken auf den Scheitel der den Kopf aufrecht zu halten hinderte | Ab. 9 U. Zahnsch ½ St.
4	drauf ein gewaltiger Ruck im Zahn und so war der Sch. vorbei
5	13 Nachtschlaf gut | früh noch Aftersch. der nach Stuhl heftiger ward, kein Afterblut | schon 4 Tage nicht aus
6	dem Hause | gestern viel Schleimabgang und Weißfluß wieder stärker | Heute heiterer
7	Ab. st. Jücken auch Afterknoten, kalt Wasser half nicht; 3 St. lang und auch die Nacht hindurch
8	14 Mitternacht erwacht mit Zahnsch und Afterjücken und allgem. Hautjücken, was ihr Beängstigungen auf die
9	Brust machte - dann Schlaf gut | beim Stuhl kein Blut | doch noch viel Jücken, aber wenig Sch. | spaziert
10	15 Nacht gut, kein Afterblut, doch viel Sch. ⌐ ¬ nach dem Stuhle, der aber noch V.M. verging
11	16 ---------- N°1 s.ph.^{1} /$_o$\ kein Afterblut und wenig Sch. Ab. viel Zahnsch.
12	17 ---------- 2 ((N°2)) --------- doch nach Gehen viel Sch
13	18 ---------- 3 ((N°3)) --------- und wenig Sch. konnte heute bis ((lat.: zweimal)) spazieren 3/4 St. auf einmal, heiter
14	19 ---------- bis 9 U. (4) ((N°4))--------- doch Sch. nachher und Schleimabgang | Sch verging aber N.M. ganz | spaziert
15	20 ---------- 5 ((N°5)) --------- beim Stuhl aber viel Sch. nachher, heiter
16	21 ---------- 6 ((N°6)) --------- ---------------------------------- der aber verging bei Stillsitzen. \1 St. spaziert/

17	22 ---------- 7 ((N°7)) --------- aber viel Sch, die den ganzen Tag anhielten und Ab. so stark wurden, daß Ab. noch Afterblut kam - auch Ksch
18	23 Schlief wenig, Nachts viel Aftersch.	beim Stuhl viel Blutabgang, doch wenig Sch, konnte gut spazieren
19	24 Nacht gut 9 ((N°9)) früh nüchtern sehr ärgerl[ich]	--------- ------doch viel Sch nachher den ganzen Tag
20	25 -------- 10 ((N°10)) viel Afterblut doch keine Schn	Mittag <u>Regel</u> nur rother Schleimabgang den ganzen N.M.
21*	s.ph.
	⌐NB bei¬ Regel[6]
21	<u>starkes Fieber 3 St. lang - erst heft. Frost dann Hitze und Ksch ohne Durst</u>	<u>Ke</u>in Aftersch.
22	26ⁿ Nacht sehr unruhig	Regel war die Nacht ganz weg	Kein Stuhl, kein Afterblut, Früh Schwindel, Ksch und gr.
23	‖
24	‖ ⌐NB ---¬[7]
25	‖
23	Mattigkeit	<u>gegen 12 U. wieder F</u>rost um 1 U. heft. Krampf im ganzen Kr. der ihn ordentlich zusammen schüttelte
24	die Zähne klap<u>perten	das andere Mal konnte sie wie</u>der die Zähne nicht voneinanderbringen, Kinnladen
25	zu<u>sam[men] gezogen</u>	Es zog die Knie zusammen	(Wärmflasche an die Füße minderte den Krampf[8] bald, doch hielt
26	der Frost bis 3 U. an, wo sie dan[n] viel Hitze \bes/ im Kopfe und Ksch bekam.
27	‖
...	‖ ? NB
34	‖
27	27 Erst gegen Morgen verließ sie die fieberhafte Hitze und der Ksch, hatte fieberhafte Hitze und Ksch, hatte einen
28	fauligen Geschmack im Munde, und immer Uebelkeiten	Wieder kein Stuhl, doch Afterblut (Klystir lauen $Aqua 6[9])

---

6 Verbindungsstrich zu „25" Z.20. Das Symptom ist in der nächsten Fußnote zusammengefaßt.

7 Vgl. CK V, 2. Aufl., Phosphorus, Symptom N°1112: „Bei der Regel, zwei Tage nach einander Fieber; den ersten Nachmittag, erst Frost, dann Hitze und Kopfschmerz, ohne Durst; den zweiten Tag, Mittags eine Stunde Frost, dann krampfhaftes Schütteln des ganzen Körpers, mit Zähneklappen, dann Hitze, vorzüglich im Kopfe, und Kopfschmerzen. (n. 10 T.)"

8 Von diesem Ereignis berichtet auch Volkmann in seinem Tagebuch: „Mittwoch 26 Anto. bekömmt heftig[en] Krampf u. Fieberanfall; c[um] reg[ula] minutiss[ima]"; vgl. Regelblutung Z.20.

9 Womöglich auch ein lateinisches „S", zu lesen als „Klystir lauen Wassers" (vgl. HAL I, S. 55, sowie Gessmann [²1922], Tafel LXX).

4 Edition der Krankengeschichte

29	Die Regeln kommen nicht ordentlich | Tags Bittergeschmack im Munde | Immer fühlbares Herzklopfen
30	28 Sehr böse Nacht | Unruhe ließ sie ⌐nicht¬ lange \nicht ein/schlafen, bald weckte ihn ((den Schlaf?)) heftiger Krampfhusten ((?))[10] (⌐Mesmer. Strich¬
31	(Mesmerisches Handauflegen half) Herzklopfen und Pochen des Blutes in allen Adern und ein Gefühl von
32	Angst im Blute besonders in den Arm und Handgelenken | Nach Einschlafen erwachte sie bald aus
33	unruhigen Träumen - konnte aber vor 3 U. nicht wieder einschlafen | Natürlich Stuhl ohne Afterblut
34	V.M. von 7 U. an erst ein Gefühl von Leere, drauf gr. Wärme und zulezt Art Angst oder
35	Unruhe im Leibe | Regel ganz unbedeutend. Husten schon seit 3 Wochen wie katarrhalisch
36	Ist sehr matt und muß den gro[e]ßten Theil des Tages liegen und fühlt sich sehr krank
37*	‖ ⌐NB ---¬[11]
38*	‖
37	29 Nacht gut, doch schon beim Erwachen gr. Schwäche im Kopfe - auch gestern Ab. so schwach der Kopf
38	daß sie kein Ton auf dem Klavier hören konnte | früh Stuhl breiig (wie immer[12] bei Schwäche! ✝...✝) ✝...✝
39	kein Afterblut, doch viel Sch. und Schleimabgang | Husten nur ein wenig früh | nicht Uebel gestern und heute
40	Sie glaubt aber, gewiß schwanger zu seyn seit dem 5 Januar | auch heute das Gefühl von Schwäche
41*	⌐? NB ---¬[13]
41	und Leere im Bauche[14] | Appetit und Hunger wenig doch kein unreiner Geschmack | ging[15] ½ St. spazieren
42	kam aber sehr matt zurück | Regel zeigt sich noch, doch nur wie rother Schleim
43	30 Schlaf unruhig, bes. von Husten von Kitzel im Halse | früh Stuhl ohne Afterblut, doch nachher auch heute
44	sehr schwach, auch noch das Gefühl von Schwäche im Leibe | Regel zeigt sich noch heute
45	Hat noch einige (6?) Pulver
46*	9 §

---

[10] Wegen zweier großer verwischter Tintenflecke unleserlich.
[11] Dito Symptom N°110: „Grosse Schwäche im Kopfe, dass sie keinen Ton auf dem Klaviere vertragen konnte."
[12] Siehe D28, Anm. 10.
[13] Verbindungsstrich zu „Sie" Z.40.
[14] Dito Symptom N°893: „Leerheits- und Schwäche-Gefühl im Bauche."
[15] Siehe D28, Anm. 10.

92.

21
Febr ((1825))

1 | **Volkmannin** /v. 31 Jan\ Schickte 10 Ldr ((Louis d'Or)) hatte den 14 Dez Sep | den 16 Jan s.ph.[1] eingenommen
2   den 30^n Jan fühlte sich den ganzen Tag recht krank, hatte Ksch und Herzklopfen
3   31 „ Nacht gut bis 3 U. Regel zeigt sich noch immer | kein Afterblut, kein Schn | sehr matt und krank
4   1 Febr. Nacht leidl[ich] gleich früh Ksch und kraftlos | kein Afterblut, keine Sch. nach dem Stuhle, Regel noch etwas
5   Ksch den ganzen Tag
6   2 Febr. Nacht leidl[ich] N°11, kein Afterblut | fühlte sich heute wohler | viel Sch. an den Afterknoten und Schleimabgang
7   3 „ Nacht gut bis 3 U. - dann unruhige Träume | beim Stuhle viel Afterblut, doch kein Sch. | V.M. Ksch 12 ((N°12))
8   4 „ Nachts sehr wenig Schlaf und viel KSchn abwechselnd auf Scheitel und Schläfen | Beim Stuhle viel Afterblut | kein Sch.
9   N.M. Kopf und Zahnsch. 13. ((N°13)) N.M. wieder Ksch und Schwindel
10   5 Nacht gut bis 3 ½ U. dann konnte sie nicht mehr schlafen und stand wieder mit Ksch auf. 14. ((N°14)) Es that ihr Noth, hatte aber
11   ⌐6⌐ keinen Stuhl, aber Afterblut, doch keine Sch. | Tags über viel Ksch. und fühlte sich noch sehr kraftlos
12   6 Nacht gut bis 3 ½ U. | Afterblut beim Stuhle, doch kein Schn | heute nur N.M. etwas Ksch.
13   7 -------- bis 4 ½ U. 16 ((N°16)) viel Afterblut beim Stuhle, keine Schn | Ab. viel Afterblut ohne Stuhl und Sch.
14*   <u>23 Tage n. s.ph.</u>
14   8 -------- 1. ((N°1)) kein Afterblut, keine Sch | Ab. heft. Jücken am ganzen Kr.
15   9^{16} Nacht unruhig, 2. ((N°2)) kein Afterblut, aber viel Schn bis gegen Ab. wo sie ganz aufhörten | Auch heute Ab. viel Jücken
16   10 Nacht gut 3. ((N°3)) kein Afterblut und nur einige Stu. nach Stuhl, Schn | Hat jezt immer sehr wenig Stuhl, wodurch
17   der Leib hart und stark wird. | Seit einigen Tagen viel Weißfluß
18   11 „ Nacht gut. 4. ((N°4)) kein Afterblut, wenig Stuhl und viel Schn.

93.

21
feb

1 | **Volkmannin** cont.

---

[16] Längsstrich am linken Zeilenrand.

2	12 Febr 5. ((N°5)) Nacht gut, kein Afterblut und keine Schn | Ab. Jücken
3	13 6 ((N°6)) Nacht gut, kein Afterblut beim Stuhle, doch so heft. Sch⏝n bis Ab. 5 U. daß sie nicht aus der Stube gehen
4	konnte | auch Schleimabgang | Fühlte sich auch heute recht unwohl und so gr. Schwäche im Rücken und
5*	⌐? NB s.ph. /n. 28 Tagen\⌐17
5	Unterleibe, daß sie V. und N.M. einige Stu. auf dem Bette liegen mußte | Ab. war sie aber so leidl[ich]
6	daß sie in Gesellschaft gehen konnte (wegen öftern Aussetzens der Spaziergänge ob der Sch. mag ihr diesn /Winter mehr unwohl gewesen seyn\
7	14 Nacht gut bis 5 U. 7. ((N°7)) Nach dem Stuhle etwas Afterblut und so starke Schn, daß sie nicht ausgehen konnt[e]
8	15 Nacht gut 8. ((N°8)) Afterblut beim Stuhle und den ganzen Tag Schn | oft vergehn sie Ab. 5 U. wenn sie sich den ganzen
9	Tag recht ruhig hält, sitzt | ⌐ ⌐ Beim Liegen sind die Schn noch weit empfindlicher
10	16 Nacht sehr unruhig und viel Hitze im Kopfe 9. ((N°9)) Kein Afterblut beim Stuhle | die Schn vergingen schon Mittags
11	17 Nacht leidl[ich] | kein Afterblut, aber viel Schn bis Ab 5 U. | Sie ist einige Mal noch gegen 6 U. spazieren gegangen,
12	glaubt aber, daß ihr die Abendluft nicht wohl thut | Jezt gar nicht mehr Ab. schläfrig
13	18 Nacht leidl[ich] | wacht oft auf und kann auch früh selten noch schlafen - fühlte Nachts wieder einige Mal etwas
14	Gemüthsunruhe | kein Afterblut beim Stuhle, doch viel Schn bis 5 U.
15	Aufstoßen selten, doch immer Säure im Magen, die ihr Heißhunger macht und einen unnatürlichen Appetit
16	19 Nacht unruhig | kein Afterblut beim Stuhle, doch heft. Schn den ganzen Tag | auch leerten sich die Knoten
17	aus, doch werden die Sch. nachher immer eher stärker
18	20 sehr schlechte Nacht | die Afterschn hörten erst spät gegen Morgen auf | und beim zu Bett Gehen hatte
19	sie so ein innerlichen Frost in der Brust, Armen und Rücken, der sehr lange anhielt, worauf auch
20	Hitze folgte | Wachte sehr oft auf, und fühlte sich sehr unruhig
21	in 2 Tagen erwartet sie ihre Regel.
22	heute (35 Tage nach s.ph) 18[18] § N°1 Sep$^1/_{II}$[19]

---

17 Dito Symptom N°895: „Grosses Schwäche-Gefühl im Bauche und Rücken, dass sie liegen musste. (n. 28 T.)"
18 „18" korrigiert aus „16".
19 18 Päckchen, deren erstes 1 Streukügelchen Sepia C6 enthält.

D28

156.

24
märz ((1825))

1	**Sie**[20] hatte (n. s.ph.¹ /⌐/$_{II}$¬²¹\ 35 Tage) 16²² § Sep.¹/$_{II}$
2	den 20^n beim Stuhle etwas Afterblut, nur wie Ausleerung der Knoten - den ganzen Tag heft. Schn. und konnte nicht ausgehen
3	21 Nacht gut bis 3 U. ging früh 8 U. spazieren vor dem Frühstück und fühlte da keine Schn | nur durch den Stuhlgang
4	treten die Knoten so schmerzhaft heraus | beim Stuhle wieder etwas Blut und den ganzen Tag
5	Sch in den Knoten | auch von früh an Ksch, eine Schwere im Kopfe, die beim Bücken Sch verursacht.
6	als ob der Kopf zerspringen müßte
7	22 Nacht gut bis 4 U. etwas Afterblut beim Stuhle, wieder den ganzen Tag Schn und Schleimabgang daß sie
8	gar nicht gehen konnte
9*	⌐NB Sep.¬²³
9	23 Nacht gut N°1. kein Afterblut aber den ganzen Tag heft. Schn | <u>Gemüth ganz muthlos</u>
10	2 ((N°2)) 24 Nacht unruhig kein Afterblut auch vergingen die Schn bald nach dem Stuhlgang und sie konnte ausgehen
11	Ab. wieder viel Schn.
12*	? NB ---²⁴
12	3 ((N°3)) 25 kein Afterblut (Nacht gut) beim Stuhle, aber viel Schn, auch <u>2 Mal Blutabgang den Tag über</u> | heiterer
13	4 ((N°4)) 26 Nacht sehr unruhig | kein Afterblut beim Stuhle, auch vergingen die Schn. bald | Noch früh kam <u>Regel</u> (vorige den 25 Jan 31 Tage)²⁵
14	Sie ging mäßig | Ab. wieder Aftersch.
15	⌐5¬²⁶ 27 Nacht leidl[ich] | Regel die Nacht stark, am Tage mäßig | kein Stuhl und keine Aftersch.

---

20 Weiter oben beginnt der Eintrag über die Kinder mit: „\| **Volkmannin** /v. 21 Febr.\".
21 Der Einschub „/$_{II}$" unter S. ph. scheint getilgt zu sein, wo immer diese Verschreibung erwähnt war, war sie ohne Hinweis auf die Potenzierung notiert, d.h. es mag sich hier um eine Standard-Potenz gehandelt haben.
22 Obwohl auf Originalseite 93, Z.22, eindeutig „16" zu „18" korrigiert wurde, steht hier nun „16 §".
23 Vgl. CK V, 2. Aufl., Sepia, Symptom N°30: „Gänzliche Muthlosigkeit. (n. etl.St.)"
24 Nicht in CK V aufgenommen.
25 Notiz im Tagebuch: „Samstag 26
    Antonie (drüben)
    Anto. wird R.unwohl"
26 Die Pulvernumerierungen sind von 5 - 9 mit einem vertikalen Strich getilgt, d.h. die Patientin hat die Pulver, wie auch sonst, während der Regel abgesetzt. Wahrscheinlich

16	⌈6⌉ 28 Nacht gut	Regel sehr mäßig	beim Stuhle Afterblut	Schn vergingen bald
17	⌈7⌉ 1 März Nacht gut	beim Stuhle ein wenig Blut und den ganzen Tag Schn	Regel sehr mäßig
18	⌈8⌉ 2 „ Nacht unruhig	beim Stuhle viel Afterblut, keine Schn.	Regel zeigt sich noch
19*	⌈NB bei Regel Sep.⌉²⁷
19	⌈9⌉ 3 Nacht gut	beim Stuhl viel Afterblut, doch gar keine Schn	Regel noch ganz wenig	Sehr <u>schwermüthig</u> bes. früh

157.

24 März

1	**Volkmannin** 4ⁿ Marz N°5, beim Stuhle Afterblut	keine Schn nachher	Regel noch ein wenig
2	5 Nacht gut 6 ((N°6)) kein Afterblut beim Stuhle, auch keine Schn drauf
3	6 Nacht unruhig 7 ((N°7)) Afterblut beim Stuhle, doch keine Schn drauf
4*	⌈NB⌉ 13 $dies²⁸ Sep.²⁹
4	7 Nachts viel Beängstigungen, kein Afterblut beim Stuhle und keine Schn
5	8, ((N°))9 Afterblut, keine Schmerzen
6	9, ((N°))10 Nacht gut, ganz wenig Afterblut, Schleimabgang und viel Schn den ganzen Tag
7	10, ((N°))11 Nacht gut, ganz wenig Afterblut beim Stuhle und nur den V.M. Schn.
8	11, ((N°))12 Nacht gut, kein Afterblut und wenig Schn bis zum Spazieren, wo sie stark wurden
9	12, ((N°))13 Nacht gut, viel Afterblut beim Stuhle, keine Schn.
10	13, ((N°))14 ---------- , kein Afterblut aber Schn bis N.M.
11	14, ((N°))15 ----- etwas unruhig, kein Afterblut, auch keine Schn
12	15, ((N°))16 Nacht gut, kein Afterblut, aber den ganzen Tag Schn und Schleimabgang

---

jedoch hat sie erst am 4. März die Nummern wieder mit angegeben, so daß Hahnemann von einer weiteren Einnahme ausging.

27 Dito Symptom N°7: „Schwermüthig, besonders früh." und N°934: „Bei der Regel, sehr schwermüthig, besonders früh."

28 Das Symbol für Tag: „dies" besteht aus einem kleinen Kreis mit einem langen Strich nach rechts oben - nicht mit einem einfachen „d." gleichzusetzen - findet sich nicht unter den Apothekerzeichen in HAL I, jedoch bei Gessmann (²1922) auf Tafel CX.

29 Dito Symptom N°1543: „Nachts viel Beängstigungen." Hier nun ohne den im Journal angegebenen Zeitabstand.

13	16, ((N°))17 -------- -------------- auch keine Schn, von früh an traurig | Mittag sehr ärgerl[ich] /heft. Jücken an den Hüften und Oberschenkeln.\
14	17, ((N°))18 ---------- ------------ \ viel Sch und Schleimabgang den ⌐ganzen⌐ Tag | Ab. sehr viel Afterblut
15	18, ((N°))19 --------- \kein/ Afterblut beim Stuhl, aber viel Schn und Schleimabgang den ganzen Tag
16	19, ((N°))20 --------- Afterblut beim Stuhle, keine Schn.
17	20, ((N°))21 --------- wenig Afterblut und keine Sch., aber viel weißen Fluß
18	21, ((N°))22 --------- kein Afterblut und keine Schn
19	22, ((N°))23 --------- kein Afterblut, aber viel Schn und Schleimabgang, doch erst nach dem Spazierengehen
20	In einigen Dingen geht es ihr etwas besser | kann in die Kirchenkapelle gehen, ohne sich drauf ange „
21*	⌐! Sep⌐30
21	griffen zu fühlen, kann auch \eine/ <u>nicht zu starke Musik gerne hören</u> | Kräfte in der lezten Woche ((möglicherweise: in den lezten Wochen))
22	auch etwas besser. Dennoch ist ihre Furcht vor dem Alleingehen oder vor einer weiteren Ent „
23	fernung vom Hause noch gleich stark \selbst in Begleitung ihres Mannes/ | die Angst, daß sie nicht möchte zu Hause gehen können,
24	macht sie so schwach und bes. die Knie so kraftlos, daß sie kaum stehen kann.
25	So hat sie sich diesen Winter nur 2 Mal entschließen können, um die ganze Stadt herum gehen zu können
26	wenn sie auch bei öfteren Umkehren auf einer Alle[e] länger gehen konnte, als dazu Zeit nöthig war
27*	⌐! Sep⌐31
27	<u>Den Heißhunger nicht wieder gehabt</u>, auch wenig Säure bemerkt
28	Der Weißfluß war in den 3 lezten Tagen stärker als in den vorhergehenden 14 Tagen (wo er recht
29*	⌐NB n. 25 $dies$^{32} \Sep/⌐^{33}
29	mäßig war) und so hell wie Wasser; auch hatte sie dabei <u>einige Mal stechende Empfindung in der Bärmutter</u>
30	den 23^n Nacht gut 24 Afterblut beim Stuhle, die Schn vergingen bald nach dem Stuhlgang

---

30 Dito, S. 169ff: „Die Sepie erwies sich vorzugsweise hülfreich, wenn bei übrigens passender Wahl nach den Symptomen des Krankheitsfalles eine oder die andere der folgenden Beschwerden mit zugegen war: ...Ueberempfindlichkeit des Gehörs bei Musik; ... Heisshunger;"
31 Vgl. D28, Anm. 36.
32 Siehe D28, Anm. 28.
33 Dito Symptom N°937: „Weissfluss-Abgang, mit Stichen in der Gebärmutter. (n. 25 T.)"

4 Edition der Krankengeschichte

31		Die Schwäche im Kopfe, die sie ganz am Denken hindert, ist noch ganz dieselbe
32		Wenn sie nur anfängt, ernstlich über etwas nachzudenken, hat sie ein Gefühl im Kopfe, als wenn etwas
33		drin wäre, was sie daran hinderte, und wenn sie nicht drauf achten will, wird ihr wie schwindlicht
34		im Kopfe
34*		ihr 24 N°1 s.ph^1 21 Sep^1 34

183.

7
((Apr. 1825))

1	**Sie** (hatte den 24 1 Sep.^{35} 21 Sep (nach Sep den 23 Febr) (nach s.ph. 35 Tage)
2	in der lezten Woche im Ganzen leidlicher als vorher befunden | konnte mehr gehen
3	auch hat sie etwas an Fleisch zugenommen
4	will etwas gegen Aerger zum Riechen haben
4*	ihr Kugel Cham gegen Aerger^{36}

190.

13
apr

1*	14 ((April)
1	| **Volkmannin** /v. 24 März\ hatte da ⌐ ⌐ (nach 16, 1 Sep) 24, 1 s.ph.^{1} 21 Sep^{37}
2	noch auf ⌐s.ph.⌐ \⌐Sep⌐^{38}/ ⌐n. 35 Tagen⌐
3	den 24 März Nacht gut, kein Afterblut oder Sch
4	25 --------- kein Stuhl, keine Schn
5	26 ¨‖¬^{39} --------- --------- kein Blut, keine Schn

---

34 24 Päckchen, deren N°1 Phosphor und deren N°21 wieder Sepia enthält. Die N°21 Sep. wird später als $^1/_{IV}$ bezeichnet, siehe D28, Anm. 55.
35 Nach Originalseite 157, den 24. März lautete die korrekte Verschreibung „24 N°1 s.ph. 21 Sep", und nicht zweimal Sepia im Abstand von 3 Wochen. Siehe D28, Anm. 34.
36 Dergleichen hat Antonie Volkmann schon früher erhalten. Vgl. D26, Originalseite 557, Z.11* u.a. Es ist fraglich, warum sie nun ein neues Fläschen braucht, da nach Hahnemann durch das Daran-Riechen die Wirkung des Streukügelchens nicht abnimmt und dieses auf Jahre hinaus seine Wirksamkeit behält. Möglich wäre es, daß diese Gläschen nicht beschriftet waren und Hahnemann sich durch eine erneute Abgabe des Inhaltes des Gerochenen versichern wollte. (Bei anderen Riech-Einwirkungen hatte Hahnemann ein Fragezeichen vermerkt, z.B. D26, Originalseite 728, Z.10.)
37 Hier stimmt die Verschreibung wieder, vgl. D28, Anm. 35.
38 ⌐Sep⌐ ist unterpunktet, d.h. die Tilgung wurde korrigiert.
39 Eine geschweifte Klammer sollte hier wohl die Eintragung erleichtern. Hahnemann strich dann wohl die Klammer weil sich der 27. vom 26. doch in puncto Schmerz unterschied.

6*	N°1
6	27 ⌐‖¬ --------- ---------- ---------- aber viel Schn. bis Ab. 6 U.
7*	((N°))2
7	28 Nacht leidl[ich]. kein Afterblut beim Stuhle,aber viel Schn bis Mittag
8*	‖
9*	‖ ⌐NB s.ph.⁴⁰¬⁴¹
10*	‖
8	gerade vor dem Mittagessen ärgerte sie sich außerordentlich, da sie andre Male über weit
9	wichtigere Sachen sich nicht ärgert. Erst bekam sie ein Gefühl von Wärme, dann Drücken
10	im Magen, drauf Uebelkeit und viel Hitze im Gesichte, Appetit verlor sich ganz
11*	((N°))3
11	29 Nacht recht gut, kein Afterblut, aber Schn. bis N.M.
12*	‖
13*	‖ ⌐NB ---¬42
14*	‖
12*	((N°))4
12	30 Nacht unruhig durch Magendrücken und Uebelkeiten - kein Afterblut, auch vergingen die Schn bald
13	kein Appetit, auch kein Hunger
14*	((N°))5
14	31 Nacht gut, auch heute noch wenig Hunger und wenig Appetit und Magendrücken nach dem Essen
15	kein Stuhl,keine Hämorrhoiden
16*	⌐NB ---¬43 ((N°))6
16	1 apr Nacht unruhig, schlief wenig, kein Afterblut beim Stuhl, nur kurze Zeit schn ｜ saures Aufstoßen nach allem Essen
17*	((N°))7
17	2 ‖ Nacht gut, kein Afterblut, auch Schn bald weg
18*	((N°))8
18	3 ‖⁴⁴
19*	((N°))9
19	4 Nacht gut, kein Afterblut, aber viel Sch an den Knoten und Schleimabgang bis gegen Abend

---

40 „s.ph." korrigiert aus „Sep.".
41 Vgl. CK V, 2. Aufl. Phosphor, Symptom N°51: „Grosser Aerger, vor dem Mittag-Essen, über die geringste Kleinigkeit; drauf Gefühl von Hitze, dann Drücken im Magen; darnach Uebelkeit mit vieler Gesichts-Hitze und gänzlichem Verluste der Ess-Lust."
42 Dito Symptom N°624: „Keine Ess-Lust, kein Hunger. (n. 3 T.)" und N°660: „Nach dem Essen, Magen-Drücken. (n. 4 T.)".
43 Dito Symptom N°702: „Saures Aufstossen, nach jedem Essen."
44 Die Ereignisse des 3. schienen denen des 2. zu entsprechen, weswegen die beiden Tage mit einer geschweiften Klammer zusammengefaßt wurden.

4 Edition der Krankengeschichte

20*	⌐NB ---¬⁴⁵
20	Ab. viel Beängstigungen
21*	((N°))10
21	5 Nacht gut, kein Afterblut, keine Schn⁴⁶
22*	Regel /n. 38 Tagen\ ⌐11¬⁴⁷
22	6 Nacht etw. unruhig, bekam ihre Regel
23	7 Regel mäßig, keine Schn | N.M. Ksch. stechendes Jücken am ganzen Kr.
24*	⌐s.ph. NB¬⁴⁸ bei Regel⁴⁹
24	8 Nacht etw. unruhig, Hitze im Kopfe und Jücken an den Afterknoten | kein Afterblut beim Stuhle, Schn. bald weg.
25	befindet sich bei dieser Regel fast so wohl als gewöhnlich - ißt sehr mäßig
26	9 Nacht gut, kein Afterblut beim Stuhl, aber viel Schn bis N.M.
27	10 Nacht leidl[ich] | Afterblut beim Stuhl | keine Schn. sie vergehen näml[ich] \treten beim Stuhl stark heraus/ wenn sie nach Stuhl 1 St. ruhig sitzt

191.

14
apr

1	| **Volkmannin** cont.
2	11 Apr.⁵⁰ Nacht leidl[ich]. Erwacht jezt alle Nächte mit Beängstigungen,⁵¹ die doch weniger stark als sonst sind
3*	⌐NB s.ph.¬⁵²
3	kein Afterblut, aber heft. Sch. den ganzen Tag und Schleimabgang | Schn durch Ausgehen so heftig geworden
4	konnte nur mit der größten Anstrengung zu Hause kommen | bei heft. Schn kann sie schwer oder nicht harnen
5*	((N°))12
5	12 ((April)) Die Afterschn ließen die ganze Nacht durch nicht nach, so daß sie fast gar nicht schlief - sie waren heftiger

---

45 Dito Symptom N°22: „Viel Beängstigungen, Abends. (n.8 T.)"
46 Tagebuchnotiz: „Dienstag 5
    Anto R. krank" Mit großem „R." dürfte die Regel gemeint sein, siehe D28, Anm. 25.
47 Wie bei der vorigen Regel führte Hahnemann aus Versehen die Nummern weiter.
48 Dito Symptom N°1106: „Bei der Regel, stechendes Jücken an den After-Blutknoten."
    und N°1107: „Bei der Regel, stechendes Jücken am ganzen Körper."
49 Verbindungsstriche zu „7" und „8" ZZ.23 und 24.
50 Tagebuchnotiz: „Montag 11
    Anto wird unwohl +...+Erkältg."
51 Dito Symptom N°1769: „Sie erwacht alle Morgen mit Beängstigungen." Hier kann nicht mit Sicherheit gesagt werden, ob es sich um dasselbe Symptom handelt. Ein passenderes ist nicht zu finden.
52 Verbindungsstrich zu „Apr." Z.2.

6	als je, und ließen auch den Morgen nicht nach. Bei so starken Schn hat sie allemal Herzklopfen mäßig
7	alle Abende lezter Zeit starkes Hautjücken, doch gestern nicht
8	hatte obgleich Klystir genommen kein Stuhl | Es sind außer vieler kleiner, sind 3 große Blutknoten
9	da, wie Wülste, zwei davon liegen zu beiden Seiten am After der Länge nach, einen Zoll lang
10	und fast ½ Zoll breit, die links röther und härter und am schmerzhaftesten und oben der Länge nach
11	mit rothen Streifen, wie Anfang zum Wundwerden | die links ist hochroth von innen heraus
12	getreten | die andern sind im schmerzlosen Zustande auch sichtbar, doch nur wie leere Haut
13	klein und weich | die dritte große liegt zwischen beiden und ist fast eben so groß
14	Der[53] sch. ist starkes Wundheitsgefühl und wenn sie sich vom Sitzen erhebt, ein heftiges Drücken
15	von innen heraus in diesen Knoten | Abwechselnd ist dieser Sch. stärker und sie fühlt Pochen
16	Stechen Drücken, auch Jücken und Bewegung drin, die sehr empfindlich ist.
17	Sie hatte heute Frost und Hitze - vermuthlich nur Folge der Schn denn es greift sie sehr an.
18	Hautjücken diesen Abend auch nicht
19	13 Die Schn. waren diese Nacht gleich stark, die Knoten wollen sich gar nicht zurückziehen | Durch
20	Klystir heute Stuhlgang und wenig Blutabgang | Blutiges Wasser und Schleim geht immer
21	aus dem After | die Regel war sehr mäßig und nur 3 Tage, befand sich wohl dabei
22	keine Beängstigungen wieder | Ihre Angst vor Alleinseyn belästigt sie noch am meisten
23	denn wenn nicht mehrere Personen mit ihr im Hause sind, so bekömmt sie Angst den
24	Verstand zu verlieren, da beschäftigt sie immer der Gedanke, daß sie Dinge thun könnte,
25	die sie nicht thun wollte
26	Glaubt die lezten Tage die Verschlimmerung von einer Erkältung zu haben[54]
27*	**Er** sein Fuß ist fast ganz heil
27	den 16^n wo sie den Brief bekömmt hat s.ph. 20 Tage gewirkt
28	soll, sobald die Knoten heraus ⌐ ⌐ kommen, so wie nach jedem Stuhl, sich niederkauern

---

[53] Längsstrich am linken Zeilenrand.
[54] Siehe D28, Anm. 50.

29	und sich den After mit einem kleinen Schwamm, der alle Augenblicke in frisch
30	geschöpftes Brunnenwasser getaucht wird, den Theil gelind drücken (künftig durch Alaunwasser
31	vorher schon früh sich mesmeriren lassen und den 20^n anfangen N°21 zu nehmen
32	und die überschlagenen §§ nach N°24 ausbrauchen

211.

25
((Apr. 1825))

1	| **Volkmannin** /v. 14 April\ hatte den 21 Febr. 16, 1 Sep II bekommen
2	davon nahm sie vom 23 Febr bis 23 März ein, dabei den 25 Regel 5 Tage und wenig Afterblut /und bald keine, bald \(viel)/ Schmerzen, ⌐bald w⌐\
3	drauf bekam sie den 24 März 24, 1 s.ph. 21 Sep $1/_{IV}$gt55 | nahm den 27 März 1, S. ph.¹ bekam drauf den 14^n 15^n Tag /bis den 13 april\
4	so arge Afterschn als noch nie, auch die Nächte durch - große Venenwülste
5	den 13 april waren die Schn erträglicher, wenn sie lag aber aufstehen konnte sie noch eben so wenig
6	kein Fieber wieder | Appetit oder Hunger fast gar nicht
7	14 „ Die Schn ließen sie etwas schlafen, konnte gut liegen, doch waren sie mehrmal recht heftig | die Knoten
8	sind heute noch stärker als gestern | Stuhl ohne Klystier, Stuhl gar nicht hart, auch kein Afterblut
9	die Afterschn waren heute noch gleich stark
10	15 auch diese Nacht hatte sie wenig Schlaf, wegen der heft. Schn die sich ganz gleich bleiben | Mußte
11	wieder ein Klystir nehmen, weil die gr. Knoten den Stuhlgang hinderten | legte Quittenschleim auf,
12	wovon der heft. Sch auch gelindert ward | doch nur wenn sie still lag | jede Bewegung vergrößert sie
13	Stehen und Gehen kann sie gar nicht und nur 10 Minuten lang sitzen.

---

55 Es ist unklar woher jetzt die Information der C12 kommt (siehe D28, Anm. 34), auf jeden Fall wird hier nach der Sepia C6 nun die C12 angewandt, d.h. in aufsteigender Potenz verwendet. Nach Barthel (1990) verwendete Hahnemann jedoch bis 1840 von C30 ausgehend absteigende Potenzreihen, also erst mit den Q-Potenzen aufsteigende Potenzreihen. Eine andere Variante erwähnt Hahnemann in CK I, 2. Aufl., S. 157, Anm.: „Wenn er sie z.B. zuerst in der 30sten Kraft-Entwicklung ihm gegeben, nimmt er dafür nun etwa die 18te, und wenn die Wiederholung abermals dienlich und nöthig befunden würde, etwa die 24ste, weiterhin auch wohl die 12te oder 6te u.s.w.", d.i. C30, → C18, → C24, → C12 bzw. C6. Vgl. auch die aufsteigenden Potenzreihen bis C90 in Krankenjournal D20.

212.

25
apr

| **Volkmannin** cont.
16 Schlief etwas besser, doch sind die Schn diesen Morgen gleich stark. Quittenschleim lindert nur für
den Augenblick | hatte keinen Stuhl, trotz des Klystirs | N.M. nahmen die Schn etwas ab, so daß sie
doch länger sitzen und einmal in der Stube auf und abgehen konnte.
auch das Kaltwaschen, welches sie gleich einmal that, wurden die Schmerzen wieder stärker
17 Nacht sehr unruhig | Mit Hülfe eines Klystirs etwas ganz harter Stuhl. Die Knoten wurden heute
auf das Kaltwaschen etwas besser, so daß sie ein halbes Stündchen im Garten gehen konnte
Abends aber wieder sehr schmerzhaft; sie ziehen sich noch nicht zurück
V.M. mesmerirt
18 Nacht leidl[ich] | die Schn störten sie auch wieder | nahm N°21 Sep. Die Knoten bleiben gleich hart
und immer etwas ⌈stark⌉ schmerzhaft, wenn sie geht werden die Schn. stärker
Sie brauchte das kalte Wasser bis ((lat.: zweimal))
19 Nacht gut | ganz früh weckten sie die Schn | Das ist doch noch nie gewesen, daß sich die Knoten auch
früh nicht zurückgezogen hätten | das brennende Wundheitsgefühl ist früh so stark
wie Abends an 2 Knoten | die anderen schmerzen nicht. Sie konnte heute spazieren gehen
doch ist sie noch sehr kraftlos
24ⁿ heute 23 N° | viele häusliche Arbeiten hinderten sie, an diesen Tagen aufzuschreiben
6 Tage
nach Sep.
Das Kaltwaschen ist für die Afterschn sehr nützlich gewesen | bis gestern hat
sie es aber \tägl[ich]/ 2 Mal thun müssen, weil die Knoten immer wieder heraustraten
doch sind sie tägl[ich] etwas besser geworden und diese Nacht und diesen Morgen hat sie
gar keine Schn.
Auch nach dem Stuhlgange schmerzten die stark herausgetretenen Knoten nicht
durch das kalte Wasser ziehen sie sich schnell zurück

24	bekam zuerst Sep den 6 Dez /eingenommen den 14 ^{56} \ (drauf $Stann. nicht gut)^{57} | den 23 Febr. wieder Sep eingenommen
25	den 16 Jan s.ph. und drauf den 25^n Tag fingen die Afterknoten wieder an
25*	| den 27 März wieder s.ph. und bekam Nacht und Tag den 14^n bis 25^n Tag ungeheure Afterschn Wundheitsgefühl und beim Aufstehen \heft./ Drücken, auch Pochen Stechen und Drücken
26	blos Grpht nahm ihr die Afterschn weg v. 30 Sept und 11 oct. /doch dagegen viel Zahnschn.\
27	will herkommen, ihr also nichts geschickt

254.

19 Mai ((1825))

1	| **Volkmannin** /v.25 Apr\ hatte zulezt etwa den 18 April Sep/$_{II}$ genommen (n. s.ph.) seitdem nicht wieder, /wollte herkommen\
2	waren ausgezogen, hatte viel Arbeit
3	alles besser überstanden, als sie erwartet hatte
4	Kaltwaschen am After sehr gut gethan | Schn nahmen tägl[ich] ab, nach 8 Tagen
5	hatte sie nur noch Nachts etwas
6	Seit 12 Tagen sind sie auch da ganz weggeblieben
7	Blieb bei dem schönen Wetter 8 Tage in Stötteritz, und seitdem hat sie auch selbst
8	nach dem Stuhlgang keine Schn. | die dabei stark heraustretenden Knoten
9	ziehn sich sehr bald noch vor dem Gebrauch des kalten Wassers zurück
10	blos beim Eintritt der Regel den 12 Mai^{58}, das <u>Kalt</u>wasser ausgesetzt
11	hatte auch vorher wenig der gewöhnlichen Beschwerden | Angst vor Alleinseyn, Aergerlichkeit /steife Müdigkeit in den Knieen)\
12*	Schlaf gut noch sind die

---

[56] Das „ „ steht direkt unter Dez.
[57] Die Volkmannin hatte Stann. nicht eingenommen. Warum Stannum auf Sepia nicht gut sein soll, ist unklar. In den üblichen Listen für Arzneimittelbeziehungen (z.B. Gibson Miller, Relationship of Remedies, in Kent, 6. Ed., B.Jain-Publ. Delhi) stehen Sep. und Stann. in keinerlei Bezug. Es bleibt die Möglichkeit, daß Hahnemann in der Zeit nach der Verschreibung negative Erfahrung mit dieser Abfolge gemacht hat und so, nachdem die Volkmannin das Zinn-Präparat noch nicht genommen hatte, Phosphor als das passendere Folgemittel einsetzte.
[58] Tagebuchnotiz: „Donnerstag 12 May ... Antonie wird R.krank."

| | Zahnschn nicht weg
doch sehr mäßig
wenn sie nicht drauf
beißt |
| --- | --- |
| 12 | Regel war mäßig und war ziemlich wohl dabei |
| 13 | nur kraftloser und bei geringer Anstrengung gleich unwohl \| die lezten Tage etw. Zahnsch. |
| 14 | Afterknoten noch in der Beschaffenheit, bluten aber nicht mehr \| \12 §/ (S.c.c.O) /nächstens)\ heute o[59] |
| 15* | Mann |
| 15 | Will herkommen mit dem Mann[60] |

285.

10
((Juni 1825))

1	| **Volkmannin** /v. 19 Mai\ hatte keine Arznei seit sie den 18 Apr. sep genommen, bekam den 19 Mai 12 /$_o$\ §
2	| nahm den 22 Mai N°1 befand sich früh sehr wohl, wie alle Morgen, aber Ab. (34 Tage nach Sep$_{II}$) Befinden sehr
3	verändert
4	den 27 hat seitdem bis heute den 27^n immer einen dumpfen Ksch. | früh am stärksten, auch manchmal Stechen
5	in der l. Seite des Kopfes und wenn sie sich bückt ists als wenn alles herausfallen wollte
6	Ihre sonst unbedeutenden Zahnschn sind stärker | Im ganzen Kr. fühlte sie eine Schwere, daß sie sich kaum
7	vom Stuhle erheben konnte, und wenn sie gelegen hatte war sie schwindlicht. Kniee wie steif,
8	konnte nur wenig gehen und fühlte sich sitzend und liegend müde - die Tage vorher konnte sie ohne
9	Anstrengung nach Stötteritz, und wieder zurückgehen <konnte>, ohne sehr ermüdet zu seyn
10	war, als stiege ihr das Blut nach dem Kopfe | auch beim Stehen und langsam Gehen Schwindel
11	den 28 gestern Ab. eine nie gefühlte Neigung zu Beischlafe. Seit sie dieser folgte, sind alle die Beschwerden
12	weg | fühlt keine Ksch, nur die Müdigkeit und Steifheit in den Beinen ist noch da
13	7 Juny Mit der Goldader geht es gleich gut. Hat sie nicht fließend und fühlt, daß ihre Kräfte
14	seitdem zunehmen, hat auch keine Schn mehr | Beim Stuhl treten die Knoten noch stärker

---

[59] Vorläufig also keine Arznei, dann Hirschhornsalz, siehe D28, Anm. 108.
[60] Es folgt J.W. Volkmanns Konsultation.

15	heraus, doch sind sie nicht mehr stark und ziehen sich auch ohne Kaltwaschen zurück, was
16	sie jedoch nicht unterläßt. Müdigkeit vermindert sich tägl[ich] und sie kann wieder recht
17	gut[61] gehen	Nur hat sie heute beim Gehen etwas Schmerz in dem Schienbein rechts, vielleicht
18	Vorbote[62] der Regeln, die übermorgen kommen sollen	auch heute \etw./ Jücken an den Afterknoten
19	Ihre Aengstlichkeit beim Alleinseyn scheint auch etwas abzunehmen
20	Zweimal jezt in geräuschvollen Opern gewesen ohne unangenehme Folgen
21	will die Reise zu mir verschieben bis sie einmal weniger wohl ist.
22*	24 § N°1 Grpht[1]

311.

27
((Juny))

1		**Volkmann Er und Sie** sind auf ein Paar Tage sehr krank geworden, vermuthlich durch eine Speise, in einer Stunde
2	Uebelkeit, Durchfall Mattigkeit u.s.w. am 17^n früh 7 U. obschon die Nacht gut gewesen war
3	Er hatte s.ph.[1] 24	Sie 24, 1 Grpht[1]	
4	**Er** ...
...	
10	**Sie** trotz aller Anstrengung des Willens kann nicht über die Furcht des Alleingelassenwerdens Herr werden
11	sie wolle lieber ihre übrigen Uebel behalten, wenn sie nur hiervon frei würde (Ihr etwa Hyos?)[63] /sobald die 24 § alle sind\
12	Hatte vor Grpht den 10 Jun	den 18 apr Sep. /$1/_{IV}$\	den 27 März s.ph. /den 14^n bis 20 Tag arge /Aftersch.\\	den 23 Febr Sep $1/_{II}$	16 Jan s.ph. /Aftersch 13 Tage /vom ⌐ ¬ 25 Tage an\\	den 14 Dez Sep. v. 25 apr.[64]

---

61 Längsstrich am linken Zeilenrand.
62 Längsstrich am linken Zeilenrand.
63 Obwohl Hyoscyamus niger, Bilsenkraut in fast allen Repertorien unter „Furcht vor dem Alleinsein" hochwertig aufgeführt ist, ist nicht bekannt, woher Hahnemann diese Information nimmt. Von Hahnemann selbst findet sich dieses genaue Symptom nicht in der RA VI 2. Aufl. (am ehesten noch Symptom N°98: „Höchste Furchtsamkeit."), auch „Beobachtungen andrer" enthüllen nichts dergleichen. Interessanterweise veröffentlicht er jedoch noch 1825 im Vorwort zu Hyoscyamus, S. 29, daß „eine Gabe, die ein Quatrilliontel [= C12] eines Tropfens Saft enthält, ... mehr , als hinreichend" sei. Die Standardpotenz C30 gilt also noch nicht für alle Medikamente, womit die Frage, welche Potenzen er bei fehlender Angabe verwendet, nicht geklärt ist. (Vgl. D28, Anm. 34 und 55).
64 Die Notiz „v. 25 apr" muß sich auf die Herkunft der Zusammenfassung beziehen, da sie Sepia als N°21 am 18. April einnahm.

344.

14
July ((1825))

1	| **Volkmannin** /v. 27 Jun /v. daselbst die Mitte[65]\\ sie hatte den 10 Jun Grpht \(und ⌐ ¬ Sep den 18 Apr/ wollte lieber alle andern Uebel noch haben, wenn sie nur die Aengstlichkeit vor
2	dem Alleinseyn loswerden könnte, was bei Grpht nicht abgenommen, eher zugenommen hat.
3	den 16 Juny Regeleintritt[66] floß ungewöhnlich lange (das lezte Mal nur 3 Tage) doch nicht sehr stark und wenn sie auch früh
4	vorüber war zeigte sie sich doch den Tag über immer wieder | den 24 rother Schleimabgang /den ersten Tag der Regel war sie ganz wohl, die folgenden 3 Tage hatte sie Uebelkeiten und Laxiren\
5	den 23^n N° 1 Grpht.[67]
6	Schwindel wenn sie vom Bette aufstand, Leibschneiden in der Magengegend und gar kein Appetit
7	den 25^n zum ersten Mal wieder Schn an den Afterknoten, doch noch nicht so heftig als sonst, doch ganz von derselben Art
8	auch zeigt sich dabei gleich etwas Schleimabgang
9	den 29 die Ha[e]morrhoiden (Knoten? Schmerzen?) zeigen sich fortwährend früh nach dem Stuhle muß sie eine Weile
10	sitzen, ungeachtet des Gebrauchs des kalten Wassers und wenn sie geht oder eine zeitlang steht, so kommen
11	die Schn wieder.
12*	14 Tage nach Grpht
12	7 Jul. Die Ha[e]morrhoiden bleiben sich jezt gleich, sie werden nicht stärker, doch fühlt sie sie täglich
13*	⌐NB Grpht¬[68]
13	auch be<u>kömmt sie einen etwas st. Leib</u> - etwa die Folge von dem zu wenigen Stuhlgang, den sie doch
14	tägl[ich] hat.
14*	verte

---

65 Ein Vermerk um langes Suchen zu vermeiden.
66 Wieder die übliche Tagebuchnotiz: „Donnerstag 16 ... Anto. wird R. unwohl"
67 Das sonst 3 Tage nach der Regel angewandte Nux-v. fällt nun weg.
68 Vgl. CK III, 2. Aufl. Graphites, Symptom N°452: „Vollheit und Schwere des Unterleibes." Die Identität des Symptoms ist fraglich. Es fehlt die Angabe der 14 Tage, jedoch ist aufgrund von Symptom N°455 klar, daß mit „starker Leib" Aufgetriebenheit gemeint ist.

345.

15
((Juli))

1	| **Volkmannin** cont.
2	Die Reizbarkeit ihrer Nerven ist noch immer gleich groß und ihr sehr lästig z.B. Als sie sich vor einigen Tagen recht
3	sehr gefreut hatte über die Ankunfts ⌐ ¬ erwartung ihres Vaters war sie einige Stu. nachher so traurig, daß sie
4	hätte weinen mögen | Ihre Furcht vor Alleinseyn ist jezt wieder sehr groß und es genügt ihr nicht wenn
5	mehrere Menschen um ihr sind, wenns nicht einige von ihrer Familie sind, wenn sie ruhig bleiben soll.
6	Ganz allein zu seyn hat sie noch nie versucht, dieß könnte sie gar nicht ertragen - etwa in einem Hause
7	allein zu seyn | in einem Zimmer aber allein ist sie gern, wenn sie mehrere Personen zu Hause weiß
8	Durch eine ganz ungegründete Furcht ist ihr ihr Aufenthalt in Stötteritz jezt verleidet. Es starb nämlich
9	ein Mann auf einer Wiese vor ihrem Garten vor 8 Tagen, wovon sie aber nichts gesehen hat als den Zusammen
10	lauf der Menschen da. Seitdem hat sie noch nicht wieder auf die Wiese gehen können und ohne ihren
11	Mann kann sie nicht in Stötteritz bleiben so sehr sie sich auch dieser thörichten Furcht schäme, wobei
12	sie nicht einmal weiß, wovor sie sich eigentlich fürchtet | Heute \den 13^n/ ist das schon weniger als ⌐vor¬ in den
13	ersten Tagen, hofft also daß sich dieß bald verlieren wird
14	den 10^n Seit gestern sind ihre Afterschn schon viel weniger, auch sie heute Ab. wieder Hautjücken
15*	|| ⌐? NB Grpht
16*	|| n. 18 Tagen¬[69]
15	11 <u>Diese</u> Nacht bekam sie heft. Zahnschn in allen Zähnen und selbst in den Kinnbacken linker Seite | war heftig
16	kann ihn nur <u>Drücken</u> nennen, hielt auch nur 1 St. an | noch ist immer Sch in einem l. Zahn beim Beißen
17	Saures Aufstoßen zeigt sich noch oft genug, daß sie sagen kann, sie habe immer Säure im Magen
18	doch hat sie weiter keine Beschwerden davon, ausser dem zu heft. Appetit (nicht Hunger) den sie bei
19	jeder Mahlzeit hat. Nach dem Essen fühlt sie sich sehr beschwert im Unterleibe und hat viel
20	leeres Aufstoßen

---

[69] Dito Symptom N°279: „Drückender Schmerz in allen Zähnen und in den Kiefern, Nachts, zwei Stunden lang, und am Tage beim Kauen und Beissen erneuert."

21*	‖ ? ⌐NB Grpht.¬70
22*	‖
21	Der Unterleib wird immer stärker, und Draufdrücken ist ihr empfindlich, nicht schmerzhaft,
22	auch nur nach dem Essen | Diesen Ab. wieder stärkere Afterschn
23	12 Heute wieder keine Schn aber diesen Ab. beim Herausgehen aus der Stadt hatte sie so viel Angst und
24	einen Schreck durch einen Betrunkenen auf dem Wege, daß sie sich niederlegen mußte, so unwohl fühlte sie sich
25	13 konnte die ganze Nacht vor innerer Unruhe, Hitze und Ksch nicht schlafen
26	die Afterknoten sind heute beim Stuhlgange ganz so stark herausgetreten, als es sonst geschah
27	auch die beiden dunkeln Blutwülste, doch ohne Sch.
28	Allemal, wenn sie diese Tage Schn hatte, trat einer dieser beiden Blutwülste, die sich aus dem inneren
29	Mastdarme drängen, heraus, doch blieben die äußeren Hautbeutel, welche nie vergehen, ungefüllt
30	Heute aber waren diese auch gefüllt
31	Unterleib war diese beiden Tage weniger stark, nicht hart, auch nicht empfindlich
32	den 14 sollen ihre Regeln eintreten, doch bleiben sie immer 5 Wochen weg
33	das kalte Eintauchen hat sie nicht ausgesetzt.
33*	12 § N°1 Hyos¹ X⁷¹ dann künftig ptrl
34*	3 Tage nach Regeleintritt

374.

29
Jul

1	Sie /v. 15 Jul\ Regel ⌐ ¬ noch nicht eingetreten, hat daher mit der Arznei nicht anfangen können 12 N°1 Hyos.
2	doch befindet sie sich recht wohl bis auf ihre Furcht und ihren so großen Mangel
3	an Vertrauen zu ihren Kräften - z.B. Ab. in der Dämmerung
4	oder wenn sie bei nahen Regen oder schmu[t]zigen Wegen aus der Stadt gehen will - wird nur

---

[70] Dito Symptom N°455: „Aufgetriebenheit des Unterleibes, besonders nach dem Essen mit schmerzhafter Empfindlichkeit beim Aufdrücken." Obwohl es im Journal „**nicht** schmerzhaft" heißt, ist es sehr wahrscheinlich, daß es sich hier um das entsprechende Symptom handelt.

[71] Vgl. D28, Anm. 63. Man kann also nicht unbedingt von den Veröffentlichungen auf seine tatsächliche Praxis rückschließen. Hahnemann verwendete in diesem Fall also ausdrücklich die C30. (Evtl. ist ihm diese Empfehlung der C12 bei der Überarbeitung für die 2. Aufl. entgangen.)

5	ruhig, wenn sie weiß, daß sie sich bei gr. Müdigkeit setzen kann
6	Sie bedarfs nicht und dennoch ist sie in Angst daß sie alle Kräfte verlieren könne zu gehen

422.

25
aug ((1825))

1	| **Volkmannin** /v.29 Jul\ wo sie noch nicht 12 § N°1 Hyos[1] angefangen hatte
2	den 30 Jul[72] traten die Regeln ein und befand sich dabei recht wohl und war den 4 Aug schon vorüber
3	den 5 Aug ? fing dann N°1 Hyos an | doch hat sie sich seitdem nicht besser befunden
4	Auch das Mesmeriren, was sie erst nachher anwenden konnte, hat wenig gewirkt
5	außer daß sie ruhige Nächte bekam, die seit 8 Tagen durch ihr Unwohlseyn gestört sind
6	Ihr Kopf ist so schwach dadurch, daß sie nicht weiß wie sie mir das alles beschreiben soll
7	den 16 Aug. nahm sie N°12 das lezte
8	17^n viel Beängstigung und viel Hitze im Kopf dabei, doch schlief sie gut
9	18^n mesmerirt
10	19^n war sie schon einige Tage vorher, sehr ärgerlich, doch schien der Magen dran schuld zu seyn
11	Ab. sehr unwohl, hatte eine sehr böse Nacht - war ihr, als müßte sie sehr krank werden
12	hatte Brecherlichkeit, doch keine Uebelkeit - wie ein krampfh. Gefühl im Halse
13	dabei auch Neigung zum Stuhle, und doch entstand keins von beiden | dabei Fieberfrost und Hitze drauf
14	gegen Morgen schlief sie noch ruhig | Fast immer dauert ihr nächtl[iches] Uebelbefinden nur bis 12, 1 Uhr
15	den 20^n fühlte sie sich sehr matt, hatte eine ganz weiße Zunge, kein Hunger, kein Appetit
16	als sie Mittags st. Appetit bekam, bekam sie Magendrücken nach wenig Essen
17	wieder mesmerirt | Die Mastdarmknoten pressen sich sehr heraus und machen ihr viel Beschwerden
18	wenn sie geht | Seit einigen Tagen sind sie stärker
19	21^n Schlaf gut, fühlte sich etwas besser, doch der Verlust des Briefs[73] (wogegen sie auch das Riechfläschchen[74]

---

[72] Tagebuchnotiz: „Samstag 30 „ Anto. R krank"

[73] Dieser Vorgang wird auch nicht durch das Tagebuch erhellt.

[74] Chamomilla.

20	nehmen mußte) machte, daß sie heute nicht wohler war | Immer wars ihr diese Tage als wenn
21	der Magen dran schuld wäre | Säure war sehr stark, und machte ihr Brennen bis in den Hals rauf
22	wenn sie auch nichts als etwas Suppe gegessen hatte | die Mastdarmknoten hinderten heute
23	fast den Stuhlgang | konnte sehr wenig gehen, nur im Hause rum, so schmerzhaft preßten sie sich heraus
24	ließ sich bereden 1 Löffel voll Kaffee zu nehmen, dieß war wohl die Ursache
25	22 der unruhigen Nacht | vor Schlafengehn schon Ksch. | Hatte viel Beängstigungen und innere Hitze
26	und gr. Unruhe im Blute bes. in Händen und Armen | gegen Morgen wieder Schlaf ruhig
27	Ha[e]morrhoiden machte ihr heute viel Noth, viel Drang zum Stuhle, doch traten
28	die Knoten so stark heraus, daß sie es verhinderten und dann folgt ein solch Gefühl
29	von Schwäche im Darmkanal, daß er auch die Kraft verliert den Unrath fortzuschaffen
30	So plagte sie den ganzen Tag das Gefühl des innerlichen Drückens und Bedürfnisses des Stuhlgangs
31	und die Knoten, die sich auch nicht zurückzogen | Ab. ein Klystir von lauem Wasser worauf
32	sie etwas ganz weichen Stuhl bekam, doch auch Blutabgang dabei | Ab. eine Nachricht,
33	die erschreckte und ärgerte[75]
34	23 Die Nacht war höchst lästig durch so heftige Beängstigungen als fast noch nie | wenn sie recht heftig
35	waren durchdrangen sie den ganzen Kr. außerdem nur Brust und Kopf | von 12, 1 Uhr an schlief
36	sie ruhig, doch fühlte sie sich früh sehr angegriffen, zum Weinen gestimmt.
37	Ließ sich früh mesmeriren, 1 St. drauf wards ihr wohler | Hämorrhoiden wie gestern
38	sie hatte Bedürfniß zu Stuhlgang | doch ging nichts fort und die Knoten wurden wieder so heraus
39	gepreßt, daß sie ihn zu hindern schienen | auch schmerzen sie und hindern am Gehen
40	Der heftige Sch. den sie sonst an den Knoten hatte, ist nicht wiedergekommen. verte

---

[75] Auch hierüber gibt das Tagebuch keinen Aufschluß.

423.

26

1	| **Volkmannin** cont.
2	Sie ist ganz ärgerl[ich] und hat Geruch aus dem Mund | kein Afterblut wieder | Abends Stuhl
3	will[76] her kommen
4	Heute Abend wards ihr noch ganz bes. unwohl - hatte Hitze im Kopfe, ein inneres schmerzloses
5	doch betäubendes Drücken in Scheitel und Schwindel | Augen waren roth und gläsern - einmal
6	Herzklopfen und solche Schwäche daß sie Ohnmacht fürcht[ete]
7	24 Schlief gut, doch fühlte sie beim Erwachen noch das Drücken im Kopf wie gestern
8	Nach dem Aufstehen ists jezt besser | Hat wenig Hunger, ißt aber das wenige mit
9	Appetit | Zunge wenig belegt doch ganz blaß | Säure mäßiger | Auch Mundgeruch
10	ist diesen Morgen fast ganz weg.
11	**Mann** ...
...	
17	**Sie** also den 5 Aug Hyos^1 /$_X$\ | den 23 Jun Grpht | den 18 Apr. Sep. | 21 März s.\?/ph. | den 23 Febr. Sep$^1_{II}$ | 16 Jan s.ph. | 14 Dez Sep.
18	Ihr heute 18 § N°1 $Nit-ac.$^1/_{100I}$$^{1\ 77}$ solls erst ausbrauchen ehe sie kömmt

469.

16
((Sept. 1825))

1	| **Volkmannin** /v. 25\ hatte da 18, 1 $Nit-ac.
2	den 25 (ohne Arz[nei].) schlief die Nacht unruhig, hatte etw. Magendrücken und Gefühl, als würde es ihr
3	wohl thun, wenn sie brechen könnte | Ließ sich früh mesmeriren, weil der eine Strich nur sehr
4	schwach wirkt, und er ihr doch für ihre Furcht wohl zu thun scheint.
5	Gestern kein Stuhl, aber Ab. Aftersch. | Heute etwas Stuhl, doch hat sie immer das Gefühl, als ob
6	die Knoten den Stuhl hinderten | Die Schn wollen auch nach 3 St. nicht ganz vergehen

---

76 Längsstrich am linken Zeilenrand.
77 Im ersten der 18 Zuckerpäckchen also 1 Streukügelchen Nitri acidum C4.

7	26 Schlief sehr unruhig, bis früh hatte sie einen drückenden Sch auf dem Kopfe, wofür ihr Wärme wohlthut
8	dabei hatte sie immer Unruhe und auch Beängstigung im Kopf und auf der Brust
9	Ihr Kopf ist jezt sehr empfindlich gegen die Kälte | Gestern Ab. ging sie noch etwas in den Garten
10	als es schon recht kühl war, wo sie auch gleich eine schmerzhafte Kälte auf den Kopf fühlt
11	und etwas Schwindel bekam - davon gewiß die böse Nacht
12	Hat noch immer eine belegte Zunge, einen unreinen schleimigen Geschmack, manchmal bitteres
13	und sehr saures, auch leeres Aufstoßen | die Afterschn hielten lange an nach dem Stuhlgange
14	bis N.M. hatte sie einen drückenden Ksch bes. bei Bewegung - nur eine kl. Stelle schmerzt
15	Spazieren kann sie jezt nicht, wenn sie ein Paar Mal im Garten rum gegangen ist, so no[e]thigen
16	sie die Schn schon wieder zum Setzen
17	27 Nacht leidl[ich] | die Afterschn bleiben heute den ganzen Tag | hat auch wieder etwas Wundheitsgefühl
18	in den Knoten | den gestrigen Ksch. hatte sie heute wieder nach dem Essen, auch in der Stirne
19	Hat außerordentlich viel leeres Aufstoßen | Leib sehr aufgetrieben | N.M. mesmerirt vom Mann
20	worauf die Ksch vergingen und Ab. ward ihr recht wohl
21	28 Die Afterschn störten sie sehr diese Nacht, doch fühlte sie sich übrigens recht wohl | N°1 $Nit-ac.
22*	‖⌐NB $nit-ac.⌐78
23*	‖
22	N°1 $Nit-ac. . Trauriger Tag | es wirkte stark - hatte die heftigsten Beängstigungen, Schwermuth,
23	Neigung zum Weinen | nach dem Essen viel ⌐_⌐ Aufstoßen mit bittern und saurem Erbrechen79
24	gegen Ab. besser | Aftersch hinderte sie den ganzen Tag am Gehen
25*	⌐NB ---⌐80
25	29 schlief ruhig, ob schon öfters erwacht | beim Stuhle starker Blutfluß aus dem After und wenig Stuhl

---

78 Vgl. CK IV, 2. Aufl., Nitri acidum, Salpetersäure, Symptom N°10: „Heftigste Schwermuth und Beängstigungen."
79 Dito Symptom N°473: „Nach dem Essen, viel Aufstossen, mit bitterm und saurem Erbrechen." und Symptom N°313: „Bitteres und Saures Erbrechen mit viel Aufstossen, nach dem Essen."
80 Dito Symptom N°624: „**Beim Stuhle**, starker **Blut-Abgang**." (Hervorhebung im Original als Sperrsatz.)

4 Edition der Krankengeschichte

26	auch den ganzen Tag Schn | N.M. wieder sehr unwohl | Nerven unerträgl[ich] reizbar
27*	⌈NB ---⌉81
27	auch diesen N.M. <u>bittersaures Erbrechen</u>
28*	⌈NB ---⌉82
28	schlief sehr unruhig, <u>s</u>chreckhafte Träume und besonders gegen Morgen innere Unruhe am stärksten in den Armen83
29	beim Stuhle wieder viel Blutabgang | Schn vergingen erst gegen Ab. | Magen noch wie gestern
30	31 Nacht leidl[ich] | Unruhe mäßiger | Blutfluß beim Stuhle | Schn mäßiger, doch wurden sie durch Gehen
31*	⌈NB ---⌉84
31	gleich stärker | Erbrechen nicht | aber <u>sehr saures</u> Aufstoßen | Beängstigungen oft den Tag über
32	1 Sept. nur einmal die Nacht erwacht mit etw. Unruhe | Blut beim Stuhle | Schn vergehen heute bald
33	wenn sie sitzt, aber bei kurzem Gehen pressen sich die Knoten auch recht stark heraus | heute viel Beängstigung
34	und den ganzen N.M. und Ab. st. Kschn.
35	2 Sehr unruhige Nacht, Kschn verließen sie erst gegen Morgen, doch heute besser als gestern
36	kein Afterblut beim Stuhle, auch die Schn mäßig | Ab. beim Herumgehen wurden sie sehr stark | viel saures /Aufstoßen\
37*	⌈NB ---⌉ 7, ((N°7))
37	3 kein Afterblut | Schn mäßig | <u>Früh beim Aufstehen sehr ärgerlich</u>85 | den ganzen V.M. ⌈sehr⌉ bittrer Geschmack im
38	Munde86 | N.M. viel Ksch mit etwas <u>Hitze im Kopfe</u> und <u>Schwindel beim Gehen</u>87
39*	8 ((N°8))
39	4 Nacht leidl[ich] | kein Afterblut, aber <u>fortwährendes Herauspressen der Knoten</u>88 | Sch V.M. etw. Ksch
40	5 ----- etwas unruhig -------------, aber den ganzen Tag Schn.

---

81 Vgl. D28, Anmerkung .
82 Dito Symptom N°1351: „Schreckhafte Träume."
83 Dito Symptom N°1328: „Früh, beim Erwachen, innere Unruhe, besonders in den Armen."
84 Dito Symptom N°496: „**Saures Aufstossen**." (Hervorhebung im Original als Sperrsatz.)
85 Vgl. dito Symptome N°35 - 44: Ein genau passendes Symptom ist nicht darunter, jedoch viele sehr ähnliche.
86 Dito Symptom N°442: „Sehr bittrer Geschmack im Munde, den ganzen Vormittag."
87 Dito Symptom N°139: „Viel Hitze und Schmerz im Kopfe, mit Schwindel beim Gehen. (n. 6 T.)"
88 Dito Symptom N°644: „Stetes heraus Pressen der Mastdarm-Aderknoten."

| 41 | 6 ----- sehr ---- wieder Beängstigungen, auch Unruhe in den Armen | kein Afterblut beim Stuhl | Schn mäßiger
| 42* | heute weniger unwohl verte

470.

16
Sept

| 1 | | **Volkmannin** cont.
| 2 | den 7 Sept N°⌐ ⌐11 Nacht gut | Nach dem Stuhle, die Schn heute weniger | doch N.M. ein ungewöhnlicher Sch. in den
| 3 | Knoten, welcher gar nicht aufhörte bis in die Nacht | Ihr Magen war heute recht schlecht
| 4* | ⌐NB. $Nit-ac.⌐[89]
| 4 | die Säure verursachte heft. Brennen im Halse (vermuthl[ich] durch etwas Obst sich geschadet
| 5 | was sie jezt gar nicht mehr vertragen kann
| 6 | 8, 12 ((N°12)) Nacht etwas unruhig, durch Magenbeschwerden, kein Afterblut, kein Schn.
| 7 | 9, 13 ((N°13)) Nacht gut
| 8 | 10[90] 14 ((N°14)) ----- leidlich. Die Schn mäßig | Magen etwas besser | heute sind schon 14 Tage über
| 9 | die 4 Wochen, wo ⌐seine⌐ Regel eintreten sollte
| 10 | 12, ⌐15⌐ Wenn sie Obst ißt, so bekömmt sie gewöhnlich bittren Geschmack | heute wieder viel
| 11 | Afterschn | Mit den Beängstigungen ists etwas besser, mit körperlichem Gefühl ver
| 12 | bunden hat er[91] sie jezt nicht wieder.
| 13 | 13 auch ihre Kräfte scheinen zugenommen zu haben und ihre Furcht vor dem Alleinseyn
| 14 | heute schwächer
| 15 | 14 durch gestrige gr. Anstrengung hatte sie diese Nacht viel Unruhe im Blute
| 15* | 17.[92]
| 16 | doch keine Gemüthsbeängstigungen dabei | Die Afterschn waren gestern
| 17 | mäßig, erst Ab. wurden sie recht stark
| 18* | 18 § /₀\ fort $Nit-ac.

---

[89] Dito Symptom N°434: „Säure im Munde, die hefig im Halse brennt."
[90] Tagebuchnotiz: „Samstag „ Anto. kann wieder mit mir z. Fuß in d. Stadt gehen."
[91] Ein unbemerkter Flüchtigkeitsfehler, vgl. Z.9: „wo ⌐seine⌐ Regel".
[92] Sehr wahrscheinlich das neue Datum (17.Sept. 1825) an dem Hahnemann die „18 §" abschickte.

505.

3
((Okt. 1825))

| 1 | | **Volkmannin** /v. 16\ hatte seit dem 28 aug N°1 $Nit-ac.¹ fort 18 /$_o$\ §
| 2 | den 16 viel Beängstigung, Ab. KSch und Hitze im Kopfe
| 3 | 17 Schlief sehr unruhig und hatte des Gefühl von Angst und Unruhe im l. Arm so stark, daß es zu einem
| 4 | ordentlichen Schmerz ward und noch früh, nachdem sie aufgestanden war, fortdauerte. Auf einen
| 5 | mesmerischen Strich wards ihr wohler
| 6 | 18 Schlief ruhig | Aftersch sind mäßig
| 7 | 19 N°1 /$_o$\ Nacht gut, fühlte sich heute einmal recht heiter und wohl | Ab. viel Aftersch. welcher
| 8 | 20 die Nacht fortdauerte und noch dazu Zahnsch. (?) Tag über gings besser
| 9* | ⌐? n. 23 $dies NB $Nit-ac.¬93
| 9 | 21 Nacht leidlich (3) ((N°3)) Ihr Blut muß jezt sehr unruhig seyn | bei warmer Witterung oder nach
| 10 | einiger Bewegung ist sie gleich so erhitzt und fühlt sich dabei so unwohl, daß sie, als sie
| 11 | heute in L. war und einen Gang in die Stadt ging, wo es warm war, unverrichteter Sache sich
| 12 | nach Hause tragen lassen mußte.⁹⁴
| 12* | verte

506.

3
oct.

| 1 | | **Volkmannin** cont.
| 2 | 1 oct. Es sind heute 9 Wochen, daß sie ihre Regel hatte | Ihr ganzes Befinden läßt sie kaum zweifeln
| 3 | daß⁹⁵ sie schwanger ist | Sie hat Tag und Nacht vor und nach dem Essen Uebelkeiten und einen solchen
| 4 | Widerwillen vor allen Speisen, daß sie kaum dran denken kann | Fleisch, Eier und alles
| 5 | Süße ist ihr am widrigsten | Ihre Kräfte nehmen sehr ab | sie ist den ganzen Tag müde und

---

93 Dito Symptom N°1180: „Leicht erhitzt bei warmer Witterung und nach kleinen Bewegungen."
94 Es fehlen in dem Journal einige Tage. Im Tagebuch: „Montag 27." Anto bekömmt plötzl. starke Übelkeiten."
95 Dicker, 4 cm langer Längsstrich am linken Zeilenrand.

6	kraftlos	bis gestern fühlte sie sich ziemlich wohl dabei	doch seitdem hat sie immer
7	heft. Frost	der wärmste Anzug ändert ihn nicht	Gegen Ab. bekam sie auch Hitze
8	im Kopfe dabei, die diese Nacht fortwährte so wie auch der Frost am ganzen Kr und kalte Füße
9	dabei	erst gegen Morgen ward sie warm
10	So wie sie aus dem Bette ging, stieg der Frost auch wieder an und sie wurde weder beim
11	Gehen im Garten noch in der geheizten Stube warm	Diesen Ab. verlor sich der Frost
12	Ihr Magen ist heute ganz schlecht	die heftige Säure machte ihr viel Brennen im Halse, doch
13	hat sie nur leeres Aufstoßen	Zunge war heute belegt, auch hatte sie etwas bitteren Geschmack
14	? Zu nichts Appetit als zu sauren Gurken	darf sie sie essen
15	Afterschn sind gewöhnlich mäßig, nur scheint sie der Beischlaf zu vermehren
16	2^n Schlief unruhig, theils wegen der Uebelkeiten, theils wegen der kalten Füße bis an die Knie
17	mehrere Stu lang	diesen Morgen vom Mann mesmerirt.
18	die beiden lezten Tage nicht eingenommen - hat noch 15 § ⌈A⌉ extra A Nux ⌈ ⌉

521.

10
oct

1		**Volkmannin** /v. 3 oct.\ bekam da Nux (hatte vorher seit dem 28 aug $Nit-ac.)
2	den 4 oct. die Uebelkeiten sind in den lezten 3 Tagen unbeschreiblich stark geworden
3	kann nur einmal in 24 St. essen, weil nur das größte Bedürfniß nach Nahrung es ihr möglich
4	macht, ihren Widerwillen gegen alle Speisen zu überwinden
5	Auch ist sie von etwas Suppe völlig gesättigt, so schwach ist ihr Magen
6	Die Uebelkeiten sind Vormittags und Ab. am heftigsten, so wie immer, wenn der Magen ganz leer ist
7	Ißt viel Weintrauben, das einzige Obst, was ihr nicht zuwider ist
8	Auch das Gehen und jede aufrechte Haltung kann sie nicht vertragen; sie muß immer liegen.
9	Dieß erleichtert die Uebelkeit und das Gefühl von Schwere des Magens	Sie ist so matt, daß
10	sie nicht gehen kann.

11	Der bittre Geschmack ist ganz unerträglich stark geworden - ist als hätte sie den ganzen Tag Galle im Munde
12	heute Ab. bekam und nahm sie das extra (Nux)
13	5[96] Schlaf recht leidl[ich]. | Stuhl hat sie auch | Uebelkeiten heute noch ganz dieselben - so auch der bittre Geschmack
14	6 So heftig wie dießmal waren die Uebelkeiten nicht, als sie mit Allwill schwanger war | die
15	Mattigkeit war heute nicht so groß | doch heute wieder einige Mal im Garten herumgehen
16	Doch waren die Uebelkeiten sich ganz gleich; ließ darum sich heute noch einmal Mesmeriren 2 Striche
17	Nach dem Essen ward es auch etwas besser
18	8 Es ist mit allem ein wenig besser, doch kann sie noch immer nicht mehr essen und der Widerwillen
19	vor Speise ist gleich groß | heute N.M. hatte sie sehr heftiges Magendrücken | Wenn sie eine Zeit lang
20	gelegen hat und aufsteht, so ist sie so schwindlicht, daß sie sich anhalten muß.
21	9 Nachts hat sie fast keine Uebelkeiten mehr, aber so wie sie aus dem Bette geht, werden sie auch
22	recht stark | Afterknotenschn hat sie nicht
23	Man ((Man[n])) will sie wohl herbringen, doch kann sie bei ihrem jetzigen Uebelbefinden die Reise nicht einmal
24	unternehmen | Jede Bewegung vermehrt die Uebelkeit so sehr und sie ist so matt, daß sie es
25	wenigstens ohne meinen \besonderen/ Rath nicht wagt.
26	Doch wünscht sie recht sehr, mich zu sprechen
26*	extra früh $Antimonium[97] crud

530.

16 oct

1	| **Volkmannin** /v. 10 oct\ bekam da $Antimonium cr. hatte den 4 oct. Nux gehabt
2	den 10^n die Hämorrhoiden waren bisher sehr gut | Knoten treten zwar beim Stuhle immer heraus
3	doch waren sie gar nicht schmerzhaft und zogen sich schnell wieder zurück. | heute trank sie

---

[96] Tagebuchnotiz: „Mittoch 5
 ... (Anto. leid[e]t am ihrem [!] Beschwerden ungemein heftig)"
[97] Die Auflösung gemäß HAL I in Kentsche Abkürzungen nach den Editionsrichtlinien ist hier nicht möglich, da Kent das einfache Antimonium schon als Ant-c. = Antimonium crudum abkürzt. Dieses Apothekerzeichen entspricht Hahnemanns sonstiger Schreibweise des Zeichens für „pulvis", indem er dort den zweiten Querstrich wegläßt (vgl. D24, Anm. 12).

| 4 | eine Tasse <u>Kakao</u>, die so schnell drauf wirkte, daß sie noch heute beim <u>Stuhlgang etwas</u>
| 5* | NB Cacao[98] |
| 5 | <u>Blutabgang hatte</u>. Die Uebelkeiten noch gleich stark, so wie der bitter Geschmack und der
| 6 | Widerwillen gegen alle Speisen.
| 7* | verte

531.

17

| 1 | | **Volkmannin** cont.
| 2 | den 11 heute keinen Blutabgang, doch schmerzten die Knoten den ganzen Tag extra B $Antimonium genommen
| 3* | NB $Antimonium[99]
| 3 | 12 ----- viel <u>Brennen in den Knoten beim Stuhlgange</u>, doch den Tag über keine Sch. | Stuhl hat sie
| 4 | alle Tage von den vielen Weintrauben die sie ißt.
| 5 | die Beängstigungen, so wie die Angst beim Alleinseyn ist immer gleich
| 6 | die Uebelkeiten sind heute noch gleich stark | hat auch heute Kschn
| 7 | 13 Sie versuchte heute auszufahren, die Uebelkeiten wurden nicht vermehrt - doch machte ihr die
| 8 | Erschütterung Kschn und der Leib ist sehr empfindlich gegen diese Bewegung. Sie war heute
| 9 | ein Paar Mal so schwach daß sie mußte geführt werden | Ihr Ansehen ist sehr verändert
| 10 | sie ist schon recht mager geworden und sieht krank aus | die Uebelkeiten und der Widerwillen
| 11 | gegen alle Speisen ist immer noch dieselbe | der bittre Geschmack ist besser | Ab. Zahnschn.
| 12 | 14[100] Welche auch diese Nacht den Schlaf störten | Sie ließ sich heute mesmeriren, es hat aber
| 13 | jezt wenig oder keinen Einfluß auf ihr Befinden \blos den Schlaf beförderts/ | den ganzen Tag hatte sie sehr heftiges

---

[98] Die von Hahnemann vermutete reine Wirkung von Theobroma Cacao scheint sich nicht weiter bestätigt zu haben - das NB wurde nicht getilgt. Bis heute spielt der Cacao in der Homöopathie keine nennenswerte Rolle, obschon Hahnemann in seinem Apothekerlexikon (HAL IV, S. 167: „... schwache zur Säure geneigte Magen aber vertragen sie selten, oder doch nur in kleinster Menge. Durch Gewürze wird sie leicht verdaulicher, aber dann auch erhitzend, und zum Geschlechtstrieb reitzend.") einen Hinweis gibt, der der Konstitution der „Volkmannin" durchaus entspricht. (Vgl. D27, Anm. 62).

[99] Nicht in CK II, 2. Aufl., Antimonium crudum aufgenommen. Dennoch wird durch das NB klar, daß hier nur „Antimonium" und nicht „pulvis"gemeint sein kann (vgl. Kap.4 Editionsrichtlinien).

[100] Tagebuchnotiz: „Montag 14 /Anto. sehr krank gefunden\"

14	? NB $Antimonium[101]
14	Zahnreißen in allen Zähnen der l. Seite	hat viel Hitze im Kopfe bei den Zahnschn.
15	15 Sie schlief gar nicht diese Nacht wegen noch stärkeren Zahnreißens	Erst früh 5 U. ließ es
16	nach und ist auch den Tag über weggeblieben	Die Mastdarmknoten traten heute beim Stuhle
17	sehr stark heraus und es gingen einige g Blut ab.
18	Die Uebelkeiten, der bittre Geschmack, der Widerwille gegen Speisen, alles ist etwas besser, noch
19	alles immer noch ziemlich stark	Appetit und Hunger hat sie gar nicht	die Leerheit des
20	Magens zeigt sich durch \heft./ Uebelkeit, wenige Bissen sind hinreichend, sie zu sättigen
21	Die Zunge ist auch noch belegt	Magendrücken hat sie nicht mehr
22	16 Schlief gut bis 4 U., wo sie mit Kschn aufwachte, die beim Liegen immer stärker wurden,
23	jezt seit sie aus dem Bette ist, sind sie weniger stark - soll kommen und nicht zu oft Weintrauben essen

545.

24[102]
((Okt. 1825))

1	**| Volkmannin** /v. 17\
2	Zahnsch. wie Reißen Stechen und Brennen, Freitag zulezt
3	Die lezten Nächte wieder vor Afterschn nicht geschlafen Brennen und Stechen
4	seit dem 30 Jul menstrum weg
5	von Ende August datiert sie die Schwangerschaft
6	Uebelkeiten noch ziemlich st. doch nicht so heftig
7	vor Fleischbrühe den hefigsten Widerwillen und gegen Süßes
8	die Mastdarmknoten gehen jezt gleich nach dem Stuhl wieder rein
9	aber die sonst leeren Afterknoten füllen sich jezt und schmerzen
10	gestern und heute beim Stuhle Blut mit abgegangen, doch nicht viel
11	Weintrauben selbst machen ihr bittren Geschmack, anderes Obst noch mehr
12	Ißt Fleisch aber nur ein Paar Bissen
13	Zunge wieder rein, doch blaß
14	Die lezten Tage nicht gehen können vor After ˮund Zahnschmerzen, blos Freitag etwas

---

[101] Auch nicht aufgeführt.
[102] Tagebuchnotiz: „Sonntag 23 bis 25
Ich reise nach Köth u. auch mit Anto. Clara + Adalbert."

15	darf nicht drauf beißen, in den Hohlen am meisten Sch. doch auch in den guten
16	Zahnsch Tag und Nacht gleich | Wärme thut ihr gut dran
17	Weißes geht immer ab - etwa 1 Theelöffel in 24 St.
18	Widerwillen gegen alle Menschen, kann ihren Kindern und selbst dem Manne keinen Kuß geben
19	es macht sie so übel
20	Furcht vor Alleinseyn ist schon stärker gewesen als jezt | doch muß sie sorgen, daß 2, 3 Menschen
21*	zu Hause sind, sonst kann sies nicht aushalten vor Angst
21	Stuhl regelmäßig
22	Die Beängstigungen, als verliere sie den Verstand, ist nur einmal dagewesen
23	Diese Nacht etwas geschlafen
24	Schläft noch am meisten V.Mcht ((vor Mitternacht)) - früh nicht, was ihr im Sommer so wohl that
25	erst vorigen Dienstag rein aus Stötteritz gezogen
26	kein Magendrücken | aber kein Hunger | Abends die Uebelkeiten /liegen hilft davor\ am schlimmsten
27	den 16^n den ganzen Tag arge Kschn | aber seitdem nicht wieder
28	hat sich bloß kalt gewaschen seit den Uebelkeiten wobei sie so gr. Frostigkeit /jezt weit weniger\ hatte
29	soll wieder eintauchen
30	das Fahren ist ihr wohl bekommen, nur so müde davon
31	wenn[103] sie ein wenig gegangen ist, werden die Knie so schwach, daß sie zittern
32	Noch keine Milch vertragen, davon Aufstoßen und saurer Geschmack
33	Abends ⌐ ⌐ nur mit Säure beschwert.
34	keine Abneigung gegen Gesellschaft
35	China[104] hat ehemals für die Abneigung von Küssen geholfen
36	Abneigung[105] vor Beischlaf
37	vom Cacao die fließenden Hämorrhoiden wieder[106]
36*	hatte vor $Antimonium und Nux | $Nit-ac. den 26 aug | drauf die übrigen Mittel wovon ihr Sep in der Nachwirkung sehr wohl that
38*	heute 20 § N°1 (Carbo anim $^1/_{100I}$ 6 noch nicht)[107]

---

[103] Längsstrich am linken Zeilenrand.
[104] Längsstrich am linken Zeilenrand.
[105] Längsstrich am linken Zeilenrand.
[106] Siehe D28, Anm. 98.
[107] Der Inhalt der Klammer ist umringelt, „Carbo anim $^1/_{100I}$ 6" dürfte soviel bedeuten wie „6 globuli Carbo animalis C4".

4 Edition der Krankengeschichte

39*	^{108}s.c.c.^{2} /^{1}/$_{100I}$\$^{109}$ was sie noch nicht hatte	
40*	Ihr	‖
41*	der Clara	‖ alle
42*	Adelbert	‖ 4 gleich
43*	Arthur	‖
44	und gegen Schreck und Aerger 3 O^{110} acon	

581.

den 14
((Nov. 1825))

1 | **Volkmannin** /v. 24 oct.\ hatte nebst den Kindern 20, 1 S.c.c.^{2} (vorher $Antimonium | Nux | $Nit-ac. | dann v. 26 aug die übrigen
2 Zahnschn nach der Reise hierher nicht wieder (⌐ ¬) daher nicht mesmerirt (Geschwindstrich)
3 auf der Reise besser, als seitdem.
4* ⌐NB S.c.c.¬ n.2 St.)
4 den 17 oct. N°1 V.M. etw. Zahnsch. und argen Frost den ganzen Tag | Ab. st. Jücken an der Scham^{111}
5 den 28^n 2 ((N°2)) tägl[ich] Blut aus dem After | Schn so stark, daß sie gar nicht gehen kann - herauspressender Sch. mit
6 Wundheitsschn beim Gehen und Stehen | beim Sitzen ists bald vorüber | Nachts keine Schn. Mattigkeit
7* ‖ ⌐NB ---¬^{112}
8* ‖
9* ‖ 29 ((Okt.))
10* ‖ 30 ((Okt.))
11* ‖
12* ‖

---

108 Bei „S.c.c." kann es sich nur um „Sal C.C." handeln, „C.C." steht für „Cornu cervi" (HAL I, S. 55), also das Hirschhornsalz (vgl. HAL II S. 419ff). In CK II, 2. Aufl. werden die Symptome des „S.c.c." unter „Ammonium carbonicum, Ammonium-Salz, flüchtiges Laugensalz" aufgelistet (siehe D28, Anm. 122). Nach HAL I S. 42 scheint Hahnemann seinerzeit (1793) noch nicht vollständig von der Identität der beiden Chemikalien (Hirschhornsalz und flüchtiges Laugensalz) überzeugt gewesen zu sein. In CK II gibt er jedoch ein gänzlich anderes und einfacheres Herstellungsverfahren an, als für das Hirschhornsalz in HAL II S. 419 (aus Hirschhörnern etc.).

109 Nach CK II, 2. Aufl., S. 93 muß es sich bei „^{1}/$_{100I}$" um die ^{1}/$_{100}$ weingeistige Verdünnung der „millionenfachen, potenzirten Pulver-Verdünnung (/$_I$)" von Ammonium carbonicum handeln, also die C4, wobei die hochgestellte 2, das Zeichen für zwei hiermit benetzte Streukügelchen sein könnte.

110 Ein großes Kreissymbol, steht wohl für ein großes Streukügelchen Aconitum, daß die Volkmannin für den Bedarfsfall mitbekommt.

111 Vgl. CK II, 2. Aufl., Ammonium carbonicum, Symptom N°415: „Starkes Jücken an der Scham."

112 Dito Symptom N°692: „Unbeschreiblich große Mattigkeit, sie kann oft nicht sitzen, und muß liegen, so kraftlos ist sie, oft Stunden lang. (n. 24 St[.])"

7	unbeschreiblich groß, kann oft nicht einmal sitzen - muß liegen, so kraftlos ist sie oft stun[-]
8	denlang | Athemholen ist ihr Anstrengung | heute st. Jücken am Unterleib
9	3 ((N°3)) Nachtschlaf gut und doch kann sie vor Müdigkeit kaum stehen, wenn sie aus dem Bette früh kömmt[113]
10	4 ((N°4)) Seit gestern Zahnsch. mehr drückend und pochend[114] | Afterblut noch wie den 28ⁿ | Uebelkeiten heute etw. mäßiger
11	Bittergeschmack noch oft, kein Hunger und wenig Appetit | Sprechen wird ihr recht schwer, vor Schwäche
12	macht ihr wie Magensch[115] | Heute war sie auch ärgerlich.
13	5 Die heft. Zahnschn ließen sie die Nacht wenig schlafen | heute sind sie nur schwach | heute kein Afterblut
14*	⌐NB ---¬[116]
14	Die Schn etwas mäßiger | auch heute etwas kräftiger.
15*	3 Nov
15	8 kein Afterblut | doch treten die Knoten beim Stuhlgange sehr st. heraus und schmerzen sehr lange hernach
16	so daß sie gar nicht gehen kann[117] | den Tag über ist dann der Sch. mäßiger.
17	Die lezten 3 Nächte sehr unruhig geschlafen | diese Nacht hatte sie von Ab. 9 U. bis 12 U. Frostschauder
18*	⌐NB¬[118]
18	und Hitze abwechselnd und viel Unruhe dabei
19*	⌐NB¬[119]
19	Hat jezt viel Durst | Mittags kann sie nicht ohne Trinken, essen, was sie sonst gar nicht thut
20	Gestern und heute viel Jücken am Bauche und den Oberschenkeln
21*	8ⁿ nov
21	13 ((N°13)) heute N.M. heft. Zahnschn mit Hitze in der Kopfseite
22*	12ⁿ ⌐! s.c.c.¬[120]

---

[113] Dito Symptom N°691: „Sie kann früh, wenn sie aus dem Bette kommt, oft nicht stehen vor Müdigkeit. (n. 48 St.)"
[114] Dito Symptom N°216: „Pochender und drückender Zahnschmerz. (n. 3 T.)"
[115] Dito Symptom N°240: „Das Sprechen wird ihr oft schwer, wie von Schwäche der Sprachwerkzeuge, und wie von Schmerz, ähnlich den Magenschmerzen. (n. 3 T.)"
[116] Verbindungsstrich zu „kein" Z.15.
[117] Dito Symptom N°378: „Die **Mastdarm-Aderknoten** treten stark heraus, und **schmerzen** noch lange hinterdrein, so daß sie gar nicht gehen kann. (n.7 T.)" (Hervorhebung im Original als Sperrsatz.)
[118] Dito Symptom N°777: „Abends im Bette, von 9 bis 12 Uhr, Frostschauder, mit Hitze wechselnd, und vieler Unruhe. (n. 10 T.)"
[119] Dito Symptom N°286: „Sie kann Mittags nicht essen, ohne zu trinken. (n.10 T.)"
[120] Dito S. 94: „Diese Arznei dient in ihrer Art sehr wohl zu antipsorischem Heilzwecke in chronischen Krankheiten, vorzüglich in Fällen, wo folgende Symptome hervorragen oder mit zugegen sind. ... Blut-Abgang vom After (fließende Hämorrhoiden);"

| 22 | 17 ((N°17)) Zahnschn nicht wieder bekommen | <u>kein Afterblut wieder</u> | doch Schn an den st. heraustretenden Knoten
| 23 | tägl[ich] und viel, auch immer Schleimabgang dabei | Weißfluß war ⌐diese⌐ \jene/ Tage weit sta[e]rker, doch seit einigen
| 24 | Tagen besser | die Varices fangen schon an zu schwellen und beim Stehen fühlt sie etwas Pressen darin
| 25 | Stuhl ist ordentl[ich] verte

582.

14
Nov

| 1 | | **Volkmannin** cont.
| 2 | Der Widerwillen gegen Küssen ist vorüber, doch ists ihr so wenig angenehm, daß sies zu vermeiden sucht
| 3 | zu Coitus hatte sie 2 Mal \etwas/ Neigung.
| 4 | Uebelkeiten sind sehr mäßig, doch bei leerem Magen am stärksten
| 5 | Nach[121] dem Essen hat sie immer einen sehr widrigen oft bittren Geschmack | Rein ist ihr Geschmack fast nie
| 6 | Früh oft faulig | beim Mittags und Abendessen hat sie st. Durst und muß viel trinken
| 7 | Ihr Appetit ist jezt weit größer als ihr Hunger
| 8 | Aufstoßen jezt nur nach Obst
| 9* | ⌐NB S.c.c.⌐[122]
| 9 | Nach Tische wird ihr das Sprechen recht schwer
| 10 | Aergert sich auch recht leicht
| 11* | ‖ ⌐NB S.c.c.⌐[123]
| 12* | ‖
| 11 | Ab. hat sie öfters fieberhaften Frost
| 12 | Schlaf ist <u>zieml[ich] gut, wenn sie zeitig zu Bette geht | je später sie zu Bette geht, desto</u> weniger schläft sie[124]
| 13 | hat Ab. keine Unruhe irgendeiner Art.
| 14 | Wenn sie eine Stunde im Garten herumgegangen ist - sind ihre Kräfte erschöpft
| 15 | doch kann sie manchmal noch Nachmittags ½ St. gehen, wenn die Schn es erlauben

---

[121] Längsstrich am linken Zeilenrand.
[122] Durch den Nachtrag dieses Symptoms in Kent's Repertory konnte die Abkürzung „S.c.c." aufgelöst werden. Vgl. RGE, S. 355: „Mouth, Speech, difficult, eating, after: Am-c.[16]" (Hochzahl 16 für Nachträge aus Hahnemanns Werken). Vgl. CK II, 2. Aufl., Ammonium carbonicum, Symptom N°305: „Nach dem Essen wird ihr das Sprechen sehr schwer."
[123] Dito Symptom N°773: „Abends oft fieberhafter Frost."
[124] Dito Symptom N°716: „Je zeitiger sie schlafen geht, desto besser schläft sie; je später sie zu Bette geht, desto weniger kann sie schlafen."

16*	‖
17*	‖ ⌐NB S.c.c.¬125
18*	‖
16	auch hat sie manchmal ein eigner Sch im Schenkel a<u>m Gehen ge-</u> <u>hindert</u> | abwechselnd
17	oben und unten innerlich <u>am Schenkel</u> und schmerzt wie ein <u>blau</u> <u>(geschlagener) Fleck</u>
18	doch nur <u>bei Bewegung und bei st. Berührung</u>
19	Fühlt sich sehr schwach
20	Beängstigungen hat sie jezt gar nicht, auch scheint ihre Furcht vor Alleinseyn besser zu werden
21	sie ist nicht mehr so frostig
22*	13, ((Nov.))
22	18 Säure im Magen hat sie immer, auch manchmal sauern Ge-schmack.
23	der faulige Geschmack war gestern den Tag über und diesen Morgen besser
24	Die Mastdarmschmerzen werden bloß durch Herauspressen verursacht
25*	⌐ ¬ 28, N°9 Carb. anim.1

656.

20
Dez ((1825))

1	| **Volkmannin** /v. 14 Nov\ alle Tage sich gleich hatte Thierk ° in N°9 28 §
2	Hämorrh. die größten Beschwerden | Schmerzen aber nur beim Herauspressen, welches aber gar nicht aufhört
3	außer Nachts und die ersten 2 Morgenstunden, wo nach sie allemal Stuhl bekömmt | durch Stillesitzen
4	vermindert | dennoch geht sie auch länger als 1 St. täglich | kauft täglich ein, muß dan[n] wenigstens
5	1 St. still sitzen | Nach dem Spazieren werden sie heftig mit Wund-heitsch, den ((?)) die Knoten schmerzen beim Sitzen
6	und ho[e]ren erst N.M. 4 U. auf | auch nach dem Essen werden sie schlimmer | Es ist immer Schleimabgang dabei
7	auch wohl mit Blut gemischt | 1 St. gehen erschöpft ihre Kräfte völlig | Stehen kann sie gar nicht,

657.

((20. Dez))

1	| **Volkmannin** cont. ohne ein recht schmerzh. Herauspressen der Knoten und der Krampfadern zu empfinden

---

[125] Dito Symptom N°604: „Schmerz, wie blau geschlagen, der sie am Gehen hindert, im Oberschenkel (doch nur beim Gehen und starken Betasten)."

2	Krampfadern zeigen sich schon seit 3 Wochen auch im r. Schenkel bis ins Knie, doch werden
3	diese erst nach vielem Gehen empfindlich
4	Weißfluß stärker als vor ihrer Schwangerschaft
5	Schla[e]ft fast alle Nächte 5 Stn, doch manchmal auch unruhig durch innere Hitze
6	Magen leidl[ich], wenn sie die Speise wie sonst aussucht | Obst verträgt sie gar nicht,
7	bläht sie sehr auf - und macht ihr (wie Süßes) bittern Geschmack | Saures Aufstoßen fast
8	täglich, doch selten | großer Appetit verleitet sie manchmal zu essen ohne gr. Bedürfniß
9	13 Dez. seit 8 Tagen haben die Afterknotenschn sehr zugenommen | mit gr. Anstrengung geht sie noch vor
10	Tisch 1 Stündl[ein] spazieren und nach dem Essen bekömmt sie Drang zu Stuhle, wobei nur
11	die ersten beiden Tage etwas fortging | Seitdem ists ein bloß[e]s Pressen, wobei Knoten
12	gewaltsam rauspressen, was höchst empfindlich ist einige Minuten lang - heute hielten
13	sie 3 St. an | wenn sie wenig geht, bleibt der Stuhlgang weg.
14	Beängstigungen hatte sie gar nicht | Furcht vor Alleinseyn hat sehr abgenommen - wäre
15	wohl ganz weg, wen[n] ihre Schwäche nicht wäre
16	nahm den 13^n N°28
17	Musik kann sie jezt gut vertragen, auch kann sie ohne Beschwerden in gr. Gesellschaft seyn /wenn Mann dabei ist\
18	den 14^n heute N.M. kein Stuhl | doch viel Sch bis Ab.
19	15 kein Stuhl | die Schn hörten N.M. zeitiger auf | Wenn sie Ab mehrere Stn. sitzt, so
20	bekömmt sie ein höchst unangenehmes Gefühl im Leibe | auch andern Tagen Sch zwischen den Schultern
21	16 diese Nacht sehr gut geschlafen, und doch den Tag sehr unwohl | Brennen in den Augen | Drucksch in
22	Stirne | V.M. innerl[ich] Frost | auch recht matt | kein Stuhl
23	17 wieder guter Schlaf, fühlt sich heute so wohl wie gewöhnl[ich] | Aftersch heute früh mäßig
24	konnte nach einer St. Sitzen auf das Eintauchen, und mit weniger Beschwerden gehen
25	Pressen wie Stuhldrang in den Afterknoten hatte sie heute nach dem Essen wieder, doch so schnell wieder
26	weg, daß sie nicht zu Stuhle gehen mußte | war V.M. viel in der Stadt gegangen
27	Stuhl tägl[ich]
28	Gemüth leidl[ich] - auch wohl recht gut | Nur seit einigen Tagen wieder sehr hoffnungslos, wenn

| 29 | sie an das Wochenbett denkt, glaubts nicht zu überleben
| 30 | hat 12 Ldr.[126] geschickt
| 29* | 28, 1 Lycop O[127]

735.

13
((Jan. 1826))

| 1 | | **Volkmannin** will sie sich anstrengen, so wirds ihr so unwohl und übel | Ab. macht sie lesen so munter daß sie
| 2 | nur wenig schlafen kann
| 3* | ⌐! lyc.¬[128]
| 3 | Krampfadern nehmen fast gar nicht zu | sind auch gar nicht schmerzhaft, nur bei Stehen schwellen sie augen-
| 4 | blicklich an, bes. nach Gehen, dann ist das Pressen drin unerträglich | sie fangen oben an der Scham an
| 5 | wo sie am dicksten und empfindlichsten sind - gehen bis unter die Waden
| 6 | immer etwas ärgerlich
| 7 | Nach dem Essen oft Hitze im Kopfe
| 8 | bleibt[129] im Kaltwasserbidet 2 Minuten
| 9 | Mann und Kinder diesen Winter ungewöhnlich gesund bes. Allwill

740

| 1 | Ist wohl Sal. C.C. dann am dienlichsten, wenn S. ph. eben erst ausgewirkt hatte?[130]

---

[126] 12 Louis d'Or.
[127] 28 Milchzuckerpäckchn und im ersten ein großes Streukügelchen Lycopodium.
[128] Vgl. CK IV, 2. Aufl., Lycopodii pollen, Bärlapp-Staub, S. 69ff: „In diesen Zubereitungen ist das Lycopodium eins der unentbehrlichsten antipsorischen Heilmittel, vorzüglich in den Fällen chronischer Krankheiten, wobei auch folgende Symptome beschwerlich sind: ... **Wehadern der Schwangern,**" (Hervorhebung im Original als Sperrsatz.)
[129] Längsstrich am linken Zeilenrand.
[130] Diese Überlegung findet sich auf der vorvorletzten Seite des Journals. Die letzte Seite 742 ist fest mit dem Buchrücken verleimt, trägt aber auch Hahnemanns Tintenschrift, ist jedoch leider zur Zeit noch nicht abgelöst und entsprechend nicht lesbar. Vgl. Kap.4.

Krankenjournal D 29

39.

6
((Febr. 1826))

1	| **Volkmannin** /v. 23\ hatte wohl da nur 12 § um Lycop. den 27 Dez eingenommen recht auswirken zu lassen
2	Im ganzen doch recht leidl[ich] | Zunahme an Kräften ⌈biß⌉ glaubt sie in ihren Umständen
3	nicht erwarten zu ko[e]nnen
4	den 25 Jan stechender Ksch N.M. links, hörte erst Ab. beim Schlafengehen auf, und drauf bekam sie
5	gleich heft. Zahnsch. in der r. Seite, wo hohle aber nicht schmerzende Zähne sind
6	die folgenden Tage fühlte sie sich ungewöhnlich kraftlos, bes. schwer und voll nach essen
7	31^n Jan N°7 heute zum ersten Male seit sie schwanger ist, ihre Angst, den Verstand zu ver..
8	lieren | Auch Ab. im Bette erwachte sie noch einmal damit. Von Mitternacht an
9	schlief sie ruhig.
10	Zutrauen zu ihren Kräften hat sie wohl jezt soviel sie verdienen - denn nach
11	1 St. oder 3/4 St. langsamen Gehen kann sie kaum ein Fuß fortsetzen, so völlig
12	aus ist[s] mit der Kraft | Auch wird das Hüftgelenk schmerzhaft müde und steif
13	nach dem Gehen | die Furcht vor Alleinseyn nimmt auch mit den Kräften ab und zu
14	Sie geht tägl[ich] 2 Mal Spazieren, weil sie nicht lange gehen kann
15	(Afterschmerz) Hämorrhoiden sind ganz dieselben
16	Der Schlaf ist abwechselnd gut und schlecht, ohne Veranlassung
17	Gemüth mehr traurig als heiter, auch hat sie Mühe, einen innerlichen Eigensinn oder
18	Aergerlichkeit zu verbergen, was ihr in gesunden Tagen gewiß nicht eigen ist
19*	⌈! Lycop⌉[1]
19	Hüneraugen werden sehr bald besser, es ist ganz ohne Sch. und viel kleiner
20	Die Trockenheit der Hände ist nicht ganz weg, doch ists mehr in der Hand

---

[1] Auch dieses getilgte Ausrufezeichen kennzeichnet ein verifiziertes Symptom von Lycopodium. Vgl. CK IV, 2. Aufl., S. 72: „... Hühneraugen; Schmerz der Hühneraugen;"

21*	wo² es wie mit Mehl bestreut ist
21	Ist kein Aufspringen der Haut |
22	Zahn und Kschn hatte sie nicht wieder |
23	Das Geschwür unter der Zunge hat sie noch immer
24	den³ 4 Febr Gemüth ist seit ein Paar Tagen \besser/, wo sie sich mehr von den Kindern entfernt hielt,
25	5 Diese Nacht wieder Zahnsch. an der r. Seite | konnte diesen Morgen nur bis 5 U. schlafen
26	obgleich die Schn ganz vorüber waren
27	vor Lycop | Thierk⁴ | S.c.c.² ⁵ nicht übel | $Antimonium | Nux | $Nit-ac. die übrigen v. 26 aug \| den 18 apr. Sep! /$_{IV}$\⁶
28*	heute 27 § N°1 Sep $^1/_X$ ⁷ trocken

92.

3
Ma[e]rz ((1826))

1	| **Volkmannin** /v. 6\ da hatte sie (n . Lycop) Sep.
2	noch nach Lyc. den 6 Febr. heute gar keine Hämorrhoidalschm, ungeachtet sie die lezten Tage zieml[ich] stark waren
3	was⁸ sie den 27 Dez eingenommen hatte, also wars den 6 Febr 41 Tage nach Lycop.⁹
4	den 7ⁿ auch heute waren die Afterschn. nach dem Essen fast unmerkbar | früh nach dem Stuhle und Kalteintauchen
5	brauchte sie nur 10 Minuten zu sitzen, so konnte sie schon einige Male herumgehen, doch
6	anhaltend Gehen erst nach 2 Stn. Auch sind die Mastdarmknoten nicht mehr so st. als sonst.
7*	Neumond

---

2 Verbindungsstrich zu „der" Z.20.
3 Kurzer Querstrich am linken Zeilenrand.
4 Carbo animalis.
5 S.c.c. = Sal cornu cervi = Hirschhornsalz = Ammonium carbonicum. Vgl. D28, Anm. 59 und 108.
6 Die römische vier ist hier ohne Bruchstrich unter „Sep!" vermerkt. Der Schrägstrich entspricht hier dem Einschubzeichen (vgl. Editionsrichtlinien, Kap. 4).
7 Also Sep C30, als erste von 24 Gaben. „Trocken" kann sich sowohl auf die Imprägnierung des Milchzuckers, nämlich nicht per Auftropfen einer alkoholischen C30, sondern durch Einlegen eines trockenen Streukügelchens Lyc. C30, als auch auf die Art beziehen, wie der Milchzucker einzunehmen ist.
8 Verbindungsstrich zu „Lyc." Z.2.
9 Vgl. Lycopodium, CK IV, S. 72: „Eine mässige Gabe wirkt an 40, 50 Tage und länger. Es lässt sich nach Zwischen-Gebrauch anderer antipsorischer Mittel wohl wiederholen, doch mit weit weniger Vortheil.
Vorzüglich wirkt es heilbringend, wenn es nach verflossener Wirkung der Kalkerde homöopathisch angezeigt ist."

7	Ganz bes. matt fühlt sie sich diese beiden Tage | Gemüth war heiter und das Zutrauen zu ihren
8	Kräften hat besonders zugenommen | Beängstigungen hatte sie seit den 31 Jan. nicht wieder
9*	⌐NB Sep¬[10]
9	den 8ⁿ N°1 Sep. V.M. sehr <u>traurig</u> und ungewöhnlich matt, auch waren die Hämorrh. schmerzhafter
10*	‖ ⌐NB ---¬[11]
11*	‖
12*	‖
10	10 ⌐9¬ 3 ((N°3)) gestern und heute Mastdarmschn vermehrt | auch heute <u>beim Stuhle etw. Blut</u>
11	doch vergingen die Schn bald und kamen nur <u>beim Gehen</u>, aber stark wieder, wobei auch
12	die A<u>fterknoten bluteten</u>[12]
13	11 4 ((N°4)) Schlief die lezten Nächte leidl[ich] | heute gar kein Blutabgang | doch waren die Schn wenig besser
14	14 7 ((N°7)) --------------------------- recht gut, heute wieder viel Aftersch.
15*	‖ ⌐NB ---¬[13]
16*	‖
17*	‖
15	15 8 ((N°8)) eine recht böse <u>Nacht</u>, schlief sehr wenig, hatte Hitze und <u>war so unruhig</u>, daß sie nicht 5 Minuten
16	<u>still liegen konnte, träumte auch ängstl[ich]</u> und hatte viel Hautjükken | Beim Stuhle ein wenig Blut
17	16 9 ((N°9)) Schlief etwas besser, doch viel Aufwachen | <u>Nachts</u> fast stets beim <u>Ausstrecken empfindlich Wadenklamm</u>[14]
18	am stärksten und oftesten im l. Bein, wo die Adern geschwollen sind.
19	20 13 ((N°13)) schläft noch immer so unruhig, keine St. ruhig nacheinander oder fest, fühlt daß ((es)) ihr die Kräfte sehr

---

[10] Vgl. CK V, 2. Aufl., Sepia, Symptom N°4: „Sehr traurig, mit ungewöhnlicher Mattigkeit."

[11] Dito Symptom N°758: „Beim Stuhle täglich etwas Blut, lange Zeit."

[12] Dito Symptome N°814: „Schmerz der After-Aderknoten beim Gehen." und N°817: „Bluten der After-Aderknoten beim Gehen."

[13] Dito Symptom N°1547: „Unruhiger Nacht-Schlaf, wegen ängstlicher Träume und Hitze; sie konnte nicht 5 Minuten still liegen. (n. 7 T.)"

[14] Dito Symptom N°1314, was durch den Sachverhalt im Krankenjournal nicht ganz abgedeckt wird: „**Arger Waden-Klamm**, Nachts, im Bette, beim Austrecken der Beine, und Tags drauf stetes Strammen der Wade, wie zu kurz." Eventuell hat Hahnemann das Symptom der Volkmannin nur zur Bestätigung eines schon vorhandenen Symptoms genommen, was dann zu der Hervorhebung im Sperrsatz geführt haben könnte. Andererseits hat er den nächsten Tag nicht aus dem Brief mit übernommen, so daß fehlende Teile des Symptoms N°1314 dort noch vorhanden sein könnten.

| 20 | angreift, sie nehmen tägl[ich] ab | Alle Nächte viel Jücken an den Schenkeln und am Leibe | Heute mehr Aftersch.
| 21 | 25 18 ((N°18)) Schlief etwas besser die lezten Nächte, doch nicht ruhig und ungestört wie sonst | gestern Ab. Afterblut ohne Stuhl
| 22 | und keine Schn dabei | Ihre Schwäche nimmt noch immer zu | nach ½ St. langsam gehen im Garten herum ist
| 23* | ⌐NB ---¬[15]
| 23 | sie völlig erschöpft, und die <u>Steifheit der Beine bis ins Hüftgelenk</u> macht einen unbeschreiblichen Zustand
| 24 | 27 Schlief die Nacht gut | Heute nach Kalteintauchen Blutabgang und doch weniger Sch. als andere Tage
| 25* | ⌐NB ---¬ n.21 Tagen[16]
| 25 | 28 <u>diese Nacht schlaflos ohne Beschwerden konnte nur nicht ruhig liegen</u>. Heute nun ganz bes. schwach
| 26 | die viele Säure im Magen macht ihr öfters unnatürlichen Hunger
| 27 | Die Schwäche im Hüftgelenk nimmt immer zu | ⌐ ¬ besser wenn sie Tags, vorher wenig geht
| 28 | Tragen des Kindes wird ihr schwer, ist auch dicker als bei Allwill im siebenten Monat
| 29* | ⌐NB ---¬[17]
| 29 | <u>alle Morgen Schn /sobald sie sich etwas fest anzieht\oben im Rücken</u> | von 9 U. Ab. an kann sie selbst in der leichtesten Kleidung
| 30 | nicht sitzen, muß da liegen, so kraftlos fühlt sie sich von diesen Schn. <u>beim Gehen hat sie keine Rückenschn.</u>[18]
| 31 | Krampf in den Waden jezt selten | Stuhl tägl[ich], o[e]fters wie laxiren, doch nur einmal des Tags
| 32 | Gemüth doch besser | heiter ruhig und nicht so verdrießl[ich] | Afterbeschwerden noch dieselben
| 33 | schläft nun Nachts gut bis 5 U. 24 /₀\

112.

10 März

| 1 | | **Volkmannin** /v. 3\ ⌐(¬ hatte fort ⌐ ¬ \seit den 6 Febr./ Sep. ⌐)¬ (nach Lycop) | nahm Sep den 8 Febr.
| 2 | seit dem 5ⁿ März heft. Katarrh mit Fieber und Ksch und gr. Mattigkeit

---

[15] Dito Symptom N°1246: „Steifheit der Beine, bis ins Hüft-Gelenk."

[16] Dito Symptom N°1570: „Schlaflose Nacht, ohne Beschwerde; nur konnte sie nicht ruhig liegen. (n.20 T.)"

[17] Dito Symptom N°1119: „Schmerz oben im Rücken, alle Morgen, wenn sie sich etwas fest anzieht." Es bleibt fraglich, warum Hahnemann bei diesem Symptom die Schwangerschaft im siebenten Monat nicht erwähnt (siehe D29, Anm. 19 und Anm. 24).

[18] Dito kommen zwei Symptome in Frage. N°1118: „**Rückenschmerz**, bloss im Sitzen, und selbst beim geringsten Sitzen." und N°1125: „**Steifheit im Rücken**, welche beim Gehen nachlässt."

3	6^n schlief diese Nacht fast gar nicht wegen Hitze und Unruhe und Durst | heute und gestern
4	weniger und harter Stuhl | V.M. etw. Nasenbluten, mußte fast den ganzen Tag liegen
5	7 schlief gut, erwachte aber mit viel Hitze, gestern und heute früh etwas Schweiß
6	heute kein Stuhl und öfters weniges Nasenbluten | gar kein Rükkensch.
7	Konnte wieder ein wenig im Garten gehen, doch war sie sehr schwach.
8	Magen ist ganz schlecht dabei | hatte wenig Hunger und aß nicht viel | doch ist das
9	saure Aufstoßen ganz stark, bes. Ab. wo es ihr ein Brennen wie Feuer
10	im Halse macht
11	8 Schlief leidl[ich], doch heute noch kein Stuhl | Nasenbluten heute wenig, doch hatte sie viel
12	Hitze im Gesichte | Schon diesen Morgen hatte sie heft. saures Aufstoßen.
13	Auch heute keine Rückenschn | Die Wehadern nahmen wenig zu
14	die Bewegung des Kindes ist lebhaft und kräftig
15	hat die 24 § noch nicht angefangen
16*	⌐? NB Sep n. 20 Tagen⌐[19]
16	Seit kurzem entstehen in <u>ihrem Gesichte gelbe Flecken</u>, ein gelblicher Sattel quer über
17	8 Tagen[20] die Oberbacken und Nase
18	? Mesmeriren in 7 Wochen Niederkunft
19	Amme
20	Wein[21]

171.

2
((April 1826))
3

1	| **Volkmannin** /v. 10 März\ hatte da noch 24 /$_o$\ § vorräthig, um Sep seit dem 6 Febr. auswirken zu lassen (heute 54 Tage) den 10 März warens 32 Tage

---

[19] Dito Symptom N°326: „Gelbe Flecke im Gesichte und ein gelber Sattel quer über die Oberbacke und Nase. (n. 20 T.)" Auch bei diesem Symptom fehlt der Hinweis auf die Schwangerschaft der Patientin (siehe D29, Anm. 17). Bei Hahnemann entspricht die Schwangerschaft einem „an sich ganz naturgemäßen Zustande des Weibes" (CK I, 2. Aufl., S. 173), weswegen sich wohl die Bemerkung erübrigt (vgl. auch D29, Anm. 24).

[20] Verbindungsstrich zu „Seit kurzem" Z.16.

[21] Leider notiert Hahnemann sich hier nur die Fragen der Patientin, aber nicht seine Antworten darauf.

2	den 8ⁿ März heute noch Stuhl, doch hart und wenig	Ging etw. in den Garten, mußte aber doch bald sitzen, ist ganz kraftlos
3	N.M. Frost und bald drauf Hitze und abwechselnd Schweiß dabei - dies währte von 4 - 8 Uhr	Mußte
4	liegen und bedurfte die größte Ruhe
5	den 9ⁿ die ersten Stu. der Nacht viel Unruhe, die aus dem Magen kam	und als sie nachher schlafen konnte, störte
6	sie ihr Husten, der diese Nacht so stark, als nie, war - es ist nur ein Kitzel im Halse, der ihn macht, und es löst sich
7	⌐ ¬ heute wieder etw. Stuhl	Sonderbar, daß ihr das Frühstück oft so viel Beschwerden macht	bekam
8	heute davon, wie oft, einen so aufgetriebenen Magen, daß es ihr an Athem fehlte und sie so matt ward
9	und über dem Magen soviel Gefühl vor Schwäche hatte, daß sie liegen mußte	es war ihr nicht möglich auch nur zu sitzen
10	Zulezt bekommt sie nur leeres Aufstoßen	Andere Mal ists noch schlimmer - der aufgetriebene Magen beängstigt sie so
11*	verte

172.

3
apr

1		**Volkmannin** cont.
2	daß sie ganz kalten Schweiß im Gesichte bekömmt. auch Uebelkeit und ihr der Athem ganz fehlt.
3	heute bekam sie von jedem, was sie genaß, die beschriebenen Zufälle - nun noch dazu Ab. das Brennen
4	im Halse herauf. Dieß Brennen ist auch ohne Aufstoßen und sie fühlt es noch an anderer Stelle
5	des Krs, manchmal in der Schulter - heute, allemal im Nacken	Zunge rein.
6	Jezt viel Jücken am ganzen Kr. alle Abende	ging etwa 20 Minuten im Garten	länger erlaubens
7	die Kräfte nicht - geht unbeschreiblich langsam und muß noch geführt werden.
8	Ksch und Nasenbluten sind heute ganz vorbei
9	den 12 März N°1 $/_0$\[22] Ihr Katarrh ist noch nicht ganz vorbei	doch schläft sie leidl[ich], hat tägl[ich] Stuhl und

---

[22] Hiermit ist das erste der 24 Päckchen Milchzucker mit einem unarzneilichen Streukügelchen gemeint, die sie noch vorrätig hatte (vgl. Originalseite 171 Z.1).

10	fühlt auch keine besonderen Beschwerden, doch ist sie noch unbeschreiblich kraftlos
11	den 18^n N°7 /$_0$\ heute beim Stuhle Blutabgang und fast 3 St. Schn darauf | doch vergingen diese ganz
12	nachdem sie sich diese Zeit ruhig verhalten hatte | noch immer Schleim aus den Afterknoten
13	Weißfluß ist jezt wieder viel stärker
14	30^{23} gestern hatte sie anhaltende Schn an den Afterknoten, die auch stärker als gewöhnlich
15	herausgetreten sind und viel blutigen Schleimabgang dabei - selbst die Nacht hörten die
16	Schn nicht auf | doch diesen Morgen ordentl[ich] Stuhl | hatte auch gestern viel Hitze im Kopfe
17	und Zahnsch dabei - sie geht tägl[ich] spazieren, obgleich mit gr. Anstrengung, doch außer dem
18	Garten gar nicht - dies darf sie nicht wagen, da die Schn in den Hüftgelenken recht stark sind
19	die Afterknoten beim Gehen auch schmerzen und die varices durchs Gehen sehr anschwellen
20	Dies alles neben ihrer gr. Kraftlosigkeit macht ihr das Gehen zur Plage. | V. und N.M. geht
21	sie jedesmal ½ St. | Heute war sie so matt, daß sie N.M. nicht wieder gehen konnte
22	Schlaf oft unterbrochen und sie schläft oft stundenlang nicht wieder ein, wenn sie einmal aufwacht.
23	31^n Die Afterschn heute wenig besser | Afterknoten noch stärker herausgetreten und schmerzen bei Berührung wie wund
24	N.M. wurden sie besser
25	2 Apr. Diese Nacht störten sie Afterschn wieder; auch ohne Berührung wars ein Sch. an den äußeren Knoten, wie wund, selten wie
26	Stiche drin. | Nach dem Stuhlgang muß sie sich allemal ein Paar Stn ruhig halten | denn wenn sich die Knoten
27	auch an den besten Tagen zurückziehen, so treten sie doch gleich wieder raus, wenn sie rum geht | Nach dem
28	Spaziergange sind die Schn alle Tage stark, so wie auch nach dem Essen und nur erst nach etlichen Stn sitzen
29	kann sie wieder gehen - worauf sie sich aber wieder lange stillhalten muß, sonst vergehen sie den ganzen Tag nicht
30	kein Durchfallstuhl wieder, doch oft etwas harten und immer so wenig und hat doch gr. Appetit

---

23 Der Bericht der Volkmannin ist hier mehrmals für längere Zeit unterbrochen. Es ist nicht klar, ob Hahnemann hier einiges wegläßt oder ob die Patientin nur lückenhaft Bericht erstattet. Üblicherweise sind Hahnemanns Übertragungen äußerst genau und enthalten mitunter Details, die eher nebensächlich anmuten, so daß man annehmen kann, daß die Volkmannin nicht mehr berichtete.

31	woher die gelben Flecken in der Haut seit einiger Zeit auf beiden Wangen gleich unter den Augenho[e]hlen und auf der Nase[24]
31*	16 N° Calcarea $^4/_{100}$I in N°1.[25]

223.

21
((Apr. 1826))

1	| **Volkmannin** /v. 3 apr\ hatte da 16 N°1 Calcarea ^{4} $^1/_{100}$I [26]
2	3 apr. Schlief die lezten Nächte gut | heute beim Stuhle Afterblut und viel Schn. nachher
3	erst N.M. konnte sie spazierengehen
4	4, heute wieder Afterblut, doch weniger Schn Ab. Zahnschn.
5	5, N°1 calcar kein Afterblut, auch heute so wie die lezten beiden Tage sehr weicher Stuhl
6	die Schn wie gewöhnlich
7*	⌐NB calcar.¬[27]
7	6 2 ((N°2)) nach dem Stuhle etw. Blut, diesen V.M. fühlte <u>sie eine ungewöhnliche Mattigkeit</u>
8	<u>doch ward ihr beim Gehen besser</u> und sie gingen länger als gewöhnlich
9	alle Ab. hat sie Zahnsch bis 12 U. Nachts, nachher schläft sie ruhig
10	10^n Ihr Magen ist jezt ganz bes. schlecht | <u>Nach allem was sie ißt, bekömmt sie</u>
11*	‖⌐NB \calcar/Soodbrennen¬[28]
12*	‖
13*	‖
11	<u>einige Stunden drauf ein Brennen im Halse, mit oder ohne Aufstoßen</u>
12	<u>so heftig, daß sie es kaum ertragen kann</u> und <u>dabei ein jückend stechendes Brennen</u>

---

[24] Es handelt sich hier sehr wahrscheinlich um ein Chloasma uterinum, für das Sepia, auch ohne Hahnemanns Hinweis auf die Schwangerschaft (siehe D29, Anm. 19), allgemein bekannt ist (vgl. GS IX, S. 328; Nash [1913], S. 205; Schlüren [^{6}1989], S. 91 u.v.a.).

[25] Päckchen N°1 enthält wahrscheinlich 4 Globuli Calcarea carbonica C4. Es bleibt allerdings fraglich, worin der Unterschied besteht: zwischen der hochgestellten Zahl, die manchmal nach dem Potenz-Bruchstrich, und der Zahl, die als Zähler angegeben ist. In seinen Veröffentlichungen gibt es als Zähler die „1" oder gar keinen Zähler, in den Journalen kommen aber immer wieder auch andere Zähler vor.

[26] Hier steht nun die „4" im Zähler zu einem Abstand einer „1" im Zähler. Hahnemann könnte also in der Verschreibung von Originalseite 172 (vgl. D29,) (und an entsprechenden anderen Stellen) diese „1" aus Eile weggelassen haben.

[27] Vgl. CK II, 2. Aufl. Calcarea carbonica, Kalkerde, Symptom N°1478: „Ungewöhnliche Müdigkeit, die beim Gehen besser ward."

[28] Dito Symptom N°588: „Nach allem Essen bekommt sie einige Stunden danach ein kaum auszuhaltendes Brennen den Hals heran, mit oder ohne Aufstoßen."

4 Edition der Krankengeschichte

13	im Nacken und zwischen den Schulterblättern | gestern Ab. konnte sie erst ein Uhr
14	einschlafen wegen dieses Brennens im Halse | Stuhl fast noch weicher
15	11, 12 ((11. und 12. April 1826)) Afterblut, Ab. wieder viel Zahnsch und den Tag über viel Schn
16	13 wieder Afterblut, doch keine vermehrten Schn.
17	15, 10 ((N°10)) gestern und heute kein Afterblut, auch geringe Zahnschn
18*	‖ ⌐NB ---¬[29]
19*	‖
18	17, 12 ((N°12)) seit 3 Tagen einen <u>so heisern Hals, daß sie vorzüglich Morgens gar nicht sprechen kann</u>
19	<u>doch ohne Sch.</u> | Daher hat sie heute ihr kaltes Eintauchen ausgesetzt.
20	Setzt sich in das Bidet 2 Minuten hinein, so werden die oberen varices und
21	die[30] Afterknoten völlig bedeckt - dies thut sie alle Tage gleich nach dem /Stuhlgange\
22	Mesmeriren hat sie gar nicht versucht | theils weil ichs nicht wieder erwähnte,[31] und sie auch keine
23	Neigung[32] dazu ⌐hatte¬ fühlte, wie doch sonst immer
24	Gemüth erträglich | bei so vielen Beschwerden und der möglichsten Anstrengung ihrer Kräfte, wozu sie ihre
25	Verhältnisse tägl[ich] auffordern, kann es wohl nicht besser seyn | Die Angst vor Alleinseyn ist
26	noch immer dieselbe | die Bewegungen des Kindes sind allemal unruhig, wenn sie sich besonders
27	unwohl fühlt oder bei unruhigen schlaflosen Nächten; sonst sind sie munter und nicht übermäßig
28	in[33] 3 Wochen erwartet sie ihre Niederkunft
29*	⌐! calc.¬[34]
29	Kräfte seit dem ((den)) lezten $Pulvis etwas besser | doch sind die Tage verschieden | die varices nehmen nicht zu

---

[29] Dito Symptom N°1018: „**Schmerzlose Heiserkeit**, daß sie vorzüglich früh gar nicht sprechen kann. (n. 11 T.)" (Hervorhebung im Original als Sperrsatz.)

[30] Längsstrich am linken Zeilenrand.

[31] Ein weiterer Hinweis darauf, daß Hahnemann den Mesmerismus regelmäßig empfahl, wenn nicht gar verordnete.

[32] Längsstrich am linken Zeilenrand.

[33] Längsstrich am linken Zeilenrand.

[34] Dito, S. 308ff: „Die so potenzirte Kalkerde gehört mit zu den heilbringendsten antipsorischen Arzneien, vorzüglich in Fällen, wo folgende Zustände hervorragen: ... **Kräfte-Mangel, Mattigkeit**; Früh-Mattigkeit; Nach jedem kleinen Gange große Ermattung;" (Hervorhebung im Original als Sperrsatz.)

30*	‖ ⌐NB ---⌐35
31*	‖
30	die oben an den Schamtheilen auch wenig	Urin ist ganz dunkel und hat oft Satz .. ....
31	ihr schlechter Magen macht ihr viel Heißhunger[36]
32	18ⁿ hatte eine sehr unruhige Nacht, wegen Sch auch Afterknoten und des starken Anschwellens der oberen
33	varices	Schon gestern litt sie daran (hatte das Kalttauchen und das Spazieren ausgesetzt	Spazierte
34	nicht wegen ihres Katarrhs in der so rauhen Witterung	Aftersch auch heute stark
35	und sie ging mit viel Anstrengung	sie bekömmt ein st. Husten und Schnupfen
36*	!
36	Weißfluß etwas abgenommen	Schleimabgang aus dem Afterknoten nimmt eher zu
37	19 Schlief sehr unruhig	die erste Hälfte der Nacht konnte sie keine Ruhe finden, wegen der Last des Kindes auch gestern dieß Gefühl
38	Husten ist mäßig	Schnupfen macht ihr viel Hitze im Kopf 16 /$_0$\ § fort calc.

272.

8
Mai ((1826))

1		**Volkmannin** /v. 21\ hatte den 5 April calcar 4 und zuletzt 16 /$_0$\
2	den 23 N°1 viel Hämorrh. schn und sehr kraftlos
3	viel Zahnsch; manchmal in allen Zähnen und ander Male nur auf eine Seite - Er hält nur
4	½ St. an, doch kömmt er oft und heftig	der Magen war heute besser
5	24 heute weniger Aftersch als gewöhnl[ich]	noch immer Zahnsch. wie gestern	Magen heute wieder ganz schlecht
6	25 den ganzen Tag sehr unwohl	Kind bewegte sich stark und machte ihr dadurch Rücken Seiten
7	und Leibsch. Abends war sie so ärgerlich über eine Kleinigkeit, daß ihr den ganzen Ab. schwindlich war
8*	⌐NB cal⌐37

---

[35] Das entsprechende Symptom ist nicht zu finden. Symptom N°889 käme nur auf Grund eines Schreibfehlers evtl. in Frage: „**Ganz dunkelfarbiger Urin, ohne Satz.**" (Hervorhebung im Original als Sperrsatz.)

[36] Dito Symptom N°576: „**Viel Heißhunger**, bei schwachem Magen."

[37] Vgl. CK II, 2. Aufl., Calcarea carbonica, Symptom N°52: „So ärgerlich über Kleinigkeiten, daß sie den ganzen Abend schwindlich war und sich zeitig zu Bette legte, aber nicht schlafen konnte. (n. 20 T.)"

8	legte sich zeitig ins Bette, konnte aber nicht schlafen | Sie hatte ein bes. Ksch
9	? und viel Unruhe, auch die Angst in Hand und Armgelenken | dabei fühlt sie zum ersten Mal
10*	⌐NB ---¬38
10	seit langer Zeit das Bedürfniß, sich mesmeriren zu lassen sie hatte ein wahres Verlangen
11	darnach, ihr war unbeschreiblich unwohl
12	26 Nachts 1 ½ U. da sie keine Ruhe finden konnte, bat sie ihren Mann um 1 Strich und nach
13	einer ¼ St. war ihr wohl - schlief von 2 - 4 ½ U. - denn früh kann sie immer
14	nicht schlafen - fühlt den ganzen Tag keine bes. Mattigkeit, was nach so wenig Schlaf
15	immer der Fall ist - Ab. viel Zahnsch.
16	27 war dies Nacht wieder recht unwohl - Erst hinderten die Zahnsch. den Schlaf ganz und
17	als sie mäßiger wurden, ließ die innere Unruhe und Hitze sie nicht schlafen
18	So wie sie weniger wohl ist als gewöhnlich schwitzt sie den größten Theil der Nacht, doch nicht stark
19	Dies bemerkt sie schon seit einiger Zeit | Afterknotensch. sind stark.
20	auch heute V.M. viel Zahnsch.
21*	den 5 Mai ⌐ ¬
21	Sie hat jezt das Gefühl von Schwere und Last im Leibe nicht mehr | auch beim Liegen die Nacht
22	fühlt sie keine Beschwerden. Doch schläft sie sehr schlecht. Vorlezte Nacht wachte sie 3 Stn.
23	ohne nur schläfrig zu seyn oder von einem Sch. gehindert zu werden | lezte Nacht störte
24	sie ihr Magen. Das heftige Brennen \im Halse/ dauerte 1 ½ St. und früh, wenn es hell wird, ists mit
25	dem Schlaf auch vorbei
26	Die Afterknoten sind immer gleich schmerzh. | Die varices werden nicht schlimmer, doch nimmt der
27	Sch in den Hüftgelenken etwas zu, doch läßt sich vom Spazierengehen in ihrem gr. und trockenen Garten
28	nicht abhalten, auch durch kein Wetter | Wenn sie zweimal gehen kann, so geht sie tägl[ich] 1 ½ Stn.
29	doch wirds wohl nicht ewig mehr währen. Der Bauch hat sich schon recht gesenkt und das Kind
30	ist sehr ⌐ ¬ ruhig - dies sind wohl Vorbedeutungen der lezten Zeit

---

38 Dito Symptom N°1426: „**Großes Verlangen sich mesmeriren zu lassen.**" (Hervorhebung im Original als Sperrsatz.)

31	Seit einigen Tagen hatten sie die Zahnschn verlassen - doch kamen sie gestern N.M. wieder
32	und sie hatte diese Nacht nicht schlafen können vor Sch. | Es sind freilich hohle Zähne links oben, doch schmerzen
33*	⌐NB ---¬[39]
33	die Wurzeln der Zähne, daß sie jeden fühlt - auch das Zahnfleisch ist \wie / wund
34	N°15 Hat seit gestern N.M. einen drückenden Ksch linker Seite
35	ist[40] jezt sehr reizbar gegen Aerger
36	? Der Amme den Kaffee abgewöhnen
37	Ihre Warzen sind jezt so empfindlich | daß wenn sie die Brust wäscht und die Warzen dann wieder mit
38	Spiritus oder Franzbranntwein[41] bestreicht, so macht dieß schon ein Brennen, als wenn sie offen wären
39	An Milch wirds ihr wohl nicht fehlen, da die Brust schon jezt recht stark geworden ist
40	? Kind an die Luft? - Darf die Amme gebackenes Obst und junges Gemüse essen
40*	8 /$_0$\ § und O Cham /gegen Aerger\[42]

294.

15 Mai

1	| **Volkmannin** den 12^n mit einem starken Knaben entbunden[43], geht besser als von ihrer vorigen Schwäche
2	zu erwarten war | Amme zeigt sich gut, Kind saugt nun gut
3	Sie hat noch wenig Schlaf, wollte es den 14^n anlegen | gestern Ab. Hautjücken
4	Mit dem Urinieren hat sie Noth - nur wenn viel in der Blase ist und sie kniet, gehts

---

[39] Dito Symptom N°485: „Wundheit des Zahnfleisches, mit Schmerzhaftigkeit der Wurzeln der Zähne."

[40] Längsstrich am linken Zeilenrand.

[41] Franzbranntwein, wie wir ihn heute kennen, enthält Kampfer sowie etliche andere ätherische und aromatisierende Auszüge. Hier ist Franzbranntwein jedoch lediglich ein Synonym für Weinbranntwein (HAL I S. 149).

[42] Hier stellen sich nun die Fragen, warum nun schon wieder Cham. mitgegeben wird, obwohl die Patientin schon mehrere Gläschen davon besitzen müßte, und ob das „Chamomilla-Streukügelchen gegen den Ärger" als Riecharznei zu verstehen ist. Eine Erklärung wäre die, daß die Patientin den Inhalt nicht kennt bzw. davon ausgehen soll, daß es sich um eine neue Arznei handelt.

[43] „**Oskar** Constantin, * in Leipzig 12. Mai 1826" (Volkmann, L. 1895, S. 85.)
Tagebuchnotiz: „Mittwoch 12
früh 4 $^3/_4$ Constantin geboren"
„Dienstag 30
Oskars Taufe."

5	gestern, warm am Kr; hatte sie kalte Stirn - mußte sich die Stirn binden, worauf
6	auch ein starker dumpfer Ksch besser war | Ist sehr kopfschwach, die mindeste Unruhe
7	im Zimmer ist ihr schon beschwerlich | auf 2 Kl. nur wenig Stuhl doch guten! Ksch weg
8	kann auch gut im Bette sitzen | Milch noch wenig zu spüren
9	Sie schreibt durch Expressen:
10	Sie habe das Kind den 14^n angelegt (hatte viel Milch ohne weiteres Fieber, fühlte sich vorher wohl)
11	Dies Anlegen aber griff sie so an, daß sie es nicht beschreiben kann 1 ½ St. lang
12	ward so schwach daß sie sich kaum rühren konnte und so reizbar, daß der Tritt eines
13	Menschen sie heftig erschreckte und eine schmerzl. Empfindlichkeit des Leibes währte noch
14	1 ½ Stn fort und etw. Ksch. das innere Auge ward empfindlich, daß sie sie lieber zumachte
15	das bloße Drandenken machte ihr Uebelkeit | Das Anbieten eines Milch zertheilenden Pulvers
16	brachte sie aufs Aeußerste

312.

22 Mai

1	| **Volkmannin** /v. 15\ bekam den 18 ? Ab. eine gr. Hinfälligkeit und roch in das Gläschen \Coff. cr./ gegen Nachwehen unbefugter Weise
2*	NB Coff. cr
2	worauf sogleich eine ungeheure Reizbarkeit /der Sinnesorgane\ und Angst erfolgte | Stuhl hat sie und mit der Entleerung
3	der Brüste gehts gut | Sie soll an keins der 3 Gläschen[44] riechen in möglichster Ruhe gehalten werden
4	und einnehmen täglich eins ganz trocken 8 § N°1 $Nit-ac. $1/_{II}$ [45]
4*	Zunge weniger belegt, bitterer Geschmack
	Bedürfniß zu Essen wegen Leerheitsgefühl und
	doch Ekel vor Essen, gr. Durst, Hitze und Schweiß

---

[44] Von dem Gläschen mit Coffea cruda gegen Nachwehen war in den Journalen bisher nicht die Rede. Nur Cham. (D29, Originalseite 272 nicht notwendigerweise als Riecharznei) und Acon. hatte die Patientin als potenzierte Globuli im Riechfläschchen zu Hause bei Bedarf zu nehmen. Man muß also davon ausgehen, daß nicht alle Details der homöopathischen Behandlung in den Journalen ihren Niederschlag finden.

[45] Hier ist es also eindeutig, daß die Pulverpäckchen auch trocken einzunehmen waren. In disem Fall: Nit-ac. C6 als einmalige Gabe mit sieben Nachbeobachtungsgaben.

320.

24
Mai
25

1 | **Volkmannin** /v.22\ bekam da 8 § N°1 $Nit-ac. $1/_{II}$ sie schreibt selbst unterm 24^n gestern
2 Fieber und Hitze scheinen sich ganz gegeben zu haben
3 den 23^n vermuthlich als Folge des ungeheuren Wassertrinkens, durch die schreckl[iche] innere
4 Hitze dazu gezwungen, war den 22^n die beunruhigende Erscheinung, daß sie jedesmal
5 auf Abgang der Blähungen Laxiren bekam, nur wie rothes Wasser, gestern den 22^n
6 fünf und die Nacht auch fünf Mal | was aber seit etl. St. sehr gemindert ist
7 So wie sie dies bemerkte, trank sie gleich keinen Tropfen mehr, sonder nahm nach
8 12 St. etwas Rindsbrühe mit Semmel zu sich- aber nur 2 Löffel und 2 Bissen
9 denn Appetit ist noch gar nicht da.
10 Hat Verlangen nach kräftigen Mesmerstrich - ist aber zu zaghaft dazu
11 Da es sich gebessert hat, will sie die Arznei noch aussetzen

337.

1
Jun ((1826))

1 | **Volkmannin** /v.22\ den 12^n entbunden - die da erhaltenen 8 § N°1 $Nit-ac. $1/_{II}$ nahm sie nicht, wollte noch damit warten
2 ⌐nahm den⌐ Sie bedauerts, sie 3 Tage verschoben zu haben, denn so lange hätte sich auch ihre
3 Besserung verzögert
4 gleich auf N°1 hatte sich die glühende Hitze vermindert
5 den 28 minderte sich die Hitze noch mehr, war da aber weit schwächer als gestern
6 Ab. verließ sie Hitze und Schweiß und blieb auch die \ganze/ Nacht weg
7 den 29^n hatte sie die erste ruhige Nacht und schlief zu halben Stunden lang
8 den 30^n konnte sie auch, doch nur mit Hülfe zweier Personen in das Nebenzimmer
9 um sich da nur wieder hinzulegen. Denn sitzen kann Sie nur ein Paar

10	Minuten. Seit gestern hat Sie einen rheumatischen Sch. in der l. Schulter (Knochen?)
11	den 31ⁿ Die beiden lezten Nächte waren sehr ruhig, doch immer nur ⌜ ⌝ zu halben Stunden Schlaf
12	gestern konnte sie, doch mit Hülfe von 2 Personen ein Paar Mal in der Stube
13	hin und hergehen | Etwas Appetit findt sich doch wieder ein | doch kann sie nur noch
14	unbeschreiblich wenig essen | eine Tasse Milch mit einem Bißen Semmel ist ihr ganzes Frühstück
15	Mehr Semmel ist ihr gar nicht möglich und eben so unbedeutend ist ihr Mittag und Ab.essen
16	Hat ordentl[ich] Stuhlgang, doch nur durch Klystiere | aber der Urin ist noch sehr dunkel.
17*	also fort $Nit-ac. $^{1}/_{II}$ seit dem 27ⁿ 8 /₀\ §

346.

5
Jun

1	| **Volkmannin** /v. 1 Jun\ nahm den 27 Mai $Nit-ac. heute 9 Tag
2	Sie leidet äußerst an Blähungen, machen empfindliche Leibschn
3	Ihre Sinne waren bisher so geschwächt und sind es noch etwas, daß sie schwer hören und riechen konnte
4	Das Sprechen ward ihr \so/ schwer, daß es ihr Mühe kostete, die Zunge zu bewegen; dieß ist auch noch nicht vorbei.
5	heute den 4 Juni leidet sie von 2 ½ U. an sehr empfindliche Leibschn durch Blähungen bis jezt 9 Uhr
6	daß nur sehr wenige fortgehen | Nahm um 4 U. N°1 (der lezten 8 §) Ob sie gleich gut geschlafen
7	hatte, fühlte sie sich doch gar nicht wohl und bekam von 4 - 6 U. st. Frost, darauf Hitze
8	doch nicht übermäßig, obwohl mit vielem Durst - Vielleicht erkältet und sich zu früh der Morgen
9	und[46] Abendluft ausgesetzt, doch saß sie nur immer an einem Fenster, wo die Sonne hinschien
10	Durch Klystire gehen oft gar keine Blähungen weg
11	Will[47] ein Paar Borsdorfer Aepfel und etwas Wein - längst schon eine gr. Sehnsucht nach etw. Erquickung
12	hat heute \den 4ⁿ/ schon 2 Klystire genommen, worauf viel Stuhl, aber wenig Blähungen abgegangen sind

---

[46] Längsstrich am linken Zeilenrand.

[47] Längsstrich am linken Zeilenrand. - Bei den „Borsdorfer Äpfeln" handelt es sich um einen lange haltbaren Winterapfel; vgl. Meyers Konversationslexikon von 1857, I, S. 969ª.

13	und die Leibschn sind immer noch so als vorher Extra § Thierk.[1]
	wenn in 2 Tagen die Blähungsversetzung /nicht nachläßt den 7ⁿ ᴬᵇ·\
14[48]	Soll (schreibt er den 17ⁿ) gleich nach Abgang des Briefes der Frau an mich, in die heftigsten Zufälle gefallen seyn[49]
15	Sie mußten einen andern Homöopathiker nehmen. Ihre Kraftlosigkeit so zugenommen, daß fast alle Lebensverrichtungen ins Stocken
16	geriethen und gestern V.M. waren alle Zeichen eines nahenden Stickflußes[50] da | Arzt fast ununterbrochen da | 2 Mal magnet. Ventiliren[51]
17	**Kind** mußte seit dem dritten Tage täglich einmal gefüttert werden weil es ganz unruhig ward
18	den 31. Mai bekam die Amme st. Nasenbluten und klagt vorher über Kschn.
19	Dies Uebel, sagte sie, habe sie öfters
20	den 1 Jun entdeckte sie, daß sie den Weißfluß habe und nicht ganz wenig - doch auch nicht sehr stark
21	Kind hat sehr wenig zugenommen - doch ist es ein Bild von Ruhe und der Stuhlgang gut
22	Amme ein höchst ruhiges und heiteres Gemüth - kein Streit und Zank mit dem Nebengesinde
23	sieht auch wie die Gesundheit aus
24	Seit 8 Tagen muß das Kind zweimal gefüttert werden - doch scheint es nicht an Milch zu fehlen
25	was die vielen nassen Windeln zeigen
26	Kind hat sich noch nicht \einmal/ übergeben.
26*	Amme 6 § alt. N°1 $Sulph. $^1/_I$ [52]

---

[48] Z.14 - 16 sind nachträglich in die Lücke zwischen „Volkmannin" und „Kind" eingefügt worden, was auch aufgrund des gedrängten Schriftbildes und der überschrittenen Zeilenränder auffällt. Hieraus ergeht auch eindeutig, warum die Behandlung vorerst abbricht.

[49] Tagebuchnotizen im Juni 1826: „Sonntag 4
Antonie bekömmt ein Recidiv -
Montag 5
Bote an D Heynel geschickt - ...
Freitag 9
Montag 12
‖ Anto wieder sehr krank Samstag 10 Heynel reist ab. ...
Freitag 16
Anto in größt. Gefahr. Caspari wachte. ...
Samstag 17
do D. Hartlaub mit herzugerufen."
Zu Dr. Caspari vergleiche Kap.1.

[50] Stickfluß entspricht nach Meyers Konversationslexikon von 1890 (sowie Höfler [1899], S. 163) einem Lungenoedem. Aufgrund des akuten Zustandes erübrigt sich die langwierige schriftliche Konsultation.

[51] Möglicherweise die Anwendung des Magnet-Poles. Ventiliren = einatmen?

[52] Sulphur C3, möglicherweise auch II unter dem Bruchstrich und damit C6.

Krankenjournal D 34[1]

269.[2]

((17. Mai 1830))[3]

| 1 | | **D. Volkmann**[4] **Sie** \34/[5] seit Weihnachten so schlim[m] (nur seit ein Paar Tagen besser)
| 2 | im Seebade arge Schn an den Afterknoten Wundheitsgefühl und Herauspressen der Knoten
| 3 | im Juni 1829[6] von Sep. sich sehr wohl dran befunden | vor Sep. Lycop
| 4 | es verging ihr alle Kräfte, verlor allen Appetit
| 5 | das erste[7] Bad (1 Min) bekam ihr sehr gut - dann 3, 4 Min. drin bis ihr warm ward (im July) /im Wasser\
| 6 | ward so schwach drauf als wenn alle Lebensgeister vergingen
| 7 | Sprechen griff sie an, war ärgerlich konnte die Kinder nicht sehen
| 5* | ‖
| 6* | ‖ ⌐NB¬[8]
| 7* | ‖
| 8 | Knoten kommen nur nach dem Stuhl ganz raus ⌐ ¬ bleiben bis niederlegen Nachts

---

[1] Vgl. Ute Fischbach-Sabel: Edition und Kommentar des 34. Krankenjournals von Samuel Hahnemann. 2 Bde. Mikrofiche. Med. Diss. Mainz 1990. Erscheint voraussichtlich Ende 1996 in der Gesamtedition im Haug-Verlag.

[2] Vermutlich stammt die Paginierung von Hahnemann, wobei nur die ungeraden Seiten beschriftet sind.

[3] In den Journalen D30 bis D33 finden sich keine Aufzeichnungen über die Volkmanns. Erst ab D34 begibt sich die „Volkmannin" wieder in Hahnemanns Obhut. Aus dem Tagebuch lassen sich aufgrund der nur bruchstückhaften Notizen keine genauen Angaben über die Therapie der Antonie Volkmann machen. Es tauchen immer wieder Namen bekannter Homöopathen (Trinks, Hartlaub, Caspari, Müller, Hartmann, Haubold, vgl. Haehl I, Kap. 27) auf, sowie viele unbekannte Namen, denen ein D. (Doktor) vorangestellt ist. Man kann also nicht mit Bestimmtheit feststellen, bei wem sich Antonie in den vergangenen vier Jahren in Behandlung befand.

[4] Obwohl Dr. Volkmann hier gar nicht zur Sprache kommt, ist die Notiz mit „D. Volkmann" überschrieben. Vgl. Tagebuchnotiz: „Sonntag 16 ((Mai))
Wir reisen nach Cöthen.
Dienstag 18
Wieder nach Halle."

[5] Der Vermerk über das Alter der Patientin weist darauf hin, daß sich Antonie Volkmann (* 28.08.1796) längere Zeit nicht mehr in Hahnemanns Behandlung befunden hatte.

[6] Tagebuchnotiz: „Dienstag 9 ((Juni))
Anto unwohl... \Müller w. Drüsnkr.geschickt/"
Also Sepia von Dr. Müller bekommen?

[7] Verbindungsstrich zu „Seebade" Z.2.

[8] Auch hier stellt sich die Frage, wo sich der Niederschlag für Folgen des Seebades finden könnte.

9	und allemal Schn. ⌐auch⌐ Wundheitsgefühl auch Brenne[n] und feines Stechen
10	zuweilen Fingerglied groß - was beim Gehen am empfindlichsten ist
11	Seit dem nur Ende Jan. wieder Arznei (?) davon die Schn weit schlimmer und ward sehr elend und schwach drauf.
12	die lezte Zeit ging viel Blut aus den Afterknoten und drauf arges Brennen
13	zuweilen vor dem Stuhlgange, zuweilen beim Stuhle nicht, zuweilen nach dem Stuhle
14	Monatliches setzt 5, 6, 7 Wochen aus, die ersten Paar Tage starkes, dann nur etwas etwa 6 Tage lang
15	das[9] lezte den 27 April
16	Die[10] \stärkeren/ Schn nach der Arznei dauerten 14 Tage lang und sie fühlte sich krank dabei, was vor der Arznei nicht war
17	arge Mattigkeit, traurig und sehr reizbar, blos Todesgedanken /nahen Tod befürchtend\
18	von 25 März bis vor 8 Tagen steter Sch. was[11] auch vor 4 Wochen so war, ohne Arznei
19	wie[12] die Schn \nach der Arznei/ aufhörten, ward sie so groß, früh bes. in den Knien, dann Herzklopfen und Stechen in der l. Brust
20	Diesen \den/ Winter[13] Mangel an Kraft des Mastdarmes den Koth fortzuschaffen, thut Noth, muß Wasserkl. /nehmen\
21	Bloß wenn sie keine Schn hat, hat sie keinen Stuhl 4, 5 Tage, jezt 3 Tage, hatte heute Stuhl
22	vor 8 Tagen hatte sie wieder die Schn verloren und Leibesverstopfung zwei Tage aber gr, Noththun
23	nahm Wasserklystir und drauf Blutabgang stark und drauf den Brennsch.
24	diesen Donnerst. auf gr. Schreck und Aerger bekam Herzklopfen und etw. Ksch. und dann Acon. R.[14]
25	<u>drauf ganz roth im Gesichte</u> und bekam <u>Angst im ganzen Kr. Beängstigung auf der Brust</u>
25*	⌐NB acon⌐[15]
26	verlor den Appetit. Aber der Blutfluß hörte auf und auch die Schn vergangen

---

[9] Längsstrich am linken Zeilenrand, wohl als Hinweis auf die letzte Regel.
[10] Verbindungsstrich zu „Seit dem nur Ende Jan. wieder Arznei(?)" Z.11.
[11] Verbindungsstrich zu „Mattigkeit" Z.18.
[12] Verbindungsstrich zu „Die \starken/ Schn nach der Arznei" Z.16.
[13] Verbindungsstrich zu „Sch" Z.19.
[14] Die bekannte Riechmedikation Aconitum, wenn die Betonung auf Schreck liegt.
[15] Diese Arzneiwirkung konnte nicht mehr in die Auflage letzter Hand von 1830 gelangen. Hahnemann unterzeichnete die Vorrede zur 4. Auflage schon im Januar 1830. Er scheint jedoch, bei einiger Sicherheit in der Beurteilung, die „NB" durchzustreichen, auch wenn sie nicht zur baldigen Veröffentlichung anstehen. Hahnemann verwendete durchschossene Exemplare seiner Materiae medicae, um neue Symptome zu vermerken.

27	aber wenn sie gehen wollte, würde sie Schn bekommen
28	Ihr Kopf sehr gelitten, nur nichts Denken, ⌐ ¬ wenn sie sich anstrengt wird ihr Angst, bekömmt einiges Drücken /im Kopfe, heft. Sch. /nicht\\
28*	wird Kopf hohl wie eine Laterne und kann /dann nicht schlafen\
29	lebt gedankenlos, spricht nicht
30	kann nicht in Gesellschaft deshalb
29*	| bei den Schn ists damit weit schlimmer
30*	|
31	Gedächtniß gar nicht, und das Vorgelesene kann sie nicht verstehen, auch wenn sie selbst vorliest
32	zuweilen nur greift sie coitus an, ander Mal wohl drauf, etwa nur alle Wochen | selten und nur nach Reg[e]l /Verlangen darnach\
33	Noch Furcht vor Alleinseyn, wenn sie sich schwach fühlt
34*	nach dem Seebade zu Hause ward ihr wohl
	mehr Kräfte, aber nach einiger
	Zeit auf viel Zimmetgeruch nach Regel
	wieder Periode
34	Mann muß wenn sie geht bei ihr seyn, kein andrer,
35	ohne Schn schläft sie ruhig | bei Herzklopfen und Herzstechen nicht gut
36	früh müder als Ab.
37	oft so traurig, unzufrieden mit sich selbst, Muthlosigkeit
38	bloß einmal st. Schnupfen im Frühjahr
38*	ac. Nitri.[16] $Zinc.
39	freie Luft macht ihr keine Beschwerden |
40	Saures Aufstoßen von Allem, Darf nur Fleisch /und Kartoffeln\ und Rindsbrühe essen | Eier verderben ihr leicht den Magen
41	Sprechen micht sie so matt, daß sie sich legen muß und ärgerlich
41*	4 § N°1 $Nit-ac. ·/$_X$ alle 4 Tage
	dann Sep. und einmal wieder mur. magn.[17]
	2 Louisdor für Krhtsuntersuchung ((Krankheitsunteruchung)) gefordert
	und 1 Louisdor ⌐nach¬ bei jedem Bericht alle 16 Tage
	noch nicht gegeben

((326))

10
Jun ((1830))

1 **Sie** /v. 17 Mai\ bekam 4 § N°1 $Nit-ac. ·/$_X$ alle 4 Tage eines

---

[16] Aus unklaren Gründen - möglicherweise zufällig - wird hier Nitri acidum nun nicht als Apothekerzeichen aufgeführt, sondern ausgeschrieben.

[17] Hahnemann plant nach Nitri acidum wieder Sepia und Magnesium muriaticum zu geben.

den 18 früh Stuhl ohne daß Sch. der Afterknoten folgte | ging mit dem Besteigen des Peterbergs über ihre Erwartung gut,
20 gestern und heute kein Afterknotensch aber auch kein Stuhl und keine Neigung dazu | Seit einigen Tagen, seit die Schn nachgelassen
fühlt sie sich weit wohler, schläft recht gut, und Kopf ist nicht ganz so schwach. | Hatte einige Mal einen Krampf,
hatte Sch. im Mastdarme, doch nur kurz
21 noch kein Stuhl, mußte 1 Kl. nehmen, was wenig wirkte | Die Schn vergingen bald, ungeachtet viel Knoten heraustraten
die zusammen wohl die Größe eines Speziesthalers hatten | Es ging auch etwas Blut mit ab
22 Stimmung sehr schwermüthig | auch sonst, wenn Afterbeschwerdenschnell nachließen | Mußte heute wieder 1 Kl.
nehmen, welches wie gestern abging | wenig Wirkung da der Mastdarm fest zusamm[men]gezogen ist und nur der Reiz des
Kls. etwas Stuhl bringt
23 N°1 $Nit-ac. früh (wegen Manns Abwesenheit nicht eher!) Heute heiterer | Gegen Ab. Stuhl | die Schn vergingen aber heute nicht
24 Nacht unruhig, hatte eine Art Angst im Leibe, auch Leib- und Rückensch und Hitze im Kopfe und Händen
⌐NB $Nit-ac.¬[18]
wachte sehr früh auf in ganz trauriger Stimmung und fühlte sich heute sehr matt
25 Nacht wie die vorige, nur die Beschwerden etwas schwächer | heute ebenso schwach auf den Füßen als gestern
Ab. mußte sie 1 Kl. nehmen, weil sie ein sehr schmerzhaftes Pressen hatte, ohne Stuhl | schon 1, 2 Stu.
vor dem Stuhlgange fängt das Herauspressen der Knoten an
26 die Afterschn dauerten den größten Teil der Nacht durch | heute sehr unwohl | das Herauspressen der Knoten,
was früh aufgehört hatte, fing N.M. wieder an und blieb bis Mitternacht, ohne daß Stuhl erfolgte,
was sonst nie war – sonst kamen die Schn nach dem Stuhle und ausserdem war sie frei
27 Schlief leidl[ich] | V.M. etw. Ksch mit etwas Schwindel und seit Mittag wieder Schn an den Knoten, aber ein ganz
anderer Sch als sonst, wo die \inneren/ Knoten wirklich beim Gehen sich herauspreßten und wie wund schmerzten wie entzündet
und ihr das Gehen unmöglich machten | Jezt sind es mehr die äußeren Knoten, die gewöhnlich als leere Hautbeutelchen

---

[18] Vgl. CK IV, 2. Aufl., Nitri acidum, Salpetersäure, Symptom N°1299: „Nachts, Unruhe und Angst im Unterleibe, bei Hitze im Kopfe und den Händen."

23	sich am After befinden und nur bei vermehrten Afterschn sich füllen und empfindl[iche] | Von diesen sind
24	einige angeschwollen und machen einen herauspressenden Sch mit Wundheitsgefühl - doch hindern sie sie nicht so am
25	Gehen wie die gewo[e]hnliche Art. Heute wieder kein Stuhl, auch keine Neigung dazu. Kräfte heute etwas besser
26	⌐hatte auch kein Aftersch¬
27	28 Diese Nacht wieder Hitze und Unruhe | die Hitze in den Händen, die sie alle Tage hatte, ist heute besser | hatte auch keine
28	ha[e]morrh. Schn. bis Abends, wo sie doch endlich wieder 1 Kl. nehmen mußte mit geringem Abgang von kl.Stückchen
29	mit viel Blut | die Schn an den Knoten dauerten lange
30	29 Schlief wieder unruhig | die Abwartung ihrer Kranken ((?)) nimmt ihr die Kräfte weg | Ab. wieder Kl. mit gleichem
31	Erfolge, doch nur ganz wenig Blutabgang, ein zweites blieb ganz bei ihr
32	30 Nachts wieder Hitze und Unruhe | gestern Ab. und heute etw. Spargel gegessen | (hilft ihr gewöhnlich für Verstopfung
33	Er bewirkte ihr aber nur einige Bewegung im Leibe, auf 1 Kl. aber Stuhlgang | diese Tage war der After
34	so fest geschlossen, hatte auch keinen Windeabgang | die Schn an den Knoten vergingen gestern sehr bald
35	Stimmung die lezten Tage recht gut | den
36	31 N°3. heute den ganzen N.M. Ksch gehabt ein dumpfes Drücken in der Stirn | gegen Ab. noch ein wenig Stuhl mit
37	sehr viel Blutabgang, war ihr sehr unwohl, ganz matt, Gefühl von Leere im Leibe, auch Sch an den Knoten
38	1 Juny die erste Hälfte der <u>Nacht</u> <u>heftiges Aufstoßen</u>, <u>Magenkrampf</u> (auch sonst zuweilen, doch minder) nur
38*	⌐NB¬[19]
39	etwas Leibsch bis 1 Uhr. Von da an schlief sie gut, hat aber den ganzen Morgen Schwindel, Kopf sehr schwer
40*	verte

327.

10 ((Juni))

1	| **Volkmann** cont.
2	im Gehen und Sitzen - auch im Liegen ists ihr so trübe vor den Augen | N.M. wegen gr. Mattigkeit sich legen müssen
3	heute wieder kein Stuhl auch keine Schn an den Knoten
4	2 Sehr unruh. Nacht, wegen ga[e]nzl[icher] Erschöpfung ihrer Kräfte, als sollte sie \in/ eine schwere Krht ((Krankheit)) fallen und konnte den Gedanken

---

[19] Dito Symptom N°1293: „Nachts, die erste Hälfte, heftiges Aufstossen und Magenkrampf."

5	an Sterben nicht los werden | früh besser, will im Bette bleiben um sich recht zu erholen
6	hatte die Nacht dreierlei Ksch abwechselnd: Drücken in der Schläfe, auf dem Scheitel und im Hinterhaupte
7	ein Schmerzgefühl von Leere und Hohlseyn - konnte erst gegen morgen ordentlich schlafen
8	hatte[20] dann ordentl[ich] Stuhl | <u>Regel</u> trat ein = 36 fühlt sich höchst kraftlos
9	3^n Regel recht stark, schlief leidlich, fühlt sich aber noch matter als gestern, mußte N.M. fast immer liegen
10	hatte Drucksch auf der Stirn und ein Ziehen an der Nase herunter, wie immer b. gr. Schwäche | Stundenweise war
11	sie zum Sterben matt, konnte kaum athmen | dann fühlte sie sich auf einmal besser, daß sie aufsitzen
12	konnte und Ksch. verging | doch dauerte dieß nicht lange | Ab. 8 U. wards ihr etwas besser
13	4 Schlief gut, nur 1 Mal erwachte sie, fühlte sich unwohl mit Drucksch im Kopf | Diesen Morgen guter Stuhl
14	nur treten die Knoten sehr st. heraus mit Brennen, was doch n. 2 St. im Liegen ganz verging
15	heute V.M. noch so matt als gestern | N.M. etwas besser, doch Bein noch etw. kraftlos, daß sie kaum
16	durch den Garten gehen konnte
17	5 <u>Nachts st. Magendrücken</u> und schlief etw. unruhig | doch fühlt sie sich etw. besser, doch gehen noch schwer
17*	⌐NB¬[21]
18	die Schn an den Knoten dauerten heute 4 Stu. nach dem Stuhl
19	6 diese Nacht mußte sie sich erkältet haben, den[n] ganz früh hatte sie zwei Durchfallstühle und viel Sch an den Knoten
20	die Schn vergingen erst Ab. im Bette
21	7 Nacht gut Kräfte nehmen, doch langsam zu | heute nur 1 Stuhl, wieder laxiert und st. Sch an den Knoten
22	vermuthlich ging Mastdarm raus, konnte lange nachher nicht sitzen, die Schn. vergingen erst die Nacht
23	8 heute wieder 1 Laxirstuhl, aber mit st. Blutabgange, Schn etw. weniger heftig, doch blieben sie bis
24	in die Nacht | Stimmung wieder übler, doch vielleicht auch von den Schn
25	9 diese Nacht recht unwohl | hatte Gurlen[22] im Leibe wie zum Laxiren und war immer unbehaglich in Leib und Magen

---

[20] Längsstrich am linken Zeilenrand. Bei „=36" handelt es sich um die Zeitangabe zur Periode. Vgl. beispielsweise Brief III, ((3)), Z.11.
[21] Dito Symptom N°1291: „Nachts, starkes Magen-Drücken."
[22] Vgl. Jacob und Wilhelm Grimm, Deutsches Wörterbuch, Bd. IV/I/VI, Leipzig 1935. Neudruck München 1984. Sp.1161: „Gurlen ... s. gurrln." Sp.1165: „Gurreln: ... in

4 Edition der Krankengeschichte

26   hat seit mehren Tagen nur schleimigen unreinen Geschmack im Munde, der nach Milch schlimmer wird
27   Regel ganz weg
27*   4 /$_o$\$^{23}$

ähnlichen bedeutungen belegt wie gurgeln; von flüssigkeitsgeräuschen ... vom kollern der eingeweide"

[23] D.h. vier Päckchen ohne Arznei zum Nachwirken-Lassen von Nit-ac. In den späteren Pariser Krankenjournalen (z.B. DF 12) würde diese „4 /$_o$\" als vierte Q-Potenz gelesen werden (Vgl. Seiler [1988], S. 207 und S. 222).

Krankenjournal D 35

349.[1]

((15. Febr. 1831))

1 | **Volkmannin** \hatte den 17 Mai $Nit-ac./ schon seit 3 Tagen unwohl. liegend (Schreibts den 12 Febr) weil Afterknotenschn sie am Sitzen hindert
2 Seit July keine Arznei[2] eingenommen, außer gerochen an acon. und Ign., lezteres noch heute weils ihr
3 Linderung schafft. Ihre Beschwerden blieben sich seither gleich, nur schwächer und stärker, ohne auffallende
4 Veranlassung da sie immer gleiche Diät und Lebensweise ha[e]lt
5 In der ersten Hälfte Jan. äußerten sich die Hamorrh.Schn auf die ungewöhnliche Art, daß das Herauspressen
6 der Knoten ⌐bei⌐ \nach/ Stuhlgange wegblieb, dagegen aber ein empf. Brennen an den äußeren und inneren Knoten am
7 After sich einstellte, oft halbe Tage und Nächte anhaltend | Gegen Ende Jan. stark fließende Hämorrhoiden
8 und herauspressende Schn an den Knoten - Ungewöhnlich starken W.Sch. und Abneigung gegen coitus wie nie
9 den[3] 2 Febr blieb der Blutgang weg | dagegen hatte sie viel Kreuzsch und Ab. trat st. herauspressender Sch an den Knoten ein
10 Nachts läßt dieser Sch. gewöhnlich nach | nur aller 4, 6 Wochen stellt er sich heftiger ein und hält ein Paar Tage und
11 Nächte[4] an | Regel bleibt stets 5, 6 Wochen aus, kam den 6 Febr. gerade nach 6 Wochen | Die 3 vorgängigen Tage
12 waren die Schn an den Knoten noch sehr stark, theils herauspressend, theils an den angeschwollenen äußeren Knoten
13 brennend[5], drückend, klopfend | den 6 Febr viel Blut beim Stuhlgang, obgleich die Periode stark ging
14 übrigens keine Beschwerden, ausser den Schn in den Knoten.
15* verte

((350))

15 Feb

1 | **Volkmannin** cont.

---

[1] Paginierung wahrscheinlich von Hahnemanns Hand, jeweils die ungeraden Seitenzahlen.
[2] Wahrscheinlich handelte es sich bei dieser letzten Arznei um Placebos, die „4 $/_0$\" vom 10. Juni 1830, die wohl ebenfalls alle vier Tage einzunehmen waren.
[3] Längsstrich am linken Zeilenrand.
[4] Längsstrich am linken Zeilenrand.
[5] Längsstrich am linken Zeilenrand.

4 Edition der Krankengeschichte

2	den 8ⁿ Febr. bekam sie Stechen am Herzen als sie nur ein wenig Spazieren ging | Sie muß immer
3	langsam⁶ gehen, weil ihr bald der Athem fehlt und das Blut gleich in Wallung kömmt
4	den 9ⁿ Periode sehr wenig, viel Sch. an den Knoten
5	den 10ⁿ wenig Blut beim Stuhle, Regel vorbei - aber heft. Schn an den Knoten (wohlauf, weil sie
6	sich ruhig halten konnte - denn nach dem Stuhlgang muß sie immer 1, 2 Stu liegen.
7	11 Nachts, wegen heft. Schn nicht geschlafen, früh, zeitig Stuhl, ohne Blut | im Leibe quälte es als
8	hätte⁷ sie Laxiren und nach warmer Speise war es, als müßte sie zu Stuhle gehen
9	der heft[ige] Sch an den herausgepreßten Knoten hält den ganzen Tag an - hatte abwechselnd Hitze und Frost
10	im ganzen Kr, und den ganzen Tag etwas Herzklopfen | 3 gr. herauspressenden Knoten und wohl 6 äußere,
11	hart⁸ angeschwollen machen ein empf. Wundheitsgefühl mit etw. Brennen und einzelne Stiche und viel
12	schleimiger⁹ Wasserabgang aus dem ⌐After⌐ Mastdarm
13	schleimiger Geschmack im Mund und kein App. oder Hunger
14	12 diese Nacht fast ganz schlaflos wegen der anhaltenden Schn, die Knoten sind diesen Morgen noch ⌐ ⌐ eben so stark
15	hat gestern und heute ganz wenig gegessen, daher auch kein Stuhl | um den, heute auch drückenden Sch. etwas
16	zu lindern, legte sie heute frisch geriebene Möhren auf, und so konnte sie ruhig liegen um zu schreiben
17	heute ekler krankh. Geschmack im Munde | ist ganz matt von den vielen Schn.
18	so stark hat sie das Herauspressen der Knoten noch nie gehabt (vielleicht wegen des zu schnellen
19	Wegbleibens der Regel, die sonst 9 Tage dauert[)]
20	Brust scheint auch immer schwächer zu werden | sie kann nur sehr wenig vorlesen | das anhaltende Sprechen
21	wird ihr schwer und macht sie ärgerlich | Stimme war im Ganzen recht gut, bes. in den lezten \2/ 4 Monaten
22	Schreck¹⁰ und Aerger reizt sie freilig sehr schnell | die Furcht vor Alleinseyn \Lyc/¹¹ ist noch gleich

---

6 Längsstrich am linken Zeilenrand.
7 Längsstrich am linken Zeilenrand.
8 Längsstrich am linken Zeilenrand.
9 Längsstrich am linken Zeilenrand.
10 Längsstrich am linken Zeilenrand.
11 Eine eingeschobene Notiz, die aufgrund folgenden Symptoms an Lycopodium erinnern soll: „Sie fürchtet sich, allein zu seyn." (CK IV, 2. Aufl., Symptom N°28).

23	doch hatte sie keine Beängstigung und war nicht schwermüthig | Kräfte waren so gut, als sie erwarten konnte
24	sie kan[n] nur wenig gehen, selten einmal um die Stadt rum und damit sind die Kräfte auch den ganzen Tag erschöpft
25	Doch hatte sie in den lezten Monaten weder die Schwere noch die Steifheit in den Beinen und Knieen | Schlaf gewöhnl[ich]
26	gut, wen[n] die Schn oder die lebhaften Gedanken ihn nicht stären
27*	verte

251.

1	| **Volkmann** cont.
2	<u>Magen</u> sehr schwach und <u>immer zur Säure geneigt</u>, doch hat sie Appetit und keine bes. Beschwerden wenn
3	sie nicht abweicht von ihrer strengen Diät
4	Wenn sie Schn. an den Knoten hat, hat sie auch Stuhl | Stuhlgang ohne Schn \drauf/ hat sie niemals
5	doch ists jezt öfterer vorgekommen, daß sie Drang zu Stuhl fühlte, auch Sch. an den Knoten hatte, selbst
6	manchmal Blutabgang und daß dennoch der <u>Stuhl nicht fortging, wegen gr. Schwäche des Mastdarms</u>
7	Es hört dann alles Gefühl im Darme auf und alle Kraft den Stuhl zu befördern.
8	O[e]fters muß sie sich mit Kl. helfen, wenn sie mehre Tage kein Stuhl hat, dann gehen aber auch die
9	Knoten bald zurück und verursachen keinen Sch und keinen Blutabgang
10	die Schwäche im Kopfe, die sie so sehr am Denken hindert und sich durch Nichtverstehen und Nichtbehalten
11	des (auch 2, 3 Mal) Gelesenen zeigt, ist sich noch gleich, doch immer größer bei viel Schn
12	Daß sie sich stets sehr schwach und kraftlos fühlt, so daß manchmal eine völlige Unthätigkeit
13	körperlich und geistig ihr Bedürfnis ist - daß sie alles in Gesellschaft Abends Gehen vermeiden muß
14	ist wohl eine natürliche Folge ihrer Krht
15	Ihre Haut ist sehr zu Trockenheit geneigt und mehr Tage sieht sie auffallend blaß aus
16	den 13 Febr. früh | das Riechen an Ign. hat ihr recht wohl gethan, ihre Schn wurden gestern Ab. besser
17	doch durch einen Schreck mit Aerger, der jedesmal gleich auf die Hämorrh.Schn wirkt, wurden
18	die Knoten wieder eben so stark und schmerzhaft. | Oefteres Auflegen kalten Wassers hat die Schn
19	wieder etwas gemildert - doch kann sie noch gar nicht sitzen, noch weniger gehen

4 Edition der Krankengeschichte

20	geschlafen diese Nacht etwas besser
21	an Ksch leidet sie gar nicht, ausser wenn sie ein paar (?) [Tage] am Spazieren gehindert wird oder
22	in zu warmer Stubenluft sitzt.[12]
23	brennender Wundheitssch. in den geschwollenen Aderknoten am After
24	Brennende Stiche im After
23*	‖ $Acidum mur[13]
24*	‖
23*	│ Brennsch. in den Aderknoten vorzüglich Nachts,
24*	│ am Tage in Stiche ausartend, $Ars.[14]
25*	⌈ ⌉ Brennen und Schn im Mastdarme und After
26*	und beständiges Pressen $Ars.[15]
25	Heftiges Pressen im Mastdarme ohne Stuhlgang plat.[16]
26	schmerzh Pressen wie von gr. Zusammengezogenheit im After mit Anschwellung
27	der Afterknoten unter brennenden Schn, beim weichen Stuhle †...†[17]
28	Heftiges Drängen nach dem Mastdarme und After wie bei Ha[e]morrh.[18]
29	Viel Drängen zum Stuhle, der obgleich nicht hart, doch viel Anstrengung

---

[12] Die Zeilen 23 - 36 sind der Repertorisation gewidmet, in der er jeweils das vollständige Symptom zitiert. Derartig ausführliche Überlegungen über das passendste Mittel finden sich in der Krankengeschichte recht selten.

[13] Acidum muriaticum, zum Vergleich zieht Hahnemann die Symptome N°268 und 272 heran: „Brennende Stiche im After.(Hl.)" und „Geschwollene Blut-Knoten am After, mit brennendem Wundheitsschmerze."

[14] Arsenicum album, vgl. folgende Symptome, CK V, 2. Aufl., N°610: „**Hämorrhoidal-Knoten am After, welche**, vorzüglich in der Nacht **brennend schmerzen,** wie **Feuer**, und nicht schlafen lassen; am Tage wird der Schmerz schlimmer und artet in heftige Stiche aus; beim Gehen ärger, als beim Sitzen oder Liegen." (Hervorhebung im Original als Sperrsatz.)

[15] Arsenicum album, RA II, 3. Aufl., Symptom N°421: „Brennen und Schmerzen im Mastdarme und am After, mit beständigem Pressen; eine Art Stuhlzwang, wie bei einer Ruhr." Merkwürdigerweise findet sich dieses Symptom in CK V nicht.

[16] Platina, CK V, Symptom N°274: „Heftiges Pressen im Mastdarme, ohne Stuhl. (*Gr.*)"

[17] Die unleserliche Stelle muß „Angust" heißen und für Angustura stehen. Das Symptom, welches die Hahnemann-Datenbank für die Stichwörter „zusammengezogen" in Verbindung mit „After", nach kurzer Suchzeit, lieferte, lautet: „Schmerzhaftes Pressen, wie von großer Zusammengezogenheit im After, mit Anschwellung der Hämorrhoidal-Venen, unter brennendem Schmerze, als würde der After angefressen, bei einem weichen Stuhle (n. 3 Tagen) (*Franz*, a.a.O.)" Es handelt sich dabei um Symptom N°(85) von Angustura, RA VI, 2. Aufl.

[18] Vgl. Graphites, CK III, 2. Aufl., Symptom N°533: „Heftiges Drängen im Mastdarme, wie bei Hämorrhoiden."

30	zum Ausleeren bedarf, wegen gänzl[icher] Unthätigkeit des Mastdarmes[19]
28	‖ Grpht
29	‖
30	‖
31	Nach dem Stuhlgange behält sie eine Art Nöthigen Mur.- magn.[20] und natr. mur.[21]
32	Drängen und Zwängen im Mastdarme, ohne Stuhlgang (n. Tische)[22] natr. mur.[23]
33	Mastdarm.. Aderknoten, die sich beim Stuhlgang herausdrängen und noch lange hinterdrein schmerzen, daß sie gar nicht /gehen kann amm.[24]\
34	Afterknoten schmerzen beim Sitzen Bar.[25]
35	Am After starke Anschwellung der Adern Carb.v.[26] Lyc.[27] Gpht[28]

---

[19] Dito Symptom N°504: „Viel Neigung zum Stuhlgange, der, obgleich nicht hart, doch viel Anstrengung zur Ausleerung bedurfte, wegen gänzlicher Unthätigkeit des Mastdarms." Dieses Symptom hatte die Volkmannin selbst am 3. Oktober 1822 zur Materia medica von Graphites beigesteuert (vgl. D24, Originalseite 466). Hier stellt sich die Frage, was denn letztendlich ein Arzneimittelbild prägt: die schon vorhandene Perzeptibilität des Prüfers, d.h. dessen latente eigene Symptomatik, oder die tatsächlich reine Wirkungssphäre des Medikaments. Vgl. hierzu Herings Medizinische Schriften, Bd. III, ‚Wo ist der Beweis für diese Symptome', S. 1196: „Jedes Zeichen, was wir als Arzneiwirkung ansehen, ist ohne Ausnahme ein Product aus zweien, 1) der wirkenden Arznei, und 2) dem Organismus, auf welchen die Arznei einwirkte, und zwar seiner allerbesondersten Individualität."

[20] Magnesia muriatica, Kochsalzsaure Bittersalzerde, CK IV, 2. Aufl., Symptom N°376: „Nach dem Stuhle, wieder Nöthigen dazu."

[21] Natrum muriaticum, CK IV, 2. Aufl., Symptom N°655: „Nach dem Stuhle noch starkes, vergebliches Noththun."

[22] Erst nach Aufsuchen des Symptoms in CK IV war der Inhalt der Klammer richtig zu entschlüsseln. Ich hatte beim ersten Transkriptionsversuch die fragwürdige Deutung „(u. Ksch)" herausgelesen.

[23] Natrum muriaticum, dito Symptom N°662: „Im Mastdarme Drängen und Zwängen, ohne Stuhl, nach Tische. (d.3 T.) (Sr.)"

[24] Ammonium carbonicum, CK II, 2. Aufl., Symptom N°378: „Die **Mastdarm-Aderknoten** treten stark beim Stuhlgange heraus, und schmerzen noch lange hinterdrein, so daß sie gar nicht gehen kann. (n.7 T.)" (Hervorhebung im Original als Sperrsatz.) Auch dieses Symptom wurde durch Antonie Volkmann selbst in die Arzneimittellehre eingeführt (siehe D35, Anm. 19). Es findet sich in D28, Originalseite 581, und trat den 3. November 1825 nach der Gabe von S.c.c. auf. Hier wird nun übrigens schon die Abkürzung „Amm." verwendet.

[25] Baryta carbonica, CK II, 2. Aufl., Symptom N°406: „Von Blähungen viel Beschwerde im Unterleibe, wobei die After-Aderknoten hervortreten, welche im Sitzen schmerzen."

[26] Carbo vegetabilis, CK III, 2. Aufl., Symptom N°604: „Geschwollne, schmerzhafte After-Blutknoten."

[27] Lycopodium, CK IV, 2. Aufl., Symptom N°772: „Die Aderknoten des Mastdarmes schwellen an."

[28] Graphites, CK III, 2. Aufl., Symptom N°545: „Die Adern am After schwellen stark an."

4 Edition der Krankengeschichte

36   große schmerzh. Hämorrh.Knoten, äußerst schmerzh. stechend, brennend bei Berührung und beim Gehen, Stehen Sitzen \Caust[29]/

37*   heute[30] 4[31] ⌐alt¬[32] \a 7 $dies[33]/ Caust| [34]

---

[29]   Causticum, CK III, 2. Aufl., Symptom N°717: „Harte After-Aderknoten, äusserst schmerzhaft stechend, brennend, bei Berührung, Gehen, Stehen und Sitzen gleich stark; durch Stuhlgang erleichtert; **14** Tage lang. (n.19 T.)"

[30]   Tagebuchnotiz: „Mittwoch 16 ((Febr. 1831)) /Hahnemanns Brief kt. an\"

[31]   „4" korrigiert aus „6".

[32]   Mit dem getilgten „alternans" wäre gemeint gewesen, jeden zweiten Tag ein Pulver einzunehmen - eine Verschreibungsart, die Hahnemann häufig bei den Kindern der Volkmannin anwendete.

[33]   Offensichtlich soll die Einnahme nur alle sieben Tage stattfinden.

[34]   Aus einer Hahnemannschen Notiz auf dem Brief vom 15. März 1831 geht hervor, daß es sich hierbei um „Caust. $\cdot/_X$" handelte, also Causticum C30.

Krankenjournal D 36

((472))

2   Volkmann Afterknoten anac.[1]

---

[1] Auf der letzten Originalseite des Krankenjournals D36 finden sich eine Vielzahl von Notizen. Links oben diese Notiz, die darauf hinweist, daß Hahnemann der Volkmannin Anacardium gegen die Afterknoten verabreicht hat bzw. Anacardium verabreichen will. Auf Brief III findet sich ein ähnlicher Vermerk, vgl. Brief III, Anm. 3. Jedoch findet sich in den vorliegenden Briefen kein Hinweis, daß er es tatsächlich verschrieben hat.

4 Edition der Krankengeschichte

4.2 Edition der Briefe von Antonie Volkmann an Samuel Hahnemann

Ab einem bestimmten Zeitpunkt reichte die Zeit in Hahnemanns Praxis wohl nicht mehr aus, um jeden Brief einzeln zu exzerpieren. Ein Vergleich zwischen vorhergegangenen Abschriften und einem der folgenden Briefe zeigt, daß Hahnemann in zeitraubender Arbeit fast alles in seine Journale übertragen hatte. So ging er ab 1830 immer mehr dazu über, die Briefe[1] im Original aufzubewahren und in spezielle[2] Kladden einzukleben, was an den Kleberesten und den schadhaften Stellen der Briefe gut nachzuvollziehen ist. Die Krankenjournale kommen für das Einkleben der Briefe weniger in Frage: die Journale wären dann sehr unhandlich geworden, außerdem passen die Briefe vom Format oft nicht. Vermerke über die Medikation und Anweisungen zu Diät und Lebensführung hat Hahnemann zusammen mit dem Eingangsdatum und dem Zeitpunkt der letzten Konsultation auf dem Briefkopf hinterlassen. Als weitere Spuren der Hahnemannschen Bearbeitung finden sich die üblichen Randvermerke (z.B.: Regel) und Unterstreichungen wichtiger Symptome oder Ereignisse. Aus unbekannten Gründen wurden die Briefe irgendwann wieder aus ihren Mappen oder Kladden entfernt. So kann man auch nicht mehr sagen, ob Hahnemann die Briefe wie die Einträge in die Journale chronologisch reihte oder ob er nach Patienten geordnet hat, wie er das in den französischen Krankenjournalen tat. Möglicherweise lieferten derartige Systematisierungsfragen den Grund, warum die Briefe aus ihrer ursprünglichen Anordnung entfernt wurden.

Die Briefe der Volkmannin sind in zwei Abschnitte gegliedert (Ausnahme Brief VII). Ein halbierter Briefbogen enthält die Anrede, eine kurze Zusammenfassung, häufig mit einer Entschuldigung wegen verspäteter Einnahme der Medikamente, eventuellen Fragen und die Grußformel, meist mit Ort und Datum. Ein ganzer Briefbogen zu vier Seiten bietet den Bericht, der in der Regel einen Monat umfaßt. Das Papier trägt das Wasserzeichen A. Whatmann. Durch die über lange Zeit unzweckmäßige Lagerung findet sich Abklatsch der gegenüberliegenden Seiten auf fast allen Blättern. An den oberen und unteren Ecken zeigen sich häufig ausgerissene Stellen, an denen die Briefe punktförmig angeklebt waren. Die Zeilen sind mit schwarzer Tinte in gut lesbarer gotischer Kurrentschrift verfaßt. Die Orthographie unterscheidet sich in einigen Punkten stark von der Hahnemanns. Der Edition der Briefe liegen ebenfalls die allgemeinen Richtlinien zugrunde, wie sie zu Anfang dieses Kapitels dargestellt sind: dementsprechend ist die Handschrift der Volkmannin kursiv und buchstabengetreu - das heißt ohne Veränderung der Orthographie[3] wiedergegeben. Die Paginierung wurde sinngemäß vom Herausgeber in doppelten Klammern ergänzt.

---

[1] Bestand im Institut für Geschichte der Medizin der Robert Bosch Stiftung, Stuttgart, inzwischen verzeichnet, hier nach eigner Bezeichnung, das Datum des Schreibers hat Vorrang gegenüber dem Datum Hahnemanns.
[2] Vgl. Brief I, Anm. 1.
[3] In der Regel verwendet die Volkmannin kein „ck" und schreibt z.B. „gieng" statt „ging" und „beßer" statt „besser".

4.2.1 Brief I von Antonie Volkmann an Samuel Hahnemann vom 13. März 1831[1]

((1))

1*[2]	den 15 März 4 /$_o$\ i a 7 $dies
2*	den 15 Febr. bekam sie 4 § a 7 $dies, Caust. ·/$_x$ den 17 Febr. eingenommen
3*	ihr heute $_o$ acon gegen Schreck zu riechen
4*	$_o$ $_o$ Bryon -----[3] Aergerniß ---------[4]
3*	‖ geschickt in ein Gläschen zu verwahren
4*	‖

1   *Verehrtester Herr Hofrath!*[5]

2   *Ihrer gütigen Erlaubnis gemäß sende ich Ihnen*
3   *meinen Bericht nachdem ich die Pulver eingenommen*
4   *habe. Wie ungemein gut sie gewirkt haben werden sie*
5   *daraus ersehen. Ich bin sehr glüklich darüber und von gan=*
6   *zem Herzen dankbar dafür.*
7   *Mit der ausgezeichnetesten Hochachtung*

8   *Ihre*

9   *dankbar ergebene*
10   *Antonie Volkmann*

((2))

((vacat))

((3))

1   *Den 13. Die Schmerzen blieben* ⌐*sich*⌐ *heute gleich stark. Der Stuhl blieb*
2   *wieder aus. Der Appetit war etwas beßer.*

---

[1] Der Brief ist nicht datiert, vielmehr geht das Datum aus der letzten Tagesnotiz von Seite 8 hervor.
An der entsprechenden Stelle im Krankenjournal D35 finden sich keine Klebespuren oder sonstige Hinweise, daß der Brief dem Krankenjounrnal zugeordnet gewesen wäre.
[2] Hahnemanns Notizen zu diesem Brief sind oberhalb der Anrede eingefügt. Wahrscheinlich auf grund des Zeitmangels wurden die Briefe nicht mehr in die Journale übertragen, aber mit entsprechendem Kommentar archiviert.
[3] Übernahme von „gegen" aus Z.3*.
[4] Übernahme von „zu riechen" aus Z.3*.
[5] Zur Unterscheidung gegenüber Hahnemanns Eintragungen sind die Brieftexte Antonies im Kursivdruck wiedergegeben.

3	*Den 14. Diese Nacht war beßer, die Schmerzen wekten mich wohl mehr=*
4	*mals, doch konnte ich Stundenlang schlafen. Heut den Tag über*
5	*waren die Schmerzen gleich heftig*
6	*Wundheitsgefühl, Brennen, Stechen. Ich hatte viel Frost. Ich nahm ein Klystier von lauem*
7	*Waßer, welches die Schmerzen gar nicht vermehrte und mir etwas*
8	*Stuhlgang bewirkte. Abends zogen sich die Knoten etwas zurük*
9	*ich hatte viel Hitze, Beklemmung auf der Brust, daß mir das Liegen*
10	*sehr lästig wurde*
11	*Den 15. Nacht leidlich, die Schmerzen störten mich nur einige mal, welche*
12	*diesen Morgen sehr brennend und drükend waren, wenn ich sitze*
13	*oder zu gehen versuche gleich stark herauspreßend. Nach*
14	*Tisch etwas Leibschmerz darauf Stuhlgang wie Laxiren mit hartem*
15	*Stuhl gemischt. Abends wieder Leibschmerz anhaltend und*
16	*stark, nachher viel Hitze.*
17	*Den 16. Nacht unruhig, noch immer etwas herauspreßender Schmerz und*
18	*die äußeren Knoten geschwollen und schmerzhaft. Stuhlgang wie*
19	*gestern doch ohne Leibschmerz*
20	*Den 17. Nacht sehr unruhig ⌐ ¬\ich war so aufgeregt daß ich nicht schlafen konnte/*
21	*und hatte viel Jüken an den Knoten. Ich nahm <u>das erste Pulver</u>[6]*
22	*Heute viel Brennen an den Knoten, herauspreßen wenig, die äußeren*
23	*Knoten noch geschwollen. Ich konnte gegen Mittag 10 Minuten*
24	*lang im Garten herumgehen, da bekam ich einen <u>noch nie em=</u>*
25	*<u>pfundenen</u>[7] Krampf im Mastdarm daß ich sogleich ins Haus gehen*
26	*mußte, er hörte auf so wie ich eine kurze Zeit still saß. Von*
27	*12 bis 3 Uhr war mir ganz unwohl, ich fühlte mich so schwach daß ich nicht*
28	*gehen noch stehen konnte, das Blut ganz unruhig, im Gemüth ängst-lich*

((4))

1	*als ich eine Stunde ganz ruhig gelegen hatte wurde mir wohl⌐er¬*
2	*ob eine kleine Gemüthsbewegung, welche dazu kam, mein Unwohlsein*
3	*vermehrte, oder ob ich nur so empfindlich war weil ich mich so schwach*
4	*fühlte, kann ich nicht bestimmen. - Der Stuhlgang war wie in den*
5	*vorhergehenden Tagen, die Schmerzen darauf wieder mehr heraus=*

---

[6] Die Unterstreichung stammt mit hoher Wahrscheinlichkeit von Hahnemann. Es handelt sich dabei um „Caust. ·/$_x$", also Causticum C30.

[7] Auch hier scheint es sich um Hahnemanns Unterstreichung zu handeln.

6	*preßend doch schon nach 1 Stunde wieder wie ⌜nach⌝ vorher, daß ich*
7	*manchmal in der Stube hin und her gehen konnte.*
8	*Den 18. Nacht gut, die Knoten noch ⌜ ⌝ etwas herauspreßend und die*
9	*äußeren geschwollen daß ich nicht gut sitzen kann. Heute konnte*
10	*ich ein[e] halbe Stunde ganz langsam im Garten herumgehen, damit waren*
11	*die Kräfte erschöpft und der Krampf kam wieder wie gestern.*
12	*Nachmittag Drang zum Stuhlgang doch war der After krampf=*
13	*haft und schmerzhaft zusammengezogen, daß gar kein Stuhl er=*
14	*folgte, dies Preßen dauerte den ganzen Abend fort.*
15	*Den 19. Auch diese Nacht hörte es nicht auf, ich konnte sehr wenig*
16	*darum schlafen. Früh Stuhlgang, Anfangs verschlimmerten sich*
17	*die Schmerzen gar nicht, auch hörte das Herauspreßen ganz*
18	*auf, doch folgte Brennen darauf auch den Tag über manch=*
19	*mal das Drüken im After.*
20	*Den 20. Früh um 2 Uhr erwachte ich durch starke Schmerzem im After*
21	*brennend und <u>drükend</u>[8] \wie ich sie noch nie hatte/, sie hörten nicht wieder auf und wurden*
22	*früh nach dem Stuhlgang noch stärker, doch gar nicht heraus*
23	*preßend. ⌜Bis Nachmittag um 2 Uhr⌝ \Sie/ nehmen ⌜sie⌝ an Heftigkeit*
24	*sehr zu, mitunter pochend und stechend und dauerten bis Nachmittag*
25	*2 Uhr \wo sie anfingen abzunehmen/, und ich ganz abgemattet etwas einschlief. Noch den ganzen*
26	*Abend bekam ich heftige Stiche in den Knoten, 4 bis 5 hintereinander.*

((5))

1	*Den 21. ich schlief ganz gut. Der Schmerz war ganz vorüber bis*
2	*auf ein paar äußere angeschwollene Knoten. Ich versuchte*
3	*im Garten zu gehen bekam aber sehr bald Schmerz im*
4	*Mastdarm. Ich bin ärgerlich und schrekhaft, mehr als*
5	*gewöhnlich. Nachmittags konnte ich wieder etwas Spazie=*
6	*rengehen ohne Vermehrung der Schmerzen. <u>Keinen Stuhlgang</u>.[9]*
7	*Abends Jüken an den Knoten.*
8	*Den 22. Nacht gut. Heute wenig Schmerz an den Knoten. Ich*
9	*nahm abends ein Klystier von lauem Waßer weil ich ein*
10	*Bedürfnis nach Stuhlgang empfand, welcher heute wieder*
11	*ausgeblieben war; es bewirkte nur wenig Stuhl, die*

---

[8] Auch dieses wohl eine Unterstreichung Hahnemanns.
[9] Ebenso.

12	*Knoten zogen sich bald wieder zurük doch stellte sich*
13	*das innere Drüken wieder ein und nahm die Nacht über*
14	*Den 23. sehr zu, daß ich wenig Schlafen konnte; diese Wir=*
15	*kung hatte ich noch nie durch ein Klystier. Sehr früh*
16	*noch etwas Stuhlgang, es schien eine Folge des Klystiers zu*
17	*sein; die Schmerzen vermehrten sich darnach, doch*
18	*auch nur die Innerlichen. Nachmittags wurden sie*
19	*beßer daß ich noch etwas Spazierengehen konnte.*
20	*Ich bin sehr matt, fühle sonst aber keine Beschwerden*
21	*Abends wieder Jüken an den Knoten.*
22	*Den 24. Nacht gut. Keine Schmerzen, doch bin ich ganz kraftlos.*
23	*Heute wieder keinen Stuhlgang Abends fühle ich mich stärker.*

((6))

1	*Den 25. Nacht gut. Keine Schmerzen, auch keinen Stuhlgang*
2	*daher sah ich mich wieder genöthigt ein Klystier zu nehmen,*
3	*Den 26. welches mir wieder Schmerz und eine ziemlich schlaflose*
4	*Nacht zuzog. Heute fühle ich mich ganz besonders matt und*
5	*unbeschreiblich reizbar. Keine Schmerzen keinen Stuhlgang.*
6	*Abends Schmerz im Hüftengelenk innerlich am Leibe ein dumpfes*
7	*Stechen, etwa aller 2 Minuten auch öfterer. Dauerte nur 1 paar Stunden.*
8	*Den 27. Nacht anfangs unruhig, gegen Morgen gut. Neigung zu*
9	*Beischlaf, schadete mir auch nicht. Keine Schmerzen keinen Stuhl.*
10	*Gemüth höchst reizbar, doch immer vormittags am mehrsten*
11	*bei jeder kleinen Veranlaßung von Ärger, oder wenn ich*
12	*den Leuten etwas verweisen muß fährt es mir durch*
13	*den ganzen Körper. Die Knie brechen fast zusammen.*
14	*Ich ärgere mich nicht dabei und weiß es gar nicht zu ändern da es*
15	*nicht von meinem Willen abhängt diesen Eindruk zu vermeiden.*
16	*Den 28. Nacht gut, doch oft aufgewacht. Keine Schmerzen, auch keinen*
17	*Stuhlgang. Die Mattigkeit war heute etwas weniger. Ich nahm*
18	*Abends ein Klystier, länger als 48 Stunden kann ich nicht auf*
19	*Stuhlgang warten. Das Klystier von lauem Waßer bewirkt ihn nach*
20	*ein paar Minuten, auch ist der Stuhl nicht hart. Das Herauspreßen*
21	*der Knoten zeigt sich gar nicht mehr und der innerliche Schmerz*
22	*vergieng bald.*
23	*Den 1. März. Nacht gut. Keinen Stuhl, keine Schmerzen. Der Appetit*
24	*nimmt zu*
25	*Den 2. Nacht gut. Früh feines Stechen in den Knoten. Keinen Stuhlgang*
26	*keine Schmerzen. Recht oft habe ich jetzt ein Ziehen und Drüken zwischen*

((7))

1	den Augen, gleich unter der Stirn.
2	Den 3. Nacht unruhig. P. 3.[10] früh etwas Leibschmerz, Neigung
3	zu Stuhlgang, doch erfolgte er erst auf ein Klystier, keine
4	Schmerzen darauf. - Außer großer Müdigkeit befinde ich
5	micht recht leidlich, die außerordentliche Reizbarkeit des
6	Gemüthes hat etwas abgenommen. Der Weißefluß ist
7	sehr mäßig. Mehrmals hatte ich Stechen in der linken
8	Seite des Kopfes, allemal Abends
9	Den 4. Nacht unruhig ängstliche Träume. Heute viel Kreuz=
10	schmerzen. Keinen Stuhlgang.
11	Den 5. Die Nacht wieder unruhig wie gestern. Schon früh
12	Kreuzschmerzen. Ich bin sehr matt, die Knie besonders
13	schwach. Auf ein Klystier keine Schmerzen.
14	Den 6. Nacht etwas beßer. Sehr müde, sehr reizbar. Nachmittag
15	trat die Regel ein. Keinen Stuhlgang
15*[11]	Die vorige den 6 Febr = 28 Die sonst alle 5, 6 Wochen kam
16	Den 7. Nachts ängstlich geträumt. Die Regel geht sehr stark. Ich
17	bin sehr matt, die Füße sehr schwer. Keinen Stuhlgang, ich mußte
18	ein Klystier nehmen
19	Den 8. Nacht etwas unruhig, doch beßer wie die vorigen.
20	Regel mäßiger. Kreuzschmerz, sehr müde, mißmüthig
21	Sonst fühlte ich mich während der Regel gerade recht
22	heiter und wohler als gewöhnlich, diesmal ists nicht so.
23	Nachmittag Stuhlgang, vorher heftiges Leibschneiden, es
24	war wie Laxieren mit hartem Stuhl gemischt. Keine
25	Schmerzen darauf.
26	Den 9. Nacht beßer. Regel sehr mäßig. Keinen Stuhlgang.

((8))

1	Den 10. Nacht lebhafte Träume. Stuhlgang mit vorhergehenden Leib-schmerzen
2	doch weniger als das letzte mal, Brennen im After dabei, doch nach-her
3	keine Schmerzen als ein wenig inneres Drüken. Der Stuhl war
4	fast wie Laxieren. P. 4.[12]
5	Den 11. Nacht wie gestern. Heute konnte ich zum ersten mal wieder
6	etwas beßer Spazierengehen. Die Regel blieb heute ganz aus, wo=
7	rauf wie gewöhnlich der Weißefluß etwas stärker war

---

[10] Einnahme des Pulvers N°3.
[11] Eintrag Hahnemanns zwischen Z.14 und 15.
[12] Einnahme des 4. Pulvers.

4 Edition der Krankengeschichte

8	*Den 12. Ich hatte diese Nacht sehr lebhafte und unangenehme Träume. Heute*
9	*ganz ordentlichen Stuhlgang, nur ein wenig Brennen dabei und*
10	*den ganzen Vormittag etwas Gefühl beim Gehen als wenn das*
11	*Herauspreßen wieder kommen sollte, Nachmittags vergieng*
12	*dies aber auch ganz und ich hatte keine Schmerzen. Die Regel*
13	*zeigte sich diesen Vormittag wieder. Ein wenig Zahnschmerz*
14	*habe ich heute wie gewöhnlich wenn die Regel zurükgeht.*
15	*Den 13. Diese Nacht war ruhiger.*

4.2.2 Brief II von Antonie Volkmann an Samuel Hahnemann vom 9. April 1831

((1))

1*[1]	12 April **Volkman**[nin] heute 4 a 7 N°1 Lyc. ·/$_X$ [2] und zum Riechen im Gläschen acon /Schreck\ und Bryon /Aergerniß\[3]
2*	v. 15 März nahm den 17 Febr. N°1 (von 4 § à 7) Caust. ·/$_X$ ein = 14, 31, 10 = 55[4]

1   *Verehrtester Herr Hofrath!*
2   *Ich bin so frei Ihnen nach Gebrauch der Pulver meinen*
3   *Bericht zu senden. Der Übergang des Winters zum*
4   *Frühjahr scheint mir allemal einige böse Tage zu bringen,*
5   *Diese habe ich auch jetzt gehabt, doch geht es schon wieder gut.*
6   *In solcher Zeit wirkt alles besonders stark auf mein Gemüth;*
7   *Dürfte ich wohl bei Aerger an Ignatz[5] und nach Schrek an Ac<c>onit*
8   *riechen? An meinem Bemühen beides so viel als möglich*
9   *zu vermeiden fehlt es gewiß nicht, doch kann ich bei so*
10   *reizbaren Nerven diesen nachtheiligen Eindrüken nicht \immer/*
11   *entgehen.*
12   *Erlauben sie mir noch, verehrtester Herr Hofrath!*
13   *meine wärmsten Wünsche<n> für die öftere und schöne*
14   *Wiederkehr des morgenden frohen Tages[6] Ihnen zu*
15   *bringen, welcher so segensreich für die Menschheit*
16   *geworden ist. Möge er Ihnen die besten, die dau=*
17   *ernsten Freuden dafür schenken; von ganzer*

---

[1]   Hahnemanns Notizen am oberen Rand des Briefes. Auch bei diesem Brief keine Kleberückstände in D35.
[2]   Also wieder vier Päckchen alle sieben Tage eines einzunehmen. Die Nummer Eins enthält Lycopodium C30.
[3]   Dieses Mal scheint Hahnemann die Globuli fertig in Gläschen abgegeben zu haben. Warum Hahnemann diese noch einmal verschickte, ist völlig unklar: denn wenn die Briefchen mit Aconitum napellus und Bryonia alba vom 13. März verloren gegangen wären, hätte irgendeine Notiz auftauchen müssen. Möglicherweise aber will er nur noch noch einmal festhalten, daß die Patientin tatsächlich Bryonia bekommen hat, und nicht Ignatia, wie sie sich erbeten hatte. Vgl. Brief II, Anm. 5.
[4]   Hahnemann scheint hier die Wirkungszeit der Caust. C30 bis einschließlich 10. April zu berechnen.
[5]   Obwohl die Volkmannin Hahnemann ausdrücklich um Ignatia zum Riechen bittet, was ihr früher auch schon geholfen hat (vgl. D35, Originalseite 349, Z.2f), schickt Hahnemann ihr Bryonia gegen Ärgernis (siehe Brief II, Anm. 3), wie auch mit dem letzten Brief vom 13. März 1831.
[6]   Hahnemanns 76. Geburtstag. Vgl. D20, Anm. 46.

((2))

1	*Seele wünsche und erbitte ich dies Ihnen von dem*
2	*Geber aller guten Gaben.*
3	*Mit der aufrichtigsten Dankbarkeit und mehrer*
4	*Hochachtung*
5	*Ihre*
6	*ergebene*
7	*Antonie Volkmann*
7*	*Leipzig den 9 April 1831.*

((3))

1	*Den 13. ((März)) Ich hatte heute noch viel Zahnschmerzen, auch keinen Stuhlgang.*
2	*Den 14. Nacht sehr unruhig durch Zahnschmerz, Kreuzschmerz und*
3	*viel[7] Unruhe im Blut. Keinen Stuhlgang als durch ein Klystier.*
4	*Den 15 Nacht sehr unruhig durch Kopf und Zahnschmerzen. Gemüths=*
5	*stimmung[8] sehr schwermüthig. Keinen Stuhlgang.*
6	*Heute Abend wurde mir durch Angst und Verdruß recht unwohl*
7	*(Mein kleiner Oskar[9] bekam die Bräune) Ich bekam Drüken auf*
8	*Den 16. dem Magen, die Nacht war ziemlich Schlaflos, der Kopf that*
9	*äußerlich[10] weh und innerlich war er wie hohl, viel innere Unruhe.*
10	*erst gegen Morgen fühlte ich mich beßer, doch sehr matt.*
11	*Stuhlgang ganz ohne Schmerz. Gemüth schwermüthig und träge.*
12	*Den 17. Nacht gut - Ich hatte heute wieder Stuhlgang doch vorher*
13	*etwas Leibschmerz. P.1.[11] Gemüth heiter.*
14	*Den 18. Nacht[12] unruhig mit veranlaßt durch Kreuzschmerz, welcher*
15	*auch am Tage fortdauerte. Keinen Stuhlgang. Abends hörte*
16	*der Kreuzschmerz auf, darauf stellte sich ein empfindlicher*
17	*krampfhafter Schmerz im Unterleibe ein.*
18	*Den 19 Die Nacht war unruhig weil der Schmerz nicht ganz ver=*
19	*gieng, diesen Morgen wieder Kreuzschmerz. Ich fühle mich*
20	*sehr matt, besonders die Knie. Gemüth schwermüthig. Keinen*

---

7 Hahnemann vermerkt die unterstrichenen wichtigen Zeichen noch einmal mit einem Längsstrich am linken Zeilenrand.
8 Längsstrich am linken Zeilenrand.
9 Oskar Constantin Volkmann, * 12.05.1826, vgl. D29, Originalseite 294, am 15.05.1826.
10 Längsstrich am linken Zeilenrand.
11 Das erste von vier Nullpulvern, um Causticum vom 17. Februar nachwirken zu lassen.
12 Längsstrich am linken Zeilenrand, der noch unter „Den 18." steht.

21 Stuhlgang.
22 Den 20. Nacht etwas beßer, doch in der zweiten Hälfte wieder Unruhe
23 \ph.[13] con.[14] lyc.[15]/ im Blut, welche mir Beängstigung im Kopf verursachte. Keinen
24 Stuhlgang. Gemüth nicht heiter und ungemein träge und unthätig.
25 Den 21 Diese Nacht war wie die vorige. Ich bin sehr müde; Gemüth wie
26 gestern.[16] Noch immer Neigung zu Zahnschmerzen bei Berührung
27 und warmen Speisen. Keinen Stuhlgang. Immer etwas Kreuzschmerz.

((4))

1 22. ((März 1831)) Nacht leidlich. Gemüth nicht heiter und gleichgültig. Dabei bin ich
2 so gedankenlos, beim Lesen weiß ich die erste Periode nicht mehr.
3 wenn ich die zweite lese. Kräfte schwach. Keinen Stuhlgang.
4 Den 23. Nacht leidlich, Stuhlgang ohne Schmerzen, ich fühlte mich
5 heute etwas beßer hatte auch keinen Kreuzschmerz, doch
6 war ich unbegreiflich ärgerlich. Während des Mittageßens
7 war mir eine Kleinigkeit verdrießlich, ich sagte nur einige
8 Worte darüber und ärgerte mich in diesem Augenblik so gewaltig
9 daß ich es \sogleich/ im Magen fühlte, und von da aus im ganzen Körper.
10 Daß mein Gemüth wenig Antheil daran hat zeigt doch wohl
11 daß ich micht nicht ärgere wenn ich nicht sprechen muß; Bin
12 ich aber einmal zu so krankhafter Aergerlichkeit geneigt
13 so ⌜habe⌝ \bekomme/ ich ⌜ ⌝ dies Gefühl von Aerger im Magen sowie ich
14 nur me[h]re<h>res sprechen muß als ich für nöthig halte, ohne
15 nur im Gemüth angeregt zu sein. - Heute fühlte
16 ich mich den ganzen übrigen Tag unwohl, außer Brennen
17 in[17] Augen und Abneigung gegen Eßen, in den ersten Stunden
18 darauf, kann ich nichts besonderes davon angeben.
19 Den 24. Nacht unruhig, der Kopf ist eingenommen und nach dem
20 Frühstük üblich. P. 2. Kreuzschmerz, sehr müde.

---

[13] Eine kurze Repertorisation von Hahnemann zwischen die Zeilen geschrieben. Vgl. Phosphor, CK V, 2. Aufl., N°24 - 29 sowie N°1625 - 1631 enthalten ähnliche Symptome, jedoch nicht „Unruhe im Blut."
[14] Vgl. Conium, CK III, 2. Aufl., Symptom N°770: „Er fühlt sein Blut sehr unruhig im ganzen Körper."
[15] Vgl. Lycopodium, CK IV, 2. Aufl., Symptom N°1406: „Grosse Unruhe im Blute, Abends, bis zur Empfindung des Zitterns."
[16] Längsstrich am linken Zeilenrand.
[17] Längsstrich am linken Zeilenrand.

21	*Magen recht schlecht, viel saures Aufstoßen. Keinen Stuhl.*
22	*Den 25. Nacht etwas unruhig. Keinen Stuhlgang, Befinden recht leidlich*
23	*Den 26. Nacht gut. Stuhlgang mit Laxiren, doch keine Schmerzen.*
24	*Den 27. Nacht gut, keinen Stuhlgang. Magen noch immer schlecht.*
25	*Magendrüken*[18]*, auch <u>Ueblichkeit nach jeder Mahlzeit</u> auch*
26	*durch*[19] *Vorlesen oder viel <u>Sprechen bekomme ich Ueblichkeiten</u>.*

((5))

1	*Ich habe immer ein Gefühl im Magen als wenn etwas darin*
2	*wäre, welches durch Erbrechen nur heraus kommen könne.*
3	*Es wurde mir heute gesagt, daß ich sehr unwohl [aus]sehe, dies*
4	*machte einen so unangenehmen Eindruk, daß ich mich den*
5	*ganzen Abend unwohl fühlte und nur an Krankwerden*
6	*und Sterben denken konnte.*
7	*Den 28. Nacht leidlich doch war mir abwechselnd heiß und kalt*
8	*ohne gerade Fieber zu haben. - Kreuzschmerz, Gemüth*
9	*muthlos, Magen noch immer so schlecht. Keinen Stuhlgang.*
10	*Ich fühle mich sehr unwohl.*
11	*Den 29. Nacht leidlich. Kreuzschmerz. Noch immer die Neigung*
12	*zum*[20] *Brechen, <u>Abneigung gegen Fleisch und süße Speisen</u>.*
13	*Heute mußte ich 3 Klystiere nehmen und hatte nur ganz wenig*
14	*Stuhlgang, Schwäche und <u>Gefühllosigkeit des Mastdarmes</u> waren*
15	*die Ursache davon*
16	*Den 30. Nacht leidlich. Kreuzschmerz. Sehr ärgerlich. Ich bin*
17	*in den letzten Monaten sehr mager geworden*
18	*Mein Kopf ist ganz schwach, ein anhaltendes, lebhaftes*
19	*Gespräch greift mich so an daß ich mich ganz unwohl ⌈darauf⌉*
20	*daraufühle, mir jedes Wort im Kopf empfindlich ist*
21	*zu hören und alle Möglichkeit zu denken vergeht, welches*
22	*mir eine wahre Angst verursacht, als wenn ich den*
23	*Verstand verlieren könnte.*
24	*⌈Den 30. Nacht gut.⌉ Gemüth unbeschreiblich reizbar, ich fühlte mich so*
25	*<u>unwohl, daß ich gar nicht ausgehen+ konnte, Nachmittag zusammen</u>*
26	*+ als ich nur 5 Minuten weit gieng, mit meinem Mann, bekam ich eine*
27	*so heftige Angst und Krankheitsgefühl daß der Mund ganz troken wurde und das*
28	*Herz heftig klopfte.*

---

[18] Längsstrich am linken Zeilenrand.
[19] Längsstrich am linken Zeilenrand.
[20] Längsstrich am linken Zeilenrand.

((6))

1   *Laufen des Speigels im Munde. Heute bekam ich ein*
2   *kleinen* <u>*Ausschlag an der Lippe*</u>*, kleine Bläschen, welche*
3   *nur beim Entstehen juken. Keinen Stuhlgang.*
4   *Den 31 Nacht gut. Stuhlgang ohne Schmerzen. Ich fühle mich heute doch*
5   *etwas beßer als gestern. P. 3.*
6   *Den 1. \April/ ⌐März⌐ Nacht unruhig. Seit gestern rheumatischer Schmerz*
7   *in der linken Schulter. Keinen Stuhlgang. Ich bin heute*
8   *noch eben so reizbar und ärgerlich wenn ich spreche, was ich*
9   *so viel nur möglich ist vermeide. - Die Ueblichkeiten sind*
10   *vorbei, auch der Ekel gegen das Fleisch, doch habe ich noch viel*
11   *saures Aufstoßen.*
12   *Den 2. Nacht leidlich, eine Stunde lag ich ohne schlafen zu können mit heftigem*
13   *Schwindel, \gegen Morgen ängstliche Träume/ als ich früh aufwachte und erst beim Aufstehen dauerte dies*
14   *ein paar Stunden lang fort, es \war als/ drehe sich alles mit mir herum, so*
15   *daß ich mich beim Gehen anhalten mußte. Stuhlgang mit Laxieren*
16   *etwas Brennen dabei, auch etwas Schmerz an den Knoten den ganzen*
17   *Tag*[21] *lang. Nachmittags trat* <u>*die Periode*</u> *schon ein, einen Tag zu früh-*
18   *Gemüth den ganzen Tag sehr ärgerlich ⌐und⌐ reizbar und schwermüthig.*
19   *Den 3. Nacht unruhig. Keinen Stuhlgang etwas schmerzhafte Empfin=*
20   *dung an den Knoten. Ich befand mich heute beßer als die vor=*
21   *hergehenden Tage.*
22   *Den 4. Nacht ganz gut. Die Periode ist mäßig stark. Keinen Stuhlgang,*
23   *keine Schmerzen. Gemüth weniger reizbar, auch nicht so schwer=*
24   *müthig*
25   *Den 5. Nacht*[22] *sehr unruhig zum Theil durch starkes* <u>*Jüken an Schenkeln*</u>
26   *Heute hatte ich Stuhlgang und etwas Schmerz an den Knoten nachher.*
27   *Den 6. Nacht beßer. Durchfälliger Stuhlgang und wieder \ein wenig/ Schmerz an den*
28   *Knoten den ganzen Tag über, doch hinderte er mich nicht am Gehen.*

((7))

((vacat))

---

[21] Doppelter Längsstrich am linken Zeilenrand.
[22] Längsstrich am linken Zeilenrand, der noch unter „Den 5." steht.

((8))

1 *Mein Kopf ist ungemein schwach, Gemüth nicht heiter.*
2 *Regel sehr mäßig. Die Lippe heilt schon wieder ganz ab.*
3 *Den 7. Nacht leidlich, Regel zeigt sich noch immer. Kreuzschmerz heute*
4 *wieder*[23]. *Keinen Stuhlgang.* \Die/ <u>Füße sind mir so schwer</u> *daß ich wenig*
5 *gehen kann. P. 4*[24]
6 *Den 8. Nacht gut. Durchfälliger Stuhlgang, keine Schmerzen darauf*
7 *doch mußte ich mich die ersten Stunden nachher ruhig halten.*
8 *Abends gekam ich etwas Schmerz an den äußeren Knoten, welche*
9 *aber nicht angeschwollen sind. Meine Gemüthstimmung*
10 *war heute etwas heiterer, der Kopf erträglicher, auch konnte*
11 *ich*[25] *beßer gehen. Die <u>Regel</u> zeigte sich auch heute noch.*
12 *Den 9. Nacht leidlich* \<u>viel Jüken am ganzen Körper</u>/ *Keinen Stuhlgang, keine Schmerzen.*
13 *Der Schmerz an der Schulter ist vergangen. Die Regel ist heute weg*
14 *geblieben.*
15 *Den 10. Nacht gut. Die Zahnschmerzen zeigten sich gestern nur wenig.*
16 *Sie scheinen diesmal also weg zu bleiben.*

---

[23] Längsstrich am linken Zeilenrand.
[24] Das letzte der Nullpulver.
[25] Längsstrich am linken Zeilenrand.

4.2.3 Brief III von Antonie Volkmann an Samuel Hahnemann vom 7. Juni 1831

((1))

1*	11 Juny **Volkmann** heute 4, 1 Gpht ·/$_X$ [1]
2*	v. 12 Mai[2] hatte seit dem 12 april Lyc. ·/$_X$ | 15 Febr. Caust | 1830 18 Mai ⌐ ¬ $Nit-ac.
3*	an anacard.[3]

1	*Verehrtester Herr Hofrath!*
2	*Ich bin so frei nach Gebrauch der Pulver meinen*
3	*Bericht zu überschiken. Er ist ziemlich unbedeutend*
4	*da mein Befinden doch im Ganzen beßer wird, und ich*
5	*bei einem so einfachen und ruhigen Leben wie ich führte*
6	*meine Schwäche weniger fühle. Eine große Reizbarkeit*
7	*und Schwäche der Nerven, ist wie Mangel an Kräften welches*
8	*sich beides nicht viel beschreiben läßt, sind 2 recht*
9	*lästige Uebel; wie glüklich würde ich sein wenn es ihnen*
10	*verehrter Herr Hofrath, möglich wäre mir \auch darin/ noch ein*
11	*mal Beßerung zu verschaffen! Meine häuslichen*
12	*Verhältniße fangen an vielmehr von mir zu fordern*
13	*als ich leisten kann*
14	*Hier verbieten die homöopathischen Ärzte \ihren Kranken/ während der*
15	*Lindenblüte in den Alleen spazieren zu gehen.[4] Ja ist dies*
16	*wirklich schädlich?*
17	*Mit der aufrichtigsten Hochachtung und Dankbarkeit*
18	*Ihre*
19	*ergebene*
20	*Antonie Volkmann*
20*	*Stötteritz den 7 Juny 1831.*

---

[1] Also vier Milchzuckerpäckchen, wohl wieder alle sieben Tage einzunehmen, im ersten Graphites C30.

[2] Es ist unklar, welche Rolle hier das Datum 12. Mai spielt. Der Bericht weist vorher Lücken auf, so daß man nicht weiß, ob nicht vielleicht zwischendurch noch ein kurzer Brief geschrieben wurde, der im noch unerschlossenen Bestand des IGM lagert.

[3] Hahnemann denkt also auch an Anacardium, Anakardien-Herznuß, CK II, 2. Aufl., S. 155. Vgl. Symptome N°189 - N°299. Vgl. D36, Anm. 1.

[4] Leider ist zu dieser Frage keine Antwort Hahnemanns vermerkt, was schließen läßt, daß die Frage für ihn nicht der Rede wert ist. Da in seinen Schriften über krankmachende oder antidotierende Einflüsse der Lindenblüte nichts zu finden ist, kann man davon ausgehen, daß er dieses Verbot ablehnt. Eine anderweitige Anweisung hätte er sicherlich notiert.

4 Edition der Krankengeschichte

((2))

((vacat))

((3))

1	*Den 4. ((Mai 1831)) Nacht leidlich. Die Schmerzen nach dem Stuhl-gang vergiengen*
2	*auch heute nicht ganz, doch sind sie nicht so stark wie sonst.*
3	*Den 5. Nacht leidlich. Keinen Stuhlgang. In den letzten Tagen*
4	*war ich wieder recht schwermüthig gestimmt, recht heiter*
5	*bin ich sehr selten, das Leben ist mir keine Freude.*
6	*Im allgemeinen ist doch mein Befinden viel beßer seit*
7	*den letzten Monaten, daß fühle ich recht sehr.*
8	*Den 6. Nacht gut. Pulver 4.*[5] *Heute wieder keinen Stuhlgang und*
9	*auf das Klystier nur wenig harten Abgang. Der krampfhaft*
10	*zusammengezogene Mastdarm scheint die Ursache daran zu sein.*
11*	Regel
11	*Den 7. Nacht leidlich. Heute trat das Monatliche \= 35 $dies/ ein, auch hatte*
12	*ich Stuhlgang, der Schmerz an den Knoten vergieng auch*
13	*bald. Die Aergerlichkeit, besonders wenn ich dabei Sprechen muß, zeigt sich ⌐noch⌐*
14	*\noch immer gleich stark./ Meine Angst vor Alleinseyn scheint mir manchmal etwas mäßiger*
15	*geworden zu sein überhaupt scheint sie mir mehr eine Folge von dem*
16	*großen Gefühl meiner Schwäche und Reizbarkeit zu sein. Sie nimmt ab und*
17	*zu mit meinem Wohlbefinden, und ich fürchte mich vor nichts als vor*
18	*schnellen Krankheitszufällen, und kann nicht ohne Jemand sein*
19	*dem ich zutraue, daß er mir verständige Hülfe leisten werde.*
20	*Fremde Menschen helfen mir nichts, wenn ihr[er] noch so viele um*
21	*mich wären. In der Stuben oder Garten allein sein kann ich recht*
22	*gut, wenn ich nur jemand in der Nähe weiß bin ich ruhig*
23	*Der Magen ist fortwährend sehr schwach, ich kann nur die aller leichtesten*
24	*Speisen vertragen. - In Hinsicht <u>der Schwäche des Kopfes</u>, welche*
25	*sich*[6] *durch <u>Mangel an Gedächtnis und Beschwerden beim Denken zeigt</u>, habe*
26	*ich keine Veränderung bemerkt.*[7]

---

[5] Also das letzte der vier Pulver, deren erstes Lyc. C30 enthielt.

[6] Längsstrich am linken Zeilenrand (von Hahnemann als Hinweis auf die Unterstreichungen).

[7] Es fällt eine Lücke im Bericht vom 7. - 10. Mai auf. Vergleiche auch Brief III, Anm. 12.

((4))

1* 11 Jun. Volkmann heute 4. 1 Gpht ·/$_X$

1 *Den 11. Mai. Diese Nacht schlief ich recht gut. Der Stuhlgang*
2 *war heute wieder durchfällig. Die Schmerzen an den Knoten*
3 *vergiengen bald nachher, kamen aber auch beim Gehen*
4 *wieder.*
5 *Den 12. Nacht gut. Keinen Stuhlgang, abends heraustreten*
6 *eines Knotens mit Schmerzen. Außer fortwährender Mü=*
7 *digkeit fühle ich micht recht leidlich.*
8 *Den 13. Nacht gut. Heute war mir recht unwohl, ich hatte öfters*
9 *Leibschneiden und 2 mal Laxieren.*
10 *Den 14. Nacht gut. Heute war mir etwas beßer, nur 1 mal stark-*
11 *Leibschmerz, etwas Kreuzschmerz. Nach dem Stuhlgang ver=*
12 *giengen die Schmerzen an den Knoten bald, kamen aber*
13 *beim Gehen wieder.*
14 *Den 15. Nacht gut. Keinen Stuhlgang keine Schmerzen.*
15 *Den 16. Wie gestern - ---- - ---- Ich nahm*
16 *heute das 1 Pulver*[8]*. Die Neigung zum Beischlaf ist wieder*
17 *ganz vorbei. -*
18 *Den 17. Nacht gut. Keinen Stuhlgang keine Schmerzen.*
19 *Den 18. Nacht leidlich. Heute hatte ich wieder Stuhlgang, die dabei ent=*
20 *stehenden Schmerzen an den Knoten vergiengen bald, kamen*
21 *aber beim Gehen recht stark wieder.*
22 *Den 19. Nacht leidlich. Heute hatte ich viel Schmerzen nach dem Stuhlgang*

((5))

1 *Sie vergiengen aber bald. - Meine Haare gehen jetzt sehr*
2 *aus. - Ich fühle mich jezt recht leidlich, sehe auch wohler*
3 *aus, nur bin ich immer noch so müde*
4 *Den 20. Nacht unruhig. Keinen Stuhlgang.*
5 *Den 21. Nacht leidlich. Nach dem Stuhlgang etwas Schmerzen.*
6 *Den 22. Ich hatte eine sehr böse Nacht und bin auch heute recht*
7 *unwohl, doch ist es nur Folge von großer Angst. Ich hatte*
8 *Rükenschmerz heftiger als jemals; Drang zum Stuhlgang*
9 *welcher aber erst auf 1 Klystier erfolgte.*
10 *Den 23. Nacht gut. Pulver 2. Ich befand mich heute wieder recht*
11 *leidlich. Keinen Stuhlgang*
12 *Den 24. Nacht leidlich. Keinen Stuhlgang.*
13 *Den 25. Nacht gut. Heute wieder Stuhlgang, die Schmerzen ver=*
14 *giengen bald, kamen aber beim Gehen gleich wieder.*

---

8 Das erste der vier Nullpulver.

4 Edition der Krankengeschichte

15	*Den 26. Nacht unruhig. Keinen Stuhlgang. Ich bin noch immer*
16	*sehr ärgerlich*
17	*Den 27. Diese Nacht hatte ich heftiges Magendrüken, bis früh 2 Uhr.*
18	*Stuhlgang mit etwas Blut. Abends beim Gehen sehr viel*
19	*Schmerz an den Knoten*
20	*Den 28. Nacht leidlich, der Schmerz an den Knoten dauerte*
21	*bis gegen Morgen und störte den Schlaf. Den Tag über*
22	*mehrmals[9] feines Stechen im After. Abends beim Gehen*

((6))

1	*kamen die herauspreßenden Schmerzen wieder, auf[10]*
2	*erfolgte noch Stuhlgang. - Meine Gemüthsstimmung*
3	*wird wieder schwermüthiger.*
4	*Den 29. Nacht gut. Ich hatte früh Stuhlgang doch nur wenig, Abends*
5	*nach dem Gehen wieder Drang dazu, doch ohne Erfolg, viel*
6	*Schmerzen vorher. - Heute war ich heiterer.*
7	*Den 30. Nacht gut. Pulver 3. - Nach dem Stuhlgang vergiengen*
8	*die Schmerzen heute gar nicht ganz, und wurden abends recht*
9	*stark*
10	*Den 31. Nacht unruhig durch fortwährenden Schmerz an den Kno=*
11	*ten, welcher auch früh noch nicht ganz nachließ. Ich habe*
12	*jetzt oft, besonders des Morgens, einen fauligen Ge*
13	*schmak[11] im Munde. - Viel Drang zum Stuhlgang.*
14	*Dennoch mußte ich 1 Klystier nehmen.*
15	*Den 1. Juny. Nacht unruhig. Gestern sollte das Monatliche*
16	*eintreten. - Keinen Stuhlgang den ganzen Tag über*
17	*obgleich ich viel Drang dazu hatte und Schmerzen an den*
18	*Knoten dabei, Abends erfolgte noch ein wenig harter*
19	*Stuhlgang.*
20	*Den 2. Nacht unruhig, durch Schmerz an den Knoten. Heute Stuhl-*
	gang
21	*wonach die Schmerzen bald vergiengen, aber auch wieder*
22	*kamen.*
23	*Den 3. Nacht leidlich. Heute vergieng der Schmerz nach dem Stuhl-*
	gang
24	*nicht.[12]*

---

[9] Längsstrich am linken Zeilenrand (von Hahnemann als Hinweis auf die Unterstreichungen).

[10] Hier fehlt ein Wort (Auslassung bei Zeilenumbruch). Sinngemäß müßte „Klystier" ergänzt werden.

[11] Längsstrich am linken Zeilenrand.

[12] Es fehlt der Krankenbericht vom 4. - 7. Juni. In Brief IV beginnt der Bericht mit dem 8. Juni 1831. Es fehlt auch die Mitteilung über den Beginn der Menses (siehe Originalseite [[3]]). Vergleiche auch den Hinweis auf die Regel im Tagebuch: „Dienstag 7 ((Juni)) ... Anto. R. ..."

4.2.4 Brief IV von Antonie Volkmann an Samuel Hahnemann vom 26. Juni 1831

((1))

1*	27 Jun /v. 11 Jun\ **Volkmann** soll nur noch ein Paar Tage warten bis die Influenza
2*	ganz vorbei ist und dann erst 4, 1 Gpht[1] einnehmen
1	*Verehrtester Herr Hofrath!*
2	*Ich muß sehr um Entschuldigung bitten daß ich früher als*
3	*ich meine Arznei eingenommen Ihnen meinen Bericht schike.*
4	*Es würde mir aber eine große Beruhigung gewähren von*
5	*Ihnen zu hören ob ich sie jetzt noch nehmen soll, nach dem*
6	*ich mich 14 Tage durch die Influenza davon habe abhalten*
7	*laßen. In dieser Zeit durfte ich doch gewiß nicht einnehmen,*
8	*und da ich jeden Tag hofte daß es beßer werden sollte, so*
9	*unterließ ich auch um Arznei dagegen zu bitten.Ich*
10	*habe gar nichts gebraucht.*
11	*Mit der ausgezeichnetesten Hochachtung*
12	*Ihre*
13*	*Stötteritz den 26. Juny*
13	*dankbar ergebene*
14	*Antonie Volkmann*

((2))

((vacat))

((3))

1	*Den 8 Juny. Nacht leidlich. Keinen Stuhlgang. Das Monatliche fließt mäßig[2]*
2	*Den 9. Nacht leidlich. Heute wieder keinen Stuhlgang und auf 1 Klystier nur*
3	*wenig Ausleerung. Ich bin sehr matt und fühle mich unwohl.*
4	*Den 10. Nacht leidlich. Keinen Stuhlgang ich fühle mich noch immer so kraftlos*
5	*Den 11. Ganz wie gestern.*
6	*Den 12. Nacht leidlich. Heute hatte ich ordentlichen Stuhlgang, die Schmerzen*

---

[1] Vier Päckchen Milchzucker, wohl wieder eines pro Woche einzunehmen. Das erste enthält Graphites in unbekannter Potenzstufe.

[2] Vgl. Brief III, Anm. 12.

7	*an den Knoten vergiengen auch wieder, doch zeigte sich das Mo=*
8	*natliche wieder. Abends heftige Schmerzen an den Knoten*
8*	Regel[3]
9	*Auch ist mir ganz unwohl, ich habe Fieber und einen so hefti=*
10	*gen Schnupfen wie noch nie. Dies sind alle Anzeichen der*
11	*Influenza, welche hier sehr allgemein ist.*
12	*Den 13. Ich habe fast gar nicht geschlafen wegen Hitze im Kopf*
13	*und Kopfschmerzen und fortwährender Hämorohidalschmerzen.*
14	*Ich hatte Stuhlgang doch auch den ganzen Tag Schmerzen.*
15	*Ich habe etwas Fieber, bin höchst empfindlich gegen die Luft*
16	*und ganz matt, keinen Appetit, und fühle mich sehr unwohl.*
17	*Gestern erhielt ich die Arznei, darf aber doch gewiß jetzt*
18	*nicht einnehmen.*
19	*Den 14. Der heutige Tag war dem gestrigen ganz gleich nur ist*
20	*mein Hals noch schmerzhaft geworden, daß ich fast nicht*
21	*sprechen kann.*
22	*Den 15. Diese Nacht war etwas beßer und gegen Morgen trat Schweiß*
23	*ein welcher mir wohl that. Doch ist ⌐da⌐ das übrige Befinden*
24	*noch so schlecht wie die vorigen Tage. Gegen Abend bekam*
25	*ich Leibschmerz, Drang zum Stuhlgang, Ueblichkeiten.*

((4))

1	*Das dauerte bis die Nacht um 12 wo ich Laxiren bekam, die*
2	*16. Ueblichkeiten wurden ganz heftig dabei, nachher beßer,*
3	*das Leibschneiden hörte die ganze Nacht nicht auf.*
4	*Auch den Tag über kehrte sie mehrmals zurük, doch kein*
5	*Stuhlgang. Die Speisen schmeken bitter. Wiederwillen*
6	*gegen Fleisch, wenig Appetit.- Der Hals ist noch immer*
7	*so rauh und der Schnupfen unmäßig stark. Immer habe*
8	*ich Brennen in den Händen, und ein Gefühl wie Zittern in den*
9	*Armen, ich bin sehr matt.*
10	*Den 17. Nacht beßer. Doch bin ich noch immer unwohl, besonders*
11	*matt fühle ich mich und das Brennen in den Händen ist noch gleich*
	stark.
12	*Keinen Stuhlgang.- Seit meine Regel vorbei ist bin*
13	*ich ohngeachtet meines Unwohlseyns heiter.*
14	*Die gelbbraunen Leberfleke im Gesicht sind schon seit*
15	*einiger Zeit ganz besonders stark.*
16	*Den 18. Nacht wieder unruhig, fast kein Schlaf, auch übriges*
17	*noch alles wie gestern. Kopfschmerz wenn ich mich büke*
18	*als wenn alles vorwärtsfiele. Immer noch Gurlen[4]*
19	*im Leibe und doch keinen Stuhlgang, auch keinen Erfolg*

---

[3] Unterstreichung und Randeintrag von Hahnemann.
[4] Vgl. D34, Anm. 22.

20	*auf 1 Klystier.*
21	*Den 19. Es⁵ ist heute noch alles wie gestern, nur wenig ge=*
22	*beßert. Die Reizbarkeit gegen Luft, selbst bei der großen Hitze, ist ganz sonderbar.*
23	*Den 20. Nacht sehr unruhig wegen Mangel an Stuhlgang, welcher*

((5))

1	*heute endlich erfolgte, erst Abends vergiengen die Schmerzen*
2	*ganz. Es ist mir heute etwas beßer, doch der Zustand im*
3	*Ganzen noch derselbe. Der Magen ist ganz schlecht.*
4	*Den 21. Ich schlief bis gegen 2 Uhr morgens. Heute wieder Stuhlgang*
5	*die Schmerzen vergiengen nicht ganz. Die Influenza will*
6	*noch immer nicht weichen, doch sind die Beschwerden jeden*
7	*Tag etwas schwächer.*
8	*Den 22. Nacht sehr unruhig. Beim Stuhlgang zeigte sich Blut.*
9	*Die Schmerzen verließen mich heute nicht und Abends hatte*
10	*ich recht starken Blutabgang, auch mehrmals Drang*
11	*zu Stuhlgang.*
12	*Den 23. Nacht wieder so unruhig. Beim Stuhlgang wieder etwas*
13	*Blut, die Schmerzen hielten den ganzen Tag an, Abends wieder*
14	*Drang zum Stuhlgang wo nur Blut abgieng. Den Tag über*
15	*\etwas/ Stechen im After und angeschwollene äußere Knoten.*
16	*Den 24. Nacht gut. Die Knoten sind diesen Morgen noch ange*
17	*schwollen, beim Stuhlgang viel Blutabgang. Die Schmerzen ver-*
18	*giengen nicht ganz, doch konnte ich etwas gehen. Abends*
19	*noch 1 mal Stuhlgang und etwas Blutabgang.*
20	*Den 25. Nacht leidlich. Stuhlgang ohne Blut, doch die Schmerzen*
21	*vergiengen nicht und Nachmittags gieng Blut ab ohne*
22	*Stuhlgang, wonach die Schmerzen recht heftig wurden.*
23	*Der Weißefluß ist recht stark. Die Influenza*
24	*scheint nun ziemlich vorbei zu sein. Mein Gemüths[..]*
25	*zustand ist recht gut*

((6))

1	*Den 26. Ich schlief diese Nacht gut. Die hemorohiden Knoten*
2	*sind diesen Morgen noch geschwollen und schmerzhaft, so*
3	*wie mir auch der After etwas herausgepreßt zu sein*
4	*scheint.- Der vermehrte Stuhlgang ist wohl durch*
5	*⌈etwas⌉ \einwenig/ Erdbeere, welche ich gegeßen hervorgebracht, denn*
6	*schon ganz früh heute fühle ich Neigung zum Stuhlgang.*

---

5   „E" korrigiert aus „P".

4 Edition der Krankengeschichte

4.2.5 Brief V von Antonie Volkmann an Samuel Hahnemann vom 24. Juli 1831

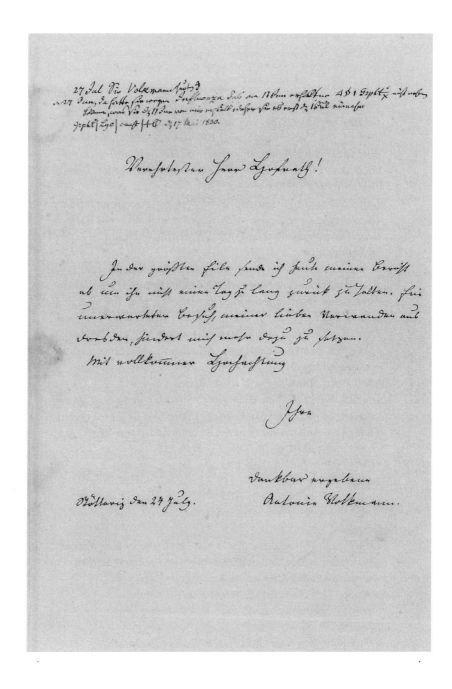

Abb. 12: Brief V, Seite ((1)), mit Hahnemanns Kommentar in der Kopfzeile

((1))

1*   27 Jul **Sie Volkmann** heute 4 $/_0\backslash$
2*   v. 27 Jun, da hatte sie wegen Influenza das am 11 Jun erhaltne 4 § Grpht $\cdot/_X$ nicht nehmen
3*   können, was sie den 11 Jun von mir erhielt, daher sie es erst den 1 Jul einnahm
4*   Grpht | Lyc | caust | $Nit-ac. den 17 Mai 1830

1   *Verehrtester Herr Hofrath!*

2   *In der größten Eile sende ich heute meinen Bericht*
3   *ab um ihn nicht einen Tag zu lang zurück zu halten. Ein*
4   *unerwarteter Besuch, meiner lieben Verwand[t]en aus*
5   *Dresden, hindert mich mehr dazu zu setzen.*
6   *Mit vollkommner Hochachtung*

7   *Ihre*

8   *dankbar ergebene*
9   *Antonie Volkmann*
9* *Stötteritz den 24 July* ((1831))

((2))

((vacat))

((3))

1*   heute 4 $/_0\backslash$

1   *Den 26. Nacht gut. Nach dem Stuhlgang vergiengen die Schmerzen*
2   *an den Knoten nicht. Nachmittags Blutabang aus den Knoten*
3   *ohne Stuhlgang*
4   *Den 27. Nacht gut. Schon früh als ich ein wenig im Garten umher*
5   *gieng Blutabgang. Später beim Stuhlgang zeigte sich kein Blut,*
6   *doch den Tag über noch mehrmals. Die Schmerzen an den Knoten*
7   *dauerten den ganzen Tag fort.*
8   *Den 28. Nacht leidlich. Stuhlgang ohne Blutabgang, die Schmerzen*
9   *an den Knoten vergiengen nicht, mehrmals etwas Blutabgang*
10 *Den 29. Nacht unruhig. Alles andere wie gestern.*
11 *Den 30. Nacht gut. Keinen Stuhlgang doch mehrmals Drang*
12 *dazu. Keinen Blutabgang, Schmerzen an den Knoten nach*
13 *Spazierengehen.*

14	*Den 1sten July. Nacht gut. Pulver 1.*[1] *Nach dem Stuhlgang*
15	*vergiengen die Schmerzen nicht ganz.*
16	*Den 2. Nacht unruhig. Die Schmerzen vergiengen nach dem Stuhl-gang*
17	*doch kamen sie durch das Gehen sehr stark wieder.*
18	*Den 3.Nacht ganz schlaflos wegen geistiger Aufregung am gestri=*
19	*gen Abend, auch verließen mich die Schmerzen an den Knoten*
20	*erst heute früh. Nach dem Stuhlgang wobei ich heute Brennen*
21	*am After hatte, vergiengen sie ziemlich, kamen aber beim*
22	*Gehen stark wieder.*
23	*Den 4. Nacht gut. Heute vergiengen die Schmerzen nach dem Stuhl-gang*
24	*fast ganz wieder.*
25	*Den 5. und 6. Diese Tage waren ganz wie der vorhergehende. Mein*
26	<u>*Kopf*[2] *ist ganz außerordentlich schw*</u>*ach.*

((4))

1	*Den 7. So wie ich gestern über meinen Kopf klagte muß ich es heute*
2	*über die Reizbarkeit meines Gemüthes. Ich habe eine unbe=*
3	*schreiblich unruhige Nacht gehabt, weil mich abends beim Zubett=*
4	*gehen einige sorgenvolle Gedanken beschäftigten von welchen ich*
5	*mich auch gar nicht frei machen konnte, trotz aller meiner Bemüh=*
6	*ungen; Diese wurden durch eine krankhafte Vorstellungsweise*
7	*so qua[l]voll und beängstigend daß das Blut sehr unruhig wurde*
8	*und ich durchaus nicht schlafen konnte. Heute bin ich sehr matt.*
9	*Den Tag über etwas Schmerz an den Knoten, abends Stuhlgang*
10	*worauf heute die Schmerzen vergiengen.*
11	*Den 8. Nacht ganz gut. Pulver 2. Durchfälligen Stuhlgang, die*
12	*Schmerzen vergiengen nicht ganz. Mein Gemüthszustand*
13	*ist jetzt ganz gut. Manchmal etwas Beängstigungen.*
14	*Den 9. Diese Nacht trat das* <u>*Monatliche*</u> *ein. Keinen Stuhlgang*
14*	Regel vorige den 7 Jun 23, 9 = 32 (vorige 35 $dies)
15	*heute fühlte ich mich wohl dabei.*
16	*Den 10[.] Nacht leidlich. Wie gestern.*
17	*Den 11. Heute fühle ich mich so matt und kraftlos das ich nur*
18	*Liegen möchte, auch bi*<u>*n ich so mißmüthig und geistig träge*</u>
18*	NB[3]
19	*wie sonst gar nicht. Nach dem Stuhlgang Schmerzen an den Knoten.*
20	*Den 12. Nacht leidlich. Die Regel war mäßig stark und heute fast*

---

[1] Laut Hahnemanns Notiz in der Kopfzeile handelt es sich hierbei um ein Kügelchen Graphites C30.
[2] Längsstrich am linken Zeilenrand.
[3] Obwohl das Symptom sehr gut in den Tenor von Graphites paßt, wurde es nicht getilgt und findet sich dementsprechend nicht in CK III.

21 *ganz vorbei. Mir ist heute nur wenig beßer. Die*
22 *Schmerzen vergiengen nach dem Stuhlgang nicht ganz.*
23 *Den 13. Nacht gut. Ich bin heute noch immer sehr matt, nur*
24 *mit Anstren[g]ung kann ich einige mal im Garten herum*
25 *gehen. Abends Drang zum Stuhlgang ohne Erfolg.*

((5))

1 *Den 14. Nacht unruhig wegen Mangel an Stuhlgang, welcher*
2 *früh erfolgte doch so wenig daß ich dennoch ein Klystier*
3 *nehmen mußte. Die Schmerzen vergiengen nicht ganz.*
4 *Den 15. Nacht gut. Pulver 3. Vor dem Stuhlgang Schmerz an den*
5 *Knoten welcher nachher vergieng. Ich bin noch immer sehr matt.*
6 *Den 16. Nacht gut. Nach dem Stuhlgang viel Schmerzen. Gegen*
7 *Abend hatte ich wieder das unangenehme Brennen im Händen ((!))*
8 *und fühlte mich recht unwohl*
9 *Den 17. Nacht unruhig, ich fühle mich wieder so krank. Keinen Stuhl=*
10 *gang; auch heute Nachmittag das Brennen im Händen ((!)).*
11 *Den 18. Nacht gut. Heute Stuhlgang doch Schmerzen bis Abends.*
12 *Den 19 Nacht leidlich. Heute nach Beischlaf ganz außerordentlich*
13 *matt. - Ich habe manchmal im Gesicht auf beiden Wangen*
14 *gerade auf den Bakenknochen dunkelrote Fleken, ohn=*
15 *gefähr so groß als ein 8 gl Stük, welche mich ordentlich brennen.*
16 *Sie dauern nur einige Stunden. Heute waren sie recht*
17 *stark. Den ganzen Tag hatte ich heute eine unangenehme*
18 *Empfindung im Herzen, manchmal stechend, dann pochend*
19 *auch nur wie besondere Wärme. - Drang zum*
20 *Stuhlgang, aus Schwäche und Mangel an Reiz im Mastdarme er=*
21 *folgte aber sehr wenig.*
22 *Den 20. Nacht gut. Heute fühle ich mich wohler, doch bin ich ärger-lich.*
23 *Ich hatte Stuhlgang, doch vergiengen die Schmerzen nicht ganz.*
24 *Abends konnte ich dennoch etwas Spazierengehen.*
25 *Den 21. Diese Nacht war höchst unruhig, durch das Spazierengehen*

((6))

1 *war das Blut so unruhig geworden und die Schmerzen so*
2 *stark daß ich gar nicht einschlafen konnte, später kam*
3 *noch Jüken am ((!)) Schenkeln und an den Geschlechtstheilen*
3* NB[4]
4 *dazu, daß ich erst früh etwas schlafen konnte.*
5 *Nach dem Stuhlgang vergiengen auch heute die Schmerzen nicht.*

---

[4] Auch dieses Symptom wurde nicht für Graphites aufgenommen.

6	*Den 22. Auch diese Nacht war sehr unruhig, doch nur durch*
7	*Schlaflosigkeit. Ich bin heute unbeschreiblich matt.*
8	*Nach dem Stuhlgang viel Schmerz an den Knoten. P.4.*
9	*Den 23. Nacht beßer. Heute habe ich wieder Schmerzen an den*
10	*Knoten nach dem Stuhlgang; ob mir nur die schwarzen*
10*	?5
11	*Kirschen schaden? ich habe einmal gekochte gegeßen, und ich höre*
12	*sie sollen auch Unruhe im Blut machen.*
13	*Meine Kopfschwäche, scheint mir in den letzten Tagen,*
14	*ehe ich die unruhigen Nächte hatte, etwas beßer gewesen*
15	*zu sein; ich konnte einigemal mit weniger Beschwerden*
16	*lesen und das Gelesene auch fassen*
17	*Den 24. Nacht leidlich. Ich wüßte weiter nichts über mein*
18	*Befinden zu bemerken*

---

5   Hahnemann notierte sich wohl ein Fragezeichen am Rande, möglicherweise, um die Frage beim Beantworten nicht zu übersehen.

4.2.6 Brief VI von Antonie Volkmann an Samuel Hahnemann vom 23. August 1831

((1))

1*   27 Aug. heute 4 § N°1 Natr. m.| | und vorher 8 gutta Campher
$Spiritus einnehmen, alle St. 1 gutta
2*   v. 27 Jul hatte Gpht |/$_X$ den 1. Jul eingenommen = 30, 27 = 57[1]

1   *Verehrtester Herr Hofrath!*

2   *Ich muß diesmal um Entschuldigung bitten wegen*
3   *der Verspätung meines Berichtes; ich war aber wieder*
4   *sehr unwohl, wie Sie aus demselben sehen werden, und*
5   *wurde dadurch eine Woche am Einnehmen gehindert.*
6   *Ihrem letzten Schreiben nach zu schließen, verehrtester*
7   *Herr Hofrath! scheinen Sie zu glauben, daß ich zuweilen*
8   *andere Arznei brauche, oder mich nicht diätetisch genug*
9   *verhalte. Aber keines von beiden ist bisher geschehen.*
10 *Bis auf mein letztes Unwohlsein habe ich keine andere*
11 *Arznei gebraucht,[2] auch nicht durch Riechen, und meine Diät*
12 *ist wohl leichter übertrieben sorgfältig als nachläßig.*
13 *Ob das unterlaßene Spazierengehen mir schadet weiß ich*
14 *nicht, daran hindern mich die täglichen Schmerzen ganz; die*
15 *freie Luft genieße ich durch Sitzen im Garten soviel als*
16 *möglich, doch bin ich gegen kühle und feuchte Luft sehr empfindlich.*
17 *Mit der ausgezeichnetesten Hochachtung*

18 *Ihre*

19 *dankbar ergebene*
20* *Stötteritz den 23 August 1831*
20 *Antonie Volkmann*

((2))

((vacat))

((3))

1*   27 Aug /v. 27 Jul\ Volkmannin heute 4, 1 Natr. m. | |/$_X$

---

[1] Die Verschreibung des Kampferspiritus ist sehr wahrscheinlich als Vorbeugungsmaßnahme gegen die Cholera zu werten (vgl. Scheible [1992] und Haehl I, S. 190 - S. 196). Die Verordnung in N°1 beinhaltet (wahrscheinlich zwei Streukügelchen) Natrium muriaticum in unbekannter Potenzierung. Die Gesamtdauer der Auswirkung von Graphites belief sich also auf 57 Tage.

[2] Vgl. Originalseite „((4))" Z.12, gemeint ist sicherlich Chamomilla.

4　Edition der Krankengeschichte

1	*Die Tage vom 25 bis 29 ((Juli)) war ich in der Stadt und habe nichts*
2	*aufgeschrieben. Mein Befinden war sich ganz gleich. Die*
3	*Nächte waren leidlich, Stuhlgang hatte ich täglich und jedesmal*
4	*Schmerzen durch herauspreßen der Knoten den ganzen Tag*
5	*über, und der größte Theil der Nacht; erst gegen Morgen*
6	*vergiengen sie ganz. Alle Morgen beim Aufwachen hatte*
7	*ich Gurlen*[3] *im Leibe als träte Diarö ein, doch geschah es nie.*
8	*Den 29. Nachmittag waren die Knoten besonders schmerzhaft*
9	*und wenn ich von Stuhl aufstand gieng allemal Blut ab.*
10	*Den 30. Nacht gut bis auf viel Schmerz an den Knoten, wieder*
11	*das*[4] *alte <u>innere Brennen und Drüken</u>. \P.1.*[5]*/ <u>Beim Stuhlgang*
12	*gieng Blut ab</u> den Nachmittag war es wieder wie gestern.*
13	*Den 31. Nacht gut. Nach dem Stuhlgang viel Schmerzen und keinen*
14	*Blutabgang dabei. heute den ganzen Tag Schmerzen <u>im*
15	*Herzen</u> manchmal <u>Stechen</u>, auch <u>Drüken</u>, oft nur ein unan=*
16	*genehmes Gefühl wenn ich den linken Arm bewegte*
17	*Den 1. August. Nacht gut. Vormittag noch die unangenehme Empfin=*
18	*dung im Herzen, nach dem Stuhlgang wobei Blut abgieng*
19	*war es vorbei, Abends vergiengen auf 1 Stunde lang ein=*
20	*mal die Schmerzen an den Knoten kamen aber wieder so*
21	*bald ich einwenig herum gieng.*
22	*Den 2. Nacht gut. Stuhlgang mit Blut, Schmerzen wie gestern.*
23	*Den 3. <u>Nacht</u> sehr schlecht durch <u>heftiges Magendrüken</u> mit <u>Ueblich=*
24	*keiten</u>*[6] *und viel Schmerz an den Knoten. Stuhlgang mit Blut,*
25	*Schmerz den ganzen Tag, auch viel Kreuzschmerz; ich fühle mich sehr unwohl und schwach.*

((4))

1	*Den 4. Nacht unruhig, viel Wallung im Blut, Angst vor <u>Krankwerden*
2	*und</u>*[7] *Sterben. Stuhlgang ohne Blut, auch vergiengen heute die Schmerzen.*
3	*Den 5. Nacht leidlich. P. 2.*[8] *Stuhlgang ohne Blut aber viel Schmerz,*
4	*Nachmittag wieder Drang dazu und Gurlen im Leibe doch ohne*
5	*Erfolg*
6	*Den 6. Nacht unruhig, immer störte mich so <u>ein Gefühl im Leibe als*
7	*sollte</u>*[9] *<u>Diarö</u> eintreten, welches früh auch erfolgte. Den*
8	*ganzen Tag hatte ich Schmerzen*

---

[3] Vgl. D34, Anm. 22.
[4] Längsstrich am linken Zeilenrand.
[5] Das erste der vier Pulver, das Graphites enthält.
[6] Längsstrich am linken Zeilenrand.
[7] Längsstrich am linken Zeilenrand.
[8] Das zweite Milchzuckerpäckchen.
[9] Längsstrich am linken Zeilenrand.

9   *Den 7. Nacht unruhig. Nach dem Stuhlgang viel Schmerz an den*
10 *Knoten, Nachmittag wieder den Drang zum Stuhlgang doch*
11 *erfolgte nur Blutabgang und vermehrte Schmerzen. Ich bin*
12 <u>sehr</u>[10] <u>ärgerlich und matt.</u>
13 *Den 8. Nacht unruhig durch viel Beängstigungen, als ich des ein*
14 *mal erwachte war es mir ein paar Minuten lang als*
15 *wäre*[11] *der <u>obere Theil des Kopfes in kaltes</u> Wasser ge=*
16 *taucht, am ganzen Körper war ich sehr warm. Nach dem*
17 *Stuhlgang waren die Schmerzen mäßig. Ich fühle mich sehr*
18 *unwohl und habe gar keine Kräfte mehr*
19 *Den 9. Nacht beßer, nur ängstliche Träume. Nach dem Stuhlgang*
20 *traten die Knoten wieder so stark heraus wie diesen*
21 *Winter, nur sind sie noch nicht <u>so</u> schmerzhaft. Wenn die*
22 *inneren Knoten sich des Nachts hineingezogen haben so schmerzen*
23 *die äußeren immer noch, oft die ganze Nacht hindurch, so daß*
24 *erst früh der Schmerz ganz vergeht. Schon früh gegen 9*
25 *oder 10 Uhr stellt sich der Stuhlgang wieder ein, und so bin*

((5))

1   *ich nur selten ohne Schmerzen. An Spazieren gehen darf ich*
2   *gar nicht mehr denken.*
3   *Den 10. Nacht gut. Stuhlgang und Schmerz wie immer abends wieder*
4   *gurlen im Leibe, Drang zu Stuhlgang.*
5   *Den 11. Nacht gut, früh erwachte ich durch Drang zum Stuhlgang und*
6   *hatte den Tag über starke Diarö mit Leibschmerz und*
7   *Ueblichkeiten, viel Schmerz an den Knoten, viel Drang*
8   *zum Stuhlgang, keinen Appetit, Abends Fieber und Kopf=*
9   *schmerz. Den. 12. mußte ich ganz im Bett bleiben.*[12]
10 *ich schwitzte immer und fühlte mich ganz krank.*
11 *Den 13. wurde die Diarö noch stärker, da entschloß ich*
12 *mich endlich von unserm Hausarzt*[13] *ein einziges Streu=*

---

[10] Die Unterstreichung geht über den linken Zeilenrand hinaus und ähnelt den Längsstrichen.

[11] Längsstrich am linken Zeilenrand.

[12] Vgl. Tagebuchnotiz vom Donnerstag, dem 11. August:
„... Antonie bettlägerig.- u. d. 2 jüngsten Kinder bekommen die Masern. Auch ich fange an unwohl z. werden."

[13] Leider kann nicht mit Sicherheit gesagt werden, um wen es sich hier handelt. J. W. Volkmanns Tagebuch nennt zu diesem Zeitpunkt keine Namen. Aufgrund des sonst häufig im Tagebuch belegten Kontaktes denkt man zuerst an Dr. F. Hartmann oder Dr. M. Müller. In einem erst kürzlich aufgefundenen Patientenbrief Dr. J.W. Volkmanns vom 8. August 1831 findet sich jedoch auf Originalseite ((2)), Z.2f, folgender Satz: „so änderte ich, selbst auf Anrathen Ihres Schülers, diesen Punkt der Diät." Die Anmerkung von Hahnemanns Hand lautet: „| von Franz Sep. | Lyc." Somit ist klar, daß zumindest Dr. Johann Wilhelm Volkmann zusätzlich - und wohl auf Anraten Hahne-

4 Edition der Krankengeschichte

13	*kügelgen Camilla*[14] *zu nehmen, worauf es auch beßer*
14	*wurde, bis den anderen Tag Nachmittags*
15	*Den 14. hatte ich 3 mal Blutabgang mit Leibschmerz und*
16	*viel Drang zu Stuhlgang, kalte Hände und Füße dabei.*
17	<u>*Immer viel Blähungen.*</u>
18	*Den 15. Nacht gut. Ich hatte heute ordentlich Stuhlgang, 2 mal*
19	*das erste mal mit Blut, das andere mal ohne solches.*
20	*Viel Schmerzen an den Knoten, sehr matt.*
21	*Den 16. Nacht leidlich. Ordentlichen Stuhlgang, wieder 2 mal und viel Schmer=*
22	*zen nachher. Nachmittags zogen sich die inneren Knoten zurük und ich bekam*
23	*starkes Brennen am After.*
24	*Den 17. Diese Nacht hatte ich viel Jüken an den Knoten. Jetzt scheint sich*
25	*fast zu viel Stuhlgang einzustellen, ich hatte wieder 2 mal Stuhl, viel*

((6))

1	*Schmerz darauf an den Knoten. Dabei habe ich viel Hunger doch*
2	*allemal Magendrüken nach dem Eßen.*
3	*Den 18. Nacht unruhig, viel Brennen am After. Schon früh vor 6 Uhr*
4	*<Uhr> Stuhlgang mit Blut, nach 2 Stunden noch einmal, doch ohne*
5	*Blut, dabei bemerkte ich daß die Speisen nicht ordentlich ver=*
6	*dauet weg <ga>giengen*
7	*Den 19. Nacht unruhig, viel Schmerzen an den Knoten und viel Beängstigun=*
8	*gen. Ich bin sehr matt. Stuhlgang mit Blut, wieder 2 mal, viel*
9	*Schmerzen, herauspreßen der Knoten und Wundheitsgefühl.*
10	*Den 20. Nacht beßer. Noch beim Erwachen hatte ich etwas Schmerzen an*
11	*den Knoten, heute hatte ich nur 1 mal Stuhlgang, auch bemerkte*
12	*ich nichts Unverdautes wieder.*
13	*Den*[15] *21. Nacht leidlich, die Regel trat ein, gerade nach 6 Wochen.*
14	*Regel vorige den 9. Jul 22, 21 = 43/*[16] *sie ist viel schwächer als gewöhnlich. Die Schmerzen an den Knoten*
15	*halten heute noch an, obgleich ich keinen Stuhlgang hatte+, sie sind*
16	*nicht herauspreßend. Ich befinde mich beßer als in den vorigen Tagen.*

---

manns - Karl Gottlob Franz konsultierte. Franz (vgl. Haehl I, S. 413) gehörte zu den „reinen" Homöopathen und genoß zeitlebens Hahnemanns Wohlwollen, im Gegensatz zu den „freien" Homöopathen Müller und Hartmann (vgl. Haehl I, Kapitel 27).

[14] Für die Verschreibung von Chamomilla kommt also in erster Linie Dr. Karl Gottlob Franz in Betracht (vgl. Brief VI, Anm. 13), da es ja heißt: „von unserm Hausarzt".

[15] Doppelter Längsstrich am linken Zeilenrand.

[16] Hahnemann berechnet den Abstand zur letzten Regel.

17	*Den 22. Nacht gut. Die Schmerzen waren heute beßer obgleich ich Stuhl=*
18	*gang hatte, die Knoten zogen sich nicht zurük, waren aber ohne Wund=*
19	*heitsschmerz bis Abends, wo dieser eintrat nachdem ich einwenig*
20	*im Garten herumgegangen war.*
21	*Den 23. Nacht unruhig, der Hämorohidalschmerz hörte gar nicht auf, noch früh beim*
22	*Aufstehen hatte ich drükende⌈n⌉ innere Schmerzen und gleich nach dem Frühstük*
23	*wieder Stuhlgang und viel Schmerz darauf. Der Stuhl ist nicht ganz gesund,*
24	*er geht mit viel Bla[e]hungen ab, ist sehr weich und sehr viel. Wenn ich ein paar*
25	*Stunden gelegen habe so kann ich ohne Schmerzen sitzen, so wie ich aber gehe*
26	*treten die Knoten wieder schmerzhaft heraus. Die Regel ist sehr mäßig.*
27	*Mein Appetit ist gut, auch habe ich kein Magendrüken nach dem Essen.*

4.2.7 Brief VII von Antonie Volkmann an Samuel Hahnemann vom 2. September[1] 1831

((1))

1*	2 Sept. /v. 27 Aug\ **Sie Volkmann** soll nicht ⌈mehr⌉ riechen[2] sondern
2*	Pulver fortnehmen 2 Schutzzettel[3] dabei
1	*Verehrtester Herr Hofrath!*
2	*Verzeihen Sie daß ich Sie mit einer Frage belästige. Ich*
3	*kann mich nicht entschließen den Kampferspiritus nach Ver=*
4	*ordnung einzunehmen ohne Ihnen vorher gesagt zu haben,*
5	*daß ich vor einigen Jahren so gar heftige Wirkung von die=*
6	*ser Arznei, durch bloßes Riechen an einer Schachtel mit Nachtlich=*
7	*tern, welche mit Kampferöl angefeuchtet waren, spürte.*[4]
8	*Ich bekam heftige Schmerzen an den Knoten, Blutabgang, dann*
	Krampf in den Kinnbaken, welcher zuletzt so stark wurde
9	*daß ich nicht mehr sprechen konnte, und endlich Krampf in den*
10	*Schenkeln und Knien, welche dadurch an den Leib nach der Brust*
11	*heraufgezogen wurden. Da ließ ich mich mesmeriren, nach*
12	*dem es 8 Stunden gedauert hatte, dies half auch sehr bald.*
13	*Nach dieser Erfahrung die ich an mir gemacht, entschuldigen*
14	*Sie gewiß daß ich das Einnehmen ausgesetzt bis ich von*
15	*Ihnen höre, ob ich es demohngeachtet thun soll.*
16	*Mit aufrichtiger Hochachtung*
17	*Ihre*
18	*dankbar ergebene*
19	*Antonie Volkmann*

---

1. Es handelt sich hier um Hahnemanns Datum, da der Brief von Antonie Volkmann nicht datiert wurde.
2. Hier scheint ein Versehen vorzuliegen, wahrscheinlich, weil die Volkmannin vom Riechen des Kampfers schrieb. Hahnemann hatte den Kampferspiritus zum Einnehmen in acht mal einen Tropfen jede Stunde verordnet.
3. Da sich in den Jahren 1831 und 1832 die Cholera in Europa ausbreitete, scheint Hahnemann der Volkmannin das Vorbeugungsmittel Campher verordnet zu haben. Mit „2 Schutzzettel[n] dabei" könnte Hahnemann nun, nachdem die Volkmannin von ihrer Scheu, die Tropfen zu nehmen berichtete, einen anderen Weg gegangen sein. Zu denken wäre zunächst an ein mit Kampfer getränktes Papier, das der Schutzsuchende bei sich zu tragen gehabt hätte. Mit größerer Wahrscheinlichkeit ist indessen eine andere Deutung anzusetzen: Nach mündlicher Mitteilung von Karl-Friedrich Scheible dürfte es sich bei „Schutzzetteln" um die „Sendschreiben über die Heilung der Cholera" (Haehl I, S. 193) gehandelt haben. Vgl. auch Scheible (1992), passim, und siehe auch Anm. 2 zu Brief VIII.
4. Vgl. D27, Anm. 19.

20 *Dürfte ich wohl bitten auf die Addreße <u>Baumeister Volkmann</u>⁵*
21 *zu setzen weil der Brief oft an meine Schwiegertochter⁶ a†...†egeben⁷*
    wird.

((2))

((vacat))

---

⁵ Nach Ludwig Volkmann (1895), S. 84, stellt „Rathsbaumeister" lediglich einen Titel dar, der sich nicht auf Vertrautheit mit dem Baufach bezieht.
⁶ Adele Volkmann, geb. Härtel, Tochter des Leipziger Buch- und Musikalienhändlers Christian Gottlob Härtel, Inhaber der Firma Breitkopf & Härtel. Sie heiratete am 20. September 1828 Antonies Stiefsohn Alfred Wilhelm Volkmann (Ludwig Volkmann [1895], S. 89)
⁷ Das Papier ist an dieser Stelle aufgrund des Entfernens aus der Kladde beschädigt. Es müßte „abgegeben" heißen.

4.2.8 Brief VIII von Antonie Volkmann an Samuel Hahnemann vom 20. September 1831

((1))

1*	24 /Sept /v. 2 Sept, 27 Aug und 27 Juli 11 Jun\\ **Sie Volkmann** hat das am 27 aug. geschickte natr. m. | | also noch nicht genommen
2*	es wirkte also bei ihr noch das den 1 Jul genommene
3*	Grpht ·/$_X$ noch günstig (auch für das Gemüth günstig) her
4*	den[1] 11 Jun 30, 31, 24 = 85 Tage nach Grpht /heute\
5*	hatte (vor natr. m) Grpht | Lyc | caust. | $Nit-ac. den 17 Mai 1830

1 *Verehrtester Herr Hofrath!*
2 *obgleich ich Ihnen diesmal von einer recht bösen Zeit*
3 *Nachricht zu geben habe, so ist doch mein Befinden dabei*
4 *über alle Erwartung gut gewesen. Meine beiden*
5 *jüngsten Kinder hatten erst die Masern und nachdem*
6 *diese überstanden, wurde mein kleiner Oskar wahrschein=*
7 *lich mit durch eine Erkältung, sehr gefährlich krank.*
8 *Ich habe durch Angst und Sorge viel gelitten in diesen Wochen*
9 *Gewiß war es noch die Wirkung der vorletzten Arznei*
10 *daß ich in dieser ganzen Zeit so frei von Schmerzen war*
11 *daher habe ich auch auch von den neuen Pulvern noch keines*
12 *genommen, weil ich durch die geistige und körperliche*
13 *Unruhe die Wirkung zu stören fürchtete. Herzlich*
14 *wünsche ich hierin nach Ihren Willen gehandelt zu haben*
15 *Bewegung in freier Luft habe ich mir soviel gemacht*
16 *als meine Kräfte es erlaubte[n], lange hintereinan=*
17 *der zu gehen gestatten meine Kräfte nicht.*
18 *Für die mir gütigst überschickten Verhaltungsregeln*[2]
19 *bei der Cholera danke ich ergebenst und erlaube mir*

((2))

1 *nur noch die Frage, ob ich und mein Mann auch Kup=*
2 *ferkügelgen ((!)) einnehmen dürfen wenn sie sich hier*
3 *einstellt, oder ob es beßer sei die Kupferblatten*
4 *zu tragen?*

5 *mit ausgezeichneter Hochachtung*

6 *Ihre*

---

1 Verbindungsstrich zu „Grpht" Z.3*.
2 Ein Hinweis, daß es sich bei den Schutzzetteln aus Brief VII (vgl. Anm. 3) um die Sendschreiben zur Cholera handelt.

7	*dankbar ergebene*
8	*Antonie Volkmann*
8*	*Stötteritz d. 20 Septemb. 1831.*

((3))

1*	den 21. \aug/ trat die Regel ein n. 43 $dies
1	*Den 24 August. Nacht gut. Der Stuhlgang war heute natürlich und die*
2	*Schmerzen erträglicher.*
3	*Ich habe mich auch wohl die letzten Monate zu wenig schonen*
4	*können, wenn ich nur 1 Tag mehr Ruhe habe, so daß ich einen*
5	*Vormittag ganz still sitzen kann, bemerke ich daß der ent=*
6	*zündliche Schmerz in den Knoten abnimmt, auch würden sie*
7	*manche Tage ganz vergehen soweit ganz vergehen daß ich sie beim Sitzen gar nicht bemerkte wenn ich nicht oft im Haus hin und her ge-hen*
8	*müßte.*
9	*Den 25. Nacht unruhig, wie immer wenn die Regel zurückgeht.*
10	*Stuhlgang gut, die Schmerzen wieder leidlich. Die Regel ist*
11	*fast ganz weg geblieben. Ich fühle mich heute sehr träge*
12	*und mißmüthig, auch ist der Kopf so eingenommen daß ich*
13	*gar nicht denken kann.*
14	*Den 26. Nacht ganz gut. Nach dem Stuhlgang zogen sich die Knoten*
15	*bald zurück, ich hatte einige Stunden den innern drückenden*
16	*Schmerz und dann vergieng auch dieser auf den ganzen Tag.*
17	*Den 27. Nacht leidlich. Nach dem Stuhlgang wieder herauspressen=*
18	*der Schmerz, doch mäßig*
19	*Den 28. Nacht gut. Nach dem Stuhlgang vergiengen die Schmerzen*
20	*fast ganz so lange ich mich still hielt, doch wurden sie auch sehr*
21	*heftig weil ich oft herum gehen mußte.*
22	*Den 29. Nacht gut, nur störten mich die Schmerzen in den Knoten*
23	*etwas, welche auch früh nicht ⌐ ⌐ nachließen; der Stuhlgang*
24	*ist wieder sehr weich und die Schmerzen hielten den ganzen Tag an.*

((4))

1	*Den 30. Nacht gut. Ich hatte den ganzen Tag Schmerz an den Knoten nach*
2	*dem Stuhlgang, doch mäßig, weil ich mich sehr ruhig hielt.*
3	*Den 31. Nacht gut. Beim Stuhlgang gieng viel Blut ab. Die Schmerzen*
4	*waren heute viel beßer, doch hielt ich mich sehr still.*
5	*Den 1. September. Nacht gut. Der Stuhlgang war heute wieder*
6	*mit Blut gemischt und sehr weich, doch vergiengen die Schmer=*
7	*zen gegen Mittag ganz. Ich fühlte sehr, daß die Ruhe, welche*

8	*ich seit 8 Tagen habe mir wohl thut.*
9	*Den 2 Nacht gut. Ganz gesunder Stuhlgang, nur etwas Blut dabei.*
10	*Die Schmerzen vergiengen ganz*
11	*Den 3 Nacht gut. ordentlicher Stuhlgang ohne Blut und keine Schmer-*
12	*zen*
	Den Tag über, nach dem ich mich eine Stunde ruhig gehalten.
13	*Den 4. Ganz wie gestern.*
14	*Den 5. Diese Nacht war weniger gut, ich erwachte durch ein Gefühl*
15	*der Benommenheit des Kopfes, doch dauerte es nicht sehr lange.*
16	*Ich hatte heute keinen Stuhlgang, auch keine Schmerzen.*
17	*Den 6. Diese Nacht war wie die vorige. Heute erfolgte Stuhl=*
18	*gang und die Schmerzen an den Knoten verzogen sich bald ganz.*
19	*Den 7. Nacht gut, erst gegen Morgen fühlte ich etwas Andrang*
20	*des Blutes nach dem Kopf, es hielt auch bis Mittag an,*
21	*ich hatte dabei etwas Schwindel und Hitze im Gesicht.*
22	*Nachmittag war mir wohl. Frühl sehr ärgerlich. Keinen Stuhlgang*
23	*Den 8. Nacht gut. Ich fühlte mich heute so träge und müde an*
24	*Geist und Körper daß ich zu nichts Lust hatte. Der Magen*
25	*ist jetzt immer ganz schlecht. ⌜Keinen⌝ Stuhlgang mit Blut.*

((5))

1	*Den 9. Diese Nacht war gut außer etwas Stöhrung durch Brennen*
2	*in den Knoten. Nach dem Stuhlgang vergiengen die Schmerzen.*
3	*Den 10. Nacht ganz gestört durch große Angst um mein krankes*
4	*Kind. Nach dem Stuhlgang vergiengen die Schmerzen ziemlich.*
5	*Den 11. Nacht nur durch äußere Stöhrung unruhig. Stuhlgang wie gestern.*
6	*Den 12. Nacht gut. Ich bin sehr ärgerlich, besonders Vormittags.*
7	*Den Tag über manchmal Stechen im After, keinen Stuhl.*
8	*Den 13. Wie gestern, doch kein Stechen.*
9	*Den 14. Nacht gut. Heute Stuhlgang, die Schmerzen vergiengen*
10	*Den 15. Eben so.*
11	*Den 16. Nacht gut. Stuhlgang mit etwas Blut, die Schmerzen*
12	*vergiengen bald. Die große Aergerlichkeit vor*
13	*Tisch schadet gewiß meinem Magen recht sehr, denn wenn*
14	*ich nicht eße so vergeht sie[3] nicht, und die kleinste Veran=*
15	*laßung verstimmt mich so sehr.*
16	*Den 17. Nacht gut. Heute habe ich mir den Magen so verdorben*
17	*daß mir ganz unwohl ist, durch 3 Bißen Melone,*
18	*die ich mich verleiten ließ zu eßen. Ordentlicher Stuhlgang.*
19	*Der Schmerz, welcher das Herauspreßen der Knoten ⌜dabei⌝ \nachher/*
20	*hervorbringt, vergieng sehr bald wieder. Beim Stuhlgang*

---

[3] „sie" korrigiert aus „er".

21	*selbst habe ich nie Schmerzen.*
22	*Den 18. Nacht unruhig durch Ueblichkeit und Magenbeschwerden.*
23	*Auch den ganzen Tag fühlte ich sehr unwohl. Stuhlgang hatte*
24	*ich nicht auch gar keine Schmerzen.*
25	*Den 19. Nacht unruhig durch Krankheitsgefühl und Furcht zu sterben.*
26	*früh nüchtern Ueblich[kei]en, welche vergiengen so wie ich etwas zu*

((6))

1	*mir nahm. Fauliger Geschmack im Munde beim Erwachen.*
2	*Den Tag über schleimigen ekeln Geschmack. Die Speisen*
3	*schmecken mir gut und ich habe Appetit doch darf ich nichts*
4	*eßen und ich fühle daß nur der Hunger die Magenbeschwer=*
5	*den erleichtert. Vormittag Brennen im ((!)) Augen, etwas Kopf=*
6	*schmerz, nach Hitze im Gesicht, Frost am Körper, besonders*
7	*kalte Hände. Nachmittag beßer. Keinen Stuhlgang.*
8	*Den 20 Nacht leidlich, eine Stunde ungefähr hatte ich viel Stechen*
9	*im Herzen, wenn ich mich aufsetzte wurde es beßer.*
10	*Am 17. sollte das Monatliche eintreten hat sich eben noch nicht*
11	*gezeigt. Meine Gemüths \stimmung/ ist gut bis auf die Ärgerlichkeit,*
12	*welche aber aus dem Magen kömmt.*
13	*Der Magen so wie mein ganzes Befinden ist heute nichts beßer,*
14	*ich habe mich noch nicht entschließen können etwas einzunehmen.*
15	*Der Hunger allein scheint micht nicht herzustellen. Ich soll*
16	*Pulsatilla[4] nehmen.[5] Heute wieder keinen Stuhlgang.*
17	*Ein Zeichen meiner Schwäche ist doch gewiß auch der Mangel an innerer*
18	*Wärme, ich muß mich jetzt schon so warm kleiden als im stärksten*
19	*Winter, und des Nachts werde ich nicht warm wenn ich mich nicht in*
20	*die wollenen Unterkleider eingehüllt niederlege und sie auch*
21	*um mich behalte.*
22	*Den 21. Nacht ziemlich gut. Wieder bittern fauligen Geschmack im*
23	*Munde. Die Zunge ist etwas belegt und doch eße ich seit 4 Tagen ganz*
24	*wenig. Ich sehe immer erhitzt aus, der Kopf ist mir diesen morgen*
25	*sehr eingenommen. Der Urin hatte die letzten Tage einen lemigen*
26	*Satz, heute ist dies nicht mehr. Ich denke daß das Monatliche bald*
27	*eintreten wird weil mich die Brüste, wie gewöhnlich vorher, bei Be=*
28	*rührung schmerzen. Wenn es mir diesen morgen leidlich ist <u>nehme ich Pu.[6] nicht ein</u>*

---

[4] „t" korrigiert aus „d".
[5] Auf wessen Geheiß, geht hieraus leider nicht hervor.
[6] Vgl. Brief VIII, Anm. 5.

4.2.9 Brief IX von Antonie Volkmann an Samuel Hahnemann vom 27. Oktober 1831

((1))

1*   27.oct.¹ **Volkmannin** ihr heute 4 /₀\ § fort natr m⁰⁰
2*   v. 24 Sept nahm das am 27 Aug geschickte natr. m.⁰⁰ den 12 oct.
3*   vorher den 1 Jul Gpht | Lyc | caust. | $Nit-ac. den 17 Mai 1830
4*   künftig ein Mittel zu suchen, was Nachtkälte, Schmerzen der Beine
5*   lange monatliche +...+ macht

1   *Verehrtester Herr Hofrath!*
2   *Nochmals muß ich meinen Bericht schicken ohne*
3   *die Pulver ganz vollendet zu haben. Erst hielt das*
4   *Monatliche so lange an, in welcher Zeit ich doch mit Ein=*
5   *nehmen nicht anfangen sollte und gleich darnach*
6   *mußte ich in die Stadt ziehen, ein neues Quartier*
7   *einzurichten, und unser altes zu verlaßen. In solcher*
8   *Unruhe, wo es auch ohne Verdruß selten abgeht, wollte*
9   *ich den Anfang auch nicht machen, und so habe ich es da=*
10   *her auf die schönen, ruhigen Tage hier in Stötteritz*
11   *aufgespart, wo ich auch sogleich den ersten Morgen*
12   *eingenommen habe.*
13   *Mein guter Mann hat \in/ den unruhigen \Tagen/ unseres Um=*
14   *ziehens auch sehr schlechte Diät gehalten weil er mehrmals*
15   *nicht zu Haus gegeßen, und hat gewürzte Speise und Kaffee*

((2))

1   *auch mehr Wein genoßen als erlaubt ist. Daher*
2   *hat er sich mehrere Tage wieder recht unwohl be=*
3   *funden, vielleicht entschließt er sich seinen Be=*
4   *richt mitzuschicken.*

5   *mit aufrichtiger Hochachtung*

6   *Ihre*

---

1   Die weitere Behandlung der Antonie Volkmann liegt ab hier im dunkeln. Sporadisch gibt das Tagebuch noch Auskunft, so z.B. Sonntag, den 14 Oktober 1832:
„...Antonie Inf[luenz]a krank sodaß Abds D. Hartmann noch geholt wird."
Leider läßt sich aus diesen Angaben nicht schließen, ob noch Kontakt zu Hahnemann bestand. So endet die Nachzeichnung der Krankengeschichte der Antonie Volkmann unter Hahnemanns antipsorischer Behandlung vorläufig am 27. Oktober 1831. Laut Familienchronik (Ludwig Volkmann [1895], S. 85) starb Antonie Volkmann am 9. April 1863, im Alter von 66 Jahren.

7	*dankbar ergebene*
8	*Antonie Volkmann*

((3))

1*	Volkmann

1	*Den 21 September. Vormittags viel Hitze im Kopf, starker*
2	*Schwindel; sehr matt den ganzen Tag.Die Schmerzen ver=*
3	*giengen nach dem Stuhlgang wieder sehr bald. Der Magen*
4	*ist noch immer so schlecht. Ich habe keine Pulsadilla ((!)) genommen.*
5	*Den 22. Nacht leidlich. Bitterer Geschmack im Munde. Ich fühlte*
6	*mich heute noch sehr unwohl, mein Gemüth ist höchst*
7	*reizbar. Keine Hämorohidalschmerzen.*
8	*Den 23. Nacht unruhig und statt des bisherigen Frostes*
9	*hatte ich Hitze. Den Tag über befand ich mich etwas beßer.*
10	*Keinen Stuhlgang, keine Schmerzen.*
11	*Den 24. Nacht gut. Heute fühlte ich mich wohler. Wieder*
12	*keinen Stuhlgang. Abends trat das Monatliche ein.*
12*	Regel[2] \33 $dies/
13	*Den 25. Nacht leidlich. Ich bin sehr matt. Der Magen ist*
14	*heute etwas beßer. Das Blut geht stark.*
15	*Den 26. Nacht gut. Heute geht das Blut mäßig. Wieder keinen*
16	*Stuhlgang ohne Klystier. Ich bin sehr ärgerlich, der*
17	*Magen noch ganz schwach.*
18	*Den 27. Wie gestern.*
19	*Den 28. Nacht schlecht durch innere Unruhe, die Regel blieb weg.*
20	*Ich hatte Stuhlgang, auch zogen sich die Knoten bald ganz wieder*
21	*zurück. Ich fühlte mich fortwährend unwohl.*

((4))

1	*Den 29 Nacht gut bis um 3 Uhr. Heute zeigte sich die Regel wieder*
2	*auch befand ich etwas beßer. Stuhlgang, und keine Schmerzen*
3	*Den 30. Nacht leidlich. Tag wie gestern.*
4	*Den 1sten Oktober. Nacht leidlich. Ich habe heute eine ganz*
5	*ungewöhnliche Schweere in den Beinen, ich kann kaum*
6	*gehen. Ich hatte Stuhlgang und keine Schmerzen nachher.*
7	*Den 2. Nacht leidlich. Es geht mir heute wie gestern, nur hat*
8	*sich zu der Schweere im ((!)) Beinen noch ein Schmerz in den*
9	*Knien gesellt, besonders im linken, daß ich nur müh=*
10	*sam gehen kann.*
11	*Den*[3] *3. Nacht beßer. <u>Stuhlgang mit Blut</u>. Das Monatliche ist*

---

[2] Unterstreichung und Randeintrag von Hahnemann.
[3] Längsstrich am linken Zeilenrand.

12	*heute ganz weggeblieben. Ich könnte nun wohl einnehmen*
13	*wenn es mir möglich wäre mich ruhig zu halten, aber*
14	*die Veränderung unserer Wohnung macht mir zuviel*
15	*Unruhe, als daß ich es wagen dürfte.*
16	*Den 4. Nacht schlecht. Keinen Stuhlgang. Saurer Geschmack im*
17	*Munde*[4]. S*c*⎯h⎯w⎯e⎯e⎯r⎯e⎯ ⎯u⎯n⎯d⎯ ⎯S⎯c⎯h⎯m⎯e⎯r⎯z⎯ ⎯i⎯m⎯ ((!)) ⎯B⎯e⎯i⎯n⎯e⎯n noch dieselbn.
18	*Den 5. Nacht wieder schlecht, und alles noch wie gestern. Beim Stuhlgang gieng nur*
19	*gieng nur Blut ab. und wenn ich mich schnell bewege bekomme*
20	*ich Herzstechen*
21	*Den 6. Es war mir heute nicht wohler als gestern, ich bin ganz matt.*

((5))

1	*Den 7. Diese Nacht schlief ich gut, ich hatte mich gestern ganz ruhig,*
2	*fast nur liegend gehalten. Ich hatte heute ein wenig*
3	*Stuhlgang doch mußte ich noch ein Klystier nehmen,*
4	*beide mal gieng viel Blut ab, kein Schmerzen nachher.*
5	*Meine Beine werden unbeschreiblich schwer wenn ich*
6	*nur ein wenig gehe.*
7	*Den 8 Nacht wieder unruhiger und etwas Hitze, dies ist die folge*
8	*von dem gestrigen Ausgange. Stuhlgang mit viel Blut.*
9	*Die Knoten ziehen sich jetzt immer bald wieder hinein und ich*
10	*habe keine Schmerzen.*
11	*Den 9. Nacht gut. Heute habe ich in der Suppe †...† geges=*
12	*sen und schon diesen Abend Schmerzen an den Knoten*
13	*Den 10. ich schlief unruhig, hatte Hitze und Hemorohidalblutungen.*
14	*Keinen Stuhlgang. Meine Kraftlosigkeit ist jetzt*
15	*ganz außerordentlich, nach einwenig Gehen habe*
16	*ich Schmerzen in den Schinbeinen, selbst liegend*
17	*fühle ich einen Schmerzen, welcher in den Röhren heraufzieht.*
18	*Den 11. Nacht unruhig, die geistige Unruhe ist auch mit Schuld*
19	*an der Schlaflosigkeit. Heute vergiengen die Schmerzen*
20	*nicht nach dem Stuhlgang.*
21	*Den 12. Nacht etwas beßer. Heute nahm ich* ⎯d⎯a⎯s⎯ ⎯1⎯s⎯t⎯e⎯ ⎯P⎯u⎯l⎯v⎯e⎯r

((6))

1	*Den 13. Nacht gut. Schmerz nach dem Stuhlgang.*
2	*Den 14. Diese Nacht fühlte ich mich sehr unwohl, ich hatte wieder*
3	*das Gefühl von Kranksein und* ⎯A⎯n⎯g⎯s⎯t⎯ ⌜*zu*⌝ ⎯s⎯t⎯e⎯r⎯b⎯e⎯n⎯ ⎯z⎯u *müßen.*
3*	⌜NB /natrm.⌝[5]

---

[4] Längsstrich am linken Zeilenrand.
[5] Vgl. CK IV, 2. Aufl., Natrum muriaticum, Symptom N°25: „Angst, sterben zu müssen."

4	*Heute bin ich sehr matt und mißmüthig. Kein Stuhlgang.*
5	*Den 15. Diese Nacht fühlte ich mich ruhiger doch wachte ich sehr*
6	*oft auf. Gemüth fast schlimmer als gestern, Magen*
7	*schlecht, doch viel Appetit. Wieder keinen Stuhlgang*
8	*auf ein Klystier erfolgt fast nur Blutabgang.*
9	*Den 16. Diese <u>Nacht</u> hatte ich wieder <u>Hitze im Kopf.</u> Nach*
9*	⌐NB Natr m.¬[6]
10	*einem Schrek und Angst bekam ich Ueblichkeiten. Heute*
11	*Stuhlgang und viel Schmerzen nachher.*
12	*Den 17. unruhig, ich hatte auch Schmerzen an den* ✝...✝[7]
13	*früh hatte ich wieder das <u>Gurlen im Leib wie bei Laxi=</u>*
13*	⌐NB¬[8]
14	*<u>ren</u>, der Stuhlgang war wieder sehr weich. Die Schmerzen*
15	*nachher*[9] *sehr heftig, <u>Brennen und Wundheitsgefühl</u>, bis*
16	*Nachmittags wo sie verfließen. <u>Die Augen</u> schmerzen*
17	*<u>mich als wäre etwas hinein gekommen</u>, diese Nacht erst*
18	*das linke und nachmittags das rechte Auge.*
17*	⌐NB¬[10] ‖
18*	‖
19	*Den 18. Ich bin diese Nacht wieder sehr oft aufgewacht.* ✝...✝[11]
20	*nach 4 Uhr geht das Gurlen im Leib schon an, und* ✝...✝[12]

---

[6] Dito Symptom N°1307 - 1309. Viele ähnliche Symptome, ein genau passendes ist nicht dabei.
[7] Unleserlich wegen ausgerissener Klebestelle, ergänze „Knoten".
[8] Dito Symptom N°626: „Gurlen im Bauche, wie bei Laxiren."
[9] Längsstrich am linken Zeilenrand.
[10] Dito Symptom N°214: „Schmerz in den Augen, als sey Etwas fremdes hineingefallen."
[11] Unleserlich aufgrund der Klebestelle.
[12] Unleserlich aufgrund der Klebestelle. Es handelt sich um Textverlust im Umfang einer Zeile.

5 Welche Therapieformen kamen bei Antonie Volkmann zur Anwendung?

5.1 Homöopathie im engeren Sinne

Homöopathie ist nach der heute gebräuchlichen Definition eine medikamentöse Therapie, bei der diejenige Arznei in (mehr oder weniger) infinitesimaler Verdünnung bzw. Potenz eingesetzt wird, die in der Lage ist, eine möglichst ähnliche krankhafte Befindensveränderung beim Gesunden hervorzurufen. In den Kapiteln 5.4 - 5.7 und 5.10 soll gezeigt werden, daß Hahnemann sich nicht allein auf die arzneiliche Homöopathie beschränkte, sondern versuchte auch andere krankmachenden Einflüsse durch die Verwendung nach der Ähnlichkeitsregel kurativ einzusetzen. Dabei stand die medikamentöse Homöopathie, wie sie heute nach Kent (entsprechend der 5. Auflage des Organon) praktiziert wird, in ihren Grundzügen schon fest und war schon ausformuliert, bevor Antonie Volkmann zu Hahnemann kam.

5.1.1 Höhe der verordneten Potenzen

An vielen Stellen der Einträge ist es schlichtweg unmöglich, auf die gegebene Potenzhöhe zu schließen. Der Versuch, über Hahnemanns Veröffentlichungen nachzuvollziehen, welche Dynamisierungsstufe er zu jenem Zeitpunkt bevorzugt[1], bringt nur sehr unscharfe, eigentlich unbrauchbare Ergebnisse, weil der Vergleich mit den Journalen zeigt, daß er längst nicht über alle Experimente öffentlich Mitteilung macht. Außerdem führte eine Neuauflage eines Bandes seiner Arzneimittellehren nicht notwendigerweise zu einer Aktualisierung seiner Potenzenempfehlungen in dieser Veröffentlichung. Oft sogar hatte seine persönliche Praxis diese Vorschläge, zum Zeitpunkt des Erscheinens, schon wieder weit hinter sich gelassen (s. unten, Bsp. Sulphur). Im übrigen beziehen sich die Anweisungen über die Dosierung in den Vorreden der Arzneimittellehren immer nur auf das betreffende Medikament.

Insbesondere im Krankenjournal D20 findet man auch unterschiedliche Potenzangaben, ohne daß das zugehörige Medikament erwähnt wird. Hier können nur durch den weitergreifenden Textvergleich Schlüsse gezogen werden. So scheint Hahnemann über einen längeren Zeitraum hinweg Sulphur in allen erdenklichen Potenzreihen verabreicht zu haben, und zwar an viele Patienten[2]. Man bekommt hier fast den Eindruck, daß Hahnemann davon überzeugt sei, mit dem Schwefel das universelle Arcanum gefunden zu haben, und es nun nur noch darauf ankomme, es im richtigen Dosierungsregime, bzw. der richtigen Potenz anzuwenden und

---

[1] Barthel (1990), S. 47 - S. 61.
[2] Eine Tatsache, die bisher nur für die Pariser Zeit bekannt war, vgl. Handley (1990) und DF5.

die richtigen Zwischenmittel zu verabreichen. Die interessanteste Entdeckung hierbei dürfte sein, daß Hahnemann schon im Jahre 1820 im großen Umfang mit der C60 (XX) und der C90 (XXX) experimentierte. Eine weitere Versuchsreihe schließt dann die sogenannten Zwischenpotenzen[3] ein, die Hahnemann in aufsteigender Reihenfolge verschreibt.[4]

Dabei ist interessant, daß sich Hahnemann - zumindest in bezug auf die Volkmannin - nicht von seiner Individualisierungsregel zu entfernen scheint. Er notiert z.B. „Soll weder Nux noch Puls dienlich sein"[5] als Begründung für die langandauernden Sulphurgaben. Und überraschenderweise scheint die Volkmannin tatsächlich von diesen Gaben zu profitieren. Es scheint sich hier um eine erste Versuchsphase zu seiner Psoratheorie zu handeln. Zu einer abschließenden Beurteilung fehlen die Informationen darüber, wie es nun mit den anderen Patienten aussieht, welche Symptome oder Ähnlichkeit Hahnemann zur gleichen Arzneigabe veranlaßten, welche Besserungen oder Verschlimmerungen erzielt wurden, welche Symptome neu auftraten, zu welchen Zwischenmitteln diese wiederum führten. Dies alles wird man erst feststellen können, wenn diese Journale (D19 -D21) in der Gesamtedition vorliegen.

5.1.2 Hahnemanns Arzneiherstellung

Eine Ursache für die häufigen Umzüge und Rastlosigkeit des Samuel Hahnemann war - neben den notorischen Auseinandersetzungen mit den damaligen Exponenten der Schulmedizin - auch der Interessenkonflikt mit den Apothekern (vgl. Kap. 3). Wenn man sich die Hahnemannsche Vorgehensweise vor Augen führt, wird klar, warum es zum Konflikt mit den Apothekern kommen mußte. Wie sich im „Versuch über ein neues Prinzip"[6] bereits andeutet, enthält Hahnemanns neuer Ansatz eine grundlegende Kritik der bisherigen Arzneikunde, so daß die Skepsis, ja Feindseligkeit der Apotheker eine unbedingte Folge war. Unter diesen Umständen war auch klar, daß Hahnemann die gesamte Arzneiherstellung selbst vornehmen mußte, weil er sich auf die Dienste der Apotheken nicht verlassen konnte: eine Aufgabe, für die er aus der Beschäftigung mit Chemie und Schriftstellerei ebenfalls gut gewappnet war.[7]

Über Herstellung und Anwendung von Dezimal-Potenzen bei Hahnemann ist in der Literatur nichts bekannt.[8] Nachdem deren Einführung durch Vehsemeier im Jahre 1836 mit heftigen Angriffen gegen den Begründer der Hömöopathie gekop-

---

[3] Mit Zwischenpotenzen sind C1, C2, C4, C5 u.s.w. gemeint. Ursprünglich verabreichte Hahnemann, wie bei C- und D-Potenzen heute noch allgemein üblich, die Potenzen in Dreier-Schritten, d.h. die C3, C6, C9, C12 u.s.w.
[4] Vgl. D20, ab Originalseite 301.
[5] D20, Originalseite 36.
[6] Samuel Hahnemann: Versuch über ein neues Prinzip zur Auffindung der Heilkräfte der Arzneisubstanzen, nebst einigen Blicken auf die bisherigen. Hrsg. von Christoph Wilhelm Hufeland. Jena 1796. Neudruck Heidelberg 1988.
[7] Vgl. Haehl I, S. 292 - 294.
[8] Vgl. Hickmann (1993e).

5 Welche Therapieformen kamen bei Antonie Volkmann in Frage?

pelt war,[9] konnte zumindest eine öffentliche ernsthafte Auseinandersetzung von Hahnemanns Seite aus nicht mehr erwartet werden. Dies heißt natürlich nicht, daß nicht doch irgendwann in den Journalen noch Experimente mit einem niedrigerem Verdünnungsverhältnis gefunden werden könnten. Schließlich gilt auch für diesen Fall Hahnemanns Grundsatz, daß allein die Erfahrung zu entscheiden hat.

5.1.2.1 Verreibungen

In seiner Frühzeit[10] verwendete Hahnemann viele Pflanzenmittel[11], die in erster Linie als ausgepreßte Säfte mit Alkohol versetzt[12] und auch als Dicksaft verordnet wurden[13]. Aber für die festen Substanzen entwickelte er im Laufe der Zeit ein Verfahren, daß dem Aufschließen der Arzneikräfte durch Verdünnen des Pflanzensaftes bei weitem überlegen war. In der Verreibung mit Milchzucker sah Hahnemann schon bei Veröffentlichung der ‚Chronischen Krankheiten' nicht mehr nur die Möglichkeit, ursprünglich feste Stoffe wie Metalle und Mineralien aufzuschließen, sondern auch die beste Methode, getrocknete, besser jedoch frische pflanzliche Stoffe für die weitere Potenzierung vorzubereiten.

Zur Pulver-Verreibung nach Hahnemann ist ein porzellaner Mörser, dessen Boden mit feinem, feuchtem Sand matt gerieben ist, sowie Pistill und Spatel aus Porzellan notwendig. Für jede Potenzierungsstufe wendete Hahnemann jeweils eine ganze Stunde auf, wobei die 100 Gran Milchzucker in drei gleichen Portionen nach je 20 Minuten zugefügt wurden. Nach 6-minütigem intensiven Reiben mit dem Pistill wurde mit dem ebenfalls mattgeriebenem Spatel vier Minuten lang der Milchzucker von Rand und Boden der Reibschale aufgescharrt und durchmischt. Nachdem diese Prozedur sechs mal im Wechsel vollzogen war, wurde von diesem „Pulver, welches in einem verstöpselten Glase aufbewahrt wird, mit dem Namen der Substanz und der Signatur $/_{100}$ bezeichnet"[14], ein Gran (60 mg) in der selben Weise weiterverarbeitet. Dieses ergab die „$/_{10\,000}$" (C2-Trituration), woraus schließlich die „$/_{1000\,000}$"[15] hergestellt wurde, nach CK I, S. 185: „$^1/_I$" (C3-Trituration). Mit der C3-Verreibung (Verdünnungsverhältnis: eins zu einer Million) fand dann die zeit- und kraftaufwendige trockene Potenzierung ihren Abschluß, um im flüssigen Medium fortgesetzt zu werden:

5.1.2.2 Dilutionen

„Um nun die **Auflösung** davon zu verfertigen und die so millionfach in Pulver potenzirten Arzneien in flüssige Gestalt zu bringen (und von da ihre

---

[9] Vgl. Kehsemeier [B.A. Vehsemeier]: Zur Pharmakotechnik. B. Hygea, Zeitschrift für Heilkunst (redigiert von Ludwig Griesselich) Band 4 (1836), S. 547 - 550.
[10] Vgl. Varady (1987).
[11] Vgl. die Inhaltsverzeichnisse erster Auflage von RA I-VI (1811 - 1821) und CK I-IV (1828 - 1830).
[12] Ein Verfahren das heute allgemein üblich ist und auf Hahnemann zurückgeht.
[13] Vgl. Varady (1987), passim.
[14] CK I, 2. Aufl., S. 184.
[15] ORG[VI],2. Aufl., §270.

Kraft-Entwickelung noch ferner fortsetzen zu können), dient die der Chemie unbekannte Erfahrung, daß alle Arzneistoffe, durch Reiben in Pulver zur Potenz $1/_I$ gebracht, sich in Wasser und Weingeist auflösen."[16]

Zur weiteren flüssigen Potenzierung wendete Hahnemann selbst ausschließlich das Mehrglasverfahren an, bei dem für jede Potenzstufe ein fabrikneues Gläschen Verwendung fand. Ausgehend von der millionsten Pulver-Verreibung (C3) wurde nun ein Gran mit 100 Tropfen Weingeist in einem Fläschen, das dadurch zu zwei Dritteln gefüllt sein soll,[17] mit einer bestimmten Anzahl von Schüttelschlägen „verschüttelt". Die Häufigkeit der Arm-Schläge variiert in den Hahnemannschen Schriften, wobei für den hier betreffenden Zeitraum CK I mit zwei Schüttelschlägen[18] aktuell gewesen sein dürfte. Diese Potenzen könnte Hahnemann anfangs mit dem Zusatz „schwächste"[19] bezeichnet haben, da hier die Kraft-Entfaltung geringer entwickelt ist, als bei seinen früher empfohlenen zehn Schlägen. Die erste flüssige Potenz wurde mit „$1/_{100\ I}$" signiert, wovon ein Tropfen in einem neuen Glas zur „$1/_{10\ 000\ I}$" potenziert wurde, u.s.w. Obwohl Hahnemann umfangreiche Experimente mit den Zwischengläsern anstellte[20], empfahl er „um die einfache Gleichförmigkeit in der Praxis zu erreichen" nur den Gebrauch der „Gläser mit vollen Zahlen $1/_{II}$, $1/_{III}$, $1/_{IV}$, $1/_V$, u.s.w. zum Verbrauche".[21]

5.1.2.3 Globuli

Bezüglich der Aufbewahrung wählt Hahnemann ein Verfahren, bei dem die alkoholische Arzneilösung auf eine Art „Zuckerdragee", die Streukügelchen, aufgetropft wird. Diese Globuli werden dann an der Luft getrocknet und bewahren die Arzneikraft für sehr lange Zeit. Der Alkoholgehalt muß mindestens 60% betragen, da ansonsten der Zucker gelöst wird, anschließend auskristallisiert und die Kügelchen beim Trocknen aneinander haften. Diese Streukügelchen bestehen nach Hahnemann nur aus Rohrzucker und Stärke und sollen unter den Augen des Arztes vom Zuckerbäcker hergestellt werden.[22] Der Vorteil der Kügelchen besteht unter anderem darin, daß die Arznei nun nicht mehr verdunsten kann und beim Transport nicht weiterpotenziert wird.

Interessanterweise schwankte auch die empfohlene Größe der Globuli. So werden in CK I, S. 188 200 Globuli von „Mohnsamen-Größe" mit einem Gran (ca. 60 mg) aufgewogen, in ORG[VI] braucht man für ein Gran nur 100 Globuli, d.h. in Paris verwendete er wieder größere Streukügelchen. Anhand der Krankengeschichte der Volkmannin kann man zeigen, daß Hahnemann nun nicht aufgrund von Vorurteilen, fixen Ideen oder theoretischen Überlegungen davon überzeugt war,

---

[16] CK I, 2. Aufl., S. 185 (Hervorhebung im Original als Sperrsatz).
[17] CK I, 2. Aufl., S. 187.
[18] CK I, 2. Aufl., S. 186.
[19] Vgl. D21, Anm. 20, 27 und 17.
[20] Vgl. D20.
[21] CK I, 2. Aufl., S. 186 - 187.
[22] ORG[VI], §270, Anm.

5   Welche Therapieformen kamen bei Antonie Volkmann in Frage?

daß die kleinsten Kügelchen vorzuziehen seien: In „unzähligen" und „unermüdlichen Versuchen", wie er selbst immer wieder von sich behauptet, hat er anscheinend die optimale Größe der Streukügelchen tatsächlich in Versuchsreihen an seinen Patienten ausgelotet. So finden sich immer wieder neben manchen Verschreibungen die Notizen „Wicke", „Erbse" oder „Hirse"[23], wofür sich keine andere plausible Erklärung anbietet, als eine Größenangabe der verabreichten Kügelchen. Leider finden sich in den hier vorgelegten Journalstellen keine Notizen von „Mohn" hinter den Medikamenten, was erst einen „Beweis" für diese Theorie darstellen würde.

5.1.3 Unterteilung nach Verabreichungsmethoden

Grundsätzlich wendete Hahnemann drei verschiedene Formen der Darreichung homöopathischer Medikamente an:

5.1.3.1 Flüssige Einnahme

Der Inhalt der numerierten Päckchen wurde in Wasser aufgelöst und davon ein Schluck getrunken. Möglicherweise stellt die Notiz „Unze" die Wassermenge dar, in der das Medikament aufgelöst werden sollte. Ferner wäre natürlich noch die direkte orale Einnahme der Tropfen in der Praxis möglich, wofür sich aber im vorliegenden Material keine Hinweise finden.

5.1.3.2 Trockene Einnahme

Entweder wurden die Globuli trocken auf die Zunge gelegt - eine Vorgehensweise die in Frage kam, wenn Hahnemann das Medikament direkt in der Praxis verabreichte (dann mit der Notiz „hier" versehen) - oder die Päckchen mit dem Milchzucker und dem Streukügelchen wurden direkt trocken auf die Zunge gegeben. Dann bleibt jedoch offen, worum es sich bei „Unze" handelt. Letztendlich kann sich „Unze" jedoch nicht auf die Milchzuckermenge in den Päckchen beziehen, weil solch eine Menge nicht trocken zu bewältigen sein dürfte, ganz abgesehen von der unhandlichen Größe der Päckchen. Es bliebe nur die Hypothese übrig, daß Verordnungen ohne „Unze" trocken, diejenigen mit „Unze" in Wasser einzunehmen waren. Auch hier bleibt abzuwarten, was die Transkription weiterer Hahnemanntexte ans Licht bringt.

5.1.3.3 Riecharzneien

Riechenlassen als möglicher Weg der Arzneiverabreichung fand schon Eingang in ORG[I] (§ 257: „Indessen ist auch die innere Nase ... nicht viel weniger empfänglich für ihre Einwirkung ... als wenn die Arznei durch den Mund eingenom-

---

[23]   Vgl. D18, ab Originalseite 444.

men worden wäre."). In ORG[II] (§ 315: „doch ist auch das innere der Nase ... zur Aufnahme der Arzneiwirkung fast gleich geschickt") findet sich eine geringfügig positivere Beurteilung des Riechenlassens. Das Ergebnis dieser Experimente führte jedoch zu keiner veränderten Bewertung in ORG[III] (§§ 315 und 316 sind identisch) und ORG[IV] (hier §§ 288 und 289). Erst in ORG[V] nimmt die Empfehlung des Riechenlassens größeren Raum ein (Anm. zu §§ 285 und 288 sowie die §§ 290 und 291, die den §§ 288 und 289 der vorhergehenden Auflagen entsprechen, nun aber das Riechen und Einatmen stärker hervorheben). In den Anmerkungen zu § 288 des ORG[V] sind dann auch die Anweisungen zu finden, mit denen „am sichersten und gewissesten durch dieses Riechen geheilt" wird: nämlich nicht mehr durch fünf-minütiges Riechen, sondern einmaliges „Einathmen" aus einem Fläschchen das ein Streukügelchen der homöopathisch gewählten Arznei enthält.

§248 des ORG[VI] enthält schließlich Hahnemanns Anweisung zur Verwendung der „M┼dicaments au globule" (Haehl, 1922, Bd.II, S. 439, heute analog zu den C- und D-Potenzen als Q-Potenzen, inadäquat auch als LM-Potenzen bezeichnet) als Riecharznei in Auflösung, die auch nach jedesmaliger Riechgabe durch acht, zehn Schüttelschläge weiterdynamisiert werden muß. Obwohl sich Zeichen in den Journalen D18 - D35 (z.B. 1 /$_0$\) finden, die den Q-Potenz-Zeichen[24] der Pariser Journale[25] ähneln, kann man davon ausgehen, daß mit diesen Zeichen noch keine Q-Potenzen gemeint gewesen sind.

Beispiele für das Inhalieren der Arzneien finden sich in der vorliegenden Krankengeschichte immer wieder. Zum Teil ließ Hahnemann die Patientin fünf Minuten an der Potenz riechen (vgl. D19, Anm. 1). Die häufigste Anwendung bestand jedoch in Riechfläschchen mit jeweils einem Streukügelchen der betreffenden Arznei (z.B. Aconitum bei Schreck oder Bryonia bei Ärger, vgl. Brief II, vom 9. April 1831), an dem die Volkmannin bei Bedarf riechen durfte.

5.1.4 Unterteilung nach Indikation

Neben den akuten Krankheiten, für die Hahnemann zum Teil schon Spezifika kannte, die aber grundsätzlich auch nach dem Ähnlichkeitsprinzip individuell mit Akutmitteln behandelt werden mußten, galt sein Hauptinteresse den „chronischen Siechtümern". Nachdem für die meisten Akutkrankheiten bereits homöopathische Heilmittel mit gutem Erfolg zur Verfügung standen, stellte sich Hahnemann die Frage, warum bei bestimmten chronischen, langwierigen Krankheiten auch auf offensichtlich gut gewählte, d.h. homöopathisch passende Arzneien keine langfristigen Besserungen erfolgten.[26] Konnten sich seine Schüler mit mangelnder Erfahrung entschuldigen oder mit einem bisher ungenügenden Arzneischatz herausreden, so empfand der Begründer der Lehre hierin keine echte Entlastung. Er war

---

[24] Vgl. Seiler (1988), S. 207.
[25] DF1 - DF12, bisher liegt lediglich DF5 als Edition vor, jedoch finden sich dort auch noch keine häufigen Beispiele von Q-Potenzen.
[26] CK I, 2. Aufl., S. 4.

also weiterhin auf der Suche nach einer grundsätzlichen Lösung, die für uns heute letztendlich vordergründig mit der Arzneimittellehre in Band II bis V der ‚Chronischen Krankheiten' nun doch in einer Erweiterung der Materia medica zu bestehen scheint.

Aus Hahnemanns erstem Band des Werkes ‚Die chronischen Krankheiten' geht hervor, daß er drei verschiedene Ursachen in chronischen Krankheiten sah. Neben den beiden venerischen, der Sykosis und der Syphilis, lag für ihn die größte Seuche und „Verderberin der Menschheit" in der Psora.

5.1.4.1 Antisykotika

Die Sykose nach Hahnemann besteht aus zumindest zwei - heute nosologisch unterschiedenen - Infektionen, zum einen der Gonorrhoe, einer ;Gonokokkeninfektion; (Neisseria gonorrhoeae), und zum anderen den Condylomata acuminata, einer Erkrankung durch Warzen vorwiegend an den Geschlechtsteilen, die auf das Kondylom-Virus, welches wahrscheinlich mit dem Human-Papilloma-Virus identisch ist,[27] zurückgehen.

Hahnemanns Hauptmittel zum inneren Gebrauch gegen die Feigwarzen-Krankheit (Sykosis) war der Saft des Lebensbaumes, Thuja occidentalis L., gefolgt von der Salpetersäure, Nitricum acidum. Die damals übliche innerliche Behandlung mit Quecksilber, sowie die äußere Behandlung der Feigwarzen durch „Wegätzen, Brennen, Abschneiden oder Abbinden", kritisierte Hahnemann grundlegend, weil durch das Entfernen nur das „für das innere Leiden vikarirende Lokal-Symptom geraubt"[28] würde, und durch die unpassenden „größten Gaben" des Quecksilbers die Feigwarzenkrankheit nicht vermindert wurde, sondern die Patienten zusätzlich unter der Quecksilbervergiftung zu leiden hatten.[29]

Diese beiden Mittel, Thuja und Nitricum acidum, kamen bei der Volkmannin zur Anwendung, jedoch ohne daß bei ihr Symptome oder ein sonstiger Hinweis auf Feigwarzen oder Gonorrhoe beschrieben wurden. Im Oktober 1820 erhielt sie Thuja occidentalis, was Hahnemann im Sept 1821 zu wiederholen plante („nächstens ›wieder was ihr wohl that ´Thuy"), aber dann doch unterließ. Im Juli 1821 bekam sie erstmalig Nitricum acidum, die Salpetersäure, was in den folgenden Jahren noch achtmal wiederholt wurde.

5.1.4.2 Antisyphilitika

In der Syphilis[30] finden wir das einzige der drei Miasmen Hahnemanns, das heute noch voll und ganz auf ein und dieselbe Krankheit zurückzuführen ist: die Lues, deren Erreger das Treponema pallidum ist.

---

27 Pschyrembel (1986), S. 305.
28 CK I, 2. Aufl., S. 104.
29 CK I, 2. Aufl., S. 105.
30 Eine interessante Sichtweise der Immundefekterkrankung AIDS, die sicherlich auf den Boden der Hahnemannschen Miasmatheorie entstanden ist, findet sich bei Harris L. Coulter: AIDS and Syphilis. The Hidden Link. Berkeley 1987.

Gegen die Syphilis, die venerische Schankerkrankheit, verwendete Hahnemann, wie die übrige damalige Medizin, als Hauptmittel das Quecksilber, wobei Hahnemann sich naturgemäß anderer Dosierungen bediente. Auch bei der Syphilis vertritt Hahnemann den Standpunkt, daß der Schanker, der an der Ansteckungsstelle ausgebrochen ist, nur Ausdruck der inneren Infektion ist und die Lustseuche (Sekundär- und Tertiärstadien der Lues) nicht ausbrechen könne, solange das Lokalübel nicht unterdrückt würde:

> „Nie habe ich in meiner mehr als fünfzigjährigen Praxis das Mindeste an Lustseuche ausbrechen gesehn, wenn der Schanker, auf seiner Stelle unangetastet, auch mehrere Jahre (denn nie vergeht er von selbst) stehen blieb, und, wie natürlich, mit der Zeit, bei innerer Zunahme des venerischen Leidens (wie bei jedem chronischen Miasm in der Folgezeit geschieht) an seinem Sitze sich um Vieles vergrößert hatte."[31]

Eine Beobachtung, die im Zeitalter der Antibiotika nicht so leicht zu überprüfen sein dürfte. Man erkennt jedoch leicht das heute noch gültige Denkmodell der Homöopathie, daß den Symptomen eine bestimmte Funktion zukommt und diese deswegen nicht leichtfertig unterdrückt werden dürfen.

In der Volkmannschen Pathographie scheint die Syphilis dem Anschein nach keine besondere Rolle gespielt zu haben.

5.1.4.3 Antipsorika

Während der Fall bei der Sykose und der Syphilis eindeutig erscheint, sind wir bei der Frage, was das nosologische Substrat der Psora darstellt, einer verwirrenden Vielfalt von Symptomen gegenübergestellt, die nach heutigem Wissensstand kaum noch einzig und allein einer Infektion mit der Krätzmilbe, Sarcoptes scabiei, angelastet werden können. Für die psorischen Symptome, die Hahnemann in CK I, S. 58 bis S. 100 aufführt, scheint nur ein gemeinsamer Nenner zu finden zu sein, und zwar die Tatsache, daß sie bei Patienten auftraten, die an Krätze oder einer ähnlichen Hautkrankheit leiden oder litten. Als zusammenfassende Definition für die chronische Krankheit der inneren Psora könnte sehr weitgefaßt ein „Zustand nach supprimiertem Hautleiden nichtvenerischer Genese" gelten. Eine Erklärung für die heute seltsam anmutende Rückführung der meisten chronischen Erkrankung auf die Krätze bietet Klunker in seinem Artikel ‚Hahnemanns historische Begründung der Psoratheorie'[32], in dem er verschiedene Übersetzungsfehler in den Hahnemann zur Verfügung stehenden historischen Quellen nachweist.

Hahnemann nahm also aufgrund des Standes der damaligen Kenntnisse an, daß den chronischen, nichtvenerischen Erkrankungen eine Infektion mit der damals ubiquitären Krätze zugrunde lag, die er Psora nannte. Wurde dieser Krätzeausschlag unterdrückt, so entwickelte sich nach Hahnemanns Vorstellung die innere Psora, die so an Gefährlichkeit und Schweregrad zunahm.

Jenseits von Theorien, die immer angreifbar bleiben, steht Hahnemanns schlichte Erfahrung, daß bestimmte Arzneien in der Lage sind, alte bereits unterdrückte

---

[31] CK I, 2. Aufl., S. 110.
[32] Klunker (1990a).

5 Welche Therapieformen kamen bei Antonie Volkmann in Frage?

Hautleiden wieder an die Oberfläche zu bringen[33] und dabei die inneren, tieferliegenden chronischen Beschwerden zu erleichtern. Diese Gruppe nannte er die psorischen Arzneien. Das wichtigste Mittel gegen die Psora ist Sulphur, der aber nur bei „frisch entstandene[r] Krätz-Krankheit mit ihrem noch gegenwärtigen Haut-Ausschlage heilte, ohne Zuthun eines äußern Mittels, zuweilen schon von einer sehr kleinen Gabe (gehörig potenzirter) Schwefel-Bereitung"[34]. Bei fortgeschrittener innerer Psora sind dagegen die vielen Mittel anzuwenden, deren Materia medica Hahnemann im praktischen Teil CK II - V vorstellt.

5.1.4.4 Spezifika bei feststehenden Krankheiten

Bei bestimmten Erkrankungen, die immer in derselben Form ablaufen, gibt es bei Hahnemann Ausnahmen vom Gebot der Individualisierung (Bsp. Cholera[35], Scharlach, Purpurfriesel[36], Spital- und Nervenfieber u.a., für die bestimmte Spezifika in Betracht kommen) So erhält die Volkmannin beim Purpurfriesel genau die in seinem Artikel im Allg. Anzeiger erwähnten Medikamente. Auch für die Prophylaxe der Cholera verordnet er ihr, wie in seinen Sendschreiben[37] empfohlen, Kampferspiritus.

5.1.4.5 Akutmittel

Für bestimmte akute Situationen hat die Patientin verschiedene Gläschen mit jeweils einem Streukügelchen zum Riechen. Für Folgen von Schreck soll die Patientin an Aconit riechen, für Folgen von Ärger ist Bryonia zu gebrauchen, bei Unruhe Laurocerasus. Über diese Anwendung durfte die Patientin relativ frei entscheiden, sozusagen nach Bedarf. So hatte die Patientin auch ein Gläschen Coffea cruda, für den Fall, daß Nachwehen eintreten sollten. Hier scheint es genaue Anweisungen gegeben zu haben, denn als die Volkmannin an dem Gläschen roch, ohne Nachwehen gehabt zu haben und heftige Symptome erlebte, kommentierte Hahnemann: „unbefugtes Riechen an Coff.cr."[38] (vgl. auch Kap. 5.1.3.3).

5.2 Placebogaben bzw. Nullpulver

„In dieser Zwischenzeit, bis das zweite Medicament gereicht wird, kann man dem Kranken zur Stillung seines Verlangens nach Arznei und Beruhigung seines Gemüths etwas Unschuldiges, z.B. täglich etliche Theelöffel voll Himbeersaft, oder etliche Pulver Milchzucker einnehmen lassen."[39]

---

[33] Was er auch mit den äußeren Anwendungen von Pflastern zu erreichen suchte. Vgl. Kap. 5.10.
[34] CK I, 2. Aufl., S. 130, Anm.
[35] Vgl. Scheible (1992), S. 14 - 15.
[36] Vgl. in D27 die Anm. 70, 72 und 73.
[37] Vgl. Scheible (1992), passim.
[38] D23, 18. April 1821, Originalseite 531.
[39] Samuel Hahnemann: Kleine medicinische Schriften. Hrsg. von Ernst Stapf, 2 Bände, Dresden und Leipzig 1829, 2. Neudruck Heidelberg 1989. Band 2, S. 157, V: Heilart des jetzt herrschenden Nerven- oder Spitalfiebers.

Placebogaben bzw. Nullpulver 5.2

Hahnemann setzte bei seinen Patienten regelmäßig Placebogaben ein, was bereits in verschiedenen Veröffentlichungen Beachtung fand[40]. Nicht zuletzt aus oben zitiertem Artikel dürften die Patienten zum Teil gewußt haben, daß nicht jedes einzunehmende Pulver ein Verum war. Hahnemann hatte mehrere Gründe für dieses Vorgehen, wobei nicht die Erzielung eines „Placeboeffektes" im Vordergrund stand, sondern die korrekte Beurteilung der Langzeitwirkung des verabreichten Medikamentes. Im Gegenteil ging es ihm darum, den Placeboeffekt, der jeder Arznei im unterschiedlichem Maße zu eigen ist, auszuschalten, indem der Patient nie wissen konnte, ob überhaupt oder in welchem Päckchen die gewünschte Arznei verborgen war. Natürlich spielt in diesem Zusammenhang auch die Gewöhnung der Patienten an große und häufige Arzneigaben eine Rolle, so daß ein ungestörtes Auswirken nur durch die weitere Einnahme einer arzneilosen Substanz ermöglicht wurde. Hahnemann war sich über die Wunschwirkung der Arzneien im Sinne der modernen Placeboforschung bereits voll bewußt, wie man aus der Anmerkung zu folgendem Abschnitt aus CK I, 2. Aufl., S. 161 erkennen kann:

„Wenn mich ein ... homöopathischer Arzt fragt, wie er die vielen Tage nach einer Gabe Arznei, damit sie die gedachte, lange Zeit ungestört fortwirken könne, auszufüllen, und den*) täglich Arznei verlangenden Kranken unschädlich zu befriedigen habe, so entgegne ich mit zwei Worten, daß man ihm täglich eine Gabe Milchzucker, etwa zu 3 Gran, wie immer mit der fortlaufenden Nummer bezeichnet, zur gewöhnlichen Einnahme-Zeit zu geben habe. Ich bemerke hiebei, daß ich den Milchzucker zu dieser Absicht für eine unschätzbare Gabe Gottes ansehe.

*) ... Bei diesem täglichen Einnehmen eines Pülverchens nach der Nummer ist es eine große Wohlthat für den ... Kranken, daß er weder wisse, ob in jedem Pulver eine Arznei-Gabe sey, noch auch, in welcher? Wüßte er das letztere, und wüßte daß die heutige Nummer die Arznei enthielte, von welcher er so viel erwarte, so würde ihm oft seine Phantasie einen übeln Streich spielen und er sich einbilden, Empfindungen und Veränderungen in seinem Körper zu fühlen, die nicht da sind, eingebildete Symptome aufzeichnen und in steter Gemüthsunruhe schweben, statt daß, wenn er täglich einnimmt und täglich keine bösen Angriffe auf sein Befinden bemerkt, er gleichmüthiger wird (durch die Erfahrung belehrt), nichts Arges mehr erwartet und gelassener die wirklich empfundenen Veränderungen in seinem Befinden ruhig bemerkt und so seinem Arzte nur Wahrheit berichten kann. Deßhalb ist es sehr gut, daß er täglich einnehme, ohne zu erfahren, ob in allen oder in einem gewissen Pulver Arznei für ihn vorhanden sey, und so beim Einnehmen des heutigen Pulvers nicht mehr erwarte, als vom gestrigen, oder vorgestrigen."

---

[40] Varady (1987), passim.
Genneper (1991), S. 49 und S. 88 - 92.
Fischbach-Sabel (1990), passim.

5 Welche Therapieformen kamen bei Antonie Volkmann in Frage?

Mit dieser neutralisierenden Vorgehensweise hatte Hahnemann bereits den „kompensatorischen Placeboeffekt"[41] mitberücksichtigt, eine vergleichsweise neue Erkenntnis der modernen Placeboforschung, die zur fundamentalen Kritik an placebokontrollierten Doppelblindstudien gehört. Das Hahnemannsche Konzept bietet auch einem Ausweg aus dem Dilemma, daß sich die klassische Homöopathie auf Grund der Individualisierungsregel nicht für klinische Doppelblindstudien eignet.

5.2.1 Nullpulver ohne Globuli

Die Arzneigaben bestanden aus numerierten Päckchen, Papierbriefchen, Kapseln oder Federkielen, die mit Milchzucker gefüllt waren. Wurde eine homöopathische Potenz verabreicht, so enthielt das Päckchen zusätzlich ein mit der Arznei benetztes und getrocknetes Kügelchen oder die Verreibung, also das eigentliche Verum. Hahnemann pflegt die Anzahl der Päckchen mit einem Paragraphenzeichen (vermutlich aus dem Apothekerzeichen für Zucker abgeleitet)[42] zu notieren, anschließend die Nummer des Päckchens mit dem arzneilichen Inhalt. Da die Patienten in ihrem Bericht die Nummer des eingenommenen Päckchen erwähnen mußten, hatte Hahnemann bei der Folgekonsultation immer den Überblick, wann das Mittel genommen wurde.

„24 § N°1 ambr $^1/_{10000}$ N°7 $^{Ptrl}/_{\$Spiritus}$ 1 $/_o\backslash$"[43].

In diesem Beispiel wurden also 24 Päckchen Milchzucker verordnet, wovon demnach das erste Ambra grisea in der C2 und das siebente Petroleum, ein Kügelchen von weingeistiger Lösung der Urtinktur benetzt, enthält. Bei Päckchen, die ein Kügelchen enthielten, konnte dieses durch Zerknirschen mit dem Fingernagel in dem Milchzucker verteilt werden.

5.2.2 Nullpulver mit unarzneilichen Globuli

Möglicherweise hat Hahnemann später auch in die Nullpulverpäckchen ein unarzneiliches Streukügelchen hineingetan, um sie den arzneilichen vollkommen ähneln zu lassen.[44]

„heute 16 § $/_o\backslash$"[45]

---

41 Kiene (1993), S. 140ff.
42 Vgl. HAL I, S. 55 - 57. In den Zeiten als Hahnemann die Briefe nicht mehr exzerpiert, läßt er auch die "§" bei den Verschreibungen wegfallen. Ein Umstand der bei Meyer (1986) zu der Fehlinterpretation als Potenzhöhe führte.
43 D24, Originalseite 257.
44 Vgl. D25, Anm. 3.
45 D23, Originalseite 531.

Dies wäre ein Erklärungsversuch für die Verschreibungen, die neben der Zahl und dem Paragraphenzeichen noch ein tiefgestelltes kreisrundes Symbol enthalten. Es könnte sich dabei jedoch auch um einzeln verpackte Streukügelchen ohne Milchzucker gehandelt haben. Bei einer derartigen Verordnung wie in Brief V: „**Sie Volkmann** heute 4 /$_0$\", gibt die Volkmannin die Einnahme im nächsten Brief jedoch als Pulver („P.1") an. Auch in dieser Frage ist man auf die weitere Transkription der Krankenjournale angewiesen.

Grundsätzlich scheint sich das kleine kreisrunde Symbol nicht allein als Placebo interpretieren zu lassen. Sie stehen lediglich für ein Streukügelchen oder Milchzucker; ob es sich dabei um medikamentöse oder um unarzneiliche Gaben handelt, hängt davon ab, ob ein Medikamentenname bzw. ein Potenzzeichen[46] beigefügt ist, oder nicht.

5.3 Diät und Lebensordnung

Hahnemanns Diätvorschriften[47] richten sich im einzelnen besonders auf die Ausschaltung möglicher medizinisch wirksamer Nahrungsbestandteile, wie die folgenden Kapitel zeigen. Grundsätzlich gehören für Hahnemann Fragen der Ernährung und der Lebensordnung zusammen und werden dementsprechend in einem Paragraphen, nämlich §283, ORG[III],[48] gemeinsam abgehandelt:

„Bei der so nöthigen als zweckmäßigen Kleinheit der Gaben beim homöopathischen Verfahren ist es leicht begreiflich, daß in der Cur alles Uebrige aus der Diät und Lebensordnung entfernt werden müsse, was nur irgend arzneilich wirken könnte, damit die feine Gabe nicht durch fremdartig arzneilichen Reiz überstimmt und verlöscht werde[1]).

[1]) Kaffee; feiner chinesischer und anderer Kräutertee; Biere mit arzneilichen, für den Zustand des Kranken unangemessenen Gewächssubstanzen angemacht; sogenannte feine, mit arzneilichen Gewürzen bereitete Liqueure; gewürzte Schokolade; Riechwasser und Parfümerien mancher Art; aus Arzneien zusammengesetzte Zahnpulver und Zahnspiritus, Ruchkißchen; hochgewürzte Speisen und Saucen; gewürztes Backwerk und Gefrornes; rohe, arzneiliche Kräuter auf Suppen; Gemüse aus Kräutern und Wurzeln, welche Arzneikraft besitzen; alter Käse und Thierspeisen, welche faulicht sind, oder (wie Fleisch und Fett von Schweinen, Enten und Gänsen oder allzu junges Kalbfleisch und saure Speisen) arzneiliche Nebenwirkungen haben, sind eben so sehr von Kranken dieser Art zu entfernen, als jede Uebermaße der Genüsse, selbst des Zuckers und Kochsalzes, so wie geistige

---

[46] In D20 findet sich über weite Strecken nur der Potenzgrad. Aus dem Zusammenhang geht hervor, daß es sich dabei nur um Sulphur handeln kann.
[47] Im ursprünglichen Sinn stellt die Kostform nur einen Aspekt der Diät dar. Schon zu Hahnemanns Zeit scheint sich der Ausdruck Diät mehr auf das Essen zu beziehen, weswegen er regelmäßig von "Diät **und Lebensordnung**" spricht.
[48] In ORG[VI] findet sich diese Abhandlung leicht verändert in den §§ 259 - 261.

5 Welche Therapieformen kamen bei Antonie Volkmann in Frage?

Getränke, Stubenhitze, sitzende Lebensart in eingesperrter Stuben-Luft, oder öfters negative Bewegung (durch Reiten, Fahren, Schaukeln), Kind-Säugen, langer Mittagsschlaf (in Betten), Nachtleben, Unreinlichkeit, unnatürliche Wollust, Entnervung durch Lesen schlüpfriger Schriften, Gegenstände des Zornes, des Grames, des Aergernisses, leidenschaftliches Spiel, Anstrengung des Geistes und Körpers, sumpfige Wohngegend, dumpfige Zimmer, karges Darben u.s.w. Alle diese Dinge müssen möglichst vermieden oder entfernt werden, wenn die Heilung nicht gehindert oder unmöglich gemacht werden soll."

In dieser Anmerkung wird Hahnemanns Anlehnung an die „sex res non naturales" (die sechs nicht-natürlichen Dinge) deutlich, die in langer Tradition die ärztlichen Vorstellungen zum Thema der Diät und Lebensordnung bestimmen.[49] Sieht man sich die einzelnen Punkte der „Nonnaturalia = Diät"[50] an, so findet man hierbei unweigerlich das Muster nachdem Hahnemann die täglichen Berichte der Patienten verlangt:

1. aer (Luft)
2. cibus et potus (Essen und Trinken)
3. motus et quies (Bewegung und Ruhe)
4. somnus et vigilia (Schlafen und Wachen)
5. inanitio et repletio (Füllung und Entleerung)[51]
6. accidentia anime (Gemütsstimmungen)

Lediglich der erste Punkt, die Luft, die den menschlichen Körper umgibt,[52] scheint in den Berichten eine untergeordnete Stellung einzunehmen.

Bemerkenswerterweise fehlt der Tabak in dieser Aufzählung, die dem §283 beigefügt ist, und auch Bier ist nur abzulehnen, wenn es mit „arzneilichen, für den Zustand des Kranken unangemessenen Gewächssubstanzen angemacht" ist[53]. Hahnemann fröhnte selbst der Tabakspfeife und dem Leipziger Weißbier[54] und so ist es vielleicht nicht verwunderlich, daß er niemandem Diätauflagen zumuten mochte, an die er sich nicht selbst hielt.

Im übrigen geht aus einem Brief an Bönninghausen vom 16. März 1831 hervor, daß Hahnemann auch in Fragen der Diät individualisierte und insbesondere eine angemessene homöopathische Therapie mit Hochpotenzen für geeignet hielt, den meisten Diätfehlern fertig zu werden:

---

[49] Wolfram Schmitt: Theorie der Gesundheit und ‚Regimen Sanitatis' im Mittelalter. Med. Habilitationsschrift, Heidelberg 1973.
[50] Gundolf Keil: Ars medicinae. In: Lexikon des Mittelalters. Bd.1, Sp.1039. München und Zürich (1977-)1980.
[51] Zu denen nach Schmitt (1973), S. 38, systemimmanent auch der Koitus gezählt wird.
[52] Schmitt (1973), S. 48: "aer, qui humanum corpus circumdat".
[53] Aus einem Brief Hahnemanns wissen wir, daß er "Bier, das wenig Hopfen hat, oder Weißbier" tolerierte (Haehl II, S. 59). Mit den "Gewächssubstanzen" scheinen daher eher Zusätze wie Bilsenkraut oder ähnliches gemeint zu sein.
[54] Haehl I, S. 145.

„Die Anleitung über die Diät bedarf noch mancher Ventilation, da nicht allen alles schädlich, nicht allen alles zuträglich ist. Ich bin noch selbst mir nicht im Reinen, ob große Strenge hierin die gute Sache befördere oder nicht, ob sie überhaupt nöthig sei, weil, was noch nicht der Welt vor mir bekannt geworden ist, die ganz hoch, zu X, potenzierten Arzneien in unserer kleinen Gabe von $\cdots/_X$ in ihrer unglaublichen Vollkommenheit, Kräftigkeit, Penetrabilität (Durchdringbarkeit) und Geistigkeit fast durch alle gewöhnlichen Genüsse (etwa vegetabilische Säuren, abgezogene Geister und Kaffee und Thee ausgenommen) unverkürzt in ihrer Kraft hindurchdringen und ausrichten was sie sollen, da jene Genüsse (nicht die in Parenthese eingeschlossenen) doch nichts eigentlich Antidotisches enthalten"[55]

Entsprechende Anweisungen erhielt die Volkmannin bezüglich des Kaffeegenusses:

5.3.1 Kaffeeverbot

In seiner Veröffentlichung über die schädlichen Wirkungen des Kaffees[56] beschreibt Hahnemann die Gründe, die allgemein gegen die Verwendung des Kaffees als Nahrungsmittel sprechen. Insbesondere lehnt er den Kaffee für Patienten der Homöopathie ab, weil der Kaffee als Antidot für viele homöopathische Mittel fungiert und dabei auch, wie im vorhergehenden Zitat erwähnt, die Wirkung hochpotenzierter Arzneien angreift. Interessant ist die Tatsache, daß Antonie Volkmann bereits sehr empfindlich auf Kaffee-Duft reagiert und sich deswegen auch diesem nicht exponieren soll.

5.3.2 Verdünnter Wein statt Zitronenwasser

Für heutige Verhältnisse erscheint insbesondere die Diätanweisung, verdünnten Wein dem Zitronenwasser vorzuziehen[57], nicht nachvollziehbar. Hier steht wohl die Vorstellung im Hintergrund, daß die Zitrone eine starke Arznei sei, insbesondere als „Gewächssäure" bei bestimmten Arzneien antidotieren könne, wohingegen verdünnter Wein durchaus zur täglichen Nahrung gehöre und in Maßen genossen keine negativen Folgen habe. „Geistige Getränke"[58] (= abgezogene Geister) dagegen gehören auch bei Hahnemann zu den schädlichen Faktoren, deren sich der Kranke zu enthalten hat.[59]

---

[55] Zitiert nach Haehl II, S. 56.
[56] Samuel Hahnemann: Der Kaffee in seinen Wirkungen. Nach eignen Beobachtungen. KMS II, S. 52 - S. 75.
[57] D24, Originalseite 145, Z.13: "Etwas Wein in Wasser? \lieber! als/ Zitronensaft".
[58] ORG[III], §283, Anmerkung.
[59] Vergleiche Brief an Bönninghausen in Kap. 5.3.

5.3.3 Aufsuchung und Entfernung der Hindernisse in der Lebensordnung

Hahnemanns Anweisungen für die Lebensordnung der Patienten, wie sie in der Fußnote zu §284 (ORG[III], 1824) im einzelnen angeführt werden, sind in den Krankenjournalen nicht immer nachprüfbar, da er für sich anscheinend die schriftliche Fixierung dieser Anweisungen nur in seltenen Fällen für notwendig erachtete. Hin und wieder tauchen in den Briefen jedoch Fragen zur Lebensordnung auf, die Hahnemann mit einem Fragezeichen zu Beginn des Satzes in die Journale überträgt. Leider finden sich jedoch auch hier nur selten Vermerke über die Antworten.

Aus dem Tagebuch des Johann Wilhelm Volkmann kann man an einer Stelle Hahnemanns Drängen auf eine weitere Schwangerschaft ersehen.[60]

5.4 Mesmerismus

Welche große Bedeutung, allein schon von der Häufigkeit der Verordnungen, der Mesmerismus in Hahnemanns Praxis innehatte, beschreibt schon Genneper in seiner Krankengeschichte des Friedrich Wieck[61]. Seine Ausführungen sind dahingehend zu bestätigen, daß Hahnemann seine Patienten zu speziell dazu befähigten Magnetiseuren schickte (vgl. Kap.1). An vielen Stellen kann bestätigt werden, daß Antonie Volkmann vom eigenen Mann[62] und ihrem Sohn mesmerisiert wurde. Ob Hahnemann jemals selbst (im wahrsten Sinne des Wortes) Hand anlegte, kann aufgrund des vorgelegten Materials nicht bestimmt werden.[63]

Möglicherweise hatte Hahnemann geplant, auch eine Materia medica des Mesmerismus zu erstellen, um ihn so noch gezielter einsetzen zu können.[64] Im Ganzen kann man aber eher von einer sehr unspezifischen Anwendung des Mesmerismus ausgehen. Antonie Volkmann scheint in der Tat sehr empfänglich für die Wirkungen des „thierischen Magnetismus" gewesen zu sein. Von ihr stammt auch das auffällige Arzneisymptom von Calcarea carbonica, in CK II, 2. Aufl., Symptom N°1426: „**Großes Verlangen sich mesmeriren zu lassen.**" (Hervorhebung im Original als Sperrsatz).

5.5 Magnetismus

Hahnemann hat den Begriff Homöopathie insofern umfassender verstanden, als nicht nur Arznei-Potenzen, wie wir sie heute kennen, sondern allgemein krankmachende Einflüße homöopathisch eingesetzt werden können, soweit man deren

---

[60] Vgl. D27, Anm. 57.
[61] Genneper (1991), S. 92 - S. 95.
[62] Vgl. D26, Originalseite 39, Z.21.
[63] Fischbach-Sabel (1990), S. 158 und S. 309, berichtet, daß Hahnemann in einem Fall des D34 selbst tätig geworden ist.
[64] Vgl. D25, Anm. 19.

eigentümliche Wirkungen und Symptome kennt. Konsequent sammelte Hahnemann die Symptome, die durch die Einwirkung des Magnets auf den menschlichen Organismus entstanden, und veröffentlichte sie, in drei Kapitel[65] unterteilt, zusammen mit einer Anleitung zur Herstellung und Versendung eines Magneten zu therapeutischen Zwecken.

Im D21, Originalseite 209, findet sich die Anwendung des Nordpols des Magneten bei der Volkmannin. Sonst tauchen nur noch Symptomenvergleiche (D18, Originalseite 463, Z. 9*: „Süd") und Repertorisationen (D18, Originalseite 495, Z.3 und 4: „Nord"; D18, Originalseite 403, Z.10*: „Magnet") für Magnetsymptome auf.

In der Abschrift des Briefes von J.W. Volkmann an Hahnemann über Antonies drohenden Stickfluß findet sich (D29, Originalseite 346) auf Z.16 folgender Hinweis: „2 Mal magnet. ventiliren". Hierbei handelt es sich jedoch wohlgemerkt nicht um Hahnemanns Verordnung.

5.6 Elektrizität

Schon Varady beschreibt im Kommentar zum Krankenjournal D5 die gelegentliche Verwendung der Elektrizität in Hahnemanns Praxis. Für die Volkmannin kommt nur eine Stelle in Betracht (D22, Originalseite 83, Z.21*), wo offensichtlich die Elektrizität angewendet wurde. Nachdem die Patientin den Effekt keinesfalls positiv bewertete (D22, Originalseite 92, Z.1), kommen solche Notizen auch nicht mehr vor. Hahnemann scheint schon sehr früh versucht zu haben, die Elektrizität homöopathisch anzuwenden. So findet sich in seinem handschriftlichen Nachlaß der Versuch einer Materia medica der Electricitas auf lateinisch[66]. Eine Symptomensammlung der reinen Wirkung war für ihn Grundbedingung, um ein therapeutisches Agens nach dem Ähnlichkeitsprinzip einzusetzen[67]. In CK I, 1. Aufl., widmet er die Seiten 238 bis 241 der Elektrizität. Das Technische beschreibt er auf S. 241 folgendermaßen:

> „Zu dieser Absicht ist eine kleine, ganz einfache Elektrisir-Maschine die beste, deren Glas-Cylinder bloß mit einer reinen, trocknen Hand gerieben wird. Auch die Verstärkungs-Flasche muß von der kleinsten Art seyn und kaum ein Loth Wasser in ihrem innern Raume fassen können. Der kranke Theil wird am besten mit der negativen (äußern) Belegung des Fläschchens, während des Elektrisirens, in Berührung erhalten, indeß ein entgegengesetzter, anderer Theil des Körpers die Kette hält, welche mit der innern Belegung bei jedem Schlage in Verbindung tritt. Statt der Kette dient feiner Saiten-Draht, schlangenförmig, aber dicht zu einem feinen Röhrchen gewunden."

---

[65] RA II, 3. Aufl.: Magnet, (Magnes artificialis), S. 191; Südpol des Magnetstabes, S. 227; Nordpol des Magnetstabes, S. 247.

[66] Samuel Hahnemann: [Hahnemanns erste Arzneiprüfungen an Gesunden]. Handschriftlich, Jahreshinweis 1803. (G2) S. 56, 57 und eingeklebte Blätter 56 ½, 57 ½ und 56 ¼.

[67] Vgl. ORG[IV], S. 94f.: "- *Fushel* heilte Aderkröpfe (varices) mit *Electrisität*, welche diese Heilkraft bloß ihrer von *Jallobert* ... beobachteten Eigenschaft, Venengeschwülste erregen zu können, verdankt." (Hervorhebungen nach dem Original)

5 Welche Therapieformen kamen bei Antonie Volkmann in Frage?

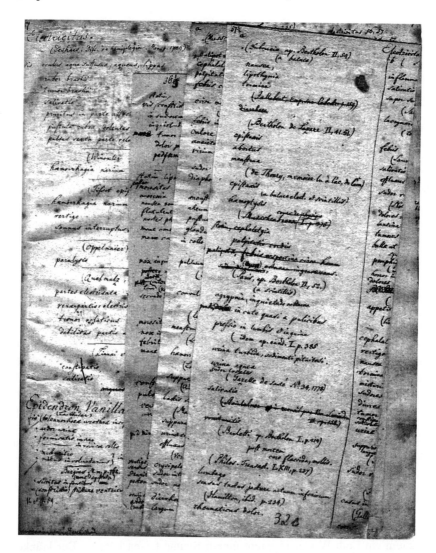

Abb. 13: Notizen zu „Electricitas" in „Hahnemanns Arzneiprüfungen an Gesunden", G2, S. 57 und eingeklebte Blätter

Auch bei anderen Patienten scheinen seine Versuche mit der Elektrizität nicht sehr erfolgreich gewesen zu sein. Er veröffentlichte keine weiteren Symptome von Electricitas und nimmt in einer Fußnote in der Vorrede zu ORG[V] (S. IX) Abstand von seinen früheren Empfehlungen:

> „Es thut mir daher leid, einsmals den nach Allöopathie schmeckenden Vorschlag gethan zu haben, in psorischen Krankheiten ein Jücken erregendes Harzpflaster auf den Rücken zu legen, und in Lähmungen die feinsten elektrischen Schläge zu Hilfe zu nehmen. Denn da sich beide nur selten dienlich erwiesen, und zudem den Mischlings-Homöopathen einen Vor-

wand zu ihren allöopathischen Versündigungen darboten, so thut es mir leid, diese Vorschläge je gethan zu haben, und **ich nehme sie hier feierlich wieder zurück** - auch deßhalb, weil unsre homöopathische Heilkunst seitdem sich ihrer Vollkommenheit dergestalt genähert hat, daß wir sie **nun gar nicht mehr** nöthig haben."

Auch in der zweiten Auflage der CK I (S. 176) nimmt Hahnemann seine früheren Empfehlungen zurück:

„Zu Ende dieser Anleitung, chronische Krankheiten zu heilen, erster Ausgabe, hatte ich die kleinsten elektrischen Schlag-Funken als Beihülfsmittel zur Belebung alter Lähmungen und empfindungsloser Theile, neben der antipsorischen Kur lokal anzubringen empfohlen. Es gereuet mich, und ich nehme hier diesen Rath wieder zurück, da mich die Erfahrung gelehrt, daß man nirgend nach dieser Vorschrift zu verfahren pflegte, sondern immer größere, elektrische Funken, zum Schaden der Kranken, anwendete und sie dennoch für möglichst klein ausgab."

Nichtsdestotrotz wurde die Elektrizität später in die homöopathische Arzneimittellehre aufgenommen[68]. Nach Trinks und Müller[69] geht die erste Veröffentlichung auf Caspari (vgl. Kap.2) zurück.

5.7 Hydrotherapie

Hahnemann fiel es offensichtlich nicht leicht, hydrotherapeutische Methoden zu beurteilen. Wie bei anderen Therapien, sieht er auch hier die Möglichkeit, es je nach Situation enantiopathisch und damit palliativ oder homöopathisch einzusetzten. Ein Beispiel für die palliative Anwendung bringt er schon in einer frühen Auflage des ORG[II], §70 und betont den langfristig negativen Effekt, den allopathisch angewendete Bäder haben:

„- lang anhaltender Mangel an Lebenswärme und Frostigkeit soll auf verordnete warme Bäder weichen, aber desto matter, kälter und frostiger werden die Kranken hinterdrein; -„

Zur homöopathischen Anwendung der Bäder äußert sich Hahnemann erst sehr spät:[70]

---

[68] Henry C. Allen, Materia Medica of the Nosodes, Philadelphia 1910, Neudruck Delhi 1987. S. 41.
Vint (1990 und folgende), S. 1768.
Boericke (1992), S. 801.
In keiner dieser Arzneimittellehren wird mehr zwischen den Symptomen der Elektrisiermaschinen, der Wirkung elektrischer Bäder und der arzneilichen Wirkung von potenziertem Milchzucker, welcher unter Strom gesetzt wurde, unterschieden.

[69] Carl Friedrich Trinks, Clotar Müller: Handbuch der homöopathischen Arzneimittellehre. Zweiter Band, Leipzig 1847. Neudruck Göttingen 1984. S. 1421.

[70] ORG[VI], § 291 (Hervorhebung im Original als Sperrsatz.)

5 Welche Therapieformen kamen bei Antonie Volkmann in Frage?

„Die Bäder von reinem Wasser, erweisen sich theils als palliative, theils als homöopathisch dienliche Beihülfsmittel, ... Eben so erweisen sich die kalten Wasserbäder von 10 | bis 6 | R. bei der Reconvalescenz, arzneilich von chronischen Krankheiten hergestellter Personen, bei deren Mangel an Lebens-Wärme, als homöopathische Beihülfe durch **augenblickliche** und später, bei öfter **wiederholten** Eintauchungen, als palliative Wiederherstellung des Ton's der erschlafften Faser, zu welcher Absicht solche Bäder von mehr als augenblicklicher, selbst Minuten langer Dauer und von immer niedrigerer Temperatur anzuwenden sind; ein Palliativ, welches, weil es nur physisch wirkt, nicht mit dem Nachtheile eines hintendrein zu befürchtenden Gegentheils verbunden ist, wie bei dynamisch arzneilichen Palliativen stattfindet."

Hahnemann unterscheidet also nocheinmal zwischen allopathischer und palliativer Anwendung. Insgesamt scheint er die therapeutischen Möglichkeiten eher zurückhaltend zu beurteilen:

„Das kalte Wasser ist nur ein physisches Beihilfsmittel zur vollkommenen Herstellung durch die geörige Arznei Geheilter, ehedem Verweichlichter."[71]

5.7.1 Eintauchungen

„Ab. fing sie mit Kaltwaschen an mit wollen[en] Handschuhen, nachdem sie zuvor das Sitzen (der Füße?) \des Hintern?/ in ein Wännchen mit kaltem Wasser nur wie dreimaliges Eintauchen gemacht hatte"[72]

Hahnemann versucht hier anscheinend die Hämorrhoiden, unter denen die Patientin zu diesem Zeitpunkt wieder vermehrt leidet, mit kurzen kalten Sitzbädern zu beeinflussen. Bei den Eintauchungen im oben zitiertem Abschnitt ist Hahnemann sich nicht ganz sicher, in welcher Form seinen Anweisungen Folge geleistet wurde.

5.7.2 Kalte Waschungen

Ebenfalls im obigen Zitat scheint die Patientin als Steigerung der Sitzbäder mit Kaltwaschungen begonnen zu haben. Mit welcher Zielsetzung er diese Maßnahmen seinen Patienten nahegelegt hat, läßt ein Abschnitt aus dem Tagebuch des Johann Wilhelm Volkmann über diesen Zeitraum erkennen:

„Antonie kömmt v. Cöthen zurück mit dem Allwill krank, u. mit ganz neuen Vorschriften Hahnemanns für die Kinder so wie sich selbst. Er hofft durch momentanes Bad ihrem Nervensystem die Reizbarkeit zu nehmen u. erwartet viel von einer künftigen Schwangerschaft."[73]

---

71 Haehl II, S. 65.
72 D27, Originalseite 405, Z.6 - 7.
73 Vgl. D27. Anm. 57.

Aber auch zur Therapie lokaler Varikosen wendete Hahnemann die Waschungen an:

„Varix daumenstark an der rechten Scham"[74]
„Varices mit Kaltwasser gewaschen"[75]

5.8 Bewegungstherapie

Hahnemann ordnete die Bewegungstherapie der Lebensordnung zu. Im § 285 von ORG[III] empfiehlt er „aktive Bewegung in freier Luft (Spazierengehen, kleine Arbeiten mit den Armen)" als Gegenstück zur „negativen Bewegung (durch Reiten, Fahren, Schaukeln)"[76], die zu vermeiden sei. Tägliche Spaziergänge sind für Hahnemanns Patienten ein Muß. So finden sich in den Volkmannschen Konsultationen regelmäßig Berichte über das bewältigte Pensum.[77] Kann Antonie Volkmann ihre Spaziergänge nicht ausführen, so gibt sie immer einen Entschuldigungsgrund an.[78] Als die Patientin aus ihrer krankhaften Furcht vor Schwächeanfällen sich kaum noch das Zu-Fuß-Gehen zutraut, absolviert sie ihre Gänge eben in Begleitung eines Wagens, ihres Mannes[79] oder verschiedener anderer Personen[80]. Nur die Verschlimmerung ihres Hämorrhoidalleidens scheint Hahnemann als Grund für das Aussetzen der Bewegungstherapie zu akzeptieren. Auch hier gibt es leider keinen ausdrücklichen Beleg in den Notizen.

5.9 Gesprächstherapie

Hahnemanns Vorstellungen über die Therapie der Geistes- und Gemütserkrankungen waren für die damalige Welt revolutionär und dürften den Leistungen Pinels[81] entsprechen, wenn Hahnemann ihm nicht gar weit voraus war. Hahnemann setzte allerdings andere Schwerpunkte und trieb vor allem die medikamentöse Therapie voran. Aus seiner Frühzeit (1792) ist der Fall Klockenbring[82] bekannt, bei dessen Schilderung er bereits seine humanitären Grundsätze für den Umgang mit psychisch Kranken darlegt. Im Falle der Volkmannin fällt in erster Linie auf, daß er die Patientin in allen ihren Krankheitsäußerungen geduldig anhört, ernst nimmt und dabei keine Bewertungen vornimmt, selbst wo die Symptome für den modernen Betrachter deutlich hysteriforme Züge annehmen. Er bemüht sich dabei, die Wirkung des Gesprächs, derer er sich voll bewußt ist, vom Effekt der Medikamente zu trennen[83], wie man einem Beispiel in D26, Originalseite 710, Z.8 entnehmen kann:

„Sie ist jezt etwas mehr Herr über ihre Angst (Folge meiner Vertrostungen?)"

---

[74] D27, Originalseite 466, Z.3.
[75] D27, Originalseite 487, Z.8.
[76] ORG[III], §283, Anmerkung.
[77] Vgl. D26, Originalseite 683, Z.27.
[78] Vgl. Brife VI, S. ((1)), Z.13f.
[79] Vgl. D26, Originalseite 652, Z.11 u. Z.23.
[80] Vgl. D26, Originalseite 555, Z.28.
[81] Vgl. Toellner (1992), Band 6, S. 3304.
[82] Seiler (1988), S. 24 -S. 39.
[83] Derselben Intention dienten seine Nullpulver, vgl. Kap. 5.2.

5 Welche Therapieformen kamen bei Antonie Volkmann in Frage?

Gleichzeitig kommt dieser Beobachtung auch diagnostische Bedeutung zu, wie aus ORG[II], (1819!) § 240[84] zu ersehen ist:

„Ist die Geistes-Krankheit noch nicht völlig ausgebildet, und es wäre noch einiger Zweifel, ob sie wirklich aus Körper-Leiden entstanden sei oder vielmehr von Erziehungsfehlern, schlimmer Angewöhnung, verderbter Moralität, des Geistes Vernachläßigung, Aberglauben oder Unwissenheit herrühre, da dient als Merkmal, daß durch verständigendes, gutmeinendes Zureden, Trostgründe oder ernsthafte Vorstellung und Vernunftgründe letztere nachgeben und sich bessern, wahre, auf Körper-Krankheit beruhende Gemüths- oder Geistes-Krankheit aber schnell dadurch verschlimmert, Melancholie noch niedergeschlagener, klagender, untröstlicher und zurückgezogener, so auch boshafter Wahnsinn dadurch noch mehr erbittert und thörichtes Gewäsch offenbar noch unsinniger wird."

Eine ausdrückliche Einteilung der Psychotherapie in allopathische und homöopathische Vorgehensweisen, wie Hahnemann sie für andere Therapien vornimmt (z.B. Hydrotherapie), ist erst in neuerer Zeit beschrieben worden.[85] Techniken wie Verhaltenstherapie und „think-positive"-Suggestionen würden danach eher dem Contraria contrariis-Konzept entsprechen, wohingegen aufdeckende Verfahren, die zur Selbsterkenntnis führen, eher dem Ähnlichkeitsprinzip nahekämen.

5.10 Pflaster

Am 3. September 1824 findet sich in D27 ein Rezept für eine lokale Anwendung.

„der **D. Volkmann** /v. 30\ ein genaues Rezept geschrieben res. elast. drachmam i solve in aetheris sulphurici
(additio $^1/_{16}$ lixivio caustico, iterata destillatione rectificati) quantum
satis (circiter uncia una). Rücken bis ((‚zweimal')) zu bestreichen nicht bei Luft und zu bepudern mehre Tage"

Noch 1830 ließ Hahnemann bei der ersten Versammlung des Vereins für homöopathische Heilkunst in Leipzig (am 10. August 1830, Hahnemanns 51. Doktorjubiläum) eine schriftliche Empfehlung verlesen, derartige Pflaster „zur Heilung langjähriger Lokalübel" aufzulegen, nun aber nicht um die „eingebildete Krankheits-Materie" (ORG[V], S. III) abzuleiten, sondern um „den Andrang der Psora nach den erkrankten edlen Organen dadurch abzuleiten, daß man ihr eine unwichtigere größere Hautfläche (z.B. die Haut des Rückens) zur Ablagerung verschaffe. Das geschehe durch ein die Hautausdünstung hemmendes und zugleich gelind reizen

---

[84] Dieser § findet sich fast unverändert auch in ORG[III], von ORG[IV] bis ORG[VI] findet sich diese Feststellung erweitert in den §§ 225 und 226.
[85] Rajan Sankaran: The Spirit of Homoeopathy. Bombay 1991. S. 208 - 212.

des dünnes bleifreies Pflaster aus sechs Teilen burgundischen Pechs und einem Teil Lärchenterpentin, ‚über Kohlen zusammengemischt, auf gefügiges, sämischgares Leder aufgestrichen und warm übergelegt und gleichförmig angedrückt'."[86] Der Gedanke, der - auch - hinter dieser Psora-Therapie steckt, ist schon 1824 in § 212, ORG[III][87] formuliert:

> „Offenbar entschließt sich der menschliche Organism, wenn er mit einer chronischen Krankheit beladen ist, die er nicht durch eigne Kräfte überwältigen kann, zur Bildung eines Lokal-Uebels an irgend einem äußern Theile bloß aus der Absicht, um durch Krankmachung und Krankerhaltung dieses zum Leben des Menschen nicht unentbehrlichen äußern Theils das außerdem die Lebensorgane zu vernichten (und das Leben zu rauben) drohende, innere Uebel zu beschwichtigen und, so zu sagen, auf das stellvertretende Lokal-Uebel überzutragen, und dahin gleichsam abzuleiten."

Die Idee, daß Lokalübel (und seien es künstliche, wie Fontanellen, Haarseile, u.a.) innere Krankheiten beschwichtigen könnten, lag auch den damaligen schulmedizinischen Therapieversuchen zu Grunde. Man vergleiche den entsprechenden Abschnitt in Hahnemanns Apothekerlexikon, S. 189, (1798!) zu Pech, Pix burgundica:

> „Außer der Anwendung zu Pflastern legte man ehedem das burgundische Pech vor sich auf Leder gestrichen, an einige Stellen des Körpers äußerlich auf, und ließ es geraume Zeit liegen, als ein gelind rothmachendes Mittel zur Ableitung."

Was Hahnemann hier also als antipsorische Therapie empfahl, war nicht neu; neu war lediglich die Vorstellung, nach der diese Methode die Hilfe bringen soll, nämlich nach dem Ähnlichkeitsgedanken. Da für Hahnemann, spätestens mit Herausgabe der CK I, 1828 feststand, daß die Ursache des größten Teils der chronischen Krankheiten (der Psora) in unterdrückten Hautausschlägen (vornehmlich der Krätze) lag (CK I, 1. Aufl., S. 17 - 56, Beispiele aus der Literatur), war es naheliegend, durch äußere Anwendung ein ähnliches (!) Hautübel hervorzurufen. Es ging Hahnemann also darum, die Psora wieder an die Oberfläche zu holen, notfalls mit äußeren Anwendungen, die den allopathischen sehr ähnlich waren (der Unterschied besteht hauptsächlich in der theoretischen Begründung: „Materia peccans" versus „Psora"), was sich aber nach langen und ausgedehnten Versuchen als nicht hilfreich erwiesen hat. Bewährt hatte sich dagegen die Therapie mit den Antipsorica, derjenigen Gruppe von homöopathischen Potenzen, die in der Lage sind, ähnliche Hautleiden (von innen heraus) hervorzurufen und auch die Symptome abzudecken, die nach Unterdrückung solcher Dermatosen aufzutauchen pflegten (vgl. CK I, 1. Aufl., S. 80 - 139, Auflistung typisch psorischer Symptome).

---

[86] Haehl II, S. 230, S. 275ff.
[87] In ORG[V] und ORG[VI] als § 201.

5 Welche Therapieformen kamen bei Antonie Volkmann in Frage?

Die Abkehr von den Pflastern, dieser „Zurück-Verirrung in den Schlendrian der alten Schule", wird erst 1833 publik gemacht,[88] in einer Fußnote in ORG[V], S. IX:

> „Es thut mir daher leid, eins[t]mals den nach Allöopathie schmeckenden Vorschlag gethan zu haben, in psorischen Krankheiten ein Jücken erregendes Harzpflaster auf den Rücken zu legen, und in Lähmungen die feinsten elektrischen Schläge zu Hilfe zu nehmen. Denn da sich beide nur selten dienlich erwiesen, und zudem den Mischlingshomöopathen einen Vorwand zu ihren allöopathischen Versündigungen darboten, so thut es mir leid, diese Vorschläge je gethan zu haben, und **ich nehme sie hier feierlich wieder zurück** - auch deshalb, weil unsre homöopathische Heilkunst seitdem sich ihrer Vollkommenheit dergestalt genähert hat, daß wir sie **nun gar nicht mehr** nöthig haben."[89]

Auch in der zweiten Auflage des ersten Bandes der ‚Chronischen Krankheiten' findet sich eine längere Fußnote zu dem Versuch mit Pflastern, worin Hahnemann über deren Mißerfolg sinniert. Überraschenderweise sah Hahnemann lange Zeit das Problem darin, keinen lange genug anhaltenden Ausschlag durch die äußeren Mittel hervorrufen zu können. Dabei sah er einen direkten Bezug zwischen der Psora und der Möglichkeit, überhaupt eine Hautreaktion durch ein Pflaster bewirken zu können, was die Psora für uns heute eindeutig in die Nähe der atopischen Diathese rückt:

> „denn auch gedachtes Pflaster macht auf der Haut einer nicht psorischen Person weder Ausschlag, noch Jücken."[90]

Nachdem Hahnemann nun zugeben mußte, daß auf diese Weise keine Heilung der inneren Psora zu erzielen war, so stand für ihn dennoch eindeutig fest:

> „Denn, **erstlich**, darf, wenn der Arzt gewissenhaft und verständig verfahren will, **kein Hautausschlag, gar keiner, er sey von welcher Art er wolle**, durch äußere Mittel vertrieben werden. Die menschliche Haut bringt aus sich allein, ohne Zuthun des übrigen, lebenden Ganzen, keinen Ausschlag hervor, wird auch auf keine Weise krank, ohne vom allgemeinen, krankhaften Befinden, von der Innormalität des ganzen Organismus dazu veranlaßt und genöthigt worden zu seyn. Allemal liegt ein ungehöriger Zustand des ganzen, innern, belebten Organismus zum Grund, welcher daher zuerst zu berücksichtigen und also auch nur durch innere, das Ganze umändernde, bessernde und heilende Arzneien zu heben ist, worauf dann auch der, auf der innern Krankheit beruhende Ausschlag, ohne Beihülfe eines äußern Mittels, von selbst heilet und verschwindet, oft schneller, als durch äußere Mittel."[91]

---

[88] Vgl. hierzu auch Haehl I, S. 205, Haehl II, S. 230, S. 275f.
[89] (Hervorhebung im Original als Sperrsatz.)
[90] CK I, 2. Aufl., S. 123, Anm.*).
[91] CK I, 2. Aufl., S. 124. (Hervorhebung im Original als Sperrsatz.)

Und diese Aussage bildet den bis heute aktuellen Kern der „Lehre von den chronischen Krankheiten".

5.11 Tolerierte äußere Anwendungen

In den Aufzeichnungen und Briefen kommen immer wieder Anfragen der Volkmannin vor, ob ein bestimmtes Hausmittel angewandt werden dürfe.

5.11.1 Klystire lauen Wassers

„Sonnabend auf laues Wasser.«Klystir Stuhl - seitdem nicht wieder"[92]

So scheint Hahnemann mit der Anwendung von Klistieren ohne arzneiliche Zusätze[93] einverstanden zu sein. Der entschuldigende Tonfall, mit dem Antonie über die jedesmalige Anwendung berichtet, legt allerdings nahe, daß diese Maßnahme nur in sehr begrenztem Rahmen, wenn es überhaupt nicht anders geht, eingesetzt werden sollte.

5.11.2 Quittenschleim bei Hämorrhoidalschmerzen

„Nun schreibt sie den 29^n Sie befinde sich gar unwohl - will gegen die Aftersch. Mandelöl oder Quittenschleim brauchen /wurde ganz an allen häuslichen Geschäften gehindert\"[94]

Hahnemann vermerkt zwar keine Antwort, anscheinend jedoch hatte er zumindest gegen den Quittenschleim als lokales Palliativ bei Hämorrhoidalschmerzen nichts einzuwenden, wie das folgende Zitat zeigt. Mandelöl wurde nicht wieder erwähnt, weswegen man annehmen darf, daß hier Hahnemanns Antwort negativ ausfiel.

„Mußte wieder ein Klystir nehmen, weil die gr. Knoten den Stuhlgang hinderten | legte Quittenschleim auf, wovon der heft. Sch auch gelindert ward | doch nur wenn sie still lag"[95]

5.11.3 Kühlende Auflagen auf die Brust

Bei einer Brustentzündung beim Abstillen kommen verschiedene lokale Anwendungen zur Kühlung zur Sprache.

---

[92] D18, Originalseite 454, Z.8.
[93] Vgl. D28, Anm. 9.
[94] D27, Originalseite 720, Z.30.
[95] D28, Originalseite 211, Z.11 und 12.

5   Welche Therapieformen kamen bei Antonie Volkmann in Frage?

> „Hat Butter aufgelegt, die Hitze zu vertreiben, was dafür half; heute ists wieder entzündet"[96]

Bezüglich der Butter ist von Hahnemanns Seite keine Wertung zu erkennen, anders als bei der Anwendung der Zichorie:

> „Mit der Brust ist es sehr abwechselnd, diese Nacht war sie ohne Sch. Die Warze ist etwas weicher geworden und nicht mehr so hart hineingezogen, doch an einer Seite ist sie noch hart und roth. Der rothe Fleck wird größer, so wie die ganze Verhärtung, welche fast die ganze Brust einnimmt, doch nicht härter. Milch hat sie noch in beiden Brüsten, doch fühlt sie seit vorgestern nicht mehr das ofte Eintreten derselben wie bisher. Sie wird bestürmt mit Zureden, Zachoriäpflaster ((!)) aufzulegen."[97]

Auf Grund des Tonfalles kann man davon ausgehen, daß diese Anwendung nicht gebilligt wird.

> „Seit einigen Tagen Hafergrützumschläge drauf, die sie etwas erleichtern."[98]

Daß Hahnemann mit der Hafergrütze einverstanden war, läßt sich auch wieder nur zwischen den Zeilen erkennen. Ohne Gebrauch einer homöopathischen Arznei kommt es dann unter heftigem Fieber zur Eröffnung der Abszesse.

---

[96] D25, Originalseite 242, Z.4
[97] D25, Originalseite 268, Z.27 - 32.
[98] D25, Originalseite 355, Z.4.

6 Problemstellung

6.1 In welcher Weise entwickelte sich die Homöopathie im beschriebenen Zeitraum?

Während Generationen von Homöopathen mit der praktischen Anleitung in den ‚Chronischen Krankheiten' nach eigenen Aussagen gute Erfahrung gemacht hatten, gab es in der Theorie vor allem über die Ausschließlichkeit der drei Miasmen Hahnemanns immer wieder Diskussionen. Nach Klunker ging schon Hahnemanns engster Schüler und Freund, Clemens Freiherr von Bönninghausen, nicht von einer endgültigen Trias der Ansteckungsstoffe aus.[1] Allerdings waren für Bönninghausen in der Tat mit den Miasmen Ansteckungsstoffe gemeint, was in Anbetracht der direkten Nähe des Schülers zu seinem Lehrer als wertvolle Interpretationshilfe für die Hahnemannschen Ausführungen gelten darf. Die praktische Bedeutung der Miasmenlehre lag für Bönninghausen letztlich in der „streng homöopathische[n] Anwendung der nirgends bezweifelten und so wichtigen Lehre von der Anamnese auf die chronischen Krankheiten". Damit könnte man Hahnemanns Fortschritt bei der Behandlung der chronischen Krankheiten vor allem in einem Übergang von der Querschnittsanamnese zur Längsschnittsanamnese sehen; eine Entwicklung, die aber bei Aufnahme der Behandlung der Volkmannin nicht mehr neu war.

In den Jahren zwischen der ersten und der zweiten Auflage der ‚chronischen Krankheiten' verfeinert Hahnemann seine praktische Vorgehensweise. Die zweite Auflage des ersten Bandes unterscheidet sich - neben einem wesentlicher schärferen und polemischeren Tonfall gegenüber der Allopathie - nicht durch eine Änderung der Theorie, sondern vor allem durch die Aufnahme vieler therapeutischer Hinweise[2] zur Potenzierung, Arzneiverabreichung und zur Patientenführung (z.B. die Verschreibungen während der Regel), wie sie sich z.T. in der Volkmannschen Behandlung wiederfinden.

Während Hahnemann zu Beginn dieser Krankengeschichte noch regelmäßig alle vier Tage Konsultationen vornimmt, geht die Entwicklung zu immer selteneren Gaben mit längeren Placebointervallen, was natürlich auch mit durch die räumliche Entfernung zu seinen Patienten mitbestimmt sein dürfte. In der letzten Zeit werden dann auch die Placebogaben auf einmal wöchentlich reduziert.

Eine definitive Zäsur in der Frage der Potenzhöhe läßt sich in dem beschriebenen Zeitraum nicht festmachen. Obwohl Hahnemann auch zwischenzeitlich mit C60- und C90-Potenzen (XX und XXX) arbeitet, kehrt er wieder zur C30 (X) zurück, stellt allerdings auch ausgiebige Versuche mit niedrigeren Potenzen, vor allem den Zwischenpotenzen an.

---

[1] Clemens Freiherr von Bönninghausen, Die Homöopathie. ([1]1834): „Psora, Syphilis und Sykosis, worin, soviel jetzt bekannt ist, alle chronischen Krankheiten ihren Ursprung zu haben scheinen.", zitiert nach Klunker (1990b), S. 232.
[2] CK I, 2. Aufl., S. 168 - 188.

6.2 Entspricht Hahnemanns Handlungsweise seinen Veröffentlichungen?

Im überraschenden Umfang lassen sich zu den Vorgehensweisen in der dargelegten Kasuistik die korrespondierenden Vorschriften in Hahnemanns Veröffentlichungen aufzeigen.

So lassen sich Hahnemanns Versuche zur Globuligröße in der Volkmannschen Pathographie zum Teil nachvollziehen. Ebenso finden sich die Anweisungen zu Anamneseerhebung, Patientenführung, Nullpulververordnung, Riechmedikation, zur Einnahme während der Menstruation, zu Diätetik und Lebensordnung, zum Mesmerismus, zur Therapie der „feststehenden Krankheiten" und der Choleraprophylaxe in Hahnemanns täglicher Praxis bestätigt. Sogar Hahnemanns Experimente mit den Pflastern und die Auseinandersetzung mit den „Leipziger Halbhomöopathen" können plastisch nachgezeichnet werden. Nur an einigen Stellen bezüglich der Potenzwahl gelingt dies nicht, wobei es sich dabei um Experimente handelte, deren negatives Ergebnis dann eben zur Empfehlung einer anderen Handlungsweise[1] führten.

In einem Punkt, wo Hahnemann sich ganz eindeutig von einem der wichtigsten Grundsätzen seiner Methode entfernt, nämlich der Arzneimittelprüfung am Gesunden, macht er aus der Not eine Tugend:

> „Wie man aber selbst in Krankheiten, besonders den chronischen, sich meist gleichbleibenden, unter den Beschwerden der ursprünglichen Krankheit einige Symptome der zum Heilen angewendeten, einfachen Arznei ausfinden könne, ist ein Gegenstand höherer Beurtheilungskunst und bloß Meistern in der Beobachtung zu überlassen."[2]

Köthen dürfte kaum Gelegenheit zu ausgiebigen Arzneimittelprüfungen an Gesunden geboten haben. Zwar sind auf den letzten Seiten einiger Krankenjournale die Versendungen von Potenzen zu Prüfzwecken an einige seiner Schüler vermerkt, doch dürften ihn die immer wieder beobachteten Prüfsymptome bei seinen Patienten so sehr gereizt haben, daß er diese Symptome aufnahm. „Der Ordnung halber" schuf er den für diese Situation maßgeschneiderten Organonparagraphen.

Eine weiteren Frage in diesem Zusammenhang muß aufgrund des ungenügenden Materials in dieser Arbeit offenbleiben. Es findet sich an vielen Stellen der Hinweis, daß Hahnemann über Monate hinweg vielen, oder fast allen Patienten das gleiche Mittel verschrieb.[3] Es muß also ernsthaft diskutiert werden, ob Hahnemann nicht sogar im großen Stil Arzneimittelstudien an seinen Patienten betrieben hat! Diese Frage stellt sich umso mehr, wenn man sich die beachtliche Zahl der Symptome ansieht, die alleine Antonie Volkmann in die Materia medica eingebracht hat.[4]

---

1 Z.B. die Verwendung der Zwischenpotenzen.
2 ORG[III], § 149, entspricht ORG[VI], § 142.
3 Vgl. D19, Anm. 71, Anm. 74, D22, Anm. 54, D24, Anm. 15, D27, Anm. 47.
4 Vgl. Anhang IV.

6.3 Inwieweit könnten die Erfahrungen mit A. Volkmann die Entwicklung von der Theorie der chronischen Krankheiten mitbeeinflußt haben?

Als Antonie Volkmann sich im August 1819 in die Behandlung Samuel Hahnemanns begab, schien die Überprüfung der Hypothese von der Psora als wichtigster Ursache chronischer Krankheiten schon zur Routine geworden zu sein. Das zeigt die ausdrückliche Nachfrage zu einer eventuell durchgemachten Krätzkrankheit.[5] Entsprechendes wird jedoch eindeutig verneint. Antonie Volkmann selbst datiert den Anfang ihrer Krankheit auf die Zeit, als sie ein Jahr nach der Entbindung ihres ersten Kindes „unter Aergerniß ihr menstrum" bekam. Dennoch entspricht die Therapie ganz derjenigen, die Hahnemann zur Behandlung der Psora empfiehlt.[6] Schließlich gibt die Volkmannin auch an, „schon als Kind an Afterknoten, auch fließende[n] gelitten [zu] haben"[7]. Insofern ist Hahnemann berechtigt, den eigentlichen Erkrankungsbeginn vorzuverlegen. Blutende Hämorrhoiden sind nach Hahnemann ein ausgesprochen psorisches Symptom[8]. Der Verlauf ist insofern typisch, als sich die Behandlung im Beginn hoffnungsvoll[9], im weiteren jedoch langwierig und zäh gestaltet[10], insbesondere als sich das alte Symptome der „Blutaderknoten" wieder einstellt.

Für die negative Beurteilung der Pflaster-Therapie dürften auch die Erfahrungen an der Volkmannin mitgewirkt haben, da sich hier keine eindeutige Besserung abzeichnete. Allerdings empfiehlt Hahnemann (der persönlich nicht anwesend war und einen Brief verlesen ließ) dieses Verfahren noch 1830, also etwa sechs Jahre nach der Pflaster-Behandlung der Volkmanns, zur ersten Sitzung des „Vereins für homöopathische Heilkunst", aus dem später der DZVhÄ hervorgeht. 1833 schließlich wird dieses Verfahren abgelehnt.[11]

6.4 Wie kann der therapeutische Erfolg beurteilt werden?

Ein Vergleich der Briefabschriften Hahnemanns mit den Originalbriefen der Antonie Volkmann zeigt eine deutliche Übereinstimmung in Stil, Ausdruck und

---

[5] Vgl. D18, Z.27.
[6] Die Klassifizierung als Psora, auch bei Fällen, in denen anamnestisch keine Krätzkrankheit zu eruieren ist, gehört zu Masis Kritikpunkten an Hahnemanns Wissenschaftlichkeit. Bezüglich der Krankengeschichte der Volkmannin ist Masis Kritik also berechtigt. Vgl. Masi-Elizalde (1993), S. 9.
[7] D18, Originalseite 361.
[8] CK I, 2. Aufl., S. 79: „Blutende Aderknoten am After oder im Mastdarme ... (fließende Hämorrhoiden) vorzüglich beim Stuhlgange, worauf die Knoten oft lange heftig schmerzen."
[9] Vgl. die Berichte des Boten des Fürsten Karl von Schwarzenberg, vgl. Kap. 1.
[10] CK I, 2. Aufl., S. 4: „Dies war und blieb der schnellere oder langsamere Vorgang solcher Kuren aller unvenerischen, beträchtlichen, chronischen Krankheiten, selbst wenn sie genau nach den Lehren der bis hierher bekannten homöopathischen Kunst geführt zu werden schienen. Ihr Anfang war erfreulich, die Fortsetzung minder günstig, der Ausgang hoffnungslos."
[11] Vgl. Kap. 5.10.

Schema der Berichterstattung, so daß davon auszugehen ist, daß die Wiedergabe der Krankengeschichten in Hahnemanns Krankenjournalen zuverläßig und authentisch ist. Ein Interesse an beschönigender Darstellung kann allein schon deswegen nicht unterstellt werden, da Hahnemann diese Aufzeichnungen ausschließlich für seine eigenen wissenschaftlichen Studien anfertigte. Grundsätzlich ist deshalb an der Bewertung des Erfolges durch Hahnemann keine besondere Skepsis angebracht, insbesondere da dieser seine Therapie, wie bereits in Kapitel 5.2 beschrieben, regelmäßig mit Placebo kontrollierte.

Wie bereits einleitend erwähnt wurde, ist die Geschichte der Medizin nicht die Disziplin, die abschließende Urteile über die therapeutische Wertigkeit medizinischer Systeme abzugeben hat. Trotzdem sei in diesem Zusammenhang eine Studie[12] erwähnt, bei der eine Kombination homöopathischer Präparate untersucht wurde, die Antonie Volkmann als Einzelmittel von Hahnemann verordnet bekommen hatte. Es konnte hier eine hochsignifikante Besserung der erfragten neurootologischen Symptomraster festgestellt werden, mit einer subjektiven Befundbesserung bei 57,5 % der Patienten (n = 40). Obwohl diese Studie nach klinischen Gesichtspunkten und nicht nach den Hahnemannschen Kautelen ausgerichtet war und deswegen das Ergebnis nicht auf die klassische Homöopathie übertragbar ist, wird man dennoch eine Wirksamkeit auch der einzelnen Arzneien annehmen können, insbesondere bei der individualisierenden Anwendung nach den Regeln der homöopathischen Heilkunst.

Was den langfristigen Behandlungserfolg bei der Volkmannin angeht, so fällt die Beurteilung außerordentlich schwer. Einerseits liegt uns das sehr positive Zeugnis der Schwarzenbergboten[13] vor, gleichzeitig der Nachweis über die vergeblichen Behandlungsversuche dreier allopathischer Ärzte[14] aus der Zeit kurz vor der Behandlung durch Hahnemann, sowie die Ausweitung der Behandlung auf die Familie mitsamt den Bediensteten[15], was als Vertrauensbeweis gewertet werden muß. Andererseits scheint Hahnemann bei der Behandlung bestimmter Symptome wie dem Hämorrhoidalleiden, dem ‚empfindlichen' Magen und der dauernden Schwächlichkeit auf der Stelle zu treten. Es bleibt folglich nur der Schluß, daß der Volkmannin eine durchschlagende, vor allem langfristige „Cur" im Sinne der ‚chronischen Krankheiten' - nach Hahnemanns Maßstäben - bei anfänglichen Achtungserfolgen versagt blieb.

---

[12] Claus-Frenz Claussen et al.: Klinisch-experimentelle Prüfung und äquilibriometrische Messungen zum Nachweis der therapeutischen Wirksamkeit eines homöopathischen Arzneimittels bestehend aus Ambra, Cocculus, Conium und Petroleum bei der Diagnose Vertigo und Nausea. Arzneim.-Forsch./Drug Res. 34 (II) (1984) S. 1791 - 1798. Vgl. auch Claussen (1985).
[13] Vgl. Kap. 1.
[14] Vgl. Kap. 2.
[15] Vgl. Tab.1, Kap. 2.1.1

7 Zusammenfassung

Anhand einer Krankengeschichte über mehrere Jahre werden Entwicklungsstationen der Hahnemannschen Homöopathie, insbesondere aber der Lehre von den chronischen Krankheiten nachgezeichnet. In dem beschriebenen Zeitraum scheinen die wichtigsten Ideen aus seinem dritten Hauptwerk bereits in Gedanken gefaßt zu sein[1]. Im einzelnen lassen sich jedoch das Sammeln von Erfahrung, die Erweiterung der Materia medica, die Verfeinerung der Methode durch Experimente mit Potenzhöhen, Arzneiherstellung und Applikationsmethoden sowie die Überprüfung außerhomöopathischer Verfahren sehr gut aufzeigen. Unter letzteren dürfte vor allem die Anwendung der Terpentinpflaster ein interessantes Kapitel darstellen, da an diesem Beispiel Hahnemanns Gedankengänge sehr anschaulich herausgearbeitet werden können: Jahrelang hatte Hahnemann versucht, mit den Pflastern eine Affektion der Haut hervorzurufen, um damit den weiter unten erwähnten Prozeß (die Unterdrückung der Hautkrankheiten) umzukehren. Exemplarisch läßt sich zeigen, daß Hahnemann nicht ausschließlich an eine medikamentöse Homöopathie dachte, sondern an das Prinzip, mit einer Kunstkrankheit zu heilen, die aber - entgegen dem Verständnis der alten Schule - einen direkten Bezug zur eigentlichen Krankheit haben muß, nämlich den der Ähnlichkeit. Bewährt - bis in die heutige Zeit hinein - hat sich freilich nur die medikamentöse Homöopathie, vor allem mit den in CK II - V beschriebenen chronischen Arzneien.

Hahnemanns Praxis läßt nach den vorliegenden Auszügen eine erstaunlich exakte Beobachtungsgabe und für damalige Verhältnisse präzise wissenschaftliche Arbeitsweise[2] und Treue zum Phänomen erkennen. Einerseits war er mit seinen öffentlichen Äußerungen sehr vorsichtig und ließ - wie man sieht - den Veröffentlichungen lange Episoden intensiven Experimentierens vorangehen[3]. Anderseits war sich Hahnemann nicht zu schade, offensichtliche Fehler in seinem Werk zuzugeben und zu korrigieren[4], was zur Validität seiner wissenschaftlichen Leistungen ohne weiteres beiträgt.

Sicherlich sind aus heutiger Sicht und schon gar aus schulmedizinischem Blickwinkel, einige Punkte seiner Theorie überholt, jedoch sind die praktischen Anweisungen auf reiner Erfahrung gewachsen und als solche nicht von der Falsifizierung seines theoretischen Überbaus bedroht. So sollte das Vermächtnis Hahnemanns immer im Kontext der historischen Entwicklung gesehen werden und

---

[1] CK I, 2. Aufl., S. 6: „diese höchst ernste Aufgabe beschäftigte mich seit den Jahren 1816, 1817 bei Tag und Nacht".

[2] Vgl. Kap. 5.2. und siehe inzwischen auch Sönke Drewsen: Hahnemanns Streit mit der „bisherigen alten Arzneischule" als Streit um wissenschaftliche Methoden. Versuch einer Rekonstruktion und Würdigung seines Ansatzes zur Grundlegung der Heilkunde als eines methodenkritischen Ansatzes. Würzburger med. hist. Mitt. 11 (1993) [recte:1994].

[3] CK I, 2. Aufl., S. 6, Anm.: „Nein, ich ließ überall nichts davon verlauten, weil es unschicklich, ja schädlich ist, von unreifen Dingen zu reden oder zu schreiben."

[4] Vgl. Kap. 5.10 Pflaster und Kap. 5.6 Elektrizität. Wie Hahnemann allerdings selbst zugibt, spielen taktische Erwägungen dabei eine gewisse Rolle.

7 Zusammenfassung

an der praktischen Erfahrung gemessen werden. Hahnemann war in fast allen Punkten seiner Zeit so weit voraus, daß man auch heute noch annehmen kann, daß vielleicht entscheidende Aspekte seiner Methode bislang nicht begriffen wurden. Damit ist nicht nur das Problem der Hochpotenzen gemeint, dessen Erklärung durch die moderne Naturwissenschaft weiterhin aussteht, sondern viel mehr noch die Frage der Unterdrückung von Krankheitserscheinungen mit der Folge schwerwiegenderer Erkrankungen auf einer tieferliegenden Ebene. Dabei versperrt die Diskussion über die dogmatische Fixierung auf die drei Miasmen „Psora, Sykosis und Syphilis" den Blick auf Hahnemanns eigentliche große Errungenschaft auf dem Feld der chronischen Erkrankungen, wie er sie im Organon fünfter Auflage formuliert[5]:

„§. 202

Wird nun von dem Arzte der bisherigen Schule, in der Meinung, er heile dadurch die ganze Krankheit, das Local-Symptom durch äußere Mittel örtlich vernichtet, so ersetzt es die Natur durch Erweckung des inneren Leidens und der vorher schon neben dem Local-Uebel bestandenen, bisher noch schlummernden übrigen Symptome, das ist, durch Erhöhung der innern Krankheit - in welchem Falle man dann **unrichtig** zu sagen pflegt, das Local-Uebel sey durch die äußern Mittel **zurück** in den Körper oder auf die Nerven **getrieben** worden.

§. 203

Jede äußere Behandlung solcher Local-Symptome, um sie, ohne die innere miasmatische Krankheit geheilt zu haben, von der Oberfläche des Körpers wegzuschaffen, also den Krätz-Ausschlag durch allerlei Salben von der Haut zu vertilgen, den Schanker äußerlich wegzubeizen und die Feigwarze durch Wegschneiden, Abbinden oder glühendes Eisen auf seiner ((!)) Stelle zu vernichten, diese bisher so allgewöhnliche, äußere, verderbliche Behandlung, ist die allgemeinste Quelle aller der unzähligen, benannten und unbenannten, chronischen Leiden geworden, worunter die gesammte Menschheit seufzet; sie ist eine der verbrecherischesten Handlungen, deren sich die Arztwelt schuldig machen konnte, und gleichwohl war sie bisher die allgemein eingeführte und von den Kathedern als die alleinige gelehrt."

In diesem Punkt kam Hahnemann mit seinen Forschungen über die chronischen Krankheiten vor 160 Jahren zu bahnbrechenden praktischen Ergebnissen, während das Problem bis heute von keiner anderen medizinischen Disziplin vergleichbar offen angesprochen oder diskutiert wird.

---

5   Diese zwei Paragraphen finden sich fast unverändert in ORG[VI] wieder.

Anhang I

Abkürzungen

Von Hahnemann verwendetete Abkürzungen
(häufig auch ohne Abkürzungspunkt)

Ab.	Abends, Abend
bes.	besonders
D.	Dr., Doktor
etw.	etwas
gr.	groß
Gr.	Gran = 60 mg
heft.	heftig
Kht.	Krankheit
kl.	klein
Kr.	Körper
Krht.	Krankheit
Ksch.	Kopschmerz
Kschn.	Kopfschmerzen
l.	links
li.	links
Mesm.	Mesmerismus
mesm.	mesmerisirend
n.	nach
N.M.	Nachmittag
r.	rechts
Sch.	Schmerz
Schm.	Schmerz
Schn	Schmerzen
Sonnab. ...	Sonnabend
St.	Stunde, Stunden
st.	stark
Stu	Stunde, Stunden
U.	Uhr
V.M.	Vormittag
Z.Schm. ...	Zahnschmerz
Zahnsch ...	Zahnschmerz
Zahnschn.	Zahnschmerzen
Zsch	Zahnschmerz

Lateinische Begriffe

an	entweder = ana ‚von jedem gleich viel' oder = au(t) ‚oder', ‚beziehungsweise'
bis	zweimal
cont.	continue, fortgesetzt
dies	Tag
g.	gutta, Tropfen
minim	minimus, minimum, der / das kleinste
minus	kleiner
motu	bei Bewegung
NB	Notabene, wohlgemerkt
quater	viermal
scrob.	scrobiculum, Magengrube, Herzgrube
tactu	bei Berührung
ter	dreimal
verte	wende um

Medikamentennamen

acon	Aconitum nappellus
Ambr	Ambra grisea
anim	animale
Bry	Bryonia alba

Anhang I

Carlsbad .. Carlsbadensis aqua
Cch .... Cortex chinae, Cinchona oder Conchae (unwahrscheinlich)
Cham .... Chamomilla matricaria
China .... Chinarinde
Cocc. .... Cocculus
Conchae .. Austernschalenkalk
Conche .... Conchae
con. .... Conium maculatum
cr. .... crudum
crud. .... crudum
Cycl. .... Cyclamen europaeum
Els .... Schwefelpräparat
Dig. .... Digitalis purpurea
Ign .... Ignatia amara
Grpht .... Graphites
Hell. n. ..... Helleborus niger
Magnet .... Magnes artificialis
mbr.((!)) .. Ambra

Nord .... Nordpol des Magnetstabes
Nux .... Nux vomica
Ptrl .... Petroleum
Puls .... Pulsatilla
Quassie .... Quassia simaruba
S.c.c. .... Sal cornu cervi, Ammonium carbonicum, Hirschhornsalz
s.ph .... Solutio phosphoris
sol.ph. ..... Solutio phosphoris
Spig .... Spigelia
sep .... Sepiae succus
Sep. .... Sepiae succus
Sol. ph. .... Solutio phosphoris
Süd .... Südpol des Magnetstabes
tox .... Wurzelsumach, Rhus radicans, als auch Rhus toxicodendron[1]
verat .... Veratrum album

Im Kommentar und Literaturverzeichnis verwendete Abkürzungen

a.a.O. .... am angegebenen Ort
AHZ .... Allgemeine Homöopathische Zeitung
Anm. .... Anmerkung
Aufl. .... Auflage
Bd. .... Band
C .... Centesimalpotenz
CK I-V ... Hahnemann, Samuel: Die chronischen Krankheiten, ihre eigenthümliche Natur und homöopathische Heilung. Erster bis fünfter Theil.
D .... Bestandsbezeichnung (Signatur) des Stuttgarter IGM für die Krankenjournale, wahrscheinlich von „Diarium" abgeleitet, Bsp.: D18 = Krankenjournal von Samuel Hahnemann, Bd.18, Leipzig, 12. Apr. 1819 - 20. Sept. 1819 (**D18**).
D .... Dezimalpotenz
dito .... ebenso
DZVhÄ ... Deutscher Zentralverein homöopathischer Ärzte
EK .... [Englischer Kent]: Kent, James Tyler: Repertory of the Homeopathic Materia Medica. 6. Aufl., Chicago 1945, Neudruck Delhi 1987.

---

[1] Vgl. Furlenmeier (1992), S. 251 - S. 254.

Abkürzungen

EN .... [Encyclopedia]: Allen, Timothy Field: The Encyclopedia of Pure Materia Medica. A Record of the Positive Effect of Drugs upon the Healthy Human Organism. 12 Volumes. O.J.+++ Neudruck Delhi 1988.
GS .... Hering, Constantin: The Guiding Symptoms of our Materia Medica. Vol. 1 - 10, Philadelphia 1879 und folgende. Neudruck Delhi 1988.
Hrsg. .... Herausgeber/herausgegeben
IGM .... Institut für Geschichte der Medizin der Robert Bosch Stiftung Stuttgart
KJ .... Krankenjournal
KMS .... Hahnemann, Samuel: Kleine medicinische Schriften. Hrsg. von Ernst Stapf, 2 Bände, Dresden und Leipzig 1829, 2. unveränd. Nachdruck, Heidelberg 1989.
Kons. .... Konsultationen
MedGG ... Medizin, Gesellschaft und Geschichte. Bis Band 7: Jahrbuch des Instituts für Geschichte der Medizin der Robert Bosch Stiftung [ab Bd. 8 als Untertitel benutzt].
NUC .... National Union Catalogue.
ORG[I] .... Hahnemann, Samuel: Organon der rationellen Heilkunde. 1. Aufl., Dresden 1810.
ORG[II] .. Hahnemann, Samuel: Organon der Heilkunst, Aude sapere. 2. Aufl., u.s.w.
Q .... Quinquagiesmillesimalpotenz
RA I-VI ... Hahnemann, Samuel: Reine Arzneimittellehre. Erster bis sechster Theil
RGE .... Künzli von Fimmelsberg, Jost: Kent's Repertorium Generale. Englische Ausgabe, Berg am Starnberger See 1987.
S. .... Seite
s.v. .... sub voce (unter dem Namen)
Vgl. .... Vergleiche
Z. .... Zeile
ZKH .... Zeitschrift für Klassische Homöopathie

Anhang II

Chronologische Liste der Verordnungen

KJ	Jahr	Monat	Kons.	Verschreibungen
D18	1819	Aug	13	„ersten Tag China 10 Gran früh und abend, den zweiten Tag 1/3 Pulver 6 2/3 Gr. früh und Ab. nehmen | Mittags 1 Uhr 1 § 1 §"; „Magnesie ... die Cch. gestern Ab. weggelassen"; „heute mesm. 1 cositis und 2 schnell. 6 Unzen roth"; „wie jenes 6 Unzen"; „heute Nux auf die Zunge"; „heute 6 Unzen roth"; „heute Cocc. extra"; „Das Extrapulver (?) nicht genommen. 6 § Unzen"; „also Nux noch fort heute noch 6 Unzen"; „heute $Sulph. kl. Hirse minim 6 Unzen"; „Sulph. wirken lassen 6 Unzen";
D18	1819	Sept	10	**„den 4n N.M. Ign. heute 6 Unzen um** nächstens Puls zu geben"; „extra Puls ³ 6 Unzen"; „heute Conche $Pulvis Extra ⌐P⌐ mit tox ³ dann Puls"; „Heute minim $Ferrum in N°1 6 § Unzen"; „Heute Puls diesen Ab. 6 Unzen"; „heute noch fort doch N°1 /und 3\ Conche 6 Unzen"; „die 1 6 Puls \heute/ 6 § Unzen und wenn Aergerlichkeit und Heißhunger kömmt extra Nux trocken";
D19	1819	Sept	2	„N°5 verloren ⌐heute⌐ ⌐ ⌐ 6 § Unzen N°1 Nux minim."; „das noch vorhandene Extrapulver (Nux)";
D19	1819	Oct	12	„6 Unzen und /extra Puls\ nächstens Conche"; 6 Unzen"heute N°1 und 4 Conche ³ 6 Unzen"; „6 Unzen"; „6 Unzen"; „6 N°1 minim minim Sulph. Unzen"; „heute Unzen mit minim Sulph. 6 §"; „heute 6 Unzen und wieder mit /minus Sulph.\"; „heute Unzen 6 mit minim. $Sulph.";

„6 Unzen ohne";
„heute doch wieder minus Unzen 6 §";
„heute wieder Unzen mit minus Sulph. /6 §\";

D19 1819 Nov 13 „heute ohne Sulph. Unzen und 6 half Riechen an Cham?";
„Unzen mit minus 6 § doch mit Cham /o\ zum Riechen /bei /Aergerlichkeit\\";
„Unzen mit kl. Hirse 9 §";
„Heute Unzen mit ⌐minus⌐ /minim\ 6 ⌐quater⌐ ter früh und Ab. mit Pulver";
„6 Unzen mit 1 gutta nur früh und Ab.";
„Unzen 6 mit Quentchen + 1 gutta tägl[ich] 4 mal 1 Tropfen auf Zucker";
„Unzen 6 § N°1 Cch.";
„ein mesm. Strich Unzen 6 Quentchen j $Spiritus vini + 1/10000 ⌐ ⌐quater 1 gutta";
„nun 4 gutta tägl[ich] darauf wieder mesm. heute Unzen 6";

D19 1819 Dez 9 „heute Puls gerochen und dießmal keine Tropfen zu nehmen 6 Unzen";
„Unzen 6 Quentchen ß + 1 gutta/X ter die an quater? früh, um 11 U. und Ab.";
„Unzen 6 § quater fort 1 gutta";
„Unzen 6 § kl. Tr. quater fort";
„Unzen 6 § Puls. „;
„soll noch tägl[ich] ter 1 gutta nehmen Unzen 6 §";
„Unzen 6 nur 1 gutta heute gar keine";

D19 1820 Jan 10 „gestern zweimal zu 1 St. gr. Aergerlichkeit Cham half Unzen 6 und jeden Morgen 1 gutta fort";
„Unzen 6 und jeden Morgen 1 gutta";
„Unzen 6 Quentchen ß XX bis";
„1 gutta Unzen 6";
„Unzen 6 und N.M. 1 gutta";
„Unzen 6 und N.M. 1 gutta fort";
„soll heute N.M. kein gutta nehmen /aber Morgen wohl\";
„Diese 3 Tage wieder V.M. 1 gutta 6 Unzen";
„6 Unzen und kl. Glas XXX früh 1 gutta";
„hat nun 3 mal 1 gutta genommen 6 Unzen soll nur einen Morgen um den anderen /einen nehmen\";

D19 1820 Febr 2 „6 und in N°1 gutta X Unzen mit 2 gutta Wasser";
„heute fortwirken X ³ also 6 Unzen";

Anhang II

D20	1820	Febr	9	„⌈heute also wieder ohne $Sulph.⌉ seit 1 Febr. X fortwirken lassen um dann IV zu geben 6 Unzen"; „nach 10 Tagen XXX ³ heute IV 1 /₀\ 6 Unzen"; „heute noch IV 1 /o\ fort vom 10n her"; „heute X 1 /o\ 6 Unzen dann XX, dan[n] XXX"; „heute fort das X vom 16n 6 Unzen"; „heute extra XX 1 /o\ im Fall es weniger gut ginge 6 Unzen"; „heute ⌈ ⌉ kl. Hirse 1/I N°1 6 Unzen"; „heute müßen wir noch die kl. Hirse 1/I fortwirken lassen dann aber c.s. 6 Unzen";
D20	1820	März	7	„heute zentominis causa 1 /₀\ IV minim c.s. 6 Unzen künftig ⌈ ⌉ tägl. $1/_{II}$ 1 /₀\"; „heute wieder $Sulph. 1/II 1 /o\ N°1 6 Unzen"; „wollen sehen ob es zu zeitig ist heute wieder 1 /₀\ 1/II zugeben also 6 § N°1 1 /o\ 1/II Unzen"; „heute ohne II, um zu sehen ob es 6 Tage reicht. 6 Unzen"; „heute 6 Unzen 1 /₀\ 1/IV und das künftige Mal wieder $Sulph. doch eine andre Größe"; „6 V 1 /₀\ Unzen"; „heute ⌈VI⌉ II N°1 6 § Unzen"; „VII N°1. 6 Unzen";
D20	1820	April 9		„VII N°1. 6 Unzen"; „heute VIII 6 Unzen"; „16 /₀\ Unzen Unzen"; „heute C.S. (v. 4n) minim. 6 Unzen"; „heute I N°1 N°3 1/100I/₀\ N°5 1/10000I/₀\ 6 Unzen"; „Heute N°10000 N°3 **I** 5 /**II** /o\\"; „N°1 Nux 6 Unzen"; „wieder die ersten beiden N°1 und 5 Unzen (vielleicht besser alle 3 Tage?)"; „N°3 6 Unzen"; „N°1 Nux 6 Unzen"; „6 § 1 /4\ , 5 /5\ Unzen";
D20	1820	Mai	6	„6 N°3 /9\ Unzen"; „6 N°1 /10\ , 5 /11\ Unzen an $Ferr."; „6 N°1 $Ferr. und dann $Sulph. von vorne"; „6 1 /1\, 5 /2\ Unzen"; „6 N°1 /2\ , 5 /4\ Unzen"; „6 § N°3 /5\ Unzen"; „6 Unzen 1 /6\, 5 /7\";

Chronologische Liste der Verordnungen

„N°3 /8\ 6 Unzen";
„N°1 /9\ , 5 /10\ Unze und Caps extra wenn Hitze im Kopfe";

D20	1820	Juni	7	„N°3 /11\ 6 Unze";

„/blos wieder\ N°3 /12\ 6 Unzen";
„N°2 /13\ Unze";
„heute Puls. 6 Unzen Caps.";
„N°1 /14\ Unze";
„6 N°1 /15\ Unze ½";
„6 § ⌐früh⌐ \Ab./ N°1 /20\ und 4 /21\";
„6 § ⌐Ab.⌐ /früh\ Unzen ½ „;

D20	1820	Juli	1	„6 § N°1 /21\, 4 /22\ Unzen";

D21	1820	Juli	4	„N°3 /23\, 6 /24\ 6 § Unzen";

„6 § N°3 /25\ und 6 /26\";
„6 N°4 /26 /o\\ Unzen";
„N°1 /o\ 4 /oo\ Unzen ½";

D21	1820	Aug	6	„heute nur § extra";

„N° 1 /3\ 3 /4\ 5 /5\ Unze ½";
„6 § 2 /6\ 5 /7\ Unzen ½";
„6 § 3 /8\, 6 /9\, Unzen ½";
„6 N° 5 /10\ Unzen ½";
„heute Nord 1 Minute und 6 Unzen";

D21	1820	Sept	7	„heute 6 Unzen N° 1 /o\";

„6 § N°1 $Aur. Unzen";
„N°1 /o schw.\ 6 Unzen";
„N°1 Cina 4 Caps ⌐6⌐ 7";
„6 § N°1 /o\ schwächste Unzen";
„⌐6 N°1⌐ /§\ Cin. heute Cin";

D21	1820	Okt	10	„Fußbad 10, 15 Min dagegen";

„6 §";
„heute noch 6 § o-o-o schwächstes dann wo nöthig Cin.";
„heute Thuj V 6 ⌐Unzen⌐ § dann an Cina an $Sulph. o schw.";
„heute Cina § 3 dan[n] Sulph.";
„heute 6 § N°1 o schwächste";
„3 § N°1 /o\ $Ferr. nächstens allerschwächste";
„heute V in N°1 4 §";

Anhang II

D21	1820	Nov	6	„4 § N°2 ^{oo}V/$_{10,000}$ ‚"; „heute Bell. 4 § dann von vorn $Sulph."; „4 § N°1 $Stann."; „4 § N°1 A oo"; „heute o um zu sehen wie lange A oo wirkte 4 §"; „heute /N°B oo\ (A oooo /überschlagen\) 4 §"; „heute fort B OO 4 §";
D21	1820	Dez	4	„6 § C $_{oo}$"; „heute 6 § ohne etwas"; „wieder 6 § leere und extra C oo zu sehen wie lange C oo nach dem 3n in der Wirkung anhält"; „heute wieder C oo zu sehen obs auch zum zweiten Male gut thut 6 § N°1 C oo";
D22	1821	Jan		-
D22	1821	Febr		-
D22	1821	März	4	„heute § 5 min."; „heute \den 22/ 2 Mesmer. Striche"; „nächstens $Aur. einmal mesmer. gestrichen"; „heute also § menstrum erst abzuwarten dann $Aur.";
D22	1821	Apr	6	„heute 5 min E. dann $Aur."; „hatte blos inzwischen $Stann. ³ heute $Aur. § noch nicht $Acidum ph."; „heute $Ars. ein §"; „heute § v. 8n"; „hatte zulezt ⌐... $Aur.⌐ den 17n $Ars. ³ vorher den 8 $Aur. ³ heute Nux §";
D22	1821	Mai	11	„hatte noch nicht $Acidum ph. \auch nicht $Antimonium/ | 5 min E hatte sie sehr angegriffen ... nächstens $Antimonium | dann $Sulph. riechen dann $Acidum ph. heute §"; „heute noch 2 § um dann $Antimonium oder $Acidum ph zu geben"; „heute $Acidum ph. §"; „den 7n $Acidum ph. heute fort §"; „den 7n $Acidum ph. heute noch fort §"; „noch nicht $Antimonium gehabt heute 5 Min riechen und §"; „§."; „heute mesm. § dann $Ars.";

Chronologische Liste der Verordnungen

„gestern sich über sich selbst geärgert und drauf an acon (?) gerochen „;
„blos den 15n zulezt Els. heute noch nichts [3] soll mesmerirt werden heute und einen Tag um den andern §";
„heute $Ars. riechen und §";

D22	1821	Juni	3	„6 § ein Tag um den andern /und heute §\ N°2 $^{Els}/_{100}$ Hirse";

„heute Staph gerochen und fortzunehmen ihres";
„24 soll sich die ersten 2 Tage mit 2 Strichen streichen lassen N°4 Els/100 Hirse und bei N°19 wieder zweimal an $Wismuthum";

D22	1821	Juli	5	„3 §";

„3 §";
„10 N°3 $Nit-ac.";

D22	1821	Aug	1	„16 § N°1 $Nit-ac. 7 Els/$_{200}$";

D22	1821	Sept	2	„24 N°6 ⌐$Nit-ac.⌐ /$Ars.\ 12 $^{Els}/_{400}$ nächstens ⌐wieder was ihr wohl that⌐ Thuy +...+ auch wohl wieder einmal $Nit-ac.";

D22	1821	Oct	1	„heute $Aur. hier und 4 § N°11 vom 29sten an, 12 den 30 und sofort | nimmt also den 19n oct. das lezte. dann etwa 24 § $^{Els}/_{\$Spiritus}$ N°4 | ⌐12 Cocc 14 $^{Els}/_{\$Spiritus}$⌐ N°1 Cocc an Calx mur.";

D23	1821	Nov	3	„heute 12 § N°1 \3/ Nux wenn Menstrum bei N°1 und 2 nicht kömmt, sonst fort mur. Calc. 2 /$_0$\";

„16 N°1 Nux \| N°3 $^{Els}/_{\$Spiritus}$";

D23	1821	Dez	3	„den 16 Nux den 18 $Sulph. gehabt heute § Cinch und fortnehmen an Verat $Ars.";

„will etwas gegen Schreck ... Acon";

D23	1822	Jan	3	„heute 16 N°1 Spong. 3$^{Els}/_{\$Spiritus}$";

D23	1822	Febr	3	„wieder 16 § und wenn menstrum 3 Tage gegangen ist extra ⌐A⌐ Nux ⌐B/$_0$\⌐ und 8 Tage drauf Nachricht um dann acon und $Sulph. zu geben";

„soll extra § Nux nehmen und in 8 Tagen Nachricht geben";
„16 § N°1 acon 2 $^{Els}/_{\$Spiritus}$ extra \$Acidum vitrioli/ wenns nach N°8 nicht hübsch /seyn\";

Anhang II

D23	1822	März	3	„16 § N°1 $Acidum vitrioli ^{4Els}/$_{\$Spiritus}$ "; „hatte das extra § $Acidum vitrioli lezthin nicht genommen „,; „morgen zuschicken Nux \A/ B \o/ Els/II \C/";
D23	1822	Apr	2	„Sie 16 N°5 $Acidum vitrioli 7 ^{Els}/$_{\$spiritus}$ 13 Nux 15 ^{Els}/II „,; „heute 16 § /$_o$\ und Gläschen $_o$ Lauroc. bei Unruhe riechen";
D24	1822	Apr	2	„heute extra Dulc. ⌜wegen⌝ wenn sie stechende Halsentzündung bekommen sollte, sonst keine Arznei bis zur nächsten /Regel\. hat nur 2 § von +...+ genommen";
D24	1822	Mai	1	„,⌜acon⌝ \Lauroc/ riechen nicht gebraucht. 20 ⌜N°⌝ N°1 Grph. Wicke";
D24	1822	Juni	4	„Mesmeriren des wenigen Schlafs wegen, das hilft ihr gut wenn mesmeriren nicht für die Schlaflosigkeit hilft dann extra $Cupr. und 8 /$_o$\"; „\20 1'Grpht hier";
D24	1822	Juli	2	„24 § N°1 ambr ^{1}/$_{10000}$ N°7 ^{Ptrl}/$_{\$Spiritus}$ 1 /$_o$\";
D24	1822	Aug	3	„24 1 ^{Els}/$_{\$Spiritus}$ 1 /$_o$\ 4 mbr /kl. Wicke\ ⌜nächste Posttag⌝ ^{Els}/$_{\$Spiritus}$ und mbr";
D24	1822	Sept	3	„Ab. Schreck mit Aerger dagegen das Fla[e]schchen (acon?)"; „24 § N°1 Nux 2 /$_o$\ 3 ^{Els}/$_{\$Spiritus}$ 3 /$_o$\ 10 ^{Grpht}/$_{\$Spiritus}$ 3 /$_o$\ sollte ptrl seyn";
D24	1822	Oct	4	„heute Ab. 6 ^{3}/$_{4}$ U. hep. $Sulph. O"; „24"; „24 extra ptrl 1 /o\ sobald sie zwei Tage kein Jücken gespürt hat Quentchen j /o\ acon gegen Schreck Quentchen j /o\ Cham gegen Aerger /weil sie drauf\ /roth wird\"; „heute ptrl 1 /o\ § extra gegeben für den den 8 angegebenen Fall und extra Nux 1 /o\, 48 Stunden nach Anfang der Regel.";
D24	1822	Nov	2	„Nachm extra (ptrl 1 /$_o$\)"; „24 /o\";

D25	1822	Nov	1	„extra A $Nit-ac. 2 /$_o$\ ,und sechs Morgen drauf B ptrl 2 /$_o$\";
D25	1822	Dez	2	„24 /$_o$\"; „heute 32 N°1 $Nit-ac.^{2} 13 $Sulph.$_o$";
D25	1823	Jan	2	„12 N°1 $^{\$Sulph.}$/$_{100}$ o";
D25	1823	Febr	2	„Mesmeriren 12 § und $^{\$Sulph.}$/$_{100}$ noch fort."; „Extra <u>A, B, C</u> / à Camph^2\ einen Morgen nach dem andren, mit den übrigen §";
D25	1823	März	3	„ihr 8 § N°1 Bell^1 3 acon^1 4 Nux^1"; „heute 8 /$_o$\ § ⌐N°⌐ zu sehen, was noch entstanden ist wohl nur wieder ihr rohen $Sulph. zu geben, höchstens IV davon";
D25	1823	Apr	2	„8 § 15 /$_o$\ N°1 Solut. ph."; „12 § /$_o$\ fort Sol. ph.";
D25	1823	Mai	1	„Ihr heute 16 Sep °/$_{100}$";
D26	1823	Juni	1	„heute 12 § N°1 Sep °/$_{10000}$";
D26	1823	Juli	1	„8 § fort Sep seit dem 2^n Jul";
D26	1823	Aug	-	-
D26	1823	Sept	-	-
D26	1823	Oct	-	-
D26	1823	Nov	-	-
D26	1823	Dez	2	„Seit Sie von etl[ichem] rein war, verlor Sie den Appetit, da etwas von M. Müller /eingenommen\ erst $Acidum vitrioli nach Regel aber 1 Nux 3 Els^1 dann $Nit-ac. ... auch morgen früh $Acidum vitrioli^1 §"; „12 § dann 1 Nux 72 St. nach Regelausbruch /3 Els^1\ und 1 Glas gegen Aergerlichkeit /und Aerger\ Cham /$_o$\";
D26	1824	Jan	2	„Riechfläschchen für Schreck und Aerger | vor der Hand nur Cham im Gläschen im Fall nach Verbrauch der 12 § noch keine Regel da ist, noch 6 § zu schicken \N°13 - 18./ und ⌐18⌐ /21\ § N°1 Nux 3 Els^1"; „⌐18 20⌐ /⌐ ⌐ 20\ § (doch bei N°15 wieder berichten) N°1 $Nit-ac.^{1}";

Anhang II

D26	1824	Febr	3	„soll fortnehmen bis Regel kömmt und 2 Tage gegangen ist nach ⌐72¬ \48\ St. nach Eintritt der Regel (3 extra) A(con)^1 Tags drauf B Nux^1, ⌐ ¬ \Tags\ drauf C /$_o$\, das drauf D /sol. ph.^{2}\"; „müße doch noch 9 § haben und erwartet doch schon den 22^n neue Arznei 16 /$_o$\ ⌐16N¬ § ⌐N¬ beköммts den 25 wo sie s.ph. 11 Tage hat, solls gleich anfangen /und Nux extra 72 St. nach Regel/anfang\\ ⌐22/11¬ (beim Stuhlgange <u>Blut</u> Grpht) nächstens Grpht";
D27	1824	März	2	„20 N°1 Sep °/$_{10000}$"; „will sie das extra § Nux nicht nehmen und hat die §§ 20 Sep °/$_{10000}$ noch nicht genommen soll sie 2 Tage nach Regel nehmen";
D27	1824	Apr	2	„will einige Tage aussetzen"; „auf den Freitag ihr zu heißen fort zu brauchen die übrigen 13 § und extra Nux „;
D27	1824	Mai	1	„Sie 24 § N°1 Carbo O";
D27	1824	Juni	2	„heute nochmals 24 § fort carbo"; „heute extra s. ph.^{2}";
D27	1824	Juli	3	„24 § Grpht °/I";
D27	1824	Aug	4	„Heute mit dem Boten A Coff. cr^1 und 8 St. drauf B acon^1 C /$_o$\ 14 St. drauf und D /$_o$\ 24 St. drauf nach C. Boten schick[en]"; „Soll alle Pulver wegthun und blos 6 § N°1 Nux1 nehmen"; „Solutio resine elastica auf den Rücken und 12 § N°1 Grpht O II";
D27	1824	Sept	3	„ein genaues Rezept geschrieben res. elast. drachmann solve in aetheris sulphurici (additio 1/16 lixivio caustico, iterata destillatione rectificati) quantum satis (circiter uncio una). Rücken bis zu bestreichen nicht bei Luft und zu bepudern mehre Tage"; „soll so lange sie sich wohl befindet ohne Arznei bleiben und auch den Rücken sich nicht bestreichen. sich aber täglich zweimal, jedesmal momentan von hinten eintauchen";

Chronologische Liste der Verordnungen

„Gelbes Schafsleder auf den Rücken mit pix burg. einzureiben und die 12 § N°1 Grpht O II zu nehmen die sie den 30 aug erhielt";
„extra Nux1 wo nöthig wegen Zahnsch. Soll das Leder vom Rücken mit pix burg 16 ° /tereb. 5 ⁀\ bestreichen /wieder auf /Rücken auflegen\\ auch Er soll im Rücken der Weste dergl[eichen] streichen „;

| D27 | 1824 | Oct | 3 | „heute 16 $/_o$\ § noch Grpht /was heute 18 Tage war.\ wirken lassen"; |

| D27 | 1824 | Nov | 2 | „Heute ⌐24⌐ 16 N°1 Nux^1 3 Carbo O";
„heute 16 $/_o$\ § fort carbo und Rückenpflaster /und Bauch und Brust\ 20 Zoll lang 1o Zoll breit mit 6:1 auf dem gehabten Schafleder"; |

| D27 | 1824 | Dez | 3 | „16 Sep O N°, solls auf den Bauch legen 6:1";
„will gegen die Aftersch. Mandelöl oder Quittenschleim brauchen ... 12 § N°1 $Stann.^{2} Solls Pflaster wieder auflegen und wenn der Sch. weg ist sich hinten kalt eintauchen"; |

| D28 | 1825 | Jan | 3 | „heute statt des vorigen (16, 1 $Stann.) 16 § N°1 s. ph.1";
„Hat noch einige (6?) Pulver 9 §"; |

| D28 | 1825 | Febr | 1 | „heute (35 Tage nach s.ph) 18 § N°1 Sep$^1/_{II}$"; |

| D28 | 1825 | März | 1 | „ihr 24 N°1 s.ph^1 21 Sep^1"; |

| D28 | 1825 | Apr | 2 | „will etwas gegen Aerger zum Riechen haben ihr Kugel Cham gegen Aerger";
„soll, sobald die Knoten heraus ⌐ ⌐ kommen, so wie nach jedem Stuhl, sich niederkauern und sich den After mit einem kleinen Schwamm, der alle Augenblicke in frisch geschöpftes Brunnenwasser getaucht wird, den Theil gelind drücken (künftig durch Alaunwasser vorher schon früh sich mesmeriren lassen und den 20n anfangen N°21 zu nehmen und die überschlagenen §§ nach N°24 ausbrauchen";
„will herkommen, ihr also nichts geschickt"; |

| D28 | 1825 | Mai | 1 | „\12 §/ (S.c.c.O) /nächstens)\ heute o ... Will herkommen mit dem Mann"; |

Anhang II

D28	1825	Juni	2	„will die Reise zu mir verschieben bis sie einmal weniger wohl ist. 24 § N°1 Grpht[1]"; „(Ihr etwa Hyos?) /sobald die 24 § alle sind\";
D28	1825	Juli	1	„12 § N°1 Hyos[1] X dann künftig ptrl 3 Tage nach Regeleintritt";
D28	1825	Aug	2	„Ihr heute 18 § N°1 $Nit-ac.$^{1}/_{100I}$[1] solls erst ausbrauchen ehe sie kömmt";
D28	1825	Sept	1	„18 § $/_0$\ fort $Nit-ac.";
D28	1825	Oct	4	„hat noch 15 § ⌈A⌉ extra A Nux ⌈ ⌉"; „extra früh $Antimonium crud";
D28	1825	Nov	1	„heute 20 § N°1 (Carbo anim $^{1}/_{100I}$ [6] noch nicht) s.c.c.2 /$^{1}/_{100I}$\ was sie noch nicht hatte und gegen Schreck und Aerger 3 O acon";
D28	1825	Dez	2	„28, N°9 Carb. anim.[1]"; „28, 1 Lycop O";
D28	1826	Jan	1	-
D29	1826	Febr	1	„heute 27 § N°1 Sep $^{1}/_{X}$ trocken";
D29	1826	März	2	„24 $/_0$\";
D29	1826	Apr	2	„16 N° Calcarea $^{4}/_{100}$I in N°1."; „16 $/_0$\ § fort calc.";
D29	1826	Mai	4	„8 $/_0$\ § und O Cham /gegen Aerger\"; „Sie soll an keins der 3 Gläschen riechen in möglichster Ruhe gehalten werden und einnehmen täglich eins ganz trocken 8 § N°1 $Nit-ac. $^{1}/_{II}$";
D29	1826	Juni	1	„also fort $Nit-ac. $^{1}/_{II}$ seit dem 27^n 8 $/_0$\ §"; „Extra § Thierk.[1] wenn in 2 Tagen die Blähungsversetzung /nicht nachläßt den 7$^{n\ Ab.}$\";
D34[1]	1830	Mai	1	„4 § N°1 $Nit-ac. $./_X$ alle 4 Tage dann Sep. und einmal wieder mur. magn.";
D34	1830	Juni	1	„4 $/_0$\";

---

[1] Von Juni 1826 bis Mai 1830 (**D30 - D33**), keine Notizen bzgl. Fam. Volkmann! Antonies Behandlung wurde wegen eines „Stickflusses" (akutes Lungenoedem) unterbrochen.

D35	1831 Febr	1	„Seit July keine Arznei eingenommen, außer gerochen an acon. und Ign., lezteres noch heute weils ihr Linderung schafft ... heute 4 ⌐alt¬ \a 7 $dies/ Caust |,,;
Brief I		1831	„den 15 März 4 /$_o$\ i a 7 $dies ... ihr heute $_o$ acon gegen Schreck zu riechen $_o$ $_o$ Bryon ----- Aergerniß ------ geschickt in ein Gläschen zu verwahren";
Brief II		1831	„12 April Volkman[nin] heute 4 a 7 N°1 Lyc. ·/$_X$ und zum Riechen im Gläschen acon /Schreck\ und Bryon /Aergerniß\";
Brief III		1831	„11 Juny Volkmann heute 4, 1 Gpht ·/$_X$ ... an anacard.";
Brief IV		1831	„27 Jun /v. 11 Jun\ Volkmann soll nur noch ein Paar Tage warten bis die Influenza ganz vorbei ist und dann erst 4, 1 Gpht einnehmen";
Brief V		1831	„27 Jul Sie Volkmann heute +...+ v. 27 Jun, da hatte sie wegen Influenza das am 11 Jun erhaltne 4 § Grpht ·/$_X$ nicht nehmen können, was sie den 11 Jun von mir erhielt, daher sie es erst den 1 Jul einnahm"
Brief VI		1831	„27 Aug. heute 4 § N°1 Natr. m. °° und vorher 8 gutta Campher $Spiritus einnehmen, alle St. 1 gutta";
Brief VII		1831	„2 Sept. /v. 27 Aug\ Sie Volkmann soll nicht ⌐mehr¬ riechen sondern Pulver fortnehmen 2 Schutzzettel dabei";
Brief VIII		1831	„24 /Sept /v. 2 Sept, 27 Aug und 27 Juli 11 Jun\\ **Sie Volkmann** hat das am 27 aug. geschickte natr. m. °° also noch nicht genommen es wirkte also bei ihr noch das den 1 Jul genommene Grpht ./X noch günstig (auch für das Gemüth günstig) her"
Brief IX		1831	„27.oct. Volkmannin ihr heute 4 /$_o$\ § fort natr m°°

Anhang III

Alphabetische Liste der Arzneien, die in der Krankengeschichte der Volkmannin erwähnt werden

Acidum ph	Acidum phosphoricum
Acidum vitrioli	Acidum sulphuricum
acon.	Aconitum napellus
ambr.	Ambra grisea
anacard.	Anacardium orientale
Antimonium	Antimonium crudum
Antimonium crud.	Antimonium crudum
Ars.	Arsenicum album
Aur.	Aurum metallicum
Bell.	Atropa Belladonna
Bryon.	Bryonia alba
C.S.	[fraglich:] Cannabis sativa
Calcarea	Calcarea carbonica Hahnemanni
Calx mur.	(Calx) Calcarea muriatica
Camph.	Camphora
Campher Spiritus	Weingeistiger Kampfer
Caps.	Capsicum annuum
Carb. anim.	Carbo animalis
Carbo	Carbo vegetabilis
Caust.	Causticum Hahnemanni
Cch.	[fraglich:] Cinchona succirubra
Cham.	Chamomilla
China	Cinchona succirubra = China
Cin.	Cina maritima
Cinch.	Cinchona succirubra
Cocc.	Cocculus
Coff. cr.	Coffea cruda
Con.	Conium maculatum
Conche	Austernschalenkalk
Cupr.	Cuprum
Ferr.	Ferrum metallicum
Ferrum	Ferrum metallicum
Grph.	Graphites
Hyos.	Hyoscyamus
Ign.	Ignatia
Lauroc.	Laurocerasus
Lycop.	Lycopodium
Magnesie	Magnesium
mbr.	Ambra grisea
mur. magn.	Magnesium muriaticum

Alphabetische Liste der Arzneien

natr m.	Natrum muriaticum
Nit-ac.	Nitricum acidum
Nux	Nux vomica
Ptrl.	Petroleum
Puls.	Pulsatilla
S.c.c.	(Sal cornu cervi) Ammonium carbonicum
Sep.	Sepiae succus
Sol. ph.[1]	Siehe „Solut. ph."
Solut. ph.	Solutio phosphori = Phosphorus
Spiritus vini	Weingeist
Spong.	Spongia
Stann.	Stannum
Staph.	Staphisagria
Sulph.	Sulphur
Thierk.	Carbo animalis
Thuj.	Thuja occidentalis
tox	Rhus toxicodendron
Verat.	Veratrum album
Wismuthum	Wismuthum

---

[1] Nach Ritter (1986), S.81, soll es sich bei Sol. ph. um Phosphorsäure handeln. Diese stellt Hahnemann aber eindeutig mit dem „+" für Säure dar.

Anhang IV

Statistik der in die Arzneimittellehre aufgenommenen Symptome der Volkmannin

Arznei	Fundort	NB/Gesamt	„!"-Symptome
	Nummern der Symptome die an Antonie Volkmann auftraten und so in die Materia medica gelangten		

CK II

Amm-c.	D28	11NB/7891	"!"-Symptom
N°216; N°240; N°286; N°305; N°415; N°604; N°691; N°692; N°716; N°773; N°777;			

Calc.	D29	7NB/1631	keine"!"-Symptome
N°52; N°485; N°576; N°588; N°1018; N°1426; N°1478;			

CK III

Carbo-v.	D27	1NB/11852	"!"-Symptome
N°380;			

Graph.	D24/D27/D28	17NB/1144	1"!"-Symptom
N°18; N°125; N°239; N°276; N°279; N°280; N°285; N°350; N°369; N°378; N°452; N°455; N°504; N°505; N°525; N°722; N°1113			

Hep-s.	D24	5NB/661	keine"!"-Symptome
N°1; N°26; N°86; N°223; N°302;			

CK IV

Nat-m.	Brief IX	3NB/1345	keine"!"-Symptome
N°25; N°214; N°626			

Statistik der in die Arzneimittellehre aufgenommenen Symptome

Nit-ac.	D22/D26/D28/D34 17NB/1420 keine"!"-Symptome
	N°10; N°139; N°434; N°442; N°473; N°497; N°513; N°622; N°624; N°642; N°644; N°684; N°1180; N°1293; N°1299; N°1328; N°1351;

Petr.	D24 13NB/776 keine"!"-Symptome
	N°41; N°185; N°187; N°188; N°302; N°327; N°340; N°350; N°385; N°409; N°518; N°678; N°702;

CK V

Phos.	D25/D27/D28 16NB/1915 3"!"-Symptome
	N°22; N°32; N°51; N°110; N°624; N°660; N°702; N°893; N°895; N°957; N°1106; N°1107; N°1112; N°1727; N°1769; N°1770;

Phos-ac.	D22 1NB/815 keine"!"-Symptome
	N°784;

Sep.	D26/D27/D28 46NB/1655 3"!"-Symptome
	N°4; N°5; N°7; N°8; N°23; N°30; N°78; N°92; N°173; N°231; N°257; N°326; N°330; N°351; N°386; N°422; N°497; N°715; N°747; N°758; N°759; N°809; N°810; N°814; N°817; N°934; N°937; N°941; N°942; N°1119; N°1246; N°1286; N°1409; N°1422; N°1466; N°1467; N°1509; N°1511; N°1520; N°1543; N°1547; N°1555; N°1556; N°1564; N°1570; N°1605;

Sulph.	D22/D23/D24/D26 8NB/1969 keine"!"-Symptome
	N°34; N°89; N°98; N°819; N°887; N°1451; N°1817; N°1928;

Sul-ac.[1]	D26 5NB/320 keine"!"-Symptome
	N°143; N°144; N°296; N°300; N°370;

---

[1] Im Editionstext $Acidum vitrioli!

Literatur

1 Nicht gedruckte Primärquellen aus dem Homöopathie-Archiv des Instituts für Geschichte der Medizin der Robert Bosch Stiftung, Stuttgart

Hahnemann, Samuel: Handschriftliches Symptomenregister. Erster Teil von A - J. O.J.

Hahnemann, Samuel: Krankenjournal Bd.18, Leipzig, 12. Apr. 1819 - 20. Sept. 1819. Bestand D, Nr.18. (**D18**)

Hahnemann, Samuel: Krankenjournal Bd.19, Leipzig, 21. Sept. 1819 - 5. Febr. 1820. Bestand D, Nr.19. (**D19**)

Hahnemann, Samuel: Krankenjournal Bd.20, Leipzig, 6. Febr. 1820 - 7. Juli 1820. Bestand D, Nr.20. (**D20**)

Hahnemann, Samuel: Krankenjournal Bd.21. Leipzig, 8. Juli 1820 - 30. Jan. 1821. Bestand D, Nr.21. (**D21**)

Hahnemann, Samuel: Krankenjournal Bd.22. Leipzig, Köthen, 1. Febr. 1821 - 21. Okt. 1821. Bestand D, Nr.22. (**D22**)

Hahnemann, Samuel: Krankenjournal Bd.23. Köthen, 21. Okt. 1821 - 23. Apr. 1822. Bestand D, Nr.23. (**D23**)

Hahnemann, Samuel: Krankenjournal Bd.24. Köthen, 24. Apr. 1822 - 14. Nov. 1822. Bestand D, Nr.24. (**D24**)

Hahnemann, Samuel: Krankenjournal Bd.25. Köthen, 15. Nov. 1822 - 16. Juni 1823. Bestand D, Nr.25. (**D25**)

Hahnemann, Samuel: Krankenjournal Bd.26. Köthen, 16. Juni 1823 - 3. März 1824. Bestand D, Nr.26. (**D26**)

Hahnemann, Samuel: Krankenjournal Bd.27. Köthen, 4. März 1824 - 5. Jan. 1824. Bestand D, Nr.27. (**D27**)

Hahnemann, Samuel: Krankenjournal Bd.28. Köthen, 6. Jan. 1825 - 24. Jan. 1826. Bestand D, Nr.28. (**D28**)

Hahnemann, Samuel: Krankenjournal Bd.29. Köthen, 24. Jan. 1826 - 31. Okt. 1826. Bestand D, Nr.29. (**D29**)

Hahnemann, Samuel: Krankenjournal Bd.34. Köthen, 5. Febr. 1830 - 28. Aug. 1830. Bestand D, Nr.34. (**D34**)

Hahnemann, Samuel: Krankenjournal Bd.35. Köthen, 28. Aug. 1830 - 8. Jun. 1831. Bestand D, Nr.35. (**D35**)

Hahnemann, Samuel: Krankenjournal Bd.36. Köthen, 9. Juni 1831 - 7. Sept. 1832. Bestand D, Nr.36. (**D36**)

Hahnemann, Samuel: [Hahnemanns erste Arzneiprüfungen an Gesunden]. Handschriftlich, Jahreshinweis 1803. Bestand G, Nr.2. (**G2**)

Volkmann, Antonie: Brief an Hofrath Dr. Samuel Hahnemann in Köthen. Leipzig, 13. März 1831. (**Brief I**) [Bestand in Verzeichnung]

Volkmann, Antonie: Brief an Hofrath Dr. Samuel Hahnemann in Köthen. Leipzig, 12. April 1831. (**Brief II**)

Volkmann, Antonie: Brief an Hofrath Dr. Samuel Hahnemann in Köthen. Stötteritz, 7. Juni 1831. (**Brief III**)

Volkmann, Antonie: Brief an Hofrath Dr. Samuel Hahnemann in Köthen. 26. Juni 1831. (**Brief IV**)

Volkmann, Antonie: Brief an Hofrath Dr. Samuel Hahnemann in Köthen. 24. Juli 1831. (**Brief V**)

Volkmann, Antonie: Brief an Hofrath Dr. Samuel Hahnemann in Köthen. 23. August 1831. (**Brief VI**)

Volkmann, Antonie: Brief an Hofrath Dr. Samuel Hahnemann in Köthen. Eingegangen am 2. September 1831. (**Brief VII**)

Volkmann, Antonie: Brief an Hofrath Dr. Samuel Hahnemann in Köthen. Stötteritz, 20. September 1831. (**Brief VIII**)

Volkmann, Antonie: Brief an Hofrath Dr. Samuel Hahnemann in Köthen. Eingegangen am 27. Oktober 1831. (**Brief IX**)

Volkmann, Dr. Johann Wilhelm: Brief an Hofrath Dr. Samuel Hahnemann in Köthen. 8. Juli 1831.

Volkmann, Dr. Johann Wilhelm: Brief an Hofrath Dr. Samuel Hahnemann in Köthen. 8. August 1831.

Volkmann, Dr. Johann Wilhelm: Brief an Hofrath Dr. Samuel Hahnemann in Köthen. 25. August 1831.

Volkmann, Dr. Johann Wilhelm: Brief an Hofrath Dr. Samuel Hahnemann in Köthen. 30. September 1831.

Volkmann, Dr. Johann Wilhelm: Brief an Hofrath Dr. Samuel Hahnemann in Köthen. 22. Oktober 1831.

2 Nicht gedruckte Primärquellen aus dem Familienarchiv Volkmann, früher bei Frau Margot Volkmann, Pößneck, Thüringen, jetzt bei Herrn Pfarrer Andreas Volkmann, Magdeburg

Volkmann, Antonie: Brief an Johann Wilhelm Volkmann in Dresden. Leipzig, 23. und 24. Juni 1818.

Volkmann, Antonie: Brief an J.W. Volkmann in Dresden. Leipzig, 28. Juni 1818.

Volkmann, Antonie: Brief an J.W. Volkmann in Dresden. Leipzig, 2. Juli 1818.

Volkmann, Antonie: Brief an J.W. Volkmann in Dresden. Leipzig, 3. Juli 1818.

Volkmann, Antonie: Brief an J.W. Volkmann in Dresden. Leipzig, 5. Juli 1818.

Volkmann, Antonie: Brief an J.W. Volkmann in Dresden. Leipzig, 7. Juli 1818.

Volkmann, Antonie: Brief an J.W. Volkmann in Dresden. Leipzig, 9. Juli 1818.

Volkmann, Antonie: Brief an J.W. Volkmann in Dresden. Leipzig, 10. Juli 1818.

Volkmann, Antonie: Brief an J.W. Volkmann in Dresden. Leipzig, 12. Juli 1818.

Volkmann, Antonie: Brief an J.W. Volkmann in Leipzig. Dresden, 2. Mai 1819.

Volkmann, Antonie: Brief an J.W. Volkmann in Leipzig. Dresden, 7. Mai 1819.

Volkmann, Antonie: Brief an J.W. Volkmann in Leipzig. Dresden, 8. Mai 1819.

Volkmann, Antonie: Brief an J.W. Volkmann in Leipzig. Dresden, 10. Mai 1819.

Volkmann, Antonie: Brief an J.W. Volkmann in Leipzig. Dresden, ? Mai 1819.

Volkmann, Antonie: Brief an J.W. Volkmann in Leipzig. Dresden, 13. Mai 1819.

Volkmann, Antonie: Brief an J.W. Volkmann in Leipzig. Dresden, 4. Mai 1819.

Volkmann, Antonie: Brief an J.W. Volkmann in Leipzig. Dresden, 16. Mai 1819.

Volkmann, Antonie: Brief an J.W. Volkmann in Leipzig. Dresden, 18. Mai 1819.

Volkmann, Antonie: Brief an J.W. Volkmann in Leipzig. Dresden, 21. Mai 1819.

Volkmann, Johann Wilhelm: Persönliches Tagebuch. Leipzig und Stötteritz 1824 - 1855.

3 Gedruckte Primär- und Sekundärliteratur

Ackerknecht, Erwin H.: Geschichte der Medizin. 5. Aufl. Stuttgart 1986.

ADB: Allgemeine Deutsche Biographie, hrsg. von der Bayerischen Akademie der Wissenschaften, Bd.1 - Bd.56, Berlin 1875 - 1912, Neudruck ebd. 1967 - 1971.

Allen, Henry C.: Materia Medica of the Nosodes. Philadelphia 1910, Neudruck Delhi 1987.

Allen, John Henry: The Chronic Miasms. Psora and Pseudo-Psora. Vol. I and II. O.J. Neudruck Delhi, 1987.

Allen, Timothy Field: The Encyclopedia of Pure Materia Medica. A Record of the Positive Effect of Drugs upon the Healthy Human Organism. 12 Volumes. O.J. Neudruck Delhi 1988. *(EN)*

Altmeyer, Monika: Alfred Wilhelm Volkmann (1801 - 1877), Leben und Werk. Med. Diss. Halle - Wittenberg 1963.

Barthel, Peter: Das Vermächtnis Hahnemanns - die Fünfzigtausender Potenzen. AHZ *235 (1990), S. 47 -*

Barthel, Peter: Das Vermächtnis Hahnemanns - Aufstieg und Fall der Bryonia alba. AHZ 237 (1992), S. 135 - S. 139.

Barthel, Peter: Das Vermächtnis Hahnemanns - die Qualität der homöopathischen Arznei. KH 37 (1993), S. 108 - S. 117.

Boenninghausen, Clemens Freiherr von, und Boger, Cyrus Maxwell: Boenninghausen's Characteristics and Repertory. Revidierte und erweiterte Aufl. Neudruck Delhi, 1986. **(BB)**

Boenninghausen, Clemens Freiherr von: Kleine medizinische Schriften. Hrsg. von Klaus-Henning Gypser. Heidelberg 1984.

Boericke, William: Handbuch der homöopathischen Materia medica. Übersetzung und Bearbeitung der 9. Aufl. des ‚Pocket Manual of Homoeopathic Materia Medica' von William [Wilhelm] Boericke durch Karl-Friedrich Scheible, Daniel Johannes Beha und Reinhard Hickmann. Heidelberg 1992.

Boucsein, Horst-Uwe: Die Begründung des Ähnlichkeitsprinzips durch Hahnemann aus heutiger Sicht: Aussagen aus Hahnemanns „Versuch über ein neues Prinzip ..." (1796) im Vergleich mit modernen Autoren und ein Versuch der Überprüfung des Ähnlichkeitsprinzips. (Med. Diss., Mainz 1990) Würzburg 1992.

Claussen, Claus-Frenz et al.: Klinisch-experimentelle Prüfung und äquilibriometrische Messungen zum Nachweis der therapeutischen Wirksamkeit eines homöopathischen Arzneimittels bestehend aus Ambra, Cocculus, Conium und Petroleum bei der Diagnose Vertigo und Nausea. Arzneim.-Forsch./Drug Res. 34 (II) (1984) S. 1791 - 1798.

Claussen, Claus-Frenz: Die Behandlung des Syndroms des verlangsamten Hirnstammes mit Vertigoheel. Biologische Medizin vereinigt mit Homotoxin-Journal (1985), S. 447 - 470 und S. 510 - 514.

Coulter, Harris L.: Divided Legacy. A History of the Schism in Medical Thought. Vol.1, Washington 1975. Vol.2, Washington 1977.

Coulter, Harris L.: Divided Legacy. The Conflict between Homoeopathy and the American Medical Association. Vol.3, 2. Aufl., Berkeley 1982.

Coulter, Harris L.: AIDS and Syphilis. The Hidden Link. Berkeley 1987.

Du Cange, Charles du Fresne Sieur: Glossarium mediae et infinimae aetatis, editio nova, hrsg. von Léopold Favre, I - X, Paris 1883 - 1887, Neudruck Graz 1954.

DWB: Deutsches Wörterbuch von Jacob und Wilhelm Grimm, I - XVI und Quellenverzeichnis, Leipzig 1854 - 1971, Neudruck München 1984 (= dtv).

Elkeles, Barbara: Die schweigsame Welt von Arzt und Patient. Einwilligung und Aufklärung in der Arzt-Patienten-Beziehung des 19. und frühen 20. Jahrhunderts. MedGG 8 (1989 [recte: 1991]), S. 63 - S. 91.

Fachbereich Humanmedizin der Philipps-Universität Marburg: Marburger Erklärung zur Homöopathie. 02.12.1992.

Fischbach-Sabel, Ute: Edition und Kommentar des 34. Krankenjournals von Samuel Hahnemann. 2 Bde. Mikrofiche. Med. Diss. Mainz 1990. **(D34)**

Furlenmeier, Susanne: Rhus radicans und Rhus toxicodendron. Beitrag zur botanischen Klassifizierung von Arzneipflanzen: Selbst Hahnemann stiftete Verwirrung! ZKH 36 (1992), S. 251 - S. 254.

Gebhard, Karl Heinz (Hrsg): Beweisbare Homöopathie. [[1]1980] 2. Aufl., Heidelberg 1986.

Genneper, Thomas: Als Patient bei Samuel Hahnemann. Die Behandlung Friedrich Wiecks in den Jahren 1815/1816. (Med. Diss. Aachen 1990) Heidelberg 1991.

Gessmann, G.W.: Die Geheimsymbole der Alchymie, Arzneikunde und Astrologie des Mittelalters. Eine Zusammenstellung der von den Mystikern und Alchymisten gebrauchten geheimen Zeichenschrift, nebst einem kurzgefaßten geheimwissenschaftlichen Lexikon. [2. Aufl. Berlin 1922] Neudruck aufgrund der 2. Aufl. Ulm/Donau 1959.

Goerke, Heinz: Arzt und Heilkunde. Vom Asklepiospriester zum Klinikarzt: 3000 Jahre Medizin. München 1984.

Grimm, Andreas: Causticum: Ätzstoff oder Phantasieprodukt? ZKH 33 (1989), S. 47 - S. 57.

Literatur

Grimm, Andreas: Zur Frage der Ausgangssubstanz für die homöopathische Arznei Petroleum. ZKH 36 (1992), S. 115 - S. 123.

Grimm, Andreas, und Waldecker, Achim: Zu Hahnemanns Herstellungsverfahren des Ammonium carbonicum. Mitschrift nach einem Vortrag gehalten anläßlich des Homöopathie-Kurses C, Baden-Baden 2.11.92. [Handschriftlich]

Gypser, Klaus-Henning, und Waldecker, Achim (Hrsg.): Gesammelte Arzneimittelprüfungen aus Stapfs „Archiv für die homöopathische Heilkunst" (1822 -1848). Bd. 1 - 3, Heidelberg 1991. (**Stapfs Archiv**)

Gypser, Klaus-Henning: Herings Medizinische Schriften. Hrsg. in drei Bänden von Klaus-Henning Gypser. Göttingen 1988.

Haehl, Richard [Vorwort und Anmerkungen]: in Samuel Hahnemann, Organon, 6. Aufl. Neudr. d. Ausg. Leipzig 1921, Heidelberg 1988.

Haehl, Richard: Samuel Hahnemann, Sein Leben und Schaffen. Bd.1 und Bd.2 Anlagen. Leipzig 1922. (**Haehl I und II**)

Hahnemann, Samuel: Die Krankenjournale. Kritische Gesamtedition. Hrsg. von Robert Jütte. Heidelberg 1991ff., vgl. Michalowski (1991b), Michalowski (1991c), Michalowski (1992), Michalowski (1993) und siehe auch Henne (1963), Henne (1968), Goerke (1984), Varady (1987), Fischbach-Sabel (1990), Genneper (1991).

Hahnemann, Samuel: Kleine medicinische Schriften. Hrsg. von Ernst Stapf, 2 Bände, Dresden und Leipzig 1829, 2. Neudruck Heidelberg 1989. (**KMS**)

Hahnemann, Samuel: Apothekerlexikon. Theil 1, 1. und 2. Abt. Leipzig 1793 und 1795, Theil 2, 1. und 2. Abt. Leipzig 1798 und 1799, Unveränd. 3. Nachdruck der Erstausgabe in 2 Bänden, Heidelberg 1986. (**HAL I-IV**)

Hahnemann, Samuel: Versuch über ein neues Prinzip zur Auffindung der Heilkräfte der Arzneisubstanzen, nebst einigen Blicken auf die bisherigen. Hrsg. von Christoph Wilhelm Hufeland. Jena 1796. Neudruck Heidelberg 1988.

Hahnemann, Samuel: Heilkunde der Erfahrung. Mit einem Geleitw. von Klaus Henning Gypser. o.O.u.J. [Berlin 1805]. Neudruck Heidelberg 1989.

Hahnemann, Samuel: Organon der rationellen Heilkunde. Dresden 1810. (**ORG[I]**)

Hahnemann, Samuel: Organon der Heilkunst, Aude sapere. 2. Aufl., Dresden 1819. (**ORG[II]**)

Hahnemann, Samuel: Organon der Heilkunst, Aude sapere. 3. Aufl., Dresden 1824. (**ORG[III]**)

Hahnemann, Samuel: Organon der Heilkunst, Aude sapere. 4. Aufl., Dresden und Leipzig 1829. (**ORG[IV]**)

Hahnemann, Samuel: Organon der Heilkunst, Aude sapere. 5. Aufl., Dresden und Leipzig 1833. (**ORG[V]**)

Hahnemann, Samuel: Organon der Heilkunst, Aude sapere. Nach der Handschriftl. Neubearb. Hahnemanns für die 6. Aufl. hrsg u. mit Vorwort versehen von Richard Haehl. Neudruck d. Ausg. Leipzig 1921, Heidelberg 1988. (**ORG[VI]**)

Hahnemann, Samuel: Organon der Heilkunst. Textkritische Ausgabe der von Samuel Hahnemann für die 6. Auflage vorgesehenen Fassung, bearb., hrsg. und mit einem Vorw. vers. von Josef M. Schmidt, Heidelberg 1992.

Hahnemann, Samuel: Reine Arzneimittellehre. Erster Theil, 3. Aufl., Dresden und Leipzig 1830, 4. Neudruck Heidelberg 1989. (**RA I**)

Hahnemann, Samuel: Reine Arzneimittellehre. Zweiter Theil, 3. Aufl., Dresden und Leipzig 1833, 4. Neudruck Heidelberg 1989. (**RA II**)

Hahnemann, Samuel: Reine Arzneimittellehre. Dritter Theil, 1. Aufl., Dresden 1817. (**RA III**)

Hahnemann, Samuel: Reine Arzneimittellehre. Dritter Theil, 2. Aufl., Dresden 1825, 4. Neudruck Heidelberg 1989. (**RA III**)

Hahnemann, Samuel: Reine Arzneimittellehre. Vierter Theil, 2. Aufl., Dresden 1825, 4. Neudruck Heidelberg 1989. (**RA IV**)

Hahnemann, Samuel: Reine Arzneimittellehre. Fünfter Theil, 2. Aufl., Dresden und Leipzig 1826, 4. Neudruck Heidelberg 1989. (**RA V**)

Hahnemann, Samuel: Reine Arzneimittellehre. Sechster Theil, 2. Aufl., Dresden und Leipzig 1827, 4. Neudruck Heidelberg 1989. (**RA VI**)

Hahnemann, Samuel: Die chronischen Krankheiten, ihre eigenthümliche Natur und homöopathische Heilung. Erster Theil, 1. Aufl., Dresden und Leipzig 1828. (**CK I**, 1. Aufl.)

Hahnemann, Samuel: Die chronischen Krankheiten, ihre eigenthümliche Natur und homöopathische Heilung. Erster Theil, 2. Aufl., Dresden und Leipzig 1835, 4. Neudruck Heidelberg 1988. (**CK I**)

Hahnemann, Samuel: Die chronischen Krankheiten, ihre eigenthümliche Natur und homöopathische Heilung. Zweiter Theil, 2. Aufl., Dresden und Leipzig 1835, 4. Neudruck Heidelberg 1988. (**CK II**)

Hahnemann, Samuel: Die chronischen Krankheiten, ihre eigenthümliche Natur und homöopathische Heilung. Dritter Theil, 2. Aufl., Düsseldorf 1837, 4. Neudruck Heidelberg 1988. (**CK III**)

Hahnemann, Samuel: Die chronischen Krankheiten, ihre eigenthümliche Natur und homöopathische Heilung. Vierter Theil, 2. Aufl., Düsseldorf 1838, 4. Neudruck Heidelberg 1988. (**CK IV**)

Hahnemann, Samuel: Die chronischen Krankheiten, ihre eigenthümliche Natur und homöopathische Heilung. Fünfter Theil, 2. Aufl., Düsseldorf 1839, 4. Neudruck Heidelberg 1988. (**CK V**)

Harisch, Günther, und Kretschmer, Michael: Jenseits vom Milligramm. Die Biochemie auf den Spuren der Homöopathie. Berlin und Heidelberg 1990.

Handley, Rima: A Homeopathic Love Story. The Story of Samuel und Mélanie Hahnemann. Berkeley 1990.

Handley, Rima: Eine homöopathische Liebesgeschichte: das Leben von Samuel und Mélanie Hahnemann. Aus dem Engl. übertr. von Corinna Fiedler. München 1993.

Heits, Edgar (Hrsg.): Allgemeine Homöopathische Zeitung, Registerband 1832 - 1981. Heidelberg 1982.

Henne, Heinz [Hrsg]: Hahnemanns Krankenjournale Nr.2 und 3. Stuttgart 1963;

Henne, Heinz [Hrsg]: Hahnemanns Krankenjournal Nr.4. Stuttgart 1968.

Hering, Constantin in: Klaus-Henning Gypser: Herings Medizinische Schriften. Hrsg. in drei Bänden von Klaus-Henning Gypser. Göttingen 1988.

Literatur

Hering, Constantin: The Guiding Symptoms of our Materia Medica. Vol. 1 - 10. Philadelphia 1879 und folgende. Neudruck Delhi 1988. (**GS I - X**)

Hering, Constantin: Disputatio\<n\> pro summis in Medicina, Chirurgia et Arte obstetrici[a]e honoribus rite obstinendis. Die 22 Martii, 1826. Guilelmi Becker, [Würzburg] 1826. [Zitiert nach NUC.]

Hickmann, Reinhard [Anmerkungen] in: William Boericke: Handbuch der homöopathischen Materia medica. Übersetzung und Bearbeitung der 9. Aufl. des ‚Pocketmanual of Homoeopathic Materia Medica' von William [Wilhelm] Boericke durch Karl-Friedrich Scheible, Daniel-Johannes Beha und Reinhard Hickmann. Heidelberg 1992.

Hickmann, Reinhard: Die Potenzen in der Homöopathie. Teil 1: Wie Hahnemann die C-Potenzen entwickelte. Modernes Leben natürliches Heilen 118 (1993a), S. 262 - 265.

Hickmann, Reinhard: Kommentar zur Marburger Erklärung gegen die Homöopathie. Modernes Leben natürliches Heilen 118 (1993b), S. 327 - 330.

Hickmann, Reinhard: Die Potenzen in der Homöopathie. Teil 2: Die Entwicklung der Q-Potenzen. Modernes Leben natürliches Heilen 118 (1993c), S. 451 - 453.

Hickmann, Reinhard: Feierlichkeiten zu Hahnemanns 150. Todestag: [1.] Kranzniederlegung am Hahnemann-Denkmal in Leipzig. [2.] Erste Homöopathietage in Köthen. Modernes Leben natürliches Heilen 118 (1993d), S. 525 - 526.

Hickmann, Reinhard: Die Potenzen in der Homöopathie. Teil 3: Der historische Hintergrund der D-Potenzen. Modernes Leben natürliches Heilen 118 (1993e), voraussichtlich Heft 12.

Hickmann, Reinhard: Zur Auflösung der Apothekerzeichen und des Potenzierungscodes bei Hahnemann und deren praktische Bedeutung. Würzburger medizinhistorische Mitteilungen, 11 (1993), *S. 389 - 396.*

Hickmann, Reinhard: Die Volkmannin (1796 - 1863) - Neun Jahre in Behandlung beim Begründer der Homöopathie. In: Martin Dinges (Hrsg.), Homöopathie: Patienten, Heilkundige, Institutionen, von den Anfängen bis heute. Heidelberg 1996.

Höfler, Max: Deutsches Krankheitsnamen-Buch. München 1899. Neudruck Hildesheim und New York 1970.

Hofmann, Thomas: Neuere naturwissenschaftliche Hinweise für eine Wirksamkeit homöopathischer Hochpotenzen. Med. Diss. Würzburg o.J., zugleich Karlsruhe 1988.

Institut für medizinische und pharmazeutische Prüfungsfragen (IMPP, Mainz): Entwurf des Gegenstandskatalog „Naturheilkunde und Homöopathie". In: Homöopathische Flugblätter. Mitteilungsblatt der studentischen Homöopathie-Arbeitskreise. 1 (1992), S. 48 - S. 51 [eigener Paginierung].

Jahr, Georg Heinrich Gottlieb: Ausführlicher Symptomen-Kodex der Homöopathischen Arzneimittellehre. 2 Bde., Leipzig 1848, Neudruck Hamburg o.J. [etwa 1990].

Jütte, Robert: Ärzte, Heiler und Patienten. Medizinischer Alltag in der frühen Neuzeit. München und Zürich 1991.

Jütte, Robert: Der „ärztliche Rebell". Zum 150. Todestag Samuel Hahnemanns. Deutsches Ärzteblatt 90 (1993) S. B-1364 - 1365.

Kehsemeier [B.A. Vehsemeier]: Zur Pharmakotechnik. [Absatz] B. Hygea, Zeitschrift für Heilkunst (redigiert von Ludwig Griesselich) Band 4 (1836), S. 547 - 550.

Keil, Gundolf: Ars medicinae. In: Lexikon des Mittelalters. Bd.1, Sp.1039. München und Zürich (1977-)1980.

Keil, Gundolf: Miasma. In: Lexikon des Mittelalters. Bd.6, Sp.593. München und Zürich (1992-)1994.

Keil, Gundolf: Rezension der 6. durchgesehenen und ergänzten Aufl. von E. Ackerknecht: Geschichte der Medizin. Zahnärztliche Praxis 7 (1990), S. 269f.

Kent, James Tyler: Repertory of the Homoeopathic Materia Medica. 6. Aufl., Chicago 1945, Neudruck Delhi 1987.

Kiene, Helmut: Placeboeffekt in klinischen Studien. Sinn und Unsinn der Verblindung. AHZ 238 (1993), S. 139 - 146.

Klunker, Will: Zur Einführung. In: Samuel Hahnemann: Die chronischen Krankheiten, ihre eigenthümliche Natur und homöopathische Heilung. Erster Theil, 2. Aufl., Dresden und Leipzig 1835, 4. Neudruck Heidelberg 1988. (**CK I**)

Klunker, Will: Hahnemanns historische Begründung der Psoratheorie. ZKH 34 (1990a) S. 3 - S. 13.

Klunker, Will: Clemens von Bönninghausen und die Zukunft von Hahnemanns Miasmenlehre für die Behandlung chronischer Krankheiten. ZKH 34 (1990b) S. 229 - S. 236.

Klunker, Will: Anmahnung des HAB I. ZKH 36 (1992a), S. 22f.

Klunker, Will: Beitrag zur Titelfrage des „Organon". ZKH 36 (1992b), S. 91 - S. 93.

Klunker, Will: Hahnemann's Historical Justification of the Theory of Psora. Classical Homoeopathy Quarterly 5 (1992c), S. 43 - S. 53.

Kügelgen, Carl von: (Franz) Gerhard von Kügelgen. In: Allgemeines Lexikon der bildenden Künstler von der Antike bis zur Gegenwart, begründet von Ulrich Thieme und Felix Becker, Bd.1 - Bd.37, Leipzig 1907 - 1944, Neudruck Zwickau 1978, hier Band 22 (1928) S. 51 - 53.

Künzli von Fimmelsberg, Jost: Kent's Repertorium Generale. Englische Ausgabe, Berg am Starnberger See 1987, Neudrucke Delhi o.J. [1988ff.]. (**RGE**)

Lexer, Matthias [von]: Mittelhochdeutsches Handwörterbuch, Band 1 - Band 4, Leipzig (1869-)1872 - 1878, Neudrucke Stuttgart ab 1955.

Marzell, Heinrich [und Wilhelm Wissmann]: Wörterbuch der deutschen Pflanzennamen, I-V, ab Bd. III fortgeführt von Heinz Paul, Leipzig, (1937-)1942 - 1972, ab Bd. III Stuttgart und Wiesbaden 1976 - 1979.

Masi-Elizalde, Alfonso: Überarbeitung der Lehre, Materia medica und Technik der Homöopathie. Hrsg. von Jürgen Faust. Höhr - Grenzhausen 1993.

Michalowski, Arnold, und Sander, Sabine, und Sauerbeck, Karl-Otto: Therapiegeschichtliche Materialien zu Samuel Hahnemanns Pariser PraxiS. MedGG 8 (1989 [recte: 1991]) [1991a], S. 171 - S. 196.

Michalowski, Arnold: Richtlinien zur Edition von Hahnemann-Handschriften. MedGG 9 (1990 [recte: 1991]) [1991b], S. 195 - S. 203.

Michalowski, Arnold [Vorwort und Anmerkungen]: in Krankenjournal D5 (1803 - 1806), nach der Edition von Helene Varady, bearbeitet von Arnold Michalowski (= Die Krankenjournale. Kritische Gesamtedition. Hrsg. von Robert Jütte, 5), Heidelberg 1991c.

Michalowski, Arnold [Mitherausgeber]: in Krankenjournal DF5 (1837 - 1842), Transkription und Übersetzung von Arnold Michalowski (= Die Krankenjournale. Kritische Gesamtedition. Hrsg. von Robert Jütte, 43) Heidelberg 1992.

Literatur

Michalowski, Arnold [Mitherausgeber]: in Krankenjournal D2 (1801 - 1802), nach der Edition von Heinz Henne, bearbeitet und mit einer Einleitung versehen von Arnold Michalowski (= Die Krankenjournale. Kritische Gesamtedition. Hrsg. von Robert Jütte, 2) Heidelberg 1993.

Meyer, Jörg: „... als wollte mein alter Zufall mich jetzt wieder unterkriegen." Die Patientenbriefe an Samuel Hahnemann im Homöopathie-Archiv des Instituts für Geschichte der Medizin in Stuttgart. Jb. Inst. Gesch. Med. Robert Bosch Stiftung 3 (1986), S. 63 - S. 79.

Nachtmann, Walter: „...Ach! wie viel verliere auch ich an ihm!!!" Die Behandlung des Fürsten Karl von Schwarzenberg durch Samuel Hahnemann und ihre Folgen. Jb. Inst. Gesch. Med. Robert Bosch Stiftung 6 (1987 [recte: 1989]), S. 93 - S. 110.

Nachtmann, Walter: Samuel Hahnemann als Arzt und Forscher. Wunschdenken und Wirklichkeit. Jb. Inst. Gesch. Med. Robert Bosch Stiftung 5 (1986 [recte: 1987]), S. 65 - S. 86.

Nash, Eugene B.: Leaders in Homoeopathic Therapeutics. Vorwort zur 4. Aufl. datiert: Cortland, N.Y. 1913. Neudruck Delhi 1987.

NUC: The national union catalog. Pre-1956 imprints, hrsg. von der Library of Congress und dem National Union Catalog Subcomittee des Resources Comittee der Resources and Technical Services Division bei der American Library Association, I-DCLXXXVI, London, New York, Washington und Ann Arbor 1968 - 1980.

Oepen, Irmgard (Hrsg.): An den Grenzen der Schulmedizin. Eine Analyse umstrittener Methoden. Köln 1985.

Ortega, Proceso Sanchez: Notes on the Miasm or Hahnemann's Chronic Diseases. Übersetzt ins Englische von Harris Coulter. 2.Neudruck Delhi 1986.

Ortega, Proceso Sanchez: Anmerkungen zu den Miasmen oder chronischen Krankheiten im Sinne Hahnemanns. Aus dem Spanischen übers. von Ulrich D. Fischer-Lutz und Inge Ruth Marcus. 4. Aufl. Heidelberg 1991.

Prokop, Otto, und Prokop, Ludwig: Homöopathie und Wissenschaft. Stuttgart 1957.

Prokop, Otto, und Hopff, Wolfgang: Erklärung zur Homöopathie. Deutsche Apothekerzeitung 132 (1992), S. 1630f.

Pschyrembel, Willibald: Pschyrembel. Klinisches Wörterbuch, begründet von Otto Dornblüth, mit klin. Syndromen und Nomina anatomica. 21. - 254. Aufl. hrsg. von Willibald Pschyrembel. Bearb. von d. Wörterbuchred. d. Verl. unter d. Leitung von Christoph Zink. 255., völlig überarb. u. stark erw. Aufl. Berlin, New York 1986.

Righetti, Marco: Forschung in der Homöopathie. Grundlagen, Problematik, Ergebnisse. Göttingen 1988.

Ritter, Hans: Samuel Hahnemann, Begründer der Homöopathie. Sein Leben und Werk in neuer Sicht. (^{1}1974) 2. Aufl., Heidelberg 1986.

Sauerbeck, Karl-Otto: Wie gelangte Hahnemann zu den hohen Potenzen? AHZ 235 (1990), S. 223 - S. 232.

Sankaran, Rajan: The Spirit of Homoeopathy. Bombay 1991.

Scheible, Karl-Friedrich: Hahnemann und die Cholera. Geschichtliche Betrachtung und kritische Wertung der homöopathischen Therapie im Vergleich zur konventionellen Behandlung. Med. Diss. Würzburg 1992.

Schlüren, Erwin: Homöopathie in Frauenheilkunde und Geburtshilfe. 6. Aufl., Heidelberg 1989.

Schmeer, Ernst H.: Die „Vertreibung" Hahnemanns aus Leipzig. Eine Kolportage und ihre Berichtigung. AHZ 234 (1989), S. 151 - S. 153.

Schmeer, Ernst H.: Abschied von Hippokrates und Paracelsus? AHZ 236 (1991), S. 240f.

Schmeer, Ernst H.: Hahnemann und Paracelsus. Zum 500. Geburtstag des Hohenheimers im Paracelsus-Jahr 1993. AHZ 238 (1993), S. 155 - S. 159.

Schmidt, Josef M.: Bibliographie der Schriften Samuel Hahnemanns. Rauenberg 1989.

Schmidt, Josef M.: Die philosophischen Vorstellungen Samuel Hahnemanns bei der Begründung der Homöopathie (bis zum Organon der rationellen Heilkunde, 1810). [Phil. Diss. LMU München 1988] Regensburg 1990.

Schmidt, Josef M. [Hrsg.]: in Hahnemann, Samuel, Organon der Heilkunst: Textkritische Ausgabe der von Samuel Hahnemann für die 6. Auflage vorgesehenen Fassung, bearb., hrsg. und mit einem Vorw. vers. von Josef M. Schmidt, Heidelberg 1992.

Schmidt, Pierre, und Chand, Diwan Harish (Hrsg.): Kent's Final General Repertory. Überarb. Ausg., 2. Aufl. New Delhi 1982.

Schmitt, Wolfram: Theorie der Gesundheit und ‚Regimen Sanitatis' im Mittelalter. Phil. Habil.schr., Heidelberg 1973. [masch.]

Schober, Ulrike: Über Bryonia L. ZKH 35 (1991), S. 70 - S. 76.

Schober, Ulrike: Über Murex purpurea. ZKH 36 (1992), S. 73 - S. 79.

Seiler, Hanspeter: Die Entwicklung von Samuel Hahnemanns ärztlicher Praxis, anhand ausgewählter Krankengeschichten. Heidelberg 1988.

Stahl, Martin: Bericht über das erste Treffen der studentischen Arbeitskreise für Homöopathie in Wilsede vom 27. - 29. März 1992. ZKH 36 (1992), S. 211f.

Telle, Joachim: Sol und Luna. Literar- und alchemiegeschichtliche Studien zu einem altdeutschen Bildgedicht, Hürtgenwald 1980. (= Schriften zur Wissenschaftsgeschichte, 2)

Toellner, Richard [Hrsg.]: Illustrierte Geschichte der Medizin. Band 1 - 6, Erlangen 1992.

Trinks, Carl Friedrich, und Müller, Clotar: Handbuch der homöopathischen Arzneimittellehre. Zweiter Band, Leipzig 1847. Neudruck Göttingen 1984. S. 1421.

Varady, Helene: Die Pharmakotherapie Samuel Hahnemanns in der Frühzeit der Homöopathie, Edition und Kommentar des Krankenjournals Nr. 5 (1803 - 1806). Med. Diss. München 1987. [Vgl. Michalowski (1991c)]

Vehsemeier: siehe Kehsemeier.

Vint, Peter: Der Neue Clarke. Eine Enzyklopädie für den homöopathischen Praktiker. Völlig neu bearbeitete, ins Deutsche übertragene und wesentlich erweiterte Ausgabe in 10 Bänden des ‚Dictionary of Practical Materia Medica' von John Henry Clarke. Bielefeld 1990 und folgende.

Volkmann, Albrecht: Die Familie Volkmann. Kleine Chronik aus sechs Jahrhunderten. Wuppertal 1986.

Volkmann, Alfredus Guiliemus [Alfred Wilhelm]: Observationes biologicae de magnetismo animali et de ovorum animaliumque caloris quadam constantia ejusque explicatione. Med. Diss. Leipzig 1826.

Volkmann, Ludwig: Die Familie Volkmann. Drei und ein halbes Jahrhundert eines deutschen Geschlechtes. Leipzig 1895.

Literatur

Volkmann, Ludwig: Die Jugendfreunde des „alten Mannes", Johann Wilhelm und Friederike Tugendreich Volkmann. Leipzig 1924.

Wegener, Andreas: „Familienähnlichkeit" zwischen Prüfungssymptomen in der Homöopathie. ZKH 36 (1992), S. 203 - S. 206.

Wiesmann, Ernst (Begr.): Medizinische Mikrobiologie. Immunologie, Bakteriologie, Mykologie, Virologie, Parasitologie. 6. neubearb. Aufl., Stuttgart 1986.

Wittern, Renate (Hrsg.): Frühzeit der Homöopathie. Ausgewählte Aufsätze aus dem ‚Archiv für die homöopathische Heilkunst' aus den Jahren 1822 bis 1838. Stuttgart 1984.

Personen- und Sachregister[1]

„!"-Symptome 36
„NB"-Symptome 35
Abschriften 37
accidentia anime 405
aer 405
Afterhomöopath 22
Ähnlichkeitsgedanken 414
Ähnlichkeitsprinzip 413
Ähnlichkeitsregel 393
Akutmittel 398
Allwill, Bernhard 28
Altmeyer, Monika 21
Angriffsartikel 22
Ansteckungsstelle 400
Ansteckungsstoffe 417
Antidot 406
Antwortvermerke 32
Apothekerzeichen 403
Arcanum 393
Barthel, Peter 13
Bastard-Homöopathen 31
Bewegung, aktive 412
Bewegung, negative 412
Bewegungstherapie 412
Blutaderknoten 419
Blutegel 22, 31
Bönninghausen, Clemens Freiherr v. 37, 417
Boten des Fürsten Schwarzenberg 29
Brustentzündung 416
Caspari, Karl Gottlob 27, 410
Caspari, Pfarrerehepaar 27
Cholera 401
cibus et potus 405
Condyloma acuminata 34, 399
Contraria contrariis-Konzept 413
D-Potenzen 398
Definition 393
Dezimal-Potenzen 394

Diätfehler 405
Diathese, atopischen 415
Diätvorschriften 404
Dispensiererlaubnis 32
Dispensierverbot 32
Doktorjubiläum 413
Doppelblindstudie 403
Dosierungsregime 393
Dynamisierungsstufe 393
DZVhÄ 420
Ehrlich, Johann August 17
Eigentümervermerk 36, 37
Einschübe, fremdanamnestische 30
Eintauchungen 411
Eisenbad 17
Electricitas 408
Elektrizität 408
Erstanamnese 34
Fälle, mitgetheilte 37
Familienarchiv Volkmann 27
Familienchronik 28
Fechner, Gustav Theodor 23
Feigwarzen-Krankheit 34, 399
Fischbach-Sabel 13
Fontanelle 22, 414
Franke 36
Fürstenschule St. Afra in Meißen 20
Geistes- und Gemütserkrankungen 412
Genneper 13, 407
Gesamtedition 12
Gewächssäure 406
Globuligröße 418
Goerke, Heinz 12
Gonorrhoe 34, 399
Haarseile 414
Haehl 37
Hafergrützumschläge 417
Hahnemann D'Hervilly, Marie Melanie 14, 36, 37

---

[1] Ausgenommen den Editionstext, sowie Antonie Volkmann und Samuel Hahnemann

Halbhomöopathen, Leipziger 18
Hämorrhoiden 411
Handley, Rima 14
Hartmann, Franz 18, 30
Harzpflaster 409
Hautausschläge, unterdrückte 414
Hautmanifestationen 34
Hecker 36
Heinroth 27
Henne, Heinz 12, 37
Hering, Constantin 27
Hochpotenzen 38, 405, 423
Homöopathie-Archiv 14
Hornburg 22
Hübel, Antonie 24
Hübel, Henriette 39, 30
Hübel, Moritz Ludwig 24, 29
Human-Papilloma-Virus 399
inanitio et repletio 405
Individualisierung 401
Individualisierungsregel 394, 403
Journalnummer 36
Kaffee 406
Kaffee-Duft 406
Kaisers Franz I. 32
Kampferspiritus 401
Kapp 29
Kent 393
Kladden 36, 37, 352
Klebereste 352
Klinik, homöopathische 24, 33
Klockenbring 412
Klunker 15, 35, 417
Kondylom-Virus 399
Korrespondenzbehandlung 30
Kraft-Entfaltung 396
Krankheits-Materie, eingebildete 413
Krankheitserscheinungen, Unterdrückung von 423
Krätze 34, 400
Krätzkrankheit 34, 419
Krätzmilbe 400
Kreysig 18, 29

Kunstkrankheit 422
Kurrentschrift, gothische 352
Längsschnittsanamnese 417
Lärchenterpentin 414
Leipziger Lokalverein homöopathischer Ärzte 31
Leubenberg 36
LM-Potenzen 398
Lokal-Symptom, vikarirende 399
Lokalübel 400, 414
Lues 399
Lustseuche 400
Magnet 408
Magnetiseur 407
Magnetismus, thierischen 20, 407
Mandelöl 416
Materia peccans 414
Mèdicaments au globule 398
Mehrglasverfahren 396
Mesmerismus 407
Metalle 395
Miasmabegriffs, Neubesetzung des 14
Miasmatologien 35
Miasmen 34, 400
Miasmen, Hahnemanns drei 417
Miasmen, chronische 14
Mineralien 395
Mischlings-Homöopathen 409
Mischpraxis 31
Mohnsamen-Größe 396
Mörser 395
motus et quies 405
Müller, Moritz 18, 22, 30, 31, 410
Nachwehen 401
Nonnaturalia 405
Originalbriefe 32
Orthographie 352
Oscar, Konstantin 28
Patientenbriefe 30
Pflanzensaft 395
Pflaster 413
Pinel 412
Pinnitz 29

Pistill 395
Placeboeffekt 402
Placeboeffekt, kompensatorischer 403
Placeboforschung 402, 403
Placebogaben 402
Potenzenempfehlungen 393
Potenzhöhe 393
Potenzreihen 393
Prophylaxe 401
Protestation 18
Psora 34, 401
Psora, innere 400, 401
Psoratheorie 35, 394, 400
Psychotherapie 413
Pulver-Verreibung 395
Purpurfriesel 401
Q-Potenz-Zeichen 398
Q-Potenzen 398
Quecksilber 399
Quecksilbervergiftung 399
Querschnittsanamnese 417
Quittenschleim 416
Reclam 31
Riechenlassen 397, 398
Riechfläschchen 398
Sachst 29
Sarcoptes scabiei 400
Sauerbeck 13
Scabies 34
Schanker 400
Schankerkrankheit 400
Scharlach 401
Schmitt, Josef 13
Schüttelschläge 396, 398
Schwächeanfälle 412
Schwangerschaft 407
Schwarzenberg 17, 32
Seiler 14
Selbsterkenntnis 413
Signatur 395
Sitzbäder 411
somnus et vigilia 405
Spatel 395

Spaziergänge 412
Spezifika 398, 401
Spiegel 37
Spital- und Nervenfieber 401
Stickfluß 28, 408
Streukügelchen 396
Sykosis 34
Symptomraster, neurootologische 420
Syphilis 400
Tagebuch 22, 24, 26, 27, 30
Todestag Hahnemanns 24
Treponema pallidum 399
Trinks 410
Tugendreich, Friederike geb. Zink 19, 25, 29
Übersetzungsfehler 400
Untersuchungsbefunde 30
Validität 422
Varady 13, 408
Varices 412
Varix 412
Vehsemeier 394
Velinpapier 19
Venia legendi 31
Verdünnung, infinitesimale 393
Verdünnungsverhältnis 395
Verein für homöopathische Heilkunst 413, 420
Verhaltenstherapie 413
Veröffentlichung 37
Verreibung 395
Versuchsreihe 394
Vertreibung eines „Lokalübels" 34
Vertrostungen 412
Verum 402, 403
Volkmann, Alfred Wilhelm 19, 21, 22
Volkmann, Clara 22
Volkmann, Clara Maria 23
Volkmann, Johann Wilhelm 22, 23, 24, 27, 29
Volkmann, Ludwig 27
Vorarbeiten 37
Warzen 399

Personen- und Sachregister

Wasserzeichen „A. Whatmann" 352
Wein 406
Wieck, Friedrich 13, 406
Wilhelm, Adelbert 28
Wilhelm, Arthur 28

Zichorie 417
Zitronenwasser 406
Zwischengläsern 396
Zwischenmittel 394
Zwischenpotenzen 394

Danksagung

Zum Abschluß meiner Arbeit möchte ich verschiedenen Personen danken:
Meiner Mutter, Uta Hickmann, die mich zum Durchhalten ermuntert hat, für die Hilfe bei den handschriftlichen Briefen, bei der Durchsicht des Manuskripts und nicht zuletzt für ihre finanzielle Unterstützung, die die Fertigstellung dieser Arbeit überhaupt erst ermöglicht hat. Besonderen Dank schulde ich Frau Dorothea Hickmann, Leer, für ihre Transskriptionshilfe bei den zeitraubenden Hahnemann-Handschriften.

Aufgrund der im Vorwort geschilderten Situation gilt mein Dank vor allem Herrn Professor Dr. Dr. Gundolf Keil vom Institut für Geschichte der Medizin, Würzburg, der so freundlich war, die Betreuung meiner Arbeit zu übernehmen. Für meine Fragen hatte er jederzeit ein offenes Ohr. Ihm verdanke ich auch meine Einführung in medizinhistorische Arbeitsweisen. Herrn Prof. Werner Kümmel, Mainz, dem seinerzeitigen Leiter des Stuttgarter Instituts, danke ich für die Überlassung des Themas. Außerdem danke ich Herrn Walter Nachtmann, Stuttgart, dem ehemaligen Archivar des IGM, der mich auf die Fährte der Familie Volkmann lenkte; des weiteren sei Herrn Arnold Michalowski, wissenschaftlichem Mitarbeiter des IGM, Stuttgart, für seine technische Hilfe gedankt.

Herrn Prof. Dr. Robert Jütte und Herrn Dr. Martin Dinges, beide IGM Stuttgart, danke ich für die interessanten Seminare zur Homöopathiegeschichte und vor allem für die jederzeitige freundliche Gewährung der Einsichtnahme in das Homöopathie-Archiv. Prof. Jütte bin ich darüber hinaus für seine sorgfältige Durchsicht des Manuskriptes zu Dank verpflichtet. Nicht zuletzt gilt mein Dank allen Mitarbeitern des IGM für deren entgegenkommende Hilfsbereitschaft und geduldige Unterstützung. Desgleichen habe ich den Mitarbeitern des Würzburger medizinhistorischen Institutes zu danken, von denen ich stellvertretend lediglich Dr. Werner Gerabek, Mag. Monika Reininger sowie Herrn Christoph Schwarz erwähne.

Frau Eva Naske, geb. Jaenisch, Murnau, hat mir durch ihren Hinweis auf ihre Vorfahren, die sich in Hahnemanns Behandlung befanden, den Weg zum Volkmannschen Familienarchiv gewiesen und Frau Margot Volkmann, Pössneck, gewährte mir in liebenswürdiger Weise Einsicht in dieses Archiv.

Herrn Lenzen vom Haug Verlag, Heidelberg, bin ich hinsichtlich unkomplizierter Zusammenarbeit verpflichtet. Zuletzt bleibt mir noch, dem Verlag für die tadellose Ausstattung zu danken.